筋膜系の機能解剖アトラス

Carla Stecco
原著

English Language Editor : **Warren Hammer**
Forewords by **Andry Vleeming & Raffaele De Caro**

竹井 仁
訳

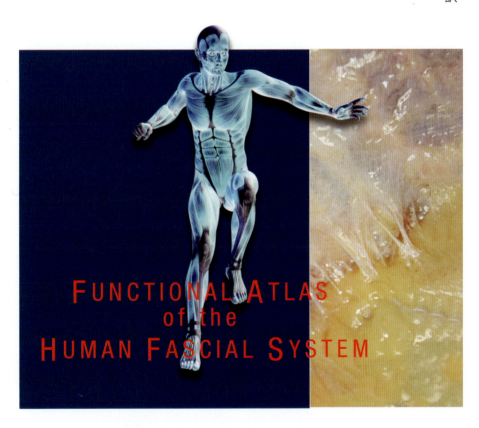

FUNCTIONAL ATLAS of the HUMAN FASCIAL SYSTEM

医歯薬出版株式会社

Functional Atlas of the Human Fascial System

CARLA STECCO MD
Orthopaedic Surgeon;
Professor of Human Anatomy and Movement Science,
University of Padua, Italy

English Language Editor
Warren Hammer DC MS
Postgraduate Faculty,
New York Chiropractic College, NY,
and Northwestern Health Sciences University,
Bloomington, MN, USA

Forewords by
Andry Vleeming PhD
Professor, Department of Anatomy,
Center of Excellence in Neuroscience,
University of New England, Maine, USA;
Professor, Department of Rehabilitation and Kinesiotherapy,
University of Ghent, Belgium; Program Chairman,
World Congress Lumbopelvic Pain

Raffaele De Caro MD
Full Professor of Human Anatomy,
Director, Institute of Human Anatomy,
Department of Molecular Medicine,
University of Padua, Italy;
President, Italian College of Anatomists

ELSEVIER

ELSEVIER

FUNCTIONAL ATLAS OF THE HUMAN FASCIAL SYSTEM

Copyright © 2015, Elsevier Ltd. All rights reserved.

ISBN：978-0-7020-4430-4

Reprinted 2015

This translation of *Functional Atlas of the Human Fascial System, First Edition* by Carla Stecco, was undertaken by Ishiyaku Publishers, Inc. and is published by arrangement with Elsevier Ltd.

本書，Carla Stecco 著：*Functional Atlas of the Human Fascial System, First Edition* は，Elsevier Ltd. との契約によって出版されている．

筋膜系の機能解剖アトラス，by Carla Stecco
Copyright © 2018, Ishiyaku Publishers, Inc.
ISBN：978-4-263-26556-7

All rights reserved. No part of this publication may be reproduced or transmitted in any form or by any means, electronic or mechanical, including photocopying, recording, or any information storage and retrieval system, without permission in writing from the publisher. Details on how to seek permission, further information about the Publisher's permissions policies and our arrangements with organizations such as the Copyright Clearance Center and the Copyright Licensing Agency, can be found at our website: www.elsevier.com/permissions.

This book and the individual contributions contained in it are protected under copyright by the Publisher (other than as may be noted herein).

注意

本翻訳は，医歯薬出版株式会社がその責任において請け負ったものである．医療従事者と研究者は，ここで述べられている情報，方法，化合物，実験の評価や使用において，常に自身の経験や知識を基盤とする必要がある．医学は急速に進歩しているため，特に，診断と薬物投与量については独自に検証を行うものとする．法律のおよぶ限り，出版社，著者，編集者，監訳者，翻訳者は，製造物責任，または過失の有無に関係なく人または財産に対する被害および／または損害に関する責任，もしくは本資料に含まれる方法，製品，説明，意見の使用または実施における一切の責任を負わない．

Senior Content Strategists: *Alison Taylor, Rita Demetriou-Swanwick*
Content Development Specialists: *Sheila Black, Nicola Lally*
Project Manager: *Joanna Souch*
Designer: *Christian Bilbow*
Illustration Manager: *Brett MacNaughton*
Illustrator: *Electronic Publishing Services*

訳者序文

　私と，整形外科の女性医師で原著者のCarla Stecco先生との出会いは2011年12月に遡ります．Carla Stecco先生の父親で，イタリアの理学療法士Luigi Stecco先生の著書"Fascial Manipulation（PICCIN社）"（日本語版『筋膜マニピュレーション—理論編』医歯薬出版刊）と，Luigi Stecco先生とCarla Stecco先生との共著"Fascial Manipulation：Practical Part（PICCIN社）"（日本語版『筋膜マニピュレーション—実践編』医歯薬出版刊）を翻訳しているときにイタリアよりメールが届きました．「日本でFascial Manipulation®（筋膜マニピュレーション）のOne day workshopを行いたいので，ぜひ企画してほしい」という内容でした．私自身，非常に興味があったので，その企画の実現のために奔走しました．企画が実現し，講師として来日されたのがCarla Stecco先生だったのです．数多くの先生方に参加していただき，すばらしいOne day workshopとなりました．Carla Stecco先生は，その後の東京観光も含めてよい思い出をもってイタリアに帰国されました．

　その後，私もイタリアで3回にわたって，Fascial Manipulation®のレベル1～3を受講しました．その間に，Luigi Stecco先生のご子息であるリハビリテーション医のAntonio Stecco先生をはじめとして，何人かのイタリアの理学療法士の先生方が講習会を開催するために来日してくださいました．私の4回目のイタリア訪問時には，国際インストラクター試験に合格し，アジアで初のレベル1・2の国際インストラクターになりました．

　Teacher meetingでの5度目のイタリア訪問の際に，パドヴァ大学を会場に2日間の講習会を受けました．半日は，パドヴァ大学で，Carla Stecco先生による，日本の解剖学実習では経験できない筋膜の解剖を見学させていただき感動したことを思い出します．Carla Stecco先生はこの大学の解剖学の講師もされています．

　そのCarla Stecco先生が，美しい写真を豊富に用いて，筋膜の解剖学テキストを上梓されたのです．本書は，筋膜に焦点を当てた解剖学書として世界で初の試みともいえます．その解剖においては，献体の固定もホルマリンも用いず，1週間以内に完了させます．その献体には，まるで生きている人のような皮膚や筋の弾力があり，筋膜の一部を引っ張ると，その牽引がどこに及ぶかもよくわかります．筋や血管も生きている人のような色合いで，すばらしい解剖学テキストです．

　本書は，Carla Stecco先生の解剖の経験に加えて，Luigi Stecco先生やAntonio Stecco先生をはじめとして何人かの先生の協力があって完成したように思えます．

　本書は，結合組織，皮下組織と浅筋膜，深筋膜，頭頸部の筋膜，胸部と腹部の筋膜，背部の筋膜，上肢の筋膜，下肢の筋膜から構成されており，この1冊に筋膜のすべてが凝縮されているといっても過言ではないでしょう．

　これまでにない「筋膜の解剖学テキスト」です．ぜひとも手に取ってご覧いただき，そしてバイブルにしていただければ幸いです．

2018年1月

竹井 仁
首都大学東京大学院　人間健康科学研究科理学療法科学域
教授・理学療法士・博士（医学）

Andry Vleemingによる序文

いま，目の前に，『筋膜系の機能解剖アトラス』がある．本書は，筋膜の統合と筋組織，そして全身に相互作用を効果的に運ぶそれらの関連性について焦点をおいて書かれている．私はこれが，人間としての機能がどのようになっているかという点についてよりよく理解することのきっかけとなる書籍だと信じている．

典型的な組織分布図は，体を部位と断面に分ける．これは人間の体における構成を理解するためにきわめて大切で教訓的な視点だ．しかし，人間の体のような複雑な構造物においては，1つの組織に注目することが，日常における体の作用を適切に解析するうえでの妨げとなってしまうことがある．なぜなら，異なる組織のあいだに存在する相互作用もきわめて重要だからだ．加えて，体内で起こる機械的負荷は，筋膜の結合網，靱帯，筋を通って分布されており，これらが全身の骨格を支えている．

局所解剖学と違って機能解剖学では，統合される筋，内筋膜骨格，周囲を囲む外筋膜網における相互関係を統合する重要な知識や情報を示すべきだ．こういったアプローチは，従来の解剖学においてはほとんど見落とされている．筋によって強いられ引き起こされる動きと反応，そしてそれらに関連する受動的構造が，連結における複数の自由度の安定を供給する．また受動的組織は，感覚器としての役割をもつ筋系とも相互作用し，これによって系統へのフィードバック制御の構成を加えている．

異なる弾性率をもったさまざまな筋膜構造は，人体構成の形成に役立つ．表皮から骨にかけては，引いたり張られたりするという大きく異なる機能をもった結合組織を確認できる．物性とこれらの合成配置における機能の記述は，体における多くの複雑な役割を理解するうえで非常に重要だ．

この新しいアトラスは，人体のユニークな構造と，多くの異なった動きを通して，自らを表現できることに対して感謝するきっかけを与えてくれる．必然的に，私たちはこの人体の不思議な構造に対して深い敬意を示すことになるだろう．

最初の章では，このアトラスから得られる大要が記されている．著者は，人体の筋膜構造における概要を完成させることを願って，本書の完成に10年以上を費やした．

本書を読むことで，正確なテキストを伴ったすばらしい解剖写真やイラスト，新しく統合された解剖学的アプローチの重要性に関する記述とともに，目の前に広がる新しい解剖学分野を確認することができる．

本書は，科学と医学の両方ですばらしい家風をもつ教授兼医師である著者Carla Steccoにより考案された．彼女は，運動器系の実際的な機能の概念に筋膜を統合した多くの見事な論文を書き上げている．

私は，Stecco医師と長年の付き合いがあるが，彼女の質に対する基準は，非常に高いレベルへと高められており，とても誇らしいことと思っている．本書のすばらしさを，全章において確認することができるからだ．科学のために献体した人々により精密な解剖が可能となり，それらを写真に収めることで，いうまでもなく人体の複雑さを認識することができる．

精密さを伴う解剖には，学問の知識に加えて，非常に熟練された，たいへん特別な技術が必要となるが，筋膜研究においてはあまり結びつけられていない．実際，本書は，すばらしい写真やイラストを提供できるよう最適な解剖の形状を探しながら，いくども探求と精錬を重ねてきたはずだ．

著者は，筋，骨，関節，臓器にかかわりをもつ筋膜と結合組織についてわかりやすくすばらしい図式を構成した．

本書は，読者の解剖学知識とスキルを高めさせるだけでなく，体の動きに合わせて，人体がどのように浅筋膜組織と深筋膜組織を滑走させるかを明らかにしている．ラテン語の"*E motione*（エ　モツィオネ）"という二重の意味をもつ言葉の英直訳が"*in motion*（動いている）"となることを自然と理解できるイタリア人のCarla Steccoのような存在が，われわれにはおそらく必要だったのだろう．そのことを，すばらしい写真の数々のなかで確認できる．そして，機能解剖によって，運動を可能にする組織の特殊な解剖層を確認できる．

私は，本書に掲載された写真が，私がこれまでに見てきたなかで最もすばらしいものの1つだと保証できる．二次元写真の使用もあるが，大半は新鮮な遺体を正確に注意深く解剖したものであり，写真の筋膜は，滑走した

り動いたりできる同調系のエネルギーをまだもっているような3Dをも思わせる様子で，いまにも触診できそうに写っている！

このアトラスは，人体における結合組織体と運動器系との統合された解剖学を理解するための，新しい基準の図解書とみなされるだろう．本書は，おもに筋膜系（システム）の役割に注目した，上級解剖学の働きの概略といえる．

本書を読む同僚は，異なる結合組織層がどのようにして筋と骨に相互関係をもつかについての理論的な文書によって，容易に理解することができるだろう．

このアトラスは魅力あるすばらしい図解書だ．Stecco医師は本書によって，非常にすばらしいやり方で人体における実際の構造を表している．私はすべての人へ，本書を読むよう強く勧めたい！

Prof. Dr. Andry Vleeming
Department of Rehabilitation Sciences and Physiotherapy.
Faculty of Medicine and Health Sciences
Ghent University, Belgium

Department of Anatomy
Medical College of the University of New England,
Biddeford, Maine, USA.

Raffaele De Caroによる序文

　私にとって，書籍の序文を書くことは，いつも喜びと誇りの源となるが，同僚であるCarla Steccoの著書の序文を書けるのは，とりわけ光栄なことだ．長年にわたってCarla Steccoを知っており，彼女の筋膜の研究と研究への献身を常に賞賛してきた．Carlaは，長年かけて筋膜に対する深い知識を習得し，世界的な解剖の専門家となった．Carlaは，将来有望な解剖学の学生として自身の歴史をスタートさせている．子ども時代に彼女は父親とともに，筋膜に関する徹底した知識を得るために小動物を解剖した．のちにCarlaは，医学部の学生として，人体における筋膜の研究をスタートさせた．Carlaは，26歳からパリの大学で長期間過ごし，防腐処置を行っていない遺体の解剖を許可された．解剖に専念するに伴って，彼女は，人体におけるさまざまな筋膜と，筋，連結，脈管，神経とがどのように関連しているかを初めて説明することに成功したのである．彼女と初めて知り合ったとき，私は，彼女がもつ解剖学への好奇心と，解剖におけるすぐれた才能に衝撃を受けた．私はCarlaに，教育者，そして真の学者としての潜在的な可能性を見出した．彼女の教育者としての経験と研究への興味，そして科学雑誌に投稿する情熱が，彼女自身を熟達し称賛される著者にさせた．長年にわたり，私は彼女の研究への献身と，先入観にとらわれない彼女の考え方に大いに敬意を払っている．Carlaは，研究の対象が現在の学説と一致しなかったときでさえも，自身が発見した真実に対し常に強い確信をもっていた．本書の出版と，近年における彼女のさまざまな見解での成功が，結論の真理を証明している．

　本書は，人体の筋膜に関する初めての正確な解説書である．本書は，人体解剖における研究のための科学的方法の効用を蘇らせている．実際，近年において筋膜系は，理学療法士，整骨医，カイロプラクター，徒手療法家，スポーツトレーナーのあいだで重要性を認知され始めている．本書にある写真は，人体の筋膜が何であるかについて初めて体系的に示している．筋膜の境界とその巨視的・微視的造作について私たちは理解することが可能である．筋膜層の構造と，またその構造がいかに力の伝達と固有受容器に関係するかという点について深く理解することが，筋筋膜‐骨格解剖における独自の視点を作り上げる助けとなった．本書に記されたデータは，将来の研究者すべてにとっての基準となるだろう．解剖学の視点からみた筋膜に対する理解は，筋膜の病的現象を治療する際のよりよい指針となる．

　具体的な内容は論理的にまとめられており，初めの3つの章では，結合組織と浅筋膜，深筋膜についての概要が記され，その後の5つの章では，筋膜を組織分布的な視点で説明している．全体をとおして，筋筋膜の結合と筋膜の連続性がわかりやすく書かれている．

　私たちは，Carlaの想像力豊かな視点と，本書『筋膜系の機能解剖アトラス』のような有益といえる書物に対して感謝しなければならない．

Prof. Raffaele De Caro
Full Professor of Human Anatomy,
Director, Institute of Human Anatomy,
Department of Molecular Medicine,
University of Padua, Italy
President, Italian College of Anaotmists

まえがき

　主要な解剖学アトラスには，体の器官と筋について詳細な説明が記されている．しかし，これらの構造における覆いとなる部分の筋膜については，読者の想像力に任せられてきた．一般的に筋膜は局所の範囲で説明され，不透明な覆いとして，その目立たない範囲の一部で特徴があるとされていた．同様に，解剖学者は，連結，筋，器官，腱を詳細に研究するためには，結合組織は除いて考えてよいものと理解している．従来の解剖学書の研究内容をもとにした，先入観を伴う多くの解剖が行われてきた．残念なことに，これらの研究は，運動器系の一部を説明するための位置づけとされていた．運動器系において不可欠な部分である筋膜は，無視され退けられてきた．

　近年の研究では，体の運動は，神経刺激に反応する際，個々の筋の動きより多く動くということが明らかにされた．いまでは，筋は，体の機能が正しく働くように調整するための役割を担う部分と理解されている．これこそが，運動器系において，多くの調整に役割をもつ筋膜のしくみだ．筋膜は，筋が結合するための連結と隔壁を橋渡しする役目をもち，そして筋は，これらの付着によりその役割を果たす．筋は，筋膜構造の機能として他の部分と関連して動き，筋に形状を与え，適度な滑走を与える．筋骨格を研究し筋膜系を軽視する病理学者は，病因学における問題の解明にたびたび苦労し，それらを「非特異性」とみなす．筋を個々の単位として研究を行ってきた従来のアプローチは，筋膜機能の広範囲で大局的な部分を理解するうえで障害となってきた．いま，私たちにわかっているのは，筋膜系とその構成や形状そして機能を理解することが，解剖へのより正確な理解を得られるということである．

　論文作成にとらわれる解剖学者は，重要な筋膜構造を省いて自身の研究を行ってきた．そのため，医学的処置は，筋，連結，靱帯のみに焦点を当てられて施されている．このような処置は，筋膜の収縮と硬直が原因となって起こる病理の治療には効果的でないということを意味する．筋膜層とそれらの関係性を徹底的に理解することだけが，医師にとって，特殊な筋膜障害に対する適切な技術の選定と，治療の際に使う正しい手の圧力をガイドする道標となる．このような知識をもつことで，徒手の技術を高められる．さらに，外科医は，切断しなければならない筋膜について正確に理解している必要があり，有効な筋膜弁を造るだけでなく，最も適切な部位を選んで無輸血手術を行うべきである．この理解が，外科医にとって，扱っている部分と関係する組織全体に注意を払うことを可能にし，それが患者の早い回復にもつながる．

　本書は，過去10年にわたって行われた何百もの新鮮な解剖用遺体への解剖がもととなっている．できるだけ詳しく，自然な状態の筋膜，その結合経路，滑走，筋膜面での自由な滑走を観察できるようにするのが目的であったため，解剖は私自身が行った．筋膜が滑走する様子を観察するのは，防腐処理した遺体では不可能である．これらの解剖は私に，人体の筋膜における特徴的なビジョンをみせることとなった．筋膜系は，従来，身体の特殊な領域に関連する，明らかに別の側面として研究されてきた．このことが，筋膜が単体として始まり単体として終わるという認識につながったのだが，それは誤りだったのである．

　私は本書において，筋膜面にみられる結合と，筋，神経，血管とつながりをもつ筋膜の機能を理解することを強調している．筋膜に対する私自身の理解は，筋膜は，肉眼的で組織学的な部分，そして機能と病理を伴う完全な器官系である，ということだ．この視点が首尾一貫していることから，私は筋膜に限定した定義を採用したが，その定義から，関節包，靱帯，腱，疎性結合組織を除いた．筋膜はこれらと間違いなく結合しているが，同時にそのどれともまったく異なる顕微鏡的機能と特徴をもち合わせている．

　私は本書に，この分野における学者の参考のために，研究で示された筋膜に関するさまざまな定義や解説を掲載するようにした．理想的には，筋膜組織とそれがもつさまざまな層や特性についての同意された定義が，この分野での将来の研究に役立ち，最終的には，臨床診療を高め，より容易で正確な筋膜研究へのアプローチとなることを願う．

　この仕事で，De Caro教授（University of Padua, Italy）のサポートと，Delmas教授（Paris, Descartes University）

との共同研究にたいへんお世話になった．また，同僚のVeronica Macchi教授とAndrea Porzionatoにも感謝の意を述べなければならない．彼らの仕事とサポートがあったからこそ，筋膜の研究を顕微鏡的に，そして生体内で行うことができた．遺体の所見と生体内での研究を比較することで，筋膜について多くのことが明らかとなったのだ．研究者が一般的な撮像技術（超音波，CT，MRI）を用いて，筋膜を調べられることを私は確認している．私は，本書に記載された情報がきっかけとなって，医師が筋膜を含んだ画像検査を開始することを願う．

第1章では，結合組織を分類し，線維，細胞，細胞外器質の割合の視点からみた構成について説明した．この構成は，異なるタイプの結合組織，とくに筋膜における組織学的および機械的な特徴を定義する．第2章では，肉眼的および顕微鏡的視点からみた浅筋膜の基本的な特徴について解説している．第3章では，同様に深筋膜を解説した．次の5つの章では，局所解剖学的な考え方で筋膜について解説している．アトラスのこの部分では，さまざまな筋膜を説明するために，一般的な解剖学用語法を用いている．だが，私は異なる体幹のあいだにおける連続については，強調するように注意した．筋膜と筋のあいだにおける結合についての説明にも，同様の注意を払っている．このことは，筋膜が筋活動を調整し，全身の固有受容器として働くという重要な役割を理解するうえで大事なことである．筋膜結合は，関連痛分布への新たな説明に役立ち，下肢，体幹，そして上肢の結合を強調する．そしてまた，筋膜系の全体の概念は非常に重要となる．長年にわたり，徒手医学を行う医師は，図解解説，機能性スクリーニング，理学検査などを用いて筋内の結合を理解してきた．私は，本書が，これらの結合における正確な理解への手助けになることを願っている．

Carla Stecco

謝　辞

　本書執筆のために家族の時間を使うことを許してくれた親愛なる夫のGiuseppe，2人の子どもElettraとJagoに感謝します．

　筋膜系への絶え間ない興味と，古典的解剖学を超えて物事を見据えることに対して刺激を与えてくれた父親に感謝します．

　本書の内容が明確でわかりやすくなるようサポートし，よりよい書物になるように提案してくれたWarren Hammerと彼のアシスタントのMartha Cook Hammerに感謝します．

定説に囚われるな – そうすると，他人の考えた結果で生きることになってしまう．他人の意見に左右されず，自身の内なる声に従え．そして，最も大切なのはあなた自身の心と直感を信じる勇気をもつことだ．

Steve Jobs　　Stanford Report, 2005

目　次

訳者序文　　　　　　　　　　　竹井　仁　v
Andry Vleeming による序文　　　　　　　　vi
Raffaele De Caro による序文　　　　　　　viii
まえがき　　　　　　　　　Carla Stecco　ix
謝辞　　　　　　　　　　　　　　　　　xi

1　結合組織　　1

結合組織の構成　　1
細胞外マトリックス　2，結合組織細胞　6
結合組織の分類　　9
疎性結合組織　9，脂肪組織　10，密性結合組織　16

2　皮下組織と浅筋膜　　23

歴史　　23
最新の根拠　　23
浅脂肪組織　　27
浅筋膜　　28
深脂肪組織　　30
付着の横走線と縦走線　　32
縦走付着　33，横走付着　36
皮下血管　　36
動脈　36，静脈　36，リンパ管　42
皮下神経　　44
皮下滑液包（皮下包）　　46
浅筋膜の発達　　46
機械的行動　　48
浅筋膜の画像診断　　50

3　深筋膜　　55

序論　　55
定義　　55
腱膜筋膜　　56
腱膜筋膜の顕微解剖学　61，腱膜筋膜の血管新生　68，腱膜筋膜の神経支配　68，筋膜展開　71，筋膜補強：支帯　77，機械的行動　87
筋外膜　　92
筋周膜　94，筋内膜　95，機械的行動　97，筋外膜の神経支配：筋紡錘の役割　98
深筋膜の画像診断　　100

4　頭頸部の筋膜　　109

序論　　109
浅筋膜　　109
頭部の浅筋膜：頭部の帽状腱膜　111，浅側頭筋膜（側頭頭頂筋膜）　118，顔面の表層筋腱膜システム　122，頸部の浅筋膜：広頸筋　126
頭部の深筋膜　　128
頭蓋の深筋膜：頭蓋被筋膜　130，眼窩の深筋膜：テノン筋膜（またはテノン被膜）　130，頭蓋の深筋膜：側頭筋膜　131，顔面の深筋膜：耳下腺咬筋筋膜　133，顔面の深筋膜：翼突筋膜　133，顔面の深筋膜：頬咽頭筋膜　135

頸部の深筋膜（深頸筋膜） ……………… 136

頸部の深筋膜：浅葉（被覆筋膜または第1層） 137，頸部の深筋膜：中葉（第2層） 140，頸部の深筋膜：深葉（椎前筋膜または第3層） 142

5　胸部と腹部の筋膜 ……………… 147

序論 ……………… 147
胸部と腹部の浅筋膜 ……………… 147
乳房部 158
深筋膜 ……………… 163
胸筋筋膜 163，鎖骨胸筋筋膜 165，肋間筋膜と胸内筋膜 173，腹部の深筋膜 173

6　背部の筋膜 ……………… 191

序論 ……………… 191
浅筋膜 ……………… 191
深筋膜 ……………… 196
背部の深筋膜の浅葉 198，背部の深筋膜の中葉 199，背部の深筋膜の深葉 205，腰筋筋膜 217

7　上肢の筋膜 ……………… 223

浅筋膜 ……………… 223
深筋膜 ……………… 234
肩の深筋膜 234，上腕の深筋膜：上腕筋膜 247，前腕の深筋膜：前腕筋膜 271，手掌の深筋膜：手掌筋膜複合体 279，手背筋膜 289，指の深筋膜 289

8　下肢の筋膜 ……………… 295

下肢の浅筋膜 ……………… 295
下肢の深筋膜 ……………… 304
殿部筋膜 311，中殿筋筋膜 311，梨状筋筋膜 319，閉鎖筋膜 319，腸骨恥骨筋膜 319，大腿筋膜と腸脛靱帯 321，下腿筋膜 342，足部の筋膜 359

索引 ……… 375

1 結合組織

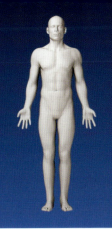

結合組織の構成

結合組織（connective tissue：CT）は，組織における主要な4つの分類のうちの1つである（ほかに，上皮組織，筋組織，神経組織がある）．CTは体と体の器官における形状を保ち，組織と器官の結合力，そして構造の支柱の役割を担う．結合細胞と組織，もしくは結合する機能を由来として，CTという名称が派生した．CTは体のいたるところに存在し，体の部分部分をつなげる接着剤のようなものと考えられている．

CTには3つの主要な構成がある．細胞，線維，細胞外マトリックス（extracellular matrix：ECM）（図1.1）である．細胞は，組織の代謝特性を供給し，線維は機械的性質を供給し，そしてECMは組織の適応と属性を提供する．最も多いタイプの細胞は線維芽細胞で，コラーゲン線維やその他の細胞間物質を造り出す．脂肪細胞と未分化の間葉細胞も，同様に存在する．これらの構成における割合は体の異なる部分によってさまざまで，局所

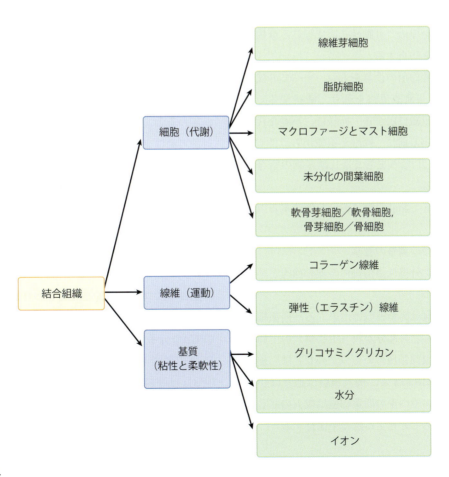

図1.1　CTの構成．

構造で必要な量に応じて割合が変わる．いくつかの領域で，CT は緩く構成され非常に細胞質である．他の領域では，線維構成要素が優勢である．さらに他の領域では，基質が最も大きな特徴としてみられる．ECM の密度は非常にさまざまで，ゼラチン状から硬直物質へと変動する．したがって，CT は，疎性 CT におけるゲル状の柔らかさから，骨の硬さへと，その硬度が変動する．CT におけるさまざまな種類の解剖学的分類は，相対的存在量とそれらの構成要素の配列に基づく．たとえば，腱や靱帯などの強い CT は，より多くのコラーゲン線維を必要とするが，細胞はわずかである．それに反して，脂肪組織のような細胞から構成された CT はあまり強くない．

CT は多くの機能をもつ．
- 構造の維持：身体構造の骨組みを提供し，臓器とシステム（系）の解剖学的形態を保つ．また，臓器を囲む骨格と被膜を形成する．
- 体組織の結合：靱帯，腱，筋膜などを結合する．
- 臓器の保護：臓器を柔らかく包み，周辺構造から分離する．臓器間において必要な運動性を与え，器官のあいだにある隙間を埋め，可動構造間で起こる摩擦・圧迫・損傷・衝突を防止する．
- 代謝の機能：栄養作用の役割をもつ．すべての代謝産物が毛細血管床と血液流路を通り，隣接する CT を通って，細胞と組織に広がる．同様に，不要な代謝産物は毛細血管に戻る前に，細胞と組織から疎性 CT を通って広がる．CT はさまざまな代謝産物の行き来を仲介して制御する．
- エネルギーの保管：脂肪組織において保管する（特殊な CT）．
- 物質が拡散する際の調整の役割．
- 瘢痕組織の形成：外傷性損傷後の組織の回復という根本的な役割をもつ．

すべての CT 細胞は間葉細胞に由来する．間葉細胞は胚にみられ，ほとんどの部分が胚（中胚葉）の中間の胚葉に由来するが，頭部領域のいくつかの CT は，神経堤（起源が外胚葉）に由来する．間葉細胞は通常は胚のみに確認できるが，いくつかの間葉細胞は成人の CT にも残り，損傷への反応で分化する能力を保持する．

細胞外マトリックス

細胞外マトリックス（ECM）は，CT における細胞外構成要素と支持組織である．このマトリックスは組織に機械的な負荷を与え，包埋された細胞に構造的環境を与える．ECM は細胞の付着と，それが移動する際のフレームワークを形成し（Standring., 2008），基質と線維によって構成される．基質は，容量が変化する水分，細胞外蛋白質，グリコサミノグリカン（glycosaminoglycans：GAGs），プロテオグリカンで構成される．ECM は無色透明および粘着性である．異なる種類の線維をもつが，主要なものは，コラーゲン線維とエラスチン線維で，これらが組織の機械的性質を明確にする．

基質

基質（ground substance）は，無定形ゲル様物質で，細胞を囲む．基質は線維（たとえば，コラーゲン線維やエラスチン線維）を含まないが，ECM の他のすべての要素を含み，線維外マトリックスという名称でも知られている．基質は，細胞の支えと栄養を担う．基質は，CT の可動性と健全性を特定し，また，潤滑性の特徴を活かして ECM における多様な要素の結合剤でもある（Hukinsa & Aspden 1985）．基質に存在する高分子は，コラーゲン線維をわずかに摩擦させながら滑らせ，強度が加わると，線維内の架橋結合が張力をかけるまでの相対的可動性を提供する．コラーゲン線維と水分子は，ともに導電性と分極の性質をもち，この性質はマトリックス分子にも当てはまる．分極波が存在し，神経で電動された電気信号よりはるかに速く，陽子をコラーゲン線維伝いに"ジャンプ"させる（Jaroszyk & Marzec., 1993）．

プロテオグリカン

基質は，コア蛋白質で構成された非常に大きな高分子のプロテオグリカン（proteoglycans）からなり，多くの GAG 分子は洗浄用ブラシの柄の周囲にみられる剛毛にやや似た姿で共有結合性をもって付着している．GAGs は連続する二糖単位で作られた多糖類の長い鎖で，それぞれの二糖単位のうち 1 つの糖はグリコサミンである．それゆえに，GAG という名称がついた．GAGs における多くの糖には硫酸塩とカルボキシル基が含まれ，これらが GAGs に高い負電荷をもたせる．7 つの異

なる GAGs は，特異的糖残基，連鎖の特質，硫酸化の程度の違いによって認知されている．これらの GAGs は，ヒアルロン酸，コンドロイチン4硫酸，コンドロイチン6硫酸，デルマタン硫酸，ケラチン硫酸，ヘパリン硫酸，ヘパリンである．

GAGs は，球状形状とよぶにふさわしい可動性をもたず，それらの容積との関係における広い面を占領するように広がって存在する．負電荷の高密度は，水和物のゲルを形成するよう水分を引きつける．このゲルは，CT の膨張と粘弾性に役割をもち，さまざまな代謝産物の拡散を制御する．このゲルは，とくに水溶性分子を早く拡散させるが，大分子と細菌の運動を抑制する．その粘弾性は，組織を負荷状態から正常に戻し，コラーゲン線維を互いの摩擦なしに移動させ，組織に影響を与える強度を吸収し，過度な負荷からコラーゲン・ネットワークを守る．水分のさまざまなレベルは，基質がゾルかゲルかによって決まり，同じようにして，内部に包埋されたコラーゲン線維の移動性によっても程度が決められる．デコリンのような小さいプロテオグリカンは単体の GAG 鎖をもち，コラーゲン線維における構成や配列の役割を担うことができる．プロテオグリカンは，細胞性膜と細胞内でもみられ，これらが細胞と基質の相互作用を仲介する．

ヒアルロン酸

ヒアルロン酸（Hyaluronan：HA）は，疎性 CT で最も普遍的な GAG で，唯一，硫酸基をもたない．HA が典型的な GAG と異なるのは，非常に長く堅いという特徴をもつためである．他の GAGs には，数百もしくはそれ以下の糖が含まれるのに対し，HA には数千の糖が含まれる．HA はまた，プロテオグリカンの一部となるコア蛋白質と結合しない．その代わりに，プロテオグリカンは巨大高分子を形成するために，特殊なリンカー蛋白質を経由して間接的に HA に結合する．これらの親水性高分子は，軟骨基質においてとくに豊富で，軟骨に形状を与える膨圧に重要な役割をもつ．HA は，眼の水分の膨張と同様の構造を提供し，臍帯のワルトン膠様質における圧縮から胎児の脈管を守る（図1.2）．

HA は，溶媒水における大きな容量によって，皮膚に水分を与える（原物質のほぼ1万倍の量）．HA はまた，筋と腱が骨格や腱筋膜の下を滑走する際の潤滑性を与えている．おそらくこれらの滑走の相互作用は，HA が豊富な ECM の成分や有効性に影響されている．HA が豊富な ECM 層は，筋の保護と損傷からの回復を促し，また筋線維に損傷がある際は衛星（サテライト）細胞増殖を促進する．HA が豊富なマトリックスにおける変化は，疼痛や炎症，そして機能低下に影響する．HA は，創傷

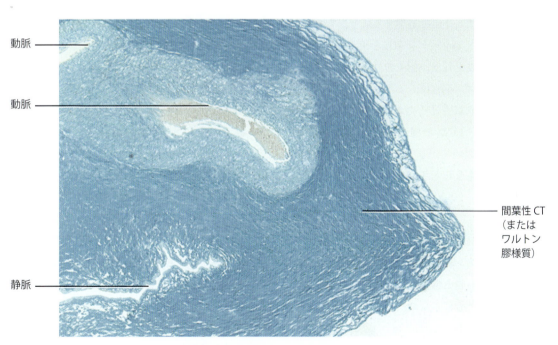

図1.2 臍帯の組織学．アルシアンブルー染色法，50倍の拡大図．間葉性CTを青で染色し，臍帯のECMにおける豊富なHAを強調して示す．

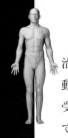

治癒における最も初期の段階で豊富にみられ，細胞が移動できるような組織間隙を開けるように機能する．細胞受容器と結合して，細胞骨格と相互作用することによって，細胞に自発運動能力をもたらす．

HA は，胚発生の際にとりわけ豊富で，組織で急速に成長し，修復と再生が起こるときは常に存在する．その鎖の長さにもよるが，HA については最近，断片化する際に，とくに，生体機能と対立する広い範囲の性質をもつということがわかっている．たとえば，血管形成，炎症性および免疫促進である．

HA の代謝回転（ターンオーバー）は，他の硫酸化の GAGs が 7～10 日のサイクルをもつのと比べ，2～4 日程度となる．これは HA 細胞が，基質量の減少というリスクを避けるため常に活動していなければいけないことを意味する．GAGs の残留生産物は，細胞にフィードバック効果をもたらし，これが合成を制御する．CT 細胞の機械的歪曲が，ECM 合成における刺激を復元することはすでに立証されている（Adhikari et al., 2011）．

リンク蛋白質

リンク蛋白質（link proteins）は，基質におけるプロテオグリカンの集合を安定させ，大きな瓶洗浄ブラシに似た形状をしている．リンク蛋白質として最もよく知られているのは，ビンキュリン，スペクトリン，アクトミオシンである．これらは，細胞，線維そして他の構成要素のあいだにある相互作用を処理する成分をもち，初期作業として細胞膜とコラーゲン線維を束ねて ECM における弾性線維の構成を行う．個々のリンク蛋白質における他の特殊な機能は，細胞核，ミトコンドリアおよびゴルジ装置の活動を制御させるために，CT を通して移動細胞を導くことと，ECM と細胞骨格を結合することである．老化過程において，リンク蛋白質の量は増加し，これが CT の可動性を低下させる．

線維

線維（fibres）には，CT 細胞により分泌されるコラーゲン線維とエラスチン線維の 2 つの種類がある．線維の異なる種類における量と優位性は，CT の種類によって異なる．どちらもともに，長いペプチド鎖で構成された蛋白質から形成される．

コラーゲン線維

コラーゲン線維（Collagen fibres）は，高抗張力を伴っているため柔軟である．通常，各コラーゲン線維はコラーゲン原線維とよばれる糸のようなサブユニット（亜単位）からなる．各原線維は，順番に頭部から尾部まで一直線に重なり合って並ぶコラーゲン分子からなる．原線維の強度は，隣接して並ぶコラーゲン分子間の共有結合によって決まる．コラーゲン分子（トロポコラーゲンとよばれる）は，右回りの三重螺旋を形成する 3 つの絡み合ったポリペプチド鎖（それぞれは α 鎖とよばれる）で構成される．鎖の先端を除いて，1/3 のアミノ酸はグリシンである．糖類は三重螺旋と結びついているため，コラーゲンは糖蛋白質とよぶのが適切である．螺旋を形成する α 鎖はそれぞれ異なり，鎖の違いによって多くのコラーゲンを見分けることができる．コラーゲンは発見された年代をもとにローマ数字で分類され，最も重要な種類は以下のとおりである．

- Ⅰ型コラーゲンは，コラーゲンにおける最も一般的な種類で，身体の約 90％のコラーゲンを構成する．このコラーゲンは，皮膚の真皮，骨，腱，筋膜，臓器被膜や他の多くの領域にみられる．これらの原線維は，直径 2～10 μm の厚い束を形成するよう集められ，CT に高抗張力を与える（500～1,000kg/cm^2）．
- Ⅱ型コラーゲンは，軟骨の主要な構成要素で，他より細い線維をもつ．
- Ⅲ型コラーゲンあるいは細網線維は直径が細く，通常は分厚い線維になるための束を形成しない．これらは網状のパターンで配列し，多様な組織や肝臓などの臓器の細胞構成要素を提供する．これらの線維は，上皮の境界線で，疎性 CT，脂肪細胞の周辺，小血管，神経，腱，筋内 CT 上でもみられる（図 1.3）．これらはすべての CT が発達する際と，瘢痕が生じたときに，新たな CT が形成される際に分泌される最初の線維である．
- Ⅳ型コラーゲンは，原線維というよりは膜を形成し，上皮の基底板における主要な構成要素である．

コラーゲン原線維の合成は，線維芽細胞によって行われる．造血性およびリンパ組織の間質を支える Ⅲ 型コラーゲンは細網細胞によって造られ，末梢神経の神経内膜はシュワン細胞によって造られる．平滑筋細胞（血管の中膜と消化管の外筋層に存在）は，すべての CT 線維

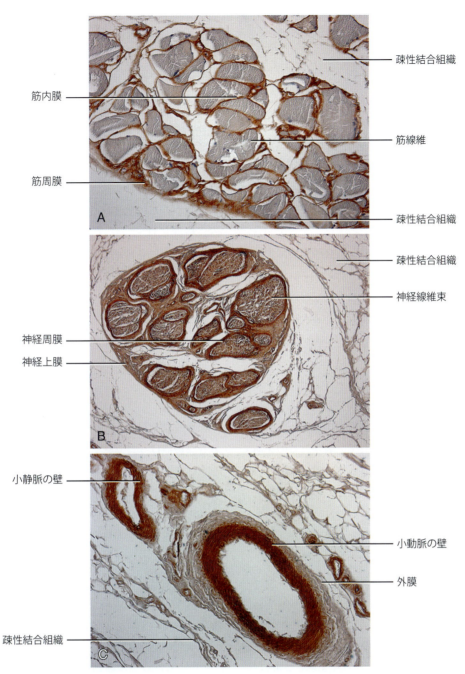

図1.3 Ⅲ型コラーゲン（**A**），末梢神経（**B**），小脈管（**C**）の存在と位置を表すための免疫組織化学染色．筋内膜と筋周膜，そして小動脈と静脈壁の神経周膜においてみられる豊富なⅢ型コラーゲンの線維に注目．

の種類を分泌することが可能である．

単一コラーゲン線維は，通常，機械負荷のおもな線に沿って配列している．基質の密度変化によって起こる病理学的状況においては，コラーゲン線維同士が互いに近づき，病理学的架橋結合を形成する可能性がある．これが，正常なコラーゲン・ネットワークを発達させる能力を妨げる可能性がある．

コラーゲン線維のターンオーバーは，通常，約300〜500日である．CaranoとSiciliani（1996）は，線維芽細胞を伸張することで，コラーゲン線維の分解を行う重要な役割をもつコラゲナーゼと酵素の分泌を高め，これがターンオーバーを早くさせると論証した．また，周期的な伸張は，連続的な伸張よりもより効果を生むと論証している．伸張や圧縮が起こるとすぐに線維芽細胞の比例

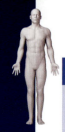

> **クリニカルパール 1.1　エーラス・ダンロス症候群**
>
> 病因：コラーゲンの進行性劣化を引き起こす．Ⅰ型またはⅢ型コラーゲン線維の合成における欠陥．関節，心臓，弁膜，器官壁，動脈壁など，身体の異なる部分に影響をもたらす場合があり，異なるタイプのエーラス・ダンロス症候群を起こす．関節過度可動性や疼痛，筋力低下などの症状が一般的である．Claytonら（2013）は，このような症状をもつ患者は固有受容障害をもつと論証し，このことが固有受容性感覚においてCT障害が重要な鍵となるという仮説立てへのきっかけとなった（第3章を参照）．

変形が起こるが，10～15分後には機会的環境に再度適応できるよう，細胞が形態学適応を行い，これが生物学的活性を減少させる．これは，生物学的反応の誘発に機械的刺激が必要であることを示唆している．

弾性線維

弾性（エラスチン）線維は，コラーゲン線維より細く三次元ネットワークを構成するために分岐形成パターンで配列されている．弾性線維は，組織に伸張と膨張の能力を与え，また，膨張性を制限して，裂かれるのを防ぐためにコラーゲン線維と織り交ざっている．弾性線維は，以下のエラスチンとフィブリリンの2つの成分で構成される．

- エラスチンは，コラーゲンに似た蛋白質だが，不規則に輪状になる珍しいポリペプチド骨格を伴う．分子の螺旋化における形状は，それらが形を変動させることから永続的ではない．螺旋化したエラスチン分子は伸張可能で，伸張を引き出す力がなくなると，分子はもとの状態へ戻る．エラスチンへつながる2つの大きなアミノ酸は，デスモシンとイソデスモシンとよばれ，これらがエラスチン分子を互いに共有結合させて，エラスチンマトリックスを形成する．すべてのマトリックスは弾性組織で，伸張と萎縮が起こる際は常に働いている．
- フィブリリンは，原線維糖蛋白質である．弾性組織の発達の際に，フィブリリンはエラスチンよりも前に現れ，これが組織構造の役割を担うと考えられている．

ほとんどの場合，弾性線維は線維芽細胞によって生産される．しかしながら，弾性動脈線維は中膜の平滑筋細胞によって生じる．弾性物質は，エラスチンのみを含みフィブリリンを含まない平滑筋細胞によって生じ，この結果として弾性線維を形成しない．その代わりに，エラスチンは有窓薄板もしくは平滑筋の層のあいだにある同心性層の中に配列された層板内に横たわっている．

結合組織細胞

結合組織（CT）には，多くの異なる細胞が存在する．重要な細胞は線維芽細胞であり，脂肪細胞と未分化の間葉細胞もここに含まれる．もし，脂肪細胞が多数で小葉内に構成されていれば，CTは脂肪組織とみなされる．線維芽細胞はさまざまな異なるタイプのCTを造るために細胞として区別される．これに含まれるのが，軟骨を形成する軟骨芽細胞（図1.4），骨を形成する骨芽細胞である．最終的にCTにおいて常に存在するのは，マクロファージ，マスト細胞，そして，リンパ球，プラズマ細胞（形質細胞），白血球などの一過性の移動細胞である．

線維芽細胞

線維芽細胞は，CTの主要細胞である．線維芽細胞のおもな機能は，コラーゲン線維，弾性線維，基質におけるすべての複合炭水化物などのECMの前駆体を連続して分泌することにより構造の完全性を保つことである．これらは，マトリックスの構成を助け，実際に，この細胞骨格の構成はマトリックスが生み出す自らの性質に影響を与える．線維芽細胞も，新しい線維と蛋白質の合成と分解のプロセスによって，マトリックスを再構築する役割をもつ．本体構造の内側にある上皮細胞と違って，線維芽細胞は単層扁平を形成せず，片側の基底層の付着分裂に制限されない．

CTにおける他の細胞のように，線維芽細胞は原始的間葉に由来し，ヒヨコ胚を使って測定したその寿命は57±3日となる．組織損傷は線維細胞を刺激し，線維芽細胞の有糸分裂を誘発する．線維芽細胞の増殖と分解は，歩行，ランニング，運動におけるほとんどのフォームなどの毎日の機械的負荷で正常に発生している．安静と睡眠の最中の機械的負荷でさえ，CT機能を刺激する．膝蓋腱におけるコラーゲン合成は，ただ1つの激しい運動のときにもほぼ100％増加し，3日後でもこの影響がはっきり表れる．初期のトレーニング期間で，腱のコラーゲンのターンオーバー（たとえば，合成と分解のあいだ

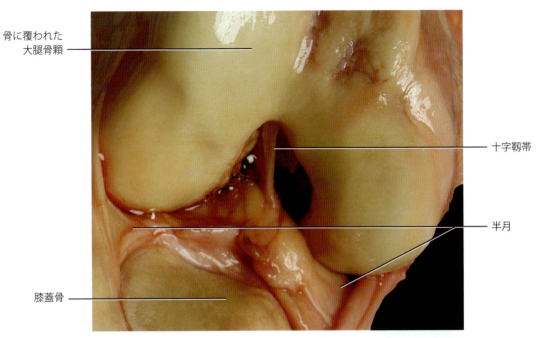

図1.4 膝軟骨の肉眼的所見：大腿骨顆と膝蓋面．軟骨が平滑面を形成する．膝蓋骨関節面の軟骨変性に注目．

画像ラベル：骨に覆われた大腿骨顆／十字靱帯／半月／膝蓋骨

> **クリニカルパール 1.2　マルファン症候群**
>
> 　マルファン症候群は，CTの遺伝性疾患で，フィブリン-1遺伝子（fibrillin-1 gene：FBN1）の突然変異で起こる．マルファン症候群は軽症から重症まで，その症状に変動がある．マルファン症候群の患者の多くは，長肢や，長くて細い指をもつ．骨格の造りに加えて，マルファン症候群の患者は，目，心臓弁，大動脈，皮膚，肺，筋組織になんらかの障害をもつ．過去30年にわたり，心血管障害，とりわけ僧帽弁逸脱，大動脈拡張，大動脈解離への積極的な医療管理の進化は，平均余命を著しく改善した．

のバランス）は，コラーゲンの純損失があった場合に増加する．これが，負荷パターンを早める腱の再構成と適応を可能にする．コラーゲン合成への正味の増加は，トレーニングが終了するまでではない．

　線維芽細胞も，創傷治癒において重要な役割をもつ．CTと血管が傷ついた初期の段階で，成長因子が線維芽細胞を増殖させ傷に入り込み，新しいコラーゲンの合成を開始して新しい肉芽組織を生じさせ，再構築を手助けする．肉芽組織のECMは，線維芽細胞によって生じて修正される．まず最初に，線維芽細胞はより微弱な構造蛋白のⅢ型コラーゲンを産生する．あとから強いタイプの長い連鎖をもつⅠ型コラーゲンを産生し，これが瘢痕組織に現れる．瘢痕は，回復の際に線維芽細胞に蓄えられるコラーゲンである．

　高率の伸張を受ける腱は，炎症に対してより敏感で，線維芽細胞の伸張により結果として変性する．線維芽細胞の循環，そして伸張の頻繁な高まりは，とりわけ炎症促進性のシクロオキシナーゼ酵素（COX-1，COX-2）とプロスタグランジン-E2（Yang et al., 2005）の産生を高める．したがって，線維芽細胞の過剰刺激は，反復動作障害の原因になるとも考えられる．近年の研究（Kaux et al., 2013）では，筋と腱のリハビリテーションに関しては，遠心性運動が求心性運動よりも有益となる可能性があることが示されている．遠心性運動の負荷パターンの効果が，コラーゲン合成を増加させる線維芽細胞のより大きな刺激を生み出し，これによって損傷した組織を回復する刺激が起こると考えることができる．伸張はまた，腱の線維芽細胞配列の増加を引き起こす．

　Abbottら（2013）は，CT，とりわけ線維芽細胞は身体全体における細胞間のコミュニケーション信号ネットワークだと理論立てた．彼らは，線維芽細胞が，組織の伸びる数分後に活動性細胞骨格応答を示すとしている．*カルシウムおよび／またはATPにかかわる類似の細胞間信号は，CTに存在していると考えられ，活性組織の収縮や弛緩によって関連すると考えられる．* 1

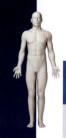

クリニカルパール 1.3　線維芽細胞と循環の機械的負荷から生じる有益な結果

　機械的負荷は，線維芽細胞の活動とコラーゲン線維の沈着に強く影響を及ぼす．運動系で捻挫や外傷が起こると，新しいコラーゲン線維が生産される．しかしながら，もし患者が固定されるならば，コラーゲン線維は不規則な性質をもち始める．これは運動の制限を引き起こし，回復にかかる時間を長くする．早く身体の運動を行うことだけが，機能的な力線に沿ってコラーゲン線維の正しい形状を与える．

　LoghmaniとWarden (2009) は，51匹の齧歯動物の両側の内側側副靱帯 (MCL) を傷つけ，そのうち31匹の齧歯動物には傷をつけたあと1週間にわたって補助器具を使い，一側の靱帯にクロス線維摩擦マッサージを施した．彼らは1週間に3回，それぞれのセッションは1分という時間を使い，傷ついた範囲にクロス線維摩擦マッサージを行った．治療は傷ついたMCLが内部コントロール（無処置）をするよう一側性に施された．傷をつけたあと4週間治療していない対側の傷ついた靱帯と比べて，結果は，治療された靱帯のほうが43.1％強く（$P < 0.05$），39.7％硬く（$P < 0.01$），傷害前より57.1％のエネルギー吸収（$P < 0.05$）ができることを示した．組織学的に，そして走査電子顕微鏡アセスメントにおいて，治療された靱帯は，治療されていない靱帯と比べて，傷がついた範囲のコラーゲン線維束のよりよい形状と構成をもっていることが確認できた．

　同様の研究でLoghmaniとWarden (2013) は，傷ついたMCLへのクロス線維摩擦マッサージを用い，その際，靱帯上の血管拡張の高まりが一時的ではないことを発見した．しかし，回復中の膝靱帯付近にある形態の微小血管においては，小動脈の直径変化のより大きな一部の血管を含んで変異がみられた．これらの変化は最終的な介入後1週間持続した．

つの予想として，CTの全身網は，秒から分刻みに変動する細胞活性の身体全体のパターンに動的にかかわり，身体上で働くすべての外部と内部で引き起こされる機械力を反映する．

　筋線維芽細胞とよばれる特殊な種類の線維芽細胞は，腱，筋膜，瘢痕においてみられる（Hinz et al., 2012）．これらの細胞は，自らを収縮させる細胞質アクチン線維をもつ．創傷治癒の際は，線維芽細胞が筋線維芽細胞に変化することが重要であり，これによって細胞外コラーゲン線維の沈着が生じる．これらは傷を閉じる平滑筋対応のアクチン-ミオシン複合体を発現し，傷の端を収縮することによって回復を早める．傷の回復において，これらの筋線維芽細胞はアポトーシス（プログラム細胞死）を受ける．回復に失敗しケロイドになる傷や肥厚性瘢痕においては，アポトーシスによって傷を消す代わりに，筋線維芽細胞が働きを持続する．Schleip (Schleip et al., 2006) によると，これらの細胞もCTの基底緊張を決定する際に重要な役割をもつ．

脂肪細胞

　脂肪細胞は，隔離された細胞もしくは小さな集合体として多くの種類のCTに存在し，主要細胞となり，脂肪をエネルギーとして蓄積することがおもな機能となったときに脂肪組織とよばれる．脂肪細胞の系統はいまだ不明確だが，前脂肪細胞は未分化の線維芽細胞で，脂肪細胞を形成する際に間葉系幹細胞から刺激が生じる．

　脂肪細胞は2つに区別することができる．

● 単房性脂肪細胞

　大きな細胞（直径は50〜100μmのあいだで変化する）で，細胞質の層に囲まれた大きな脂肪滴の存在により特徴づけられる．細胞核は平らで，末梢部分に位置する．一般的に脂肪細胞は直径0.1mmだが，2倍のサイズや半分のサイズも存在する．脂肪は半流動体で蓄えられ，おもにトリグリセリドとコレステロールエステルからなる．これらの脂肪細胞は，レジスチン，アディポネクチン，レプチンなどの多くの蛋白質を分泌し，アンドロゲンからエストロゲンを合成可能である．脂肪細胞の数は幼少期と思春期で増加し，成人期においては数が一定化する．脂肪細胞のサイズが4倍ほどに大きくなると，細胞は2つに分かれて存在する脂肪細胞の絶対数を増加させる．著しい体重減少ののち，脂肪細胞の数が減ることはないが，脂肪の量は少なくなる．脂肪細胞の約10％はすべての成人年齢で毎年新しくなる．これらの脂肪細胞は白色脂肪組織（white adipose tissue：WAT）を形成するために組織化できる．

● 多胞性細胞

　これらは小さな細胞で，細胞質の多様で少量の脂肪滴により特徴づけられ，多量のミトコンドリアを含む．これらの脂肪細胞は，褐色脂肪組織（brown adipose tissue：BAT）を形成するために組織化できる．

多能性間質細胞

　これらの細胞は，骨芽細胞，軟骨細胞，脂肪細胞，筋細胞，神経細胞を含む多様な細胞型を区別する能力を伴う胚性間葉細胞の潜在性を維持する．これらは自らの多能性を維持すると同時に，自己複製のための優れた適応力をもつ．

結合組織の分類

　CTには，特化，固有，胚性の3つの亜型（サブタイプ）が存在する．特化CTには，脂肪組織，骨，軟骨が含まれる．特化CTに関しては，浅筋膜と強い関係をもつ脂肪組織のみについて本書で取り扱う．骨と軟骨に関する内容については他の書籍を参考にしてもらいたい．

　固有CTは，疎性CTと密性CT（図1.5）の両方を構成する非常に大きな群である．固有CTは，すべての臓器と体腔を取り囲み，1つの部分ともう一方を結合する．等しく重要なのは，固有CTが他の細胞群から1つの細胞群を分離する点である．すべての筋膜は，固有CTとして分類されるが，一部の著者は，この定義から疎性CTもしくは密性CTを除外している．胚性CTは間葉性CT（図1.2）と粘性CT（図1.6）を含む．このあとに続く解説，筋膜を正しく分類するために固有CTを説明するうえで適切な特徴を述べる．

疎性結合組織

　疎性CTは，身体で最も広範囲に広がるCTである．これは豊富な基質と，より薄くて比較的少ない線維と細胞によって特徴づけられる（図1.7）．線維芽細胞と少量の脂肪細胞が，おもな細胞要素となる．脂肪細胞は疎性CTの一般的な構成要素だが，それらが豊富で，貯蔵目的のために大きな小葉に組織化したとき，脂肪組織として分類するのが適切である．疎性CTに存在する脂肪細胞は，通常，孤立した細胞もしくは小さな集合体で，貯蔵基地として機能はせず，滑走を促進し間質充塡剤として作用することがおもな機能である．疎性CTの脂肪細胞は，通常，個人における体重増加で量を増やすことはない．コラーゲン線維は疎性CTにおける主要な線維で，細胞間物質における疎性ネットワークを形成するためあらゆる方向に配列されている．多くの弾性線維もまた，ここに存在する．

　疎性CTは粘性のゲル状硬度をもち，この硬度は熱やpHの変化によって身体の異なる部分で変動すると考えられる．疎性CTは，さまざまな筋と臓器のあいだにおける滑走を可能にし（図1.8, 9），小血管から細胞へ酸素/栄養素を拡散させ，血管へ代謝物質の拡散ができるようにする．これは破れた上皮面をもつ抗原，細菌，その他の物質が破壊される最初の場所となる．疎性CTは，皮膚や他の膜などの上皮を支える流体マトリックスを伴う網状組織を形成する．このCTは，さまざまな臓器のあいだにある隙間を充塡して適所に位置させ，それぞれの

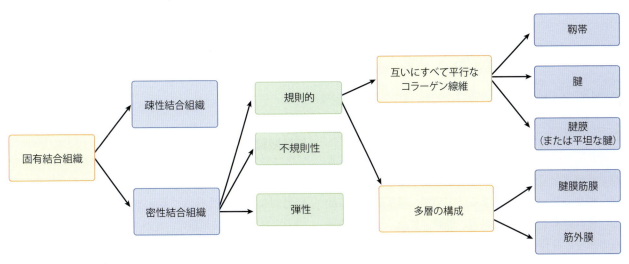

図1.5　固有CTの分類．

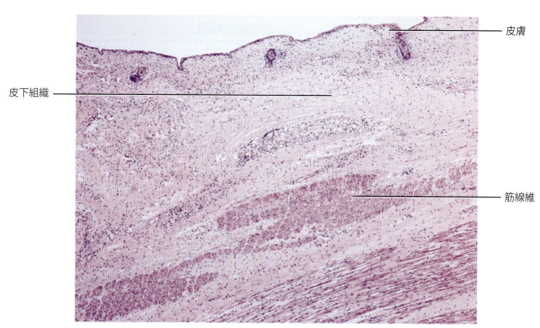

図 1.6　19 週目の胚芽の腹壁の組織切片．ヘマトキシリン – エオシン染色法，50 倍の拡大図．高度な細胞充実性と明確な筋膜面の欠如に注目．

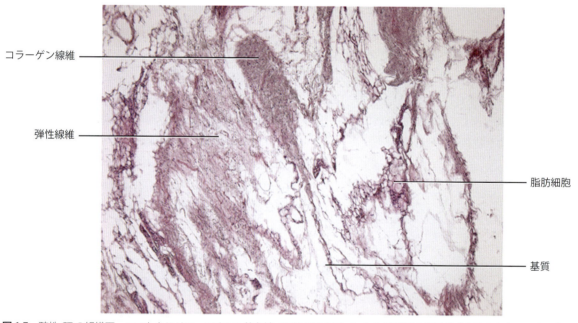

図 1.7　疎性 CT の組織面．ヘマトキシリン – エオシン染色法, 50 倍の拡大図．いかなる種類の組織構成もみられないことに注目．コラーゲン線維と弾性線維が多くの方向に配置され，若干の脂肪細胞が確認できる．

器官を保護している．同時に，血管を囲み支持している．

疎性 CT における特殊な種類は細網細胞で，これはⅢ型コラーゲンで作られる細網線維のみを含む．細網細胞は，星型の長いプロセスをもっていて，隣接細胞と接触し，それに続く組織が，肝臓，脾臓，骨髄，リンパ臓器など多くの身体構造を支え．

脂肪組織

脂肪組織は，トリアシルグリセロールの形の場合，単に過剰な炭素を受動的に蓄えるためだけの組織ではない．成熟した脂肪細胞は，すべてのエネルギーホメオスタシスにかかわる多くの酵素，成長因子，サイトカインおよびホルモンを合成して分泌する．たとえば，脂肪組

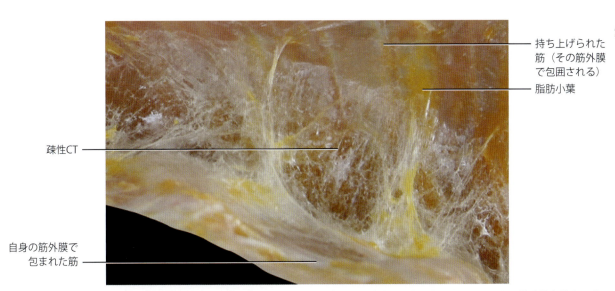

図1.8 大胸筋と小胸筋のあいだにある疎性 CT の肉眼的所見．疎性 CT が 2 つの筋間に滑走を生じさせ，それらの独立性収縮を可能にしている．白線はコラーゲン線維である．GAGs への水分連鎖により，生体においてあいだに空間がみられる．

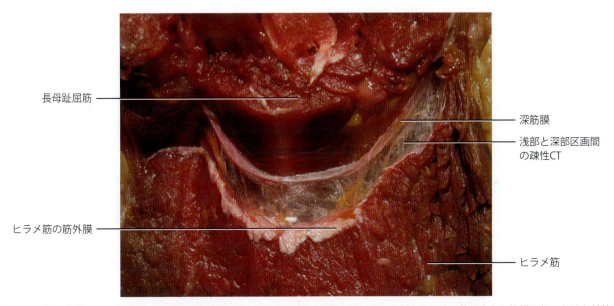

図1.9 下腿の中部 1/3 の横断面．長母趾屈筋筋膜がその下にある筋から離れているのに対し，ヒラメ筋は自らの筋膜にしっかりと付着している．ヒラメ筋を遠位に牽引すると収縮刺激が起こり，その筋膜は筋に続く．ヒラメ筋と長母趾屈筋の筋間にある疎性 CT に注目．これが，2 つの筋膜面における滑走を生み，2 つの筋における独立性収縮および，まは他動的伸張を可能にしている．

織には異なる種類が存在する．脂肪組織は一般的にWAT と BAT で区別される（Smorlesi et al., 2012）．WAT はその位置によって 2 つの主要な種類に分けられる．それは，皮下白色脂肪組織（subcutaneous white adipose tissue：SWAT）と内臓白色脂肪組織（visceral white adipose tissue：VWAT）である．Sbarbati ら（2010）は，脂肪細胞の構造と超微細構造を利用し，WAT を 3 種類に分類した．それは，付着 WAT（deposit WAT：dWAT），構造 WAT（structural WAT：sWAT），線維 WAT（fibrous WAT：fWAT）である．

白色脂肪組織

白色脂肪組織（white adipose tissue：WAT）は，哺乳類における主要な脂肪組織である（一般的に「脂肪」とよばれる）．それは高度に血管が分布されて，神経支配される疎性 CT によって結合した脂肪細胞で構成される．WAT は，丸い細胞で細胞容量の 90％を占める単一の大きな脂肪小滴を含み，ミトコンドリアと細胞核が

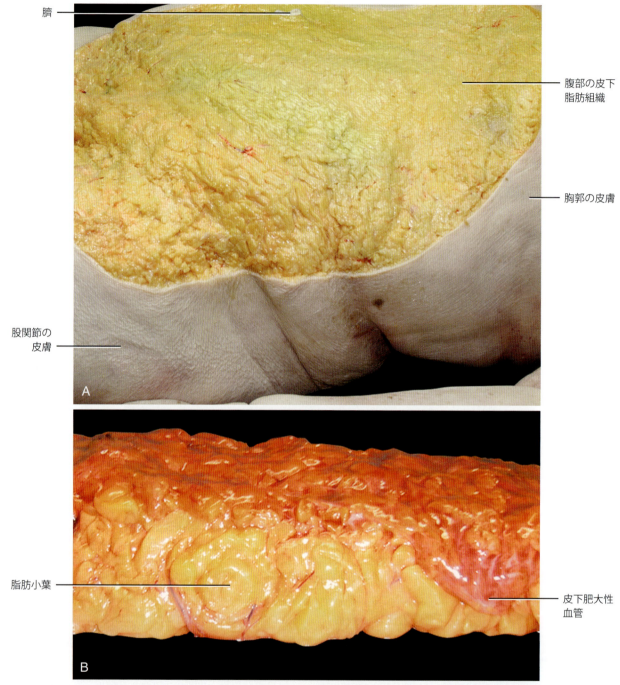

図 1.10 （A）肥満した屍体の腹部の脂肪組織の肉眼的所見．（B）肥満者の腹部から除去した脂肪組織．大きな脂肪小葉と支持線維性組織の不足に注目．血管が組織へと垂直に交差し，肥大性である．

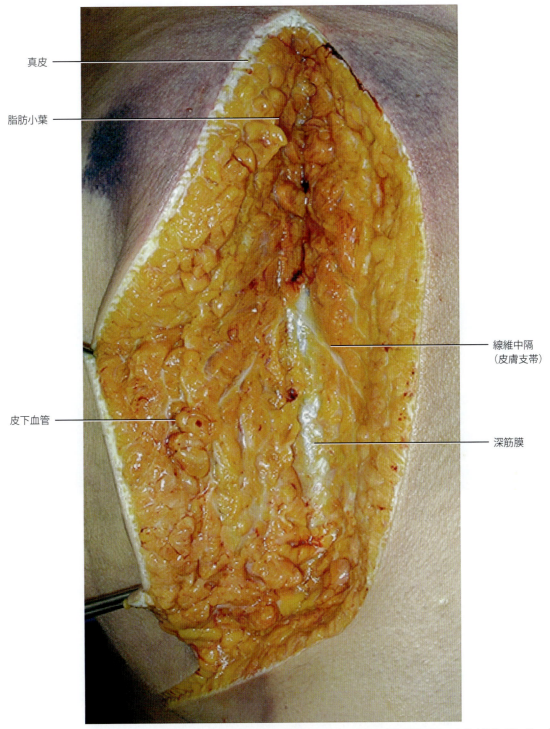

図1.11 標準体重屍体における大腿の脂肪組織の肉眼的所見．脂肪小葉は小さく，支持線維性組織がはっきりと現れている．血管は小さく多数存在し，均一の状態にある脂肪組織の血管分布を行うに十分である．

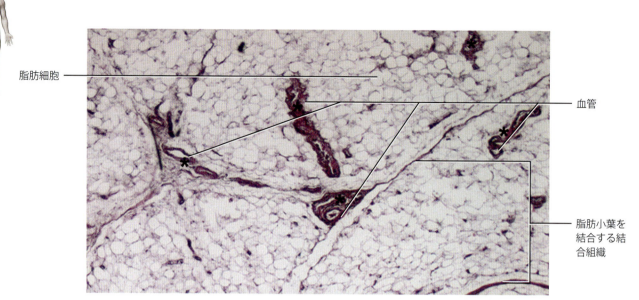

図1.12　大腿の脂肪組織の組織学．脂肪細胞は小さく，規則性の脂肪小葉を形成する．各脂肪小葉は，CTにより支持され，多数の脈管を確認できる．ヘマトキシリン-エオシン染色法，25倍の拡大図．

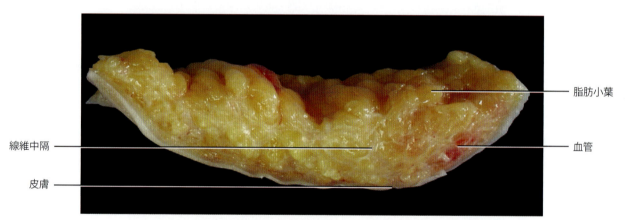

図1.13　踵の脂肪パッドの肉眼的所見．荷重領域で，脂肪組織（黄色い部分）の線維構成要素（白い部分）が，それ自身の厚い線維殻を伴い，各脂肪細胞を増加している．この種の脂肪はクッションとしての機能をもち，体重増加において厚みを増すことはない．

細胞容量を保つよう押し込められている．身体の異なる部分の皮下脂肪組織には，異なる顕微鏡的特徴が存在する．腹部の皮下組織では，脂肪細胞は隔離されたコラーゲン線維の弱いネットワークによって強固にまとまって連結されている．これらのコラーゲン線維は，大きな細胞と小血管に乏しい（図1.10）．四肢のSWATにおいて，間質は十分な血管分布を伴って適度に示され，細胞はコラーゲン線維のかごで包まれている（図1.11，12）．足部と深刻な機械的ストレスがかかる領域において，皮下白色脂肪組織（SWAT）は，厚い線維の殻を伴う脂肪細胞を含む有意な線維構成要素をもつ（図1.13）．SWATの異なる構成については，浅筋膜との関係をもとに認識することができる．皮膚と浅筋膜のあいだの白色脂肪組織（WAT）は真の脂肪組織で，通常は太ることにより増加し，その一方で浅筋膜と深筋膜のあいだのWATは，同じ状態において減少し厚みを増すことはない（第2章を参照）（図1.14）．

内臓白色脂肪組織（VWAT）は，腸間膜，精巣上体および腎周囲の貯蔵物を含むいくつかの脂肪性貯蔵物で構成される（図1.15）．VWAT組織は，インスリン抵抗性，真性糖尿病，異常脂質血症，高血圧，粥状（アテローム性）動脈硬化，肝脂肪症および総死亡率と関連している．

WATのおもな機能は，エネルギー貯蔵とクッションとしての役割である．しかしながら，WATは炎症性サイトカイン，補体系因子，ケモカインおよび急性期蛋白

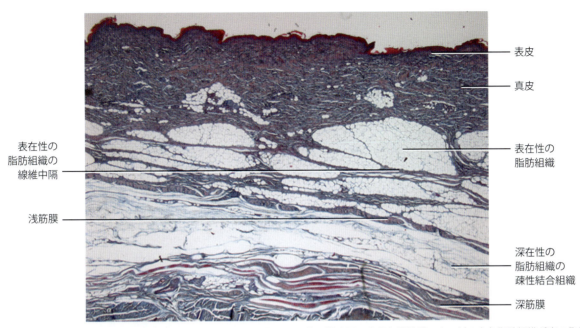

図1.14 大腿の皮下組織における全層組織学．マロリ-アザン染色，16倍の拡大図．皮膚と浅筋膜のあいだの白色脂肪組織が真の脂肪組織であり，線維中隔で囲まれた脂肪小葉で構成されていることは明白である．浅筋膜と深筋膜のあいだの組織は緩く，線維中隔は不足している．

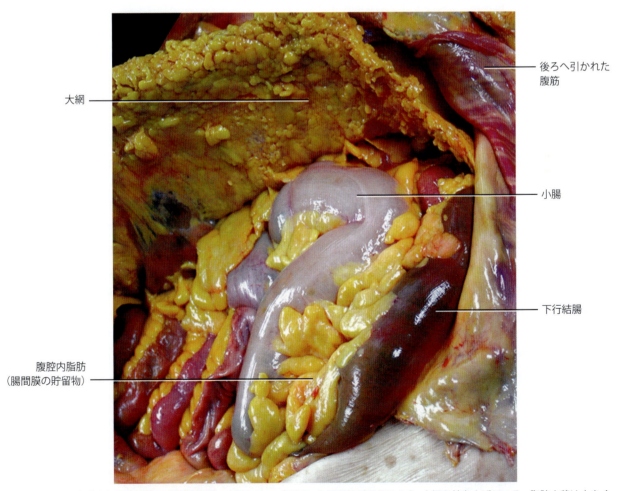

図1.15 腹部の内臓白色脂肪組織の肉眼的所見．小腸のループ周囲にある脂肪が見えるよう，大網を持ち上げている．脂肪小葉は大きく，血管新生化は不十分．機能を支持する線維CTがほとんどみられない．

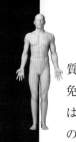

質などのアディポカインを分泌することで，内分泌腺／免疫器官としての重要な役割を演ずる．その内分泌機能は，食欲，ブドウ糖と脂質代謝，炎症プロセスと性機能の調節へのかかわりが含まれる．皮下と内臓脂肪細胞は，異なる遺伝発現パターンを示す異なる前駆細胞から生じる．VWATと比べてSWATは，インスリンと他のホルモン類の抗脂肪分解によりよい反応をみせ，より多くのアディポネクチンとより少ない炎症性サイトカインを分泌して，薬品と同様にシグナル伝達にかかわる分子により差別的に影響される．Sudi ら（2000）によると，上体における皮下脂肪組織の量は，レプチンレベルと非常に明確に相互に関係し，これによりレプチンは上体からの特定の皮下脂肪組織の管理下にあると考えられる．

褐色脂肪組織

褐色脂肪組織（brown adipose tissue：BAT）は特殊な脂肪組織で，そのおもな機能は熱産生である．BATは，シトクロム内にある豊富なミトコンドリアの高密度化により暗く色素沈着していることからその名称がついた．BATは熱の生産（適応性熱産生）と脂肪酸化に特化し，とくに新生児や冬眠する哺乳類に豊富であるが，成人したヒトの頸部，大動脈周辺，鎖骨上，縦隔および肩甲骨間の部位においても確認できる．BATは，大部分の組織よりも酸素を多量に必要とすることから，白色脂肪組織より多くの毛細血管を含む．褐色の脂肪細胞は，白色の脂肪細胞に比べてより小さな外形で多角形の形状をもち，多数の大きなミトコンドリアを含む．白色の脂肪細胞が単一の大きい脂肪小滴を含むのに対して，褐色の脂肪細胞はいくつかの小さい脂質滴を含む．褐色の脂肪細胞は，分子的サーモゲニン+（UCP1$^+$）とレプチン$^-$である．BATは，高度な血管新生化をもち，非常に高密度のノルアドレナリン作用の神経線維を含む．BATは，典型的な非ふるえ熱産生にとって不可欠である．この現象は，機能的BATが存在しない場合は起こらない．加えて，BATは冷順化の補充，ノルエピネフリン誘導の熱発生にも重要である．BATで生産された熱は，たとえば出生後，発熱状態に陥った際や冬眠からの目覚めの際など，生体が熱を必要とするときは常に作動する．栄養補給もまたBAT活動によるものだ．明らかに蛋白質が少ない一連の食事は，組織のレプチン依存漸増の原因となる．組織が活動しているとき，多量の脂質とブドウ糖が組織内で燃焼する．BATの発達は，特徴的蛋白質を伴い，UCP1の熱発生が新生児の生存率を高め，低温環境下においても生命を活動させることから，おそらくこれが哺乳類の進化達成に重要だったと考えられる．Itoら（1991）は，ヒトの褐色の脂肪細胞が，幼児期において白色の脂肪細胞に形質転換し始めることを証明した．この変化は，周辺から脂肪小葉の中心部にわたって起こり，これにより，機能するさまざまな細胞の種類が脂肪小葉の中心部だけに留まる．ヒトと対照的に，冬眠する動物においては白色の脂肪細胞が褐色の脂肪細胞とともに現れることは決してない．Bartnessら（2010）によると，BATは交感神経支配と感覚神経支配の両方を示す．そして，これらが体温変化を知覚し脂肪分解を監視する役割をもつであろうとされる．いくつかのBAT貯蔵場所では，副交感神経支配が存在することも証明された．

密性結合組織

密性結合組織（dense connective tissue）は，自らの組織に相当量の力を供給する大きくて丈夫なコラーゲン線維によって特徴づけられる．この組織における線維は多様で，細胞と線維のあいだにある空いた空間の欠如が見分ける際の特徴となる．蛋白線維がこの組織における優位な構成要素であることから，この組織を伴う線維の種類と配置が呼称方式の基礎となっている．密性CTは，コラーゲン線維または弾性蛋白線維を含む．したがって，密性コラーゲンCTと密性弾性CTの両方が存在する．コラーゲン線維の種類ははるかに豊富で，これらは線維膜または「白色」CTとよばれる．その一方で弾性線維は，未染色組織で黄色となって現れ，一般的に「黄色」CT（たとえば，脊椎の黄色靱帯）とよばれる．線維芽細胞は，唯一可視可能で，線維のあいだに配置される．それらの機能は，組織のコラーゲン線維を生じさせることである．

密性CTの主要な役割は，距離以上に力を伝達し，異なる臓器や筋群を結合することである．コラーゲン線維は，その特異的組織における機械的負荷の方向に沿って配列される．機械的ストレスに抵抗する密性CTの能力は，ECMの構造配置に直接関係するが，とりわけコラーゲン線維に強く関連する．

密性CTは，以下のように下位分類される．

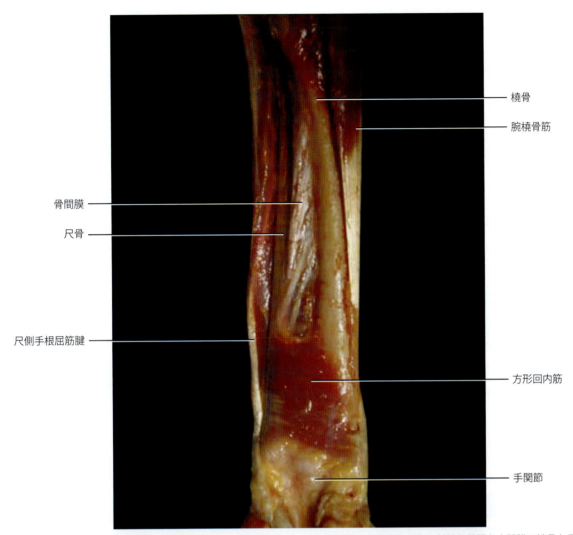

図1.16 前腕前部の切開図（背臥位の状態）．コラーゲン線維束がはっきり確認できることから，前腕骨間膜を広間膜の橈骨と尺骨としてみることができる．骨間膜は前腕を前方および後方区画に分けて，前腕の筋の付着部となり，橈骨から尺骨，そして上腕骨へと力を伝達させる．

- 密性不規則性CTは，不規則に配置されるコラーゲン線維で，通常は真皮と筋膜からなる．過去2〜3年において，深筋膜の不規則な形状は，自らの多重層構造によるものと論証されたが，実際はそれぞれの層が自身の規則性をもっている（第3章を参照）．したがって，深筋膜は密性規則性CTと分類することが可能である．
- 密性規則性CTは，白い可動性組織で，きつく圧縮されたコラーゲン線維束を有する．これら線維のすべては，1つの方向に走行し，組織が位置する特定の身体部分に働く力の方向と平行して配列される．この配列は，腱と靱帯においては普通だが，最近の研究（Benetazzo et al., 2011）によると，深筋膜もまたこのグループに分類することが可能とされている．

Purslow（2010）は，筋外膜と筋周膜もまた密性規則性CTに分類できるような，非常に特殊な組織をもつことを証明した．そしてHuijingとBaan（2003）は，この組織の力伝達における役割を示した（第3章を参照）．最後に，筋内膜が微小腱に似た構造をもつのか（Purslow., 2010），それとも疎性CTとして分類すべきなのか（Testut., 1905）については明確でないことから，これについての特定の論議が必要である．以下の章では，深筋膜，筋外膜および筋周膜の特徴と機能についてさらに詳細に記している

規則性CTについては，その機能によってより詳しく分類できる．

- 2つの骨に結合する密性CT：これは，弾性線維が豊

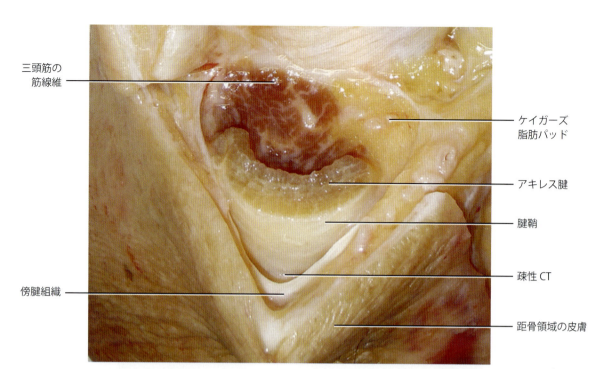

図 1.17 アキレス腱が見えるように撮影された，下腿の遠位 1/3 の横断肉眼的所見．下腿筋膜が傍腱組織を形成するために腱周辺で分かれている．傍腱組織は，アキレス腱とケイガーズ（Kager's）脂肪パッドの両方を包む．このレベルに，三頭筋の筋線維がいくつか存在する．腱は，密接に圧縮され平行なコラーゲン線維で形成される．

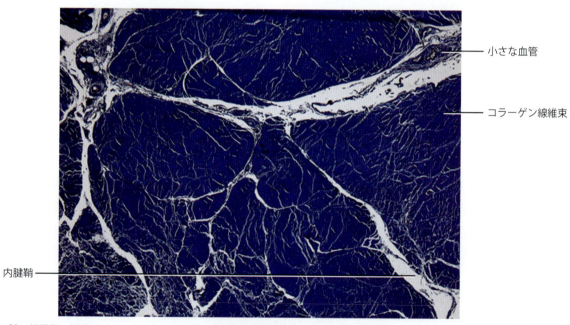

図 1.18 腱の組織学．線維は，互いに平行して束状に典型的に配置され，内腱鞘に結合されてヒアルロン酸が豊富である．血管は，内腱鞘の中隔に沿う腱へと貫通する．存在する唯一の細胞型は線維芽細胞である．そして，それらは不足している．少量の基質だけは存在する．マロリ–アザン染色，50 倍の拡大図．

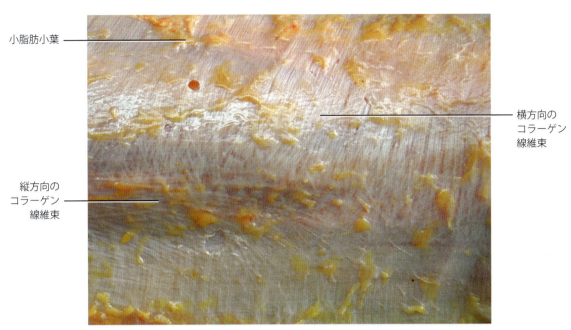

図1.19　大腿筋膜の肉眼的所見．大腿筋膜は，異なる向きをもって集まるコラーゲン線維束で形成される密性CTである．

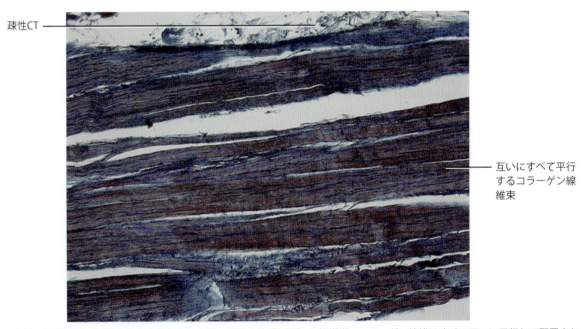

図1.20　上腕二頭筋腱膜（前腕筋膜の内側にある上腕二頭筋の筋膜展開）の組織学．コラーゲン線維はすべて互いに平行して配置され，線維層を形成する．マロリ－アザン染色，50倍の拡大図．

富で，互いに平行に位置するコラーゲン線維を構成することから，一般的に靱帯とよぶ（図1.16）．
- 筋から骨にかけて結合する密性CT：互いに対して平行に位置する線維コラーゲンで特徴づけられることから一般的に共通腱とよばれ（図1.17, 18），ごくわず

かな弾性線維をもつ．腱は，2つのサブカテゴリに分けることができる．それは，管状腱（たとえば，上腕二頭筋腱と膝蓋腱）と扁平腱（たとえば，腱膜）である．過去において，「筋膜」と「腱膜」という用語は相互転換可能として使われた．しかしながら，それら

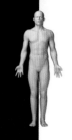

のコラーゲン線維性質をもとにすると，腱膜（扁平型）は深部の筋膜と区別されると考えることができる．両方とも密性規則性CTだが，腱膜においては，コラーゲン線維束が1つの方向に並び，深筋膜は種々の方向に配列するコラーゲン線維を伴い多層構造をもつ（第3章を参照）．これらの組織は，異なる機能をもつ．つまり，腱膜は筋から骨へ結合し，筋膜は互いの筋に結合する．

- 互いの筋に結合する密性CT：これらは深筋膜とよばれる（第3章を参照）（図1.19）．
- 筋から筋膜へ結合する密性CT：互いに平行するコラーゲン線維をもつことから「筋膜展開」とよばれる．いくつかの展開は扁平である（たとえば，前腕筋膜の内側にある上腕二頭筋の展開となる上腕二頭筋腱膜）（図1.20）．他の展開は管状と考えられる（腱のように，たとえば，下腿筋膜への薄筋，縫工筋および半腱様筋の展開）．この種のCTでは弾性線維は少ない．

引用文献

Abbott, R.D., Koptiuch, C., Iatridis, J.C., Howe, A.K., Badger, G.J., Langevin, H.M., 2013. Stress and matrix-responsive cytoskeletal remodeling in fibroblasts. J. Cell. Physiol. 228 (1), 50–57.

Adhikari, A.S., Chai, J., Dunn, A.R., 2011. Mechanical load induces a 100-fold increase in the rate of collagen proteolysis by MMP-1. J. Am. Chem. Soc. 133 (6), 1686–1689.

Bartness, T.J., Vaughan, C.H., Song, C.K., 2010. Sympathetic and sensory innervation of brown adipose tissue. Int. J. Obes. 34 (Suppl. 1), S36–S42.

Benetazzo, L., Bizzego, A., De Caro, R., Frigo, G., Guidolin, D., Stecco, C., 2011. 3D reconstruction of the crural and thoracolumbar fasciae. Surg. Radiol. Anat. 33 (10), 855–862.

Carano, A., Siciliani, G., 1996. Effects of continuous and intermittent forces on human fibroblasts in vitro. Eur. J. Orthod. 18 (1), 19–26.

Clayton, H.A., Cressman, E.K., Henriques, D.Y., 2013. Proprioceptive sensitivity in Ehlers–Danlos syndrome patients. Exp. Brain Res. 230 (3), 311–321.

Hinz, B., Phan, S.H., Thannickal, V.J., et al., 2012. Recent developments in myofibroblast biology: paradigms for connective tissue remodeling. Am. J. Pathol. 180 (4), 1340–1355.

Huijing, P.A., Baan, G.C., 2003. Myofascial force transmission: muscle relative position and length determine agonist and synergist muscle force. J. Appl. Physiol. 94 (3), 1092–1107.

Hukinsa, D.W.L., Aspden, R.M., 1985. Composition and properties of connective tissues. Trends Biochem. Sci. 10 (7), 260–264.

Ito, T., Tanuma, Y., Yamada, M., Yamamoto, M., 1991. Morphological studies on brown adipose tissue in the bat and in humans of various ages. Arch. Histol. Cytol. 54 (1), 1–39.

Jaroszyk, F., Marzec, E., 1993. Dielectric properties of BAT collagen in the temperature range of thermal denaturation. Ber. Bunsenges Phys. Chem. 97 (7), 868–871.

Kaux, J.F., Drion, P., Libertiaux, V., et al., 2013. Eccentric training improves tendon biomechanical properties: a rat model. J. Orthop. Res. 31 (1), 119–124.

Loghmani, M.T., Warden, S.J., 2009. Instrument-assisted cross-fiber massage accelerates knee ligament healing. J. Orthop. Sports Phys. Ther. 39 (7), 506–514.

Loghmani, M.T., Warden, S.J., 2013. Instrument-assisted cross fiber massage increases tissue perfusion and alters microvascular morphology in the vicinity of healing knee ligaments. Complement. Altern. Med. 28 (13), 240.

Purslow, P.P., 2010. Muscle fascia and force transmission. J. Bodywork Mov. Ther. 14 (4), 411–417.

Sbarbati, A., Accorsi, D., Benati, D., et al., 2010. Subcutaneous adipose tissue classification. Eur. J. Histochem. 54 (4), e48.

Schleip, R., Naylor, I.L., Ursu, D., et al., 2006. Passive muscle stiffness may be influenced by active contractility of intramuscular connective tissue. Med. Hypotheses 66 (1), 66–71.

Smorlesi, A., Frontini, A., Giordano, A., Cinti, S., 2012. The adipose organ: white–brown adipocyte plasticity and metabolic inflammation. Obes. Rev. Suppl. 2, 83–96.

Standring, S., 2008. Gray's Anatomy, fortieth ed. Churchill Livingstone, London, pp. 156–163.

Sudi, K.M., Gallistl, S., Tafeit, E., Möller, R., Borkenstein, M.H., 2000. The relationship between different subcutaneous adipose tissue layers, fat mass and leptin in obese children and adolescents. J. Pediatr. Endocrinol. Metab. 13 (5), 505–512.

Testut, J.L., Jacob, O., 1905. Précis d'anatomietopographique avec applications medico-chirurgicales, vol. III. Gaston Doinet Cie, Paris, p. 302.

Yang, G., Im, H.J., Wang, J.H., 2005. Repetitive mechanical stretching modulates IL-1beta induced COX-2, MMP-1 expression, and PGE2 production in human patellar tendon fibroblasts. Gene 19 (363), 166–172.

参考文献

Benjamin, M., 2009. The fascia of the limbs and back – a review. J. Anat. 214 (1), 1–18.

Cannon, B., Nedergaard, J., 2004. Brown adipose tissue: function and physiological significance. Physiol. Rev. 84 (1), 277–359.

Gao, Y., Kostrominova, T.Y., Faulkner, J.A., Wineman, A.S., 2008. Age-related changes in the mechanical properties of the epimysium in skeletal muscles of rats. J. Biomech. 41 (2), 465–469.

Gil, A., Olza, J., Gil-Campos, M., Gomez-Llorente, C., Aguilera, C.M., 2011. Is adipose tissue metabolically different at different sites? Int. J. Pediatr. Obes. Suppl. 1, 13–20.

Himms-Hagen, J., 1995. Role of brown adipose tissue thermogenesis in control of thermoregulatory feeding in rats: A new hypothesis that links thermostatic and glucostatic hypotheses for control of food intake. Proc. Soc. Exp. Biol. Med. 208 (2), 159–169.

Huijing, P.A., 2009. Epimuscularmyofascial force transmission: A historical review and implications for new research. J. Biomech. 42 (1), 9–21.

Huijing, P.A., Jaspers, R.T., 2005. Adaptation of muscle size and myofascial force transmission: a review and some new experimental results. Scand. J. Med. Sci. Sports 15 (6), 349–380.

Huijing, P.A., Van De Langenberg, R.W., Meesters, J.J., Baan, G.C., 2007. Extramuscular myofascial force transmission also occurs between synergistic muscles and antagonistic muscles. J. Electromyogr. Kinesiol. 17 (6), 680–689.

Järvinen, T.A., Józsa, L., Kannus, P., Järvinen, T.L., Järvinen, M., 2002. Organization and distribution of intramuscular connective tissue in normal and immobilized skeletal muscles. An immunohistochemical, polarization and scanning electron microscopic study. J. Muscle Res. Cell Motil. 23 (3), 245–254.

Marquart-Elbaz, C., Varnaison, E., Sick, H., Grosshans, E., Cribier, B., 2001. Cellular subcutaneous tissue. Anatomic observations. (Article in French). Ann. Dermatol. Venereol. 128 (11), 1207–1213.

McCombe, D., Brown, T., Slavin, J., Morrison, W.A., 2001. The histochemical structure of the deep fascia and its structural response to surgery. J. Hand Surg. 26 (2), 89–97.

Metcalfe, D.D., Baram, D., Mekori, Y.A., 1997. Mast cells. Physiol. Rev. 77 (4), 1033–1079.

Nishimura, T., Hattori, A., Takahashi, K., 1996. Arrangement and identification of proteoglycans in basement membrane and intramuscular connective tissue of bovine semitendinosus muscle. Acta. Anatomica. 155 (4), 257–265.

Passerieux, E., Rossignol, R., Chopard, A., et al., 2006. Structural organization of the perimysium in bovine skeletal muscle: Junctional plates and associated intracellular subdomains. J. Struct. Biol. 154 (2), 206–216.

Passerieux, E., Rossignol, R., Letellier, T., Delage, J.P., 2007. Physical continuity of the perimysium from myofibers to tendons: involvement in lateral force transmission in skeletal muscle. J. Struct. Biol. 159 (1), 19–28.

Purslow, P.P., 1989. Strain-induced reorientation of an intramuscular connective tissue network: implications for passive muscle elasticity. J. Biomech. 22 (1), 21–31.

Rowe, R.W., 1981. Morphology of perimysial and endomysial connective tissue in skeletal muscle. Tissue Cell 13 (4), 681–690.

Sakamoto, Y., 1996. Histological features of endomysium, perimysium and epimysium in rat lateral pterygoid muscle. J. Morphol. 227 (1), 113–119.

Smahel, J., 1986. Adipose tissue in plastic surgery. Ann. Plast. Surg. 16 (5), 444–453.

Stecco, A., Macchi, V., Masiero, S., et al., 2009. Pectoral and femoral fasciae: common aspects and regional specializations. Surg. Radiol. Anat. 31 (1), 35–42.

Stecco, C., Gagey, O., Macchi, V., et al., 2007. Anatomical study of myofascial continuity in the anterior region of the upper limb. Tendinous muscular insertions onto the deep fascia of the upper limb. First part: anatomical study. Morphologie 91 (292), 29–37.

Trotter, J.A., 1990. Interfiber tension transmission in series-fibered muscles of the cat hindlimb. J. Morphol. 206 (3), 351–361.

Trotter, J.A., 1993. Functional morphology of force transmission in skeletal muscle. A brief review. Acta. Anatomica. 146 (4), 205–222.

Trotter, J.A., Eberhard, S., Samora, A., 1983. Structural domains of the muscle-tendon junction. 1. The internal lamina and the connecting domain. Anat. Rec. 207 (4), 573–591.

Trotter, J.A., Purslow, P.P., 1992. Functional morphology of the endomysium in series fibered muscles. J. Morphol. 212 (2), 109–122.

Young, B., et al., 2008. Wheater – Histology and microscopic anatomy, fifth ed. Elsevier Masson, pp. 65–80.

Yucesoy, C.A., Baan, G., Huijing, P.A., 2008. Epimuscular myofascial force transmission occurs in the rat between the deep flexor muscles and their antagonistic muscles. J. Electromyogr. Kinesiol. 20 (1), 118–126.

2 皮下組織と浅筋膜

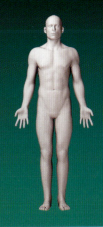

歴史

　浅筋膜は現在においても，論議の対象領域である．膜様層が皮下組織を2つの副層に分離していると認める研究者がいる一方で，他の研究者はそれを認めず，また別の研究者は複雑な層であるとしている（Wendell-Smith，1997）．Vesalius（1543）の教えを受けた解剖学者（Fabrici, Casseri, Spiegel, Bartholin, Veslinら）は，皮下組織を脂肪と肉様の層をもつ組織と評した．彼らは，皮膚の筋系が動物では全身にみられ，人体においては，頸部，額，後頭部および他のわずかな領域に限って確認できることを知っていた．この層の下に，筋と関連する膜である「総筋膜（ラテン語：membrane muscolorum communis）」があると認めていた．「浅筋膜」という用語は，Camper（1801），Colles（1811）およびScarpa（1808, 1819）が，鼡径ヘルニアの形成について研究し，腹部と骨盤部分の皮下組織内にある線維層について解説した19世紀の終わりに登場した．そしてこの層は，「深筋膜」から分離する層として，「浅筋膜」と名づけられた．1825年にVelpauは，「浅筋膜は，腹部や骨盤のみにだけでなく全身に存在する線維の層である」と主張した．残念なことに，古い解剖学書に記述されているように，誰も浅筋膜と皮筋層との関係に関する研究を継続しなかった．この結果，皮下組織についての構成や用語についての混乱が残った．フランスの大学では，Testutの指導によって，皮下組織は2つの線維副層で形成されるとしている．その1つの層は真皮の真下に，もう1つは深筋膜の近くに存在し，両方とも疎性結合組織の薄い層で分離されている．脂肪組織は2枚の線維層のあいだに存在する．しかし，イタリアおよびドイツの大学では，浅筋膜は，皮下組織を，緩く配置された浅層および深層の脂肪層に分ける線維層だとしている．Velpauは，皮下組織に対する後者の考えを支持し，これを浅層（輪状層）と深層（層板）としたが，Tesututによって取り下げられた．

　「脂肪層（ラテン語：panniculus adiposus）」と「浅筋膜（superficial fascia）」という用語の意味が，英語圏，フランス語およびドイツ語の国々で異なる点は興味深い．たとえば，皮下組織を分ける線維層板は，国際解剖学用語委員会（Federative Committee on Anatomic Nomenclature：FACT）において「緻密結合組織（ラテン語：textus connectives compactus）」とよばれ，イタリアとフランスの解剖学者は「浅筋膜」，英語圏の解剖学者は「膜様層」，ドイツの研究者は「機能結合組織（ドイツ語：straffern Bindegewebe）」，そしてWendell-Smith（1997）は「皮下筋膜」または「皮下組織」とよんでいる．今日では多くの研究者が，入念な詳述をせずに単に「皮下組織」または「皮下」とよぶことを提案しており，1997年発行の解剖学用語でさえ「浅筋膜」の代わりに「皮下組織」という一般用語を使用している．

最新の根拠

　皮下組織と浅筋膜の究極的な存在を理解するために，われわれは人体の全体像について熟考し，局所的な違いがあったとしても，基本的には共通に存在する仕組みが必ずあると考えなければならない．したがって，人体のすべてにおける層から層への解剖が行われた．新鮮な解剖用屍体を切開すると，皮下組織はそれぞれ異なる特性をもって，副層にある線維層板で分けられていることが明らかになった（図2.1）．表層にある副層は，「浅脂肪組織」（superficial adipose tissue：SAT），深層にある副層は，「深脂肪組織」（deep adipose tissue：DAT），そして中央の線維層板は「浅筋膜」とよばれる（図2.2, 3）．本書ではSterzi教授（1910）の解説に沿って，「浅

皮下組織と浅筋膜

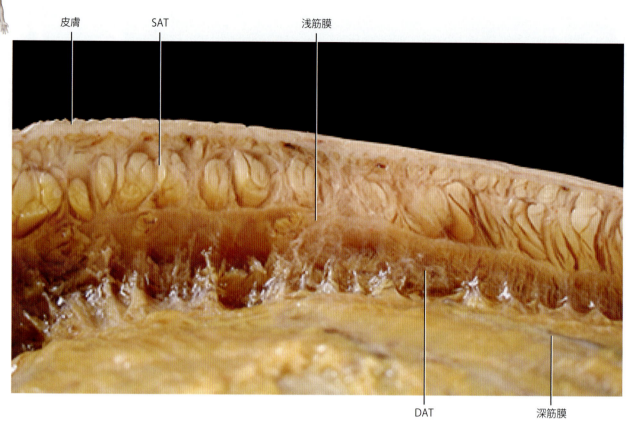

図 2.1　大腿の皮下組織部分．皮下組織の層があらわになっている．浅筋膜が DAT から SAT を分けている．SAT は線維中隔を伴った特徴的な構造をもち，この中隔は，あいだに位置する脂肪小葉に垂直に配置される．DAT は疎性結合組織で構成され，ほとんど脂肪組織がない．そして，より薄くて線維の少ない中隔が存在する．この構造が浅筋膜と深筋膜のあいだにおける面での滑走を可能にしている．

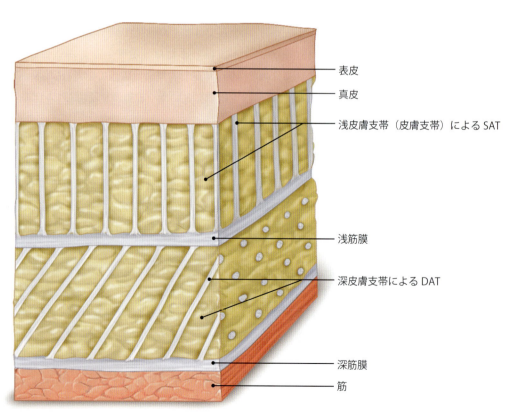

図 2.2　皮下組織の構成．

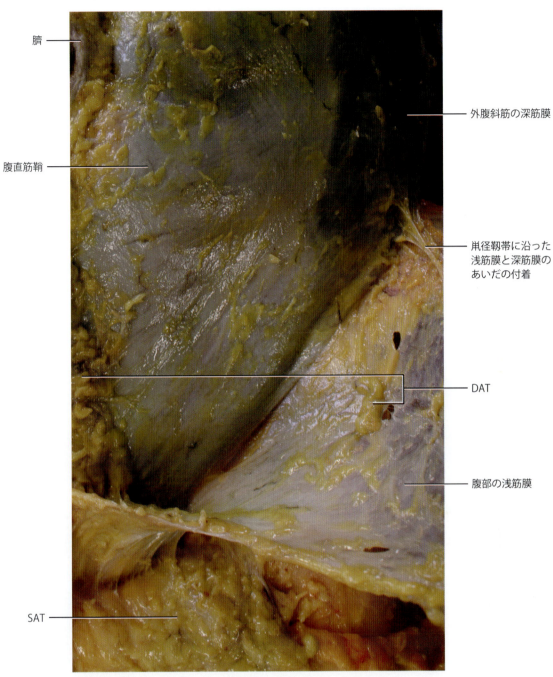

図2.3 腹部の浅筋膜における肉眼的所見．それは，スカルパ筋膜とよばれるまさしく線維層である．

筋膜」を用語として用いる．解剖学の用語集では，筋膜は，鞘，薄板，または結合組織における解剖可能な集合体として定義づけされている．したがって，われわれの解剖では浅筋膜は実際上，真の筋膜である．

浅筋膜は，線維中隔によって皮膚（浅皮膚支帯）と深筋膜（深皮膚支帯）に結合し，これが皮下組織への機械的特性を与える（Nash et al., 2004）．いくつかの中隔は非常に斜方で，この領域における微量部分を分析したところ，それらが多様な線維層板であることが判明した．しかし，より大きな領域を分析すれば，これらの層板は特徴的な構造ではないことがわかる．これらの結論は，画像診断と組織学検査によって確認されている．皮下組織が，身体の領域によっては異なる特定の特徴を伴う均一の構造であることは明白である．いくつかの領域では，

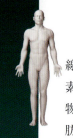

皮下組織と浅筋膜

線維性構成要素が一般的で，他の領域では脂肪性構成要素が一般的である．これは，皮下組織の機械的および生物学的特徴を定義する．浅筋膜は，血管，神経または脂肪細胞を包むために分裂し，筋膜が複数の層によって構成される場合もある．

皮下組織の特性は全身で異なり，そのなかでもとりわけSATとDATは，厚み，形状，そして脂肪小葉と線維中隔の性質に違いがみられる．浅皮膚支帯（英語の教科書では「皮膚支帯」）は通常，ほとんどが垂直である（図2.4）．深皮膚支帯は，通常，浅中隔に比べてより斜方で薄く，浅筋膜と深筋膜のあいだを明白に分離する．浅皮膚支帯と深皮膚支帯が浅筋膜内に挿入される部位には，通常，扇や円錐のような大きい付着面がみられる．これらの領域で，浅筋膜はより厚くみえる．これらの中隔の配置が，論文で報告される筋膜の厚みの値に対する変動性に寄与していると考えられる．

浅筋膜と皮膚支帯は，脂肪小葉と皮下組織のあいだで三次元ネットワークを作り，このネットワークが皮膚とその下部に横たわる組織における活動的な付着を助けている．この配置には柔軟性があるが，多方向で発生する力による機械的負荷伝達の耐性機構に乏しい．LiとAhn（2011）は，浅皮膚支帯と深皮膚支帯および浅筋膜（彼らはこれをひとまとめにして「皮下筋膜帯」とよぶ）を，皮膚，皮下層，深筋層に機械的に結合する構造的な橋と考えて適切だろうとしている．それらの量と形態的特徴は，身体の領域によって異なる．たとえば，皮下組織に関する皮膚支帯で占められる範囲では，腕に比べると大腿やふくらはぎで厚みを増す．これらの領域は，皮

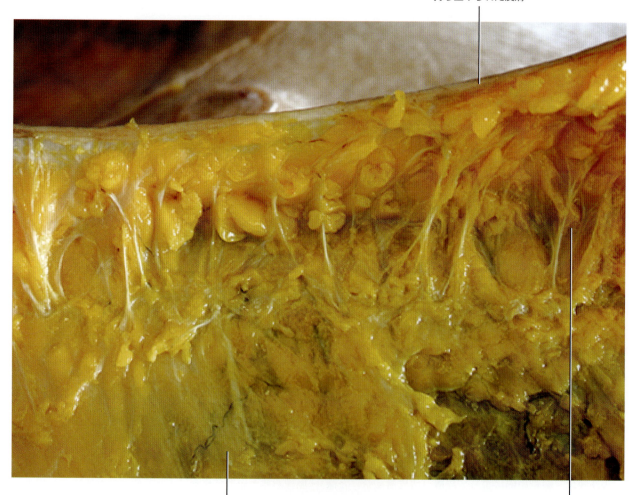

図2.4 切られて持ち上げられた腹部の皮膚．このように伸張すると，浅皮膚支帯がより視覚可能になる．

下組織の厚さとは無関係である．大腿は平均して最も多い皮膚支帯をもち，これに対してふくらはぎは平均して最も厚みのある皮膚支帯をもつ．局所の変動は，下部に横たわる組織に対する皮膚の可動性の違いを決定し，身体の部位で起こる複合的な機械力を反映する可能性がある．たとえば，眼瞼，陰茎および陰嚢に脂肪組織と皮膚支帯は存在せず，これによって皮膚が，下部に横たわる面に対して可動性を増加する．他の例として，DATが存在しない手掌と足底の面があげられる．これらの領域で，浅筋膜は深筋膜に付着し，SATにおいては，皮膚支帯は非常に厚く高密度であり，下部に横たわる面と皮膚に強く結合している．

浅脂肪組織

浅脂肪組織（SAT）は，線維中隔のあいだで包まれた大きな脂肪小葉からなる（**図2.5**）．脂肪小葉はほぼ円状で，中隔（浅皮膚支帯または皮膚支帯）が明確に現れる．通常は，表面に対して垂直方向の向きをもち，より深層へ続く真皮に付着している．脂肪小葉は，単層もしくは多層で構成される．つまり，個人におけるSATの厚みや脂肪量によって層は異なる（**図2.6**）．

SATの厚みは，体幹全体に渡って非常に均一で，通常，DATよりも少ない変動を示す．四肢においては，上肢よりも下肢のSATがより厚い．手掌と足底のSATはより薄く，より多くて頑丈な垂直皮膚支帯を含む．これによって，これらの領域の皮膚は，より深層の面へと強く付着する．浅皮膚支帯が薄いことによって，手背の異なる筋膜の解剖学的構造は，下部に横たわる面に関係する皮膚にさらなる動きを与えることができる．

SATの厚みには個人差がある．肥満した人では，体幹のSATは平均17.2mmの厚さであり（6〜35mmの範囲），平均的体重の人では平均の厚みが3.7mm（1〜10mmの範囲）となる．肥満した人のSATの厚みは，T10から大腿骨頭へと有意に徐々に増加し，痩せた人のSATは均一となる．浅皮膚支帯の厚みもまた身体の領

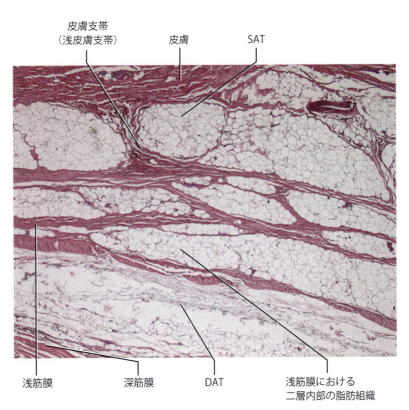

図2.5　大腿の皮下組織の組織学．皮膚支帯と脂肪小葉がSATで明らかにみえ，DATでは疎性結合組織が行き渡っている．浅筋膜(SF)は，線維組織と脂肪組織の複数の層で形成されている．これらの副層は組織学的検査で明確に定義されており，肉眼的研究では浅筋膜はユニークな層として現れる．

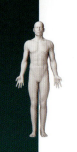

皮下組織と浅筋膜

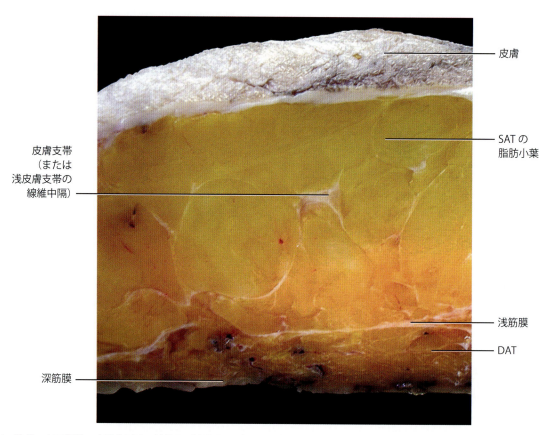

図 2.6　腹部の皮下組織の肉眼的所見．線維層（浅筋膜）が皮下組織を 2 つの部分に分けていることに注目．それは SAT と DAT である．

域や個人差で変化する．たとえば，体幹の浅皮膚支帯は背部でより厚く強く，そして腹部の SAT に比べて背側の SAT により大きな抵抗力を与える．Sterzi（1910）は，労働しない人の手における中隔と比べて，労働者の手には 2 倍もしくは 3 倍の厚みをもつ皮膚支帯があることを発見した．Sterzi はまた，SAT には性別における違いがあると述べている．つまり，女性は SAT により多くの脂肪細胞をもち，皮膚支帯はより薄く複数の層に配置された脂肪小葉をもつ．これらの特徴は，なぜ女性の身体でよりセルライト（皮膚陥凹形成や結節形成と同様に，組織分布を示す線維性 CT を伴った皮下脂肪のヘルニア形成）ができやすいのかを説明する材料になるだろう．高齢者では，SAT の脂肪小葉における膨張はわずかで，支帯は垂直ではなく，それによって皮膚と浅筋膜の結合の強さは減少している．これら両方の要素とも，加齢による浅層組織の弛緩性の原因となる．

　SAT には，汗腺，毛包およびパチニ小体の腺体がみられる．通常，これらの構造は，伸張と機械的負荷から保護する浅皮膚支帯（皮膚支帯）の近くに存在する．

浅筋膜

　浅筋膜（Superficial Fascia）（ラテン語：Fascia Superficialis）は，豊富な弾性線維と混ざり，緩く詰め込まれ混交されたコラーゲン線維によって形成される結合組織の線維層である（図 2.7）．それは，皮膚の局所運動を可能にする浅筋膜の下，もしくは浅筋膜領域にみられる横紋筋の薄板がある場所で，多くの下等哺乳類においてみられる皮筋層（肉様層）と相同である．たとえば，放牧動物は背中に鳥が止まるのを避けるために，皮筋層を攣縮させることがある．この筋層は人体においては珍しい．これは人体の浅筋膜すべてにおいて，おもに頸部（広頸筋）（図 2.8），顔面（表層筋腱膜システム．superficial muscular aponeurotic system：SMAS），肛門部（外肛門括約筋），および陰嚢（肉様膜）で正確な筋構造配置があると仮定する．単離された筋線維はすべての浅筋膜に見い出される．

　浅筋膜は身体全体にみられるが，Abu-Hijleh ら（2006）によると，その配置や厚みは，身体領域や体表面，性別

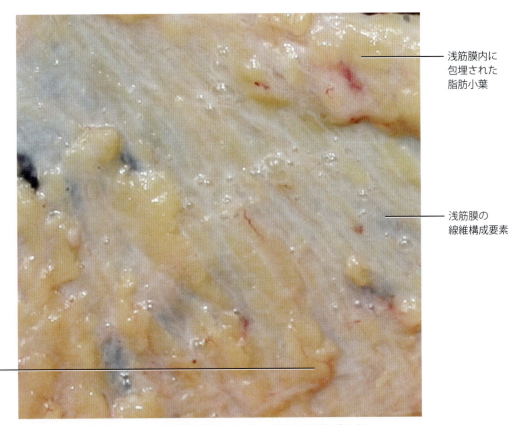

図 2.7　背部の浅筋膜の肉眼的所見．浅筋膜において，線維構成要素（白色）と脂肪小葉が混ざり合う．

によって異なる．腹部においては，浅筋膜が上腹部で平均値 551μm，下腹部で 1,045μm の平均値を伴い，頭尾側方向に 847.4 ± 295μm の平均の厚さでその厚みを増す（Lancerotto et al., 2011）．それは，上肢よりも下肢で，そして身体の前部よりも後部でより大きな厚みになる．Abu-Hijleh ら（2006）は，男性よりも女性において，足部の背面，大腿前面および胸部の周辺の浅筋膜で，より平均の厚みが有意に高いことを発見した．その一方で，手と腕の背面および下腿の前面においては，女性よりも男性において浅筋膜の平均の厚みが有意に高い．一般的に，肥満した人の浅筋膜は脂肪細胞が詰め込まれており，通常より 50％増の厚みを伴う．Sterzi（1910）は，がっちりした体形の持ち主は，普通の人よりもより厚くて抵抗力のある浅筋膜をもつと述べた．ヒトにおいて，浅筋膜は四肢の末端部で非常に薄くなり，異なる線維層として分離することは不可能である．しかしながら，SAT と DAT を区別することは常に可能である．たとえばウサギのような哺乳類では，皮筋層が四肢の末端にはみられず，手首や足首により薄い線維層のみが続く．このことから，これらの動物の足部，尾部，耳および鼻口部の周辺以外の皮をはぐことがなぜそれほど容易なのかを説明できる．

組織学上，浅筋膜は不規則に配置されたコラーゲン線維と弾性線維の網で形成される（図 2.9）．浅筋膜は肉眼で確認することができ，はっきりと明確な膜として分離することができる．しかし，顕微鏡的にはこの構造を多層状，もしくは凝縮された蜂の巣状と説明するほうが適切である．多様な副層は 66.6 ± 18.6μm の平均の厚さをもち，副層のあいだにおける相互結合の多くの点を区別することができる．脂肪細胞が不規則に配置される孤立部分は（平均の厚みが 83.87 ± 72.3μm），コラーゲン線維の副層のあいだに堆積する可能性がある．

若者の浅筋膜は非常に弾力的で，あらゆる方向におけるストレスへの皮下組織の適応を可能にし，膜をもとの状態に跳ね返すことができる．加齢とともに，浅筋膜と皮膚支帯の弾力は失われる．これが原因で，皮膚の下垂やしわの形成，および皮下組織の一般的な緊張低下が起こると考えるのは妥当だろう．

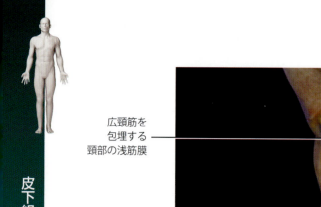
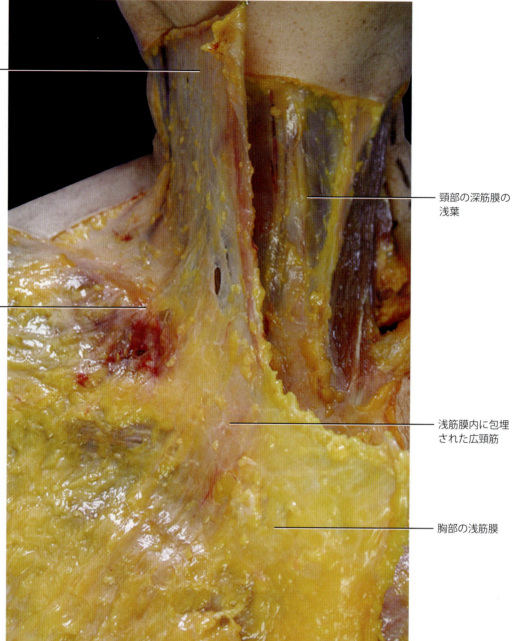

図 2.8 浅筋膜の内側の広頸筋. 頸部の浅筋膜が胸部の浅筋膜へ続くことに注目. また, 広頸筋は頸部で止まらずに胸部へ続いている.

骨隆起と若干の靱帯のヒダで, 浅筋膜は深筋膜に付着する. 浅筋膜の中には多数の神経線維が存在し, いくつかの領域で浅筋膜は特別な区画を形成するように分裂する. これは, 主要な皮下静脈 (Caggiati., 1999) とリンパ管周辺でとくに起こる. 線維中隔は, 血管壁の外膜から浅筋膜まで広がる.

浅筋膜は, 皮膚の健全性に対する機能的な役割をもち, とりわけ静脈, そして皮下構造を支持し, 開存性を確実にする. 皮膚支帯を伴う浅筋膜は, 脂肪組織の構成と配置を助け, 支持する. 結果として, 浅筋膜は筋骨格系から皮膚を分離し, 筋と皮膚を互いに正常な状態で滑走させる.

深脂肪組織

浅脂肪組織 (SAT) と比較すると, 深脂肪組織 (DAT)

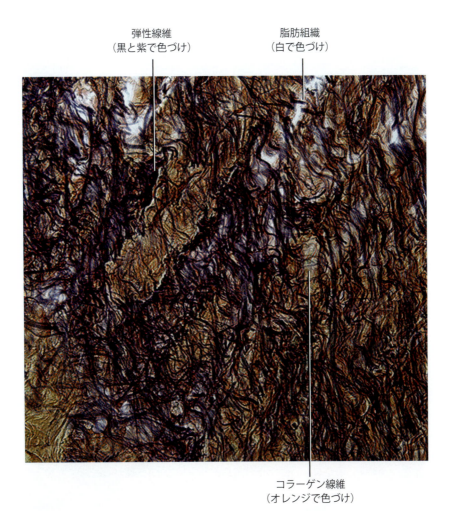

図 2.9　腹部の浅筋膜の組織学．弾性線維が強調されるようヴァンギーソン染色法（黒 - 紫で染色）を行った．200 倍の拡大図．弾性線維の豊富さに注目．浅筋膜は，非常に弾性に富んだ組織であると定義できる．

は通常，相対的に緩く組織化されておらず，より斜方に配置された線維中隔（深皮膚支帯）で構成されている（図2.10）．脂肪小葉はより卵形で，置換しやすい傾向をもつ（図2.11）．DATにおける弾性特性は良好である．これらの要素は，浅筋膜がどのように深筋膜を滑走していくか説明するうえでの理由として適切である．MarkmanとBarton（1987）によると，身体の異なる領域全体で，脂肪容量と厚みにおいてDATは有意に変化する．通常，DATは体幹前部で薄くなりやすく，いわゆる「脂肪蓄積嚢」がみられる．わき腹の後外側で最大厚み値を示す．わき腹などいくつかの領域では，DATはSATよりも多くの脂肪組織を含む．表情筋の下では，ごくわずかな脂肪細胞を含む疎性結合組織のみが存在する．DATの厚みは個人差がある．肥満した人では，体幹のDATが平均18.5mm（10〜35mmの範囲内）の厚みで，標準的な体重の人では3.14mm（0.5〜8mmの範囲内）となる．痩せた人も肥満した人もともに，DATは実質的にT10から大腿骨頭でその厚みを増す．

いくつかの領域で深皮膚支帯の中隔が厚くなるのに対して，DATは欠乏，もしくは非常に薄い状態でみられる．これにより，浅筋膜は深筋膜に固定する．付着におけるこれらの点は一定で，マッピングすることが可能である．付着は水平と垂直の2通りの線（ライン）の構成をもつように配置されると考えられる．付着におけるこれらの線は，Ida Rolf（Schultz, Feitis., 1996）によって説明されたベルトと類似している．身体におけるすべての付着をマッピングすると，「四分円」とよばれるDATの中に明確な区画を確認することができる．これらの四分円は，表在の血管と神経，そしてリンパ液ドレナージ（排液）に対応する．また，血管と神経の分布を定義する皮

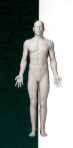

皮下組織と浅筋膜

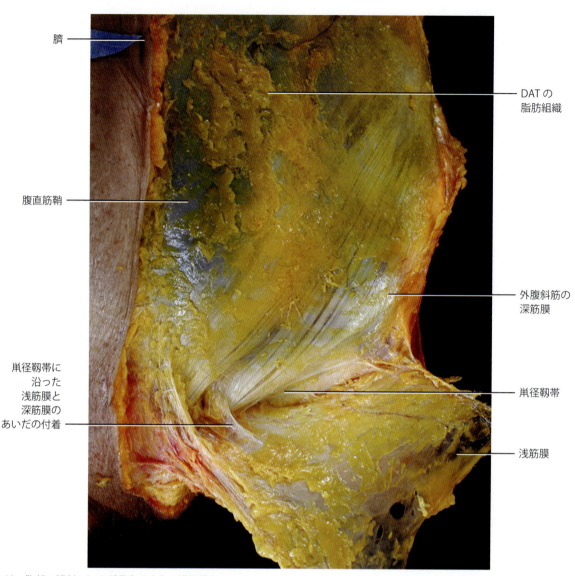

図 2.10　腹部の解剖．DAT が見えるよう，浅筋膜を下の面から分離してある．腹部前部では DAT が少なく，皮膚支帯もわずかで薄い．これが，浅筋膜と深筋膜のあいだにおける滑走を可能にしている．

下組織の正確な配置を示唆する．DAT において，皮下滑液包とリンパ腺の両方が確認できる．

付着の横走線と縦走線

人体におけるいくつかの領域では，SAT と DAT が欠乏している．これらの領域では，浅筋膜と深筋膜のあいだに付着があり（図 2.12），皮膚と浅筋膜のあいだにもこの付着が起こる場合がある．Bichat（1799）は，皮下気腫が生じるとき，空気は特定の皮下区画を形成する付着によって，身体の正中線上を横切ることができないことを証明した．付着におけるこれらの点は，とりわけ肥満した人の身体にみられるが，これは SAT や DAT が存在しない領域には脂肪組織が蓄積しないためである．脊椎，腸骨稜，手首および足首の骨隆起部分には脂肪が少ないため，肥満した人であっても容易に触知が可能である．異なる皮下面にある付着部は位置づけができ，すべてのヒトで常に同一部位に存在する．付着には，縦走と横走の両方がある．身体におけるすべての付着線を考慮すると，皮下組織は四分円に分けることができる（図 2.13）．これらの四分円は皮下組織を構成し，おそらく，表在の血管と神経およびリンパ液ドレナージの分布を定義すると考えられる．

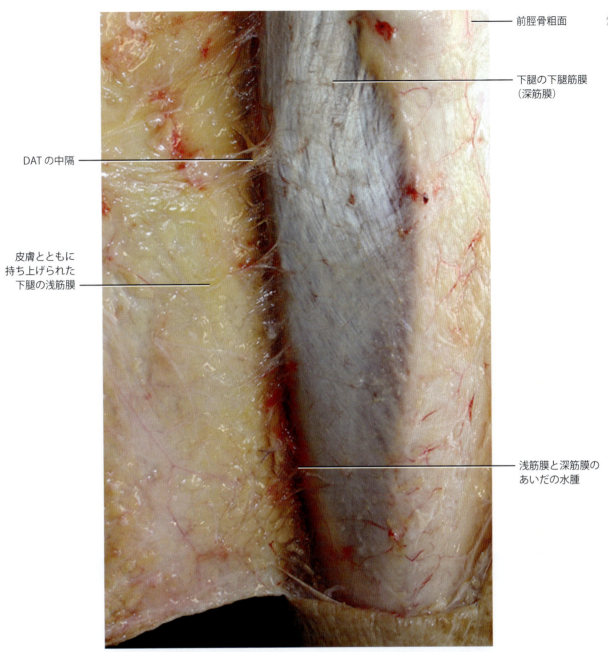

図 2.11　深皮膚支帯の中隔を示す下腿の解剖．この被験者において水腫は明白である．それは，とくに浅筋膜と DAT に関係し，線維症を引き起こす．

縦走付着

　主要な縦走付着は，体幹の前後にある正中線に沿ってある．融合における最も重要で有名な線は，深筋膜と浅筋膜の 3 つの層が融合される腹部の白線である．この線に沿って，皮膚は 2 つの面のあいだの完全な境界を生じさせているより深層の面に付着する．これに類似の融合線は，頸部，そして尾側から舌骨へとつながる頸部の白線である．しかしながら，頸部の白線においては，この結合は腹部ほど強くない．そして，浅筋膜は慎重な解剖によって深筋膜から分離できる．頸部と腹部の白線は，別の付着線近くにある胸部へとつながり，明確ではないが胸骨上へと続く．胸骨上の胸筋筋膜は，部分的に骨膜と浅筋膜に付着する．

　類似の縦走付着は，背部の脊椎上でも確認できる．脊椎上の深筋膜は，胸腰筋膜が左右の側をつなげる正中線

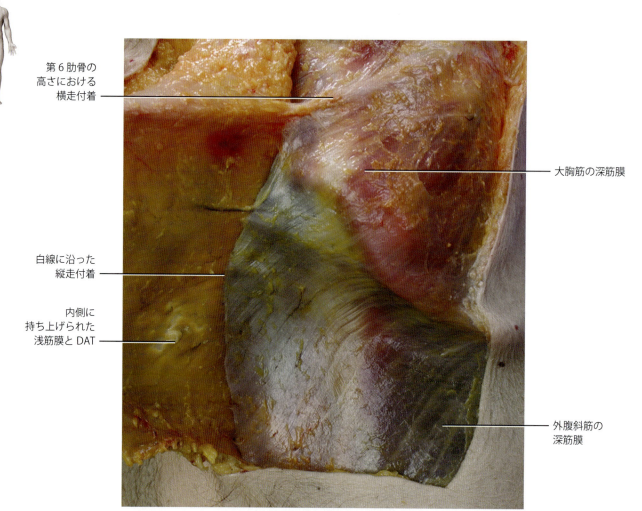

図2.12 体幹前部の解剖．浅筋膜をDATとともに下の面から分離している．正中線に沿って，浅筋膜と深筋膜のあいだに強い付着がみられるが，これを腹部白線とよぶ．この解剖では，第6肋骨の部分で横走付着がみられる．

（図中ラベル：第6肋骨の高さにおける横走付着／白線に沿った縦走付着／内側に持ち上げられた浅筋膜とDAT／大胸筋の深筋膜／外腹斜筋の深筋膜）

クリニカルパール2.1　皮下脂肪の解剖に関連した脂肪吸引

皮下層の局所解剖について理解を深めると，外科的修正の際の解剖学的基準を知ることができ，身体の輪郭変形についての知識も高めることができる．MarkmanとBarton（1987）によると，個人それぞれにおけるSATの厚みは全身を通して相対的に一定である．しかしながら，深脂肪組織は解剖領域によって有意に異なる．彼らは，SATの厚みは脂肪吸引の際，挿入の深さに関する臨床的基準に一般的に使われる「ピンチテスト」と相互関係をもつという可能性を示した．Chopraら（2011）は，手術後に，過剰な切除と脂肪分解の吸引における他の不整や皮膚陥凹形成を回避するために，手術を浅筋膜の下に留めるべきだとしている．吸引による身体の輪郭削りでは，SATと浅筋膜を傷つけることなく皮下組織の深層を取り除くことに狙いを定めるべきである．

JpsephとRemus（2009）は，浅筋膜の保存は下腹部の腹部形成に重要だとしている．軟部組織の切除後，浅筋膜は血管を傷つけない程度の弱い力で，皮膚同士をくっつけるようにその張力を働かせる．浅筋膜の保存は，従来の腹部形成と関連した合併症を低くする方法とされている．

を横切る尾側のL4を除いて，頑丈な中隔を経由して脊椎に沿って挿入する．脊椎に沿って，浅筋膜が深筋膜に付着できるようなDATはない．SATにおける強い皮膚支帯は，皮膚をより深層の面に結合する．これらの中隔は胸部範囲に多数あり，1mm未満で互いから分離される．つまり，これらの中隔は腰部においてより少ない．傍肩甲骨領域で，浅筋膜は左右の側を結合するために正中線を横切る．

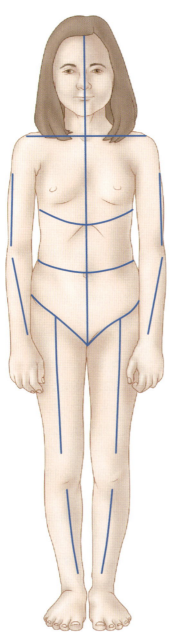
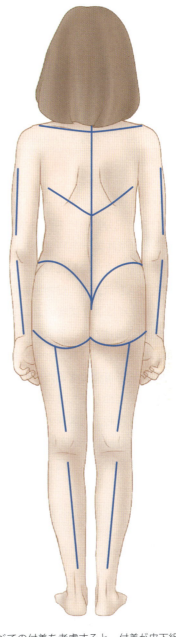

図 2.13 浅筋膜と深筋膜のあいだにおけるおもな付着線の図．これらすべての付着を考慮すると，付着が皮下組織をさまざまな四分円に分けることは明白である．付着の縦走線は，胸骨，白線，棘突起，大腿の前部と後部の正中線，脛骨稜，下腿の後部の正中線，および上肢の筋間中隔に沿って存在する．付着の横走線は，下顎角，後頭隆起，第6肋骨の高さに沿って，鼡径靱帯の上，僧帽筋の下縁，腸骨稜，大殿筋の下縁に沿って，そして上肢と下肢のすべての関節周辺に存在する．

　頭蓋骨で，帽状腱膜（浅筋膜）は正中線に沿って頭外被筋膜（深筋膜）に付着する．前部で，この付着は，鼻，鼻唇溝およびオトガイ隆起に沿って進む．後部では，項靱帯に沿ってこの付着が進む．頭部における他の部分では，2つの筋膜層は疎性結合組織によって分離される．

　縦走付着は，四肢においても確認することができる．外側大腿皮神経に沿って大腿でも付着がみられるが，この神経は浅筋膜と深筋膜の融合によって作られる線維脂肪の区画に沿って続いている．下肢における他の縦走付着は，2つの腓腹筋頭のあいだの中隔上と，脛骨稜に沿って確認できる．小伏在静脈は，この2つの筋頭のあいだにある浅筋膜の中へ続くが，ここで浅筋膜はDATの欠乏により深筋膜へ直接結合している．小伏在静脈のための特定の区画は，2つの筋膜層のあいだに生じる．ふく

皮下組織と浅筋膜

35

らはぎの付着線に沿って，深筋膜は筋間中隔によってより深層の面に結合している．これは，小伏在静脈の偏位を防止する．

足底と手掌において，足底腱膜と手掌腱膜は，DATが完全に欠乏する浅筋膜と深筋膜の融合で形成される．さらに，SAT はわずかで，皮膚支帯は短く強くて，皮膚をより深層の面に堅固に結合する縦走の中隔を含む．

横走付着

横走付着は，とりわけ屈筋部分における関節の周囲に位置する．DAT は欠乏し，深筋膜と浅筋膜は互いに付着する．深筋膜は，常に関節包と骨隆起に付着する（完全に，または部分的に）．SAT は通常，関節周囲では薄く（図 2.14），これにより皮膚はより深層の面にしっかりと固定される．皮下組織におけるこの構成が，皮膚を干渉することなく関節の動きに合わせることを可能にする．関節の伸張面では，滑走を可能にするための皮下滑液包が浅筋膜と深筋膜のあいだにしばしば存在する．

さらに横走付着は，後頭骨隆起上，耳珠の前方，僧帽筋の下縁，第 6 肋骨，腸骨稜，鼠径靱帯上（図 2.15），そして大殿筋の下縁に沿って位置する（図 2.16）．

皮下血管

皮膚と皮下の血管新生を考察すると，供給源となる動脈とそれに付随する静脈によって作られた血行支配領域とよばれる脈管領域の存在に気づく．皮下の結合組織のフレームワークは，身体の血管系と密接な関係をもって発達した．このフレームワークが，脈管に機械的支持と保護を提供している．

動脈

皮下組織は，小さな口径と中間サイズの口径の両方をもつ動脈を含んでいる．最も一般的に，動脈は皮下組織において 2 つの方向で交差する．それは，垂直と縦（長軸）の方向である．垂直のコースでは，皮膚に到達するために，筋膜層と皮下組織を交差させる（貫通動脈）（図 2.17）．縦走コース（長い動脈）では，動脈は広範囲の長さをカバーするように浅筋膜に沿ってかなり斜方に皮下組織を交差する．皮下組織において，血管はより深層の面から皮膚へと続くよう支帯に沿う．支帯はこれらの血管を保護し，皮膚が引っ張られる際の血管偏位を防ぐ役割をもつ．支帯の周辺で，血管は多くの曲線を伴う蛇行ルートをもつことで，皮膚が持ち上げられる際に，血管は損傷することなく伸張することができる．皮膚支帯の弾力はより大きいため，より小さい弾力しかない血管の代わりになることが可能である．Li と Ahn（2011）は，血管と皮膚支帯の結合力のあるネットワークが間接的に血流の媒介となる可能性を提示した．

長い動脈は通常，皮下組織の DAT におけるきれいな弓形を形成する長い血管吻合により結合される．脂肪小葉の毛細血管は，これらの斜方動脈によって生まれる．Schaverien ら（2009）は，皮下組織は解剖学的単位または解剖区画で配置され，それぞれの解剖区画は判別可能な動脈や静脈と関連していると述べた．われわれは仮説として，これらの区画は四分円と調和し，これにより浅筋膜と皮膚支帯の特殊な配置が皮下区画と脈管分布を定義していると考えている．

すべての皮下動脈は，2 つの皮下叢の構成に関係している．それは，真皮乳頭層の真下の乳頭下血管叢と浅筋膜内の深叢である（図 2.18）．これら 2 つの叢は，自由に連絡する．毛細血管の 1/5 のみが皮膚の血管新生に必要で，他の部分は温度調節に機能する．深叢の動脈は，皮膚の血流を制御するシャントを供給する動静脈と関連をもち，これによって身体の体温は調整される．皮下動脈の膨張と狭小は，皮膚体温と白色人種の肌色を定義する．急激なショックでみられる著しい皮膚蒼白は，皮下組織における動脈網の血管収縮から生じる．仮説として，線維性浅筋膜が中の動脈を詰まらせることにより，皮膚の変色，さらには皮膚の慢性虚血を起こすと考えられる．Distler（2007）によると，慢性虚血は皮下組織の線維症を増悪させることになり，悪循環を生じさせる．動静脈シャントが不十分になると，体温調節に変性が生じ，皮膚での極端な暑さや冷えの知覚状態を引き起こすことがある．

静脈

一般的に静脈は，深筋膜における深部領域や表面近くのどちらに位置するかということをもとに，深筋膜との

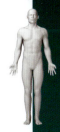

皮下組織と浅筋膜

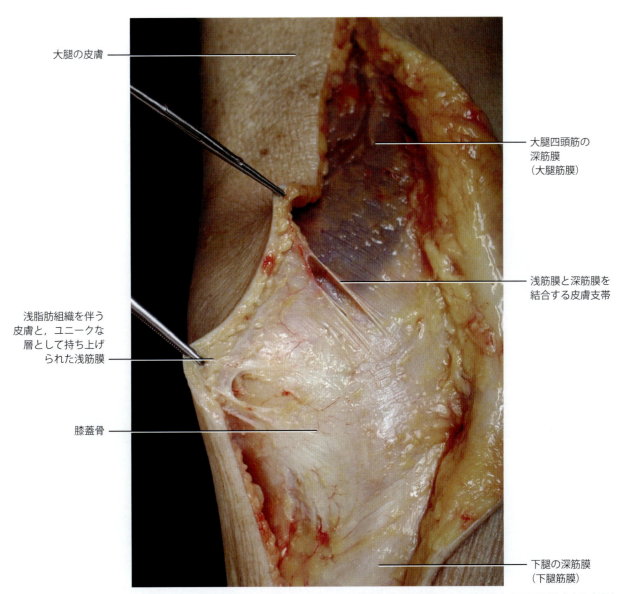

図 2.14　膝関節前部の解剖．皮膚と皮下組織を深層から分離している．DAT が浅筋膜と深筋膜のあいだを滑走する面を形成する大腿と下腿において容易に分離できる．しかし，膝関節では皮膚支帯が 2 つの筋膜を強く結合するため，不可能である．これらの支帯も，前方膝滑液包を規定する．

37

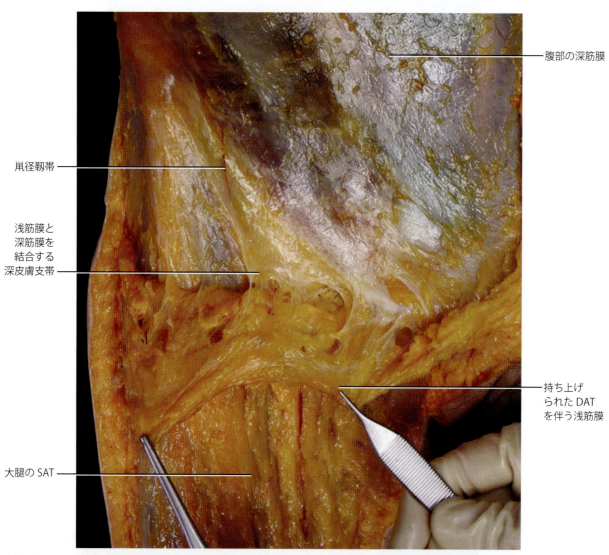

図2.15 鼠径部．浅筋膜から深筋膜へと続く横走付着．この領域ではDATが消え，深皮膚支帯の中隔は，厚く，垂直に短く強いという特徴をもつ．この付着が大腿の皮下組織から腹部の皮下組織を分ける．

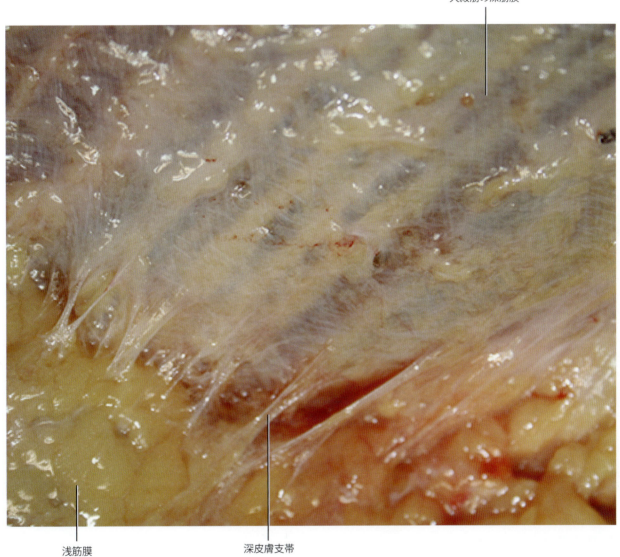

大殿筋の深筋膜

浅筋膜　　深皮膚支帯

図 2.16　殿部の解剖．殿溝の浅筋膜と深筋膜のあいだの横走付着．この高さで，皮膚はより深層の面へと付着する．皮膚が伸張されると張力が下部にある筋へと伝達し，下の面による浅筋膜の付着が効果的に働く．

皮下組織と浅筋膜

皮下組織と浅筋膜

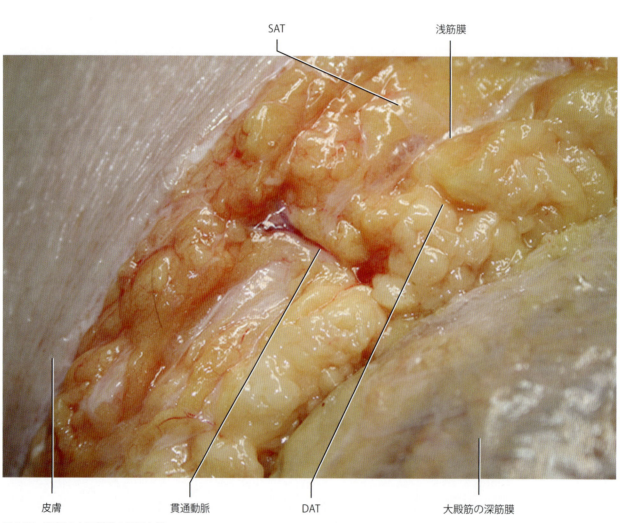

SAT　　浅筋膜

皮膚　　貫通動脈　　DAT　　大殿筋の深筋膜

図 2.17　殿部の皮下組織の貫通血管.

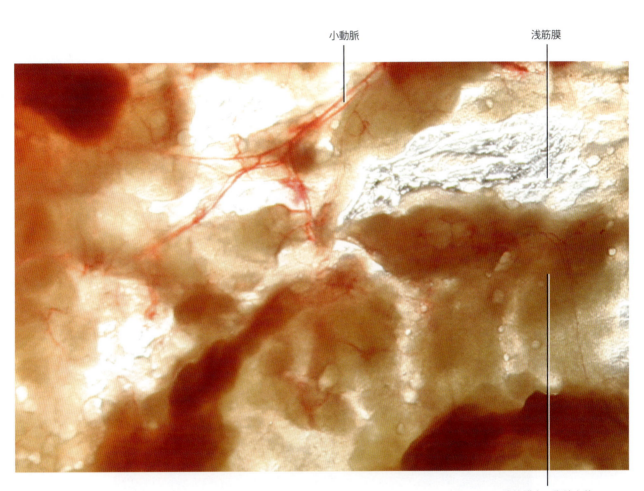

図 2.18　筋膜内の小動脈が見えるように，ライトを当てられ他から分離された浅筋膜．

皮下組織と浅筋膜

関係によって分類される．貫通静脈は，ほぼ垂直方向に続く深筋膜に交差する2つの領域を結合する．吻合静脈は，同じシステム（系）を伴う静脈と結合している（深から深へ，浅から浅へ）．皮静脈は皮膚の微小循環を排液させ，深静脈は筋を排液させる．皮静脈は，浅動脈に類似する2つの叢に配置される．

表在性静脈系は，網状静脈と，より大きな筋膜上[1]の静脈（たとえば，伏在静脈や橈側皮静脈）を含む．網状静脈は，皮膚表面に平行する浅脂肪組織（SAT）の静脈ネットワークを構成する（図2.19, 20）．Caggiati（1999）は，これらの静脈周囲での筋膜の支持不足が，浅筋膜のレベル上で最も頻繁に起こる静脈瘤の原因であると主張している．

より大きな皮静脈は，浅筋膜に流れ込む．実際，浅筋膜はこれらの静脈を包むように2つの副層に分かれる．それらの外膜からより薄い靭帯が生まれ，静脈から浅筋膜へと結合する．この結合が，皮静脈の壁を開放性のままに保つ．

貫通静脈は，一般的に筋内の中隔に位置し，これらは数と大きさで異なる．Thomson（1979）は，下肢において平均64本であることを見出した．貫通静脈は，浅静脈から深静脈まで流れを指示する弁をもつ．

リンパ管

Mascagni（1755〜1815）は，初めて皮下脂肪組織におけるリンパ管について述べた人物である．1884年にHogganは，ヒトには2つの種類の浅リンパ管（皮膚血管，皮下組織血管）が存在すると主張した．リンパ叢は真皮のすぐ下に存在し，それから小脈管が始まる．リンパ管は，浅皮膚支帯に沿って皮下組織を交差する．しばしば，これらの血管は，非常に薄い壁によい支持を提供する線維中隔によって完全に包まれている．それらのコースに沿って，脂肪小葉から小リンパ管を受け，浅筋膜の高さでこれらすべての血管を伴い吻合膜[2]が形成される．そして，深脂肪組織（DAT）に位置する大リンパ管に加わる．

すべての浅リンパ節は，DATの中にある（図2.21）．通常，それらは疎性結合組織によって浅筋膜および深筋膜から分離される．浅リンパ節は，柔らかく可動性があることから触知可能で，通常は1cm以下の大きさであ

1：医学辞書では，筋膜の表面上にあることから「筋膜上」と称し，これは深筋膜を意味する．実際にこれらの静脈は深筋膜に対して表在するが，浅筋膜によって包埋されている．
2：皮下における他のリンパ叢の存在は，Bartelsによって1909年に初めて述べられ，1910年にSterziによってそれが証明された．

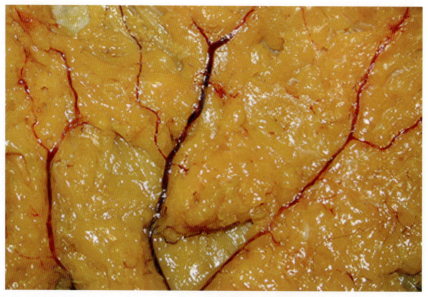

図2.19 腹部の皮下組織の解剖．流れがよく見えるように，血管（臍傍静脈）には樹脂が注入してある．これらの静脈は，体幹の運動中に位置を維持できるように，浅筋膜内部に存在する．

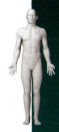

皮下組織と浅筋膜

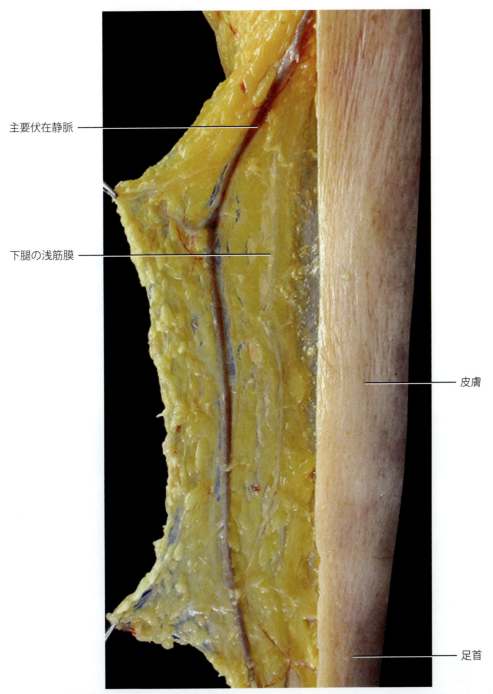

主要伏在静脈

下腿の浅筋膜

皮膚

足首

図 2.20　下腿の浅筋膜の内側の伏在静脈．下腿の浅筋膜を持ち上げ，SAT と DAT から分離している．壁を開放性にし，浅筋膜と静脈の関係がよく見えるよう，伏在静脈には樹脂が注入されている．静脈の外膜と浅筋膜のコラーゲン線維における特殊な関係性が，血管の内腔を開くことを維持する．

クリニカルパール 2.2　皮静脈の病理学

一般的に静脈瘤は，膨張し触知可能で，重層皮膚を変色させない直径 4mm 以上の蛇行静脈と定義される．

網状静脈は，膨張する場合もあり目視可能だが，触知不可能で直径 4mm 以下である．

下肢の静脈還流の約 90％は，筋ポンプとして深静脈を通っている．弁によるこれらのポンプの動きは，収縮の際に筋を働かせる深筋膜に依存し，筋区画の中で高圧を発生させる．Ludbrook (1996) は，ふくらはぎの収縮で，下腿の後部区画の圧力が最大 250mmHg まで上昇することを発見した．不全状態の貫通静脈は，深静脈から皮静脈まで高静脈圧を伝達する．Krnić ら (2005) は，貫通静脈逆流が，大伏在静脈における静脈逆流病の発現の有意要因となり，下腿の貫通静脈機能不全数が貫通静脈の直径と同様に，大伏在静脈の静脈不全と相関することを示した．

る．炎症や癌の侵入により，浅リンパ節はより周囲の組織に付着し，固定される．

皮下神経

皮下組織で，通常，神経は非常に薄く，皮膚に達するために皮膚支帯に続く．真皮のすぐ下で，それらは神経叢を形成するが，これは Spalteholz (1893) の真皮下血管網と Unna (1908) の皮下リンパ叢と同じ構成である．

神経が組織へとより深く貫通すると，可動性のある浅筋膜が，長くより大きな神経路をさらに提供し，より大きな神経を過度な伸張から保護する（図 2.22, 23）．神経は，通常，斜方方向でさまざまな筋膜面を交差させるので，過剰運動からも保護されている．SAT と浅筋膜の中には一部のルフィニ小体とパチニ小体が存在する．ルフィニ小体は，筋膜組織に包埋され，これが浅筋膜の伸張を筋膜組織に知覚させる．パチニ小体は圧縮に影響される．そして，SAT は高度に修正可能な組織である．皮膚と関連する SAT と浅筋膜の配置は，ルフィニ小体とパチニ小体が低い圧と高い圧を区別するのを助ける可能性がある．表在のパチニ小体は，低い圧をより知覚し，深層のパチニ小体が高い圧をより知覚する可能性がある．浅筋膜と SAT は，外受容におけるかかわりによっ

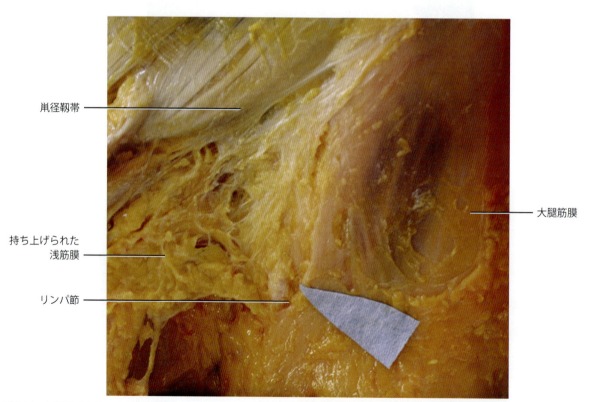

図 2.21　左鼡径部と浅リンパ節の解剖．リンパ節が DAT 内にみられ，浅筋膜と深筋膜の両方から分離されている．

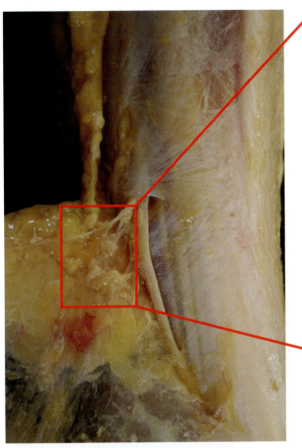 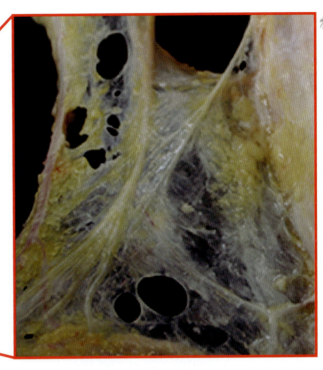

図 2.22 足関節の外側領域の解剖と，浅腓骨神経が見えるよう示した浅筋膜．表面的になるために，この神経は深筋膜を交差し，多くの枝分かれが起こる浅筋膜へと経路に沿って向かわなければならない．この神経の圧縮の好発部位は深筋膜の穴の高さにあるが，ときどき，線維性浅筋膜が神経伝達を変えることができる．

て皮膚とともに考慮されなければならない．

　DATには，ごくわずかな神経受容体が存在する．われわれは，DATが外受容系（皮膚，浅脂肪組織および浅筋膜による構成）と固有受容系（筋と深筋膜に位置）の分岐点だと考えられる可能性を提案する．DATが消え，浅筋膜と深筋膜が融合する場所（手掌や足底）で，外受容系と固有受容系は併合される．これが構成，容量，さまざまな物質の表面，そして結果として起こる運動の知覚を容易にし，手や足の可変的な接触面への適合を保証する．瘢痕において，病理学的線維組織が皮膚のあいだや浅筋膜と深筋膜のあいだで起こる融合する部位で，深筋膜の伸張が浅筋膜に影響を与えると考えられ，これは逆の場合も同様である．この種の状況では，正常な筋収縮や皮膚伸張でさえ，外受容体と固有受容体に過剰刺激をもたらすことがある．

クリニカルパール2.3　リンパ浮腫

　Hauck（1992）は，毛細血管からリンパ管へ流れるトランス流動の運動を起こす結合組織線維に沿う「低抵抗経路」の存在について示した．われわれは，浅筋膜内のコラーゲン線維と弾性線維の配置が，リンパ流動を正しい方向へ導いている可能性について提案する．もし浅筋膜が変性すれば，リンパドレナージは損なわれる．

　臨床診療において，浅筋膜とDATは，リンパ水腫にしばしば関係している．Tassenoyら（2009）によると，リンパ水腫の際に，DATはMRIで蜂の巣状に表れ，流体境界と線維性組織が一致する．とくに，皮膚支帯深部の中隔は厚みを増し，脂肪細胞の外周は筋筋膜付近での流体とともに有意に増加する（$P < 0.05$）．Marotelら（1998）は，リンパ水腫患者のコンピュータ断層撮影（computerized tomography：CT）を使い，次の好発する順位を発見した．皮膚肥厚，皮下組織範囲の増加，筋筋膜肥厚，脂肪浸潤，皮膚に対する平行と垂直のライン（線維性皮膚支帯に対応），および深筋膜に沿った水腫領域である．

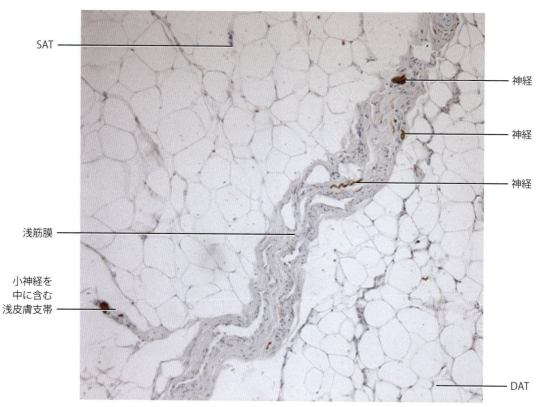

図 2.23　大腿の浅筋膜の内側の小さな神経．抗 S100 免疫組織化学染色法で，髄鞘を有する線維の可視性だけを可能にする．

■ 皮下滑液包（皮下包）

　一般的に，皮下滑液包は，DAT 内にみられる．それらは，浅筋膜と深筋膜の融合により形成される（**図 2.24**）．滑液包は，浅筋膜の中または皮膚と浅筋膜のあいだにわずかに確認できる．滑液包の機能は，運動を容易にして，可動部分のあいだの摩擦を減らすことである．Canoso ら（1983）は，真の滑膜裏層は皮下滑液包において見分けることが困難と証明した．したがって，皮下滑液包は特定な解剖実体ではなく，代わりに筋膜特性をもつと考えることができる．可能性として，滑液は，筋膜内に，通常，存在する筋膜細胞によって生産され（第 3 章を参照），ヒアルロン酸（hyaluronan：HA）を産生する．摩擦が生じる領域では，筋膜細胞がよりよい状態で構成され，さまざまな筋膜層のあいだの滑走を容易にするためにより多くの HA を産生する．

クリニカルパール 2.4　気象病

　湿度，高温度，低温度，気圧の変化等の気象状況による，ヒトの身体的認知への科学的説明は存在しない．しかし，温度や気圧の変化に敏感な分離された筋膜が，この認知に役割を果たしている可能性がある．筋膜，とくに浅筋膜は，周囲の環境によってそれらの内因性緊張を絶えず変化させる．線維性または密性筋膜は，正常な生理学的変化に適応することができないかもしれない．そして，これが変性した受容体活動反応に帰着する．

■ 浅筋膜の発達

　Sterzi（1910）によると，胎児では，皮膚の下に結合組織の均一層が存在する．5 カ月の胎児では，脂肪組織の小さな小葉が中央部分に現れ，細胞を豊富に含む線維層が皮下組織を 2 枚の層に分ける．6 カ月の胎児では，浅筋膜をはっきりと確認でき，8 カ月になると脂肪小葉が SAT において連続する単一層を形成し，いくつかの脂肪小葉が深脂肪組織においても確認できる．厚い皮膚支帯も，SAT においてより明確に現れ，脂肪を小さな小葉に分け，皮膚を浅筋膜へと定着させる．支帯は成人より厚いが，牽引にはあまり抵抗しない．これは，機械的負荷の欠如が原因と考えられる．

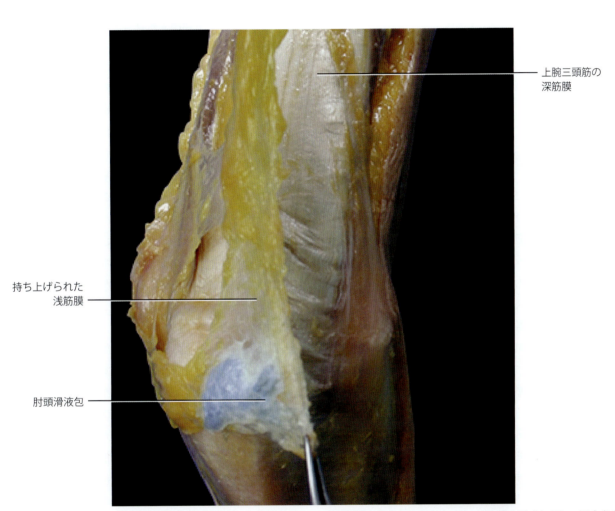

図 2.24 肘の解剖．境界と取り囲む構造との関係がわかるように，肘頭滑液包に樹脂を注入している．浅筋膜を除くために，深皮膚支帯が切られている．また，肘頭滑液包も下の面から分離されている．肘頭滑液包は DAT の中に存在するが，浅筋膜に強く付着している．

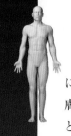

新生児のSATには脂肪が豊富だが，脂肪組織は大人に比べてより白い．脂肪細胞は単一層内に配置され，皮膚に対して垂直軸をもつ卵円形状である．Sterziによると，浅筋膜は身体全体に存在する．

出生後20週以降において，浅筋膜に褐色脂肪組織（brown adipose tissue：BAT）がおもにみられる．新生児では，子宮外環境への有効な順応を確実にするためにBATの存在が欠かせない．妊娠中の胎児の成長は，母親から胎児へのブドウ糖供給に大きく依存する．また，脂肪組織貯蔵所の量，場所および種類は，胎児のブドウ糖恒常性を決定する（Symonds et al., 2012）．すべてではないが，出生後いくつかの貯蔵物が白色脂肪によって置き換えられる．

機械的行動

浅筋膜は，さまざまな方向へ容易に伸張したり，初期の状態に戻ったりすることが可能な線維組織と弾性組織との層である．浅筋膜の機械的行動については，浅皮膚支帯と深皮膚支帯を考慮せずに理解することは不可能だが，これは機械的行動が三次元ネットワークを構成するように浅筋膜と強く関係があるためである．皮下組織のこの構造は，脂肪組織を支持し，皮膚を深部の解剖的平面に定着させる．同時に，皮膚と筋のわずかな独立した動きを可能にする．皮膚運動のあいだ，皮下組織も移動する．しかし，皮膚支帯と浅筋膜がともに弾力的であるので，SATはDATよりも多く動く．そして，それらは徐々に移動を緩和する．もし，SATの支帯が短く強く，および垂直方向なら，これらは皮膚とその下の面で強く結合し，皮膚に対するストレスを深層の面へとより直接伝播させる．もし支帯が薄くて長い斜方である場合，これらは皮膚経由で深筋膜に起こる機械的ストレスを弱めるために，より大きな能力をもつ（図2.25）．これは，深筋膜を交差する神経と血管の保護においても重要である．とくにこの移動は，深筋膜内の受容体が皮膚の正常な伸張により活性されないようにする．

皮下組織への皮膚ストレスを弱めることに加え，浅筋膜と支帯は，皮膚への筋収縮における有害な影響を防止する手助けをする．通常，筋収縮が起こると筋は皮下組織の下で容易に滑走し，これに皮膚はかかわりをもたない．これは，筋運動が深筋膜の特定部分を常に伸張し（第3章を参照），この皮膚への活動がDATと深筋膜に関する浅筋膜の相互運動によって緩和されるためである．Nakajimaら（2004）によると，皮下組織における2枚の脂肪層は機械的・機能的な面で異なる．浅層（SAT）は，皮膚と浅筋膜を伴うソリッド構造を形成し，外力からの保護を担うと認識されている．深層（DAT）は，可動層を形成し，筋骨格運動を分離すると認識されている．

瘢痕組織の分析では，すべての皮下組織が皮膚と深筋膜のあいだにおける強固な結合を生じさせる線維組織へ姿を変えることから，瘢痕がストレスを弱める能力を失ったことがわかる．機械的ストレスが瘢痕組織に加わるたびに，深筋膜もその受容体を活性化させていく．筋が活動するときはいつでも，この領域の深筋膜受容体は局所的に伸張される皮膚の範囲で活性化される．これは，瘢痕へのストレスが，求心作用と，特定の受容体における過剰刺激の混乱を招き，過敏性や瘢痕組織範囲の疼痛の原因になるからであると考えられる．

皮膚支帯と浅筋膜の機械的行動は，皮膚と皮下脂肪を支持する．Tsukaharaら（2012）は，顔面のしわの深さと，皮膚の皮下組織の皮膚支帯の密度の関係性を示した．彼らは，とりわけ，顔面のしわが皮膚支帯の減少した密度面で発達することを証明した．しわが増えると，皮膚支帯の密度はさらに減少する．

AhnとKaptchuk（2011）は，超音波画像診断で皮下組織の空間異方性[3]を示した．とくに，ふくらはぎは，大腿や腕と比較してより大きな異方性をもつ．異方性は，横方向の像と比較して，縦方向のプローブ像にて有意に増加した．空間的異方性における最大ピークは，縦方向の超音波プローブが四肢全体にいき渡る際に頻繁に観察でき，皮下層にはより大きな張力をもつ縦のチャネルが存在することを示唆した．これらの結果は，皮下の生体力学的な緊張が，コラーゲン／エコー源性束により媒介となることを示唆する．これらは，大腿や腕よりもふくらはぎで大きい．この緊張は痩せた人で多くみられ，下部に横たわる筋に対して平行の縦の軌道沿いで最大となる．空間的異方性への超音波画像を用いた分析は，意味があるパターンをもち，四肢の皮下組織範囲内における生体力的緊張パターンを理解するのに有効な手段である

3：異方性とは，身体的もしくは機械的特徴によって方向性に依存した物質の性質である．

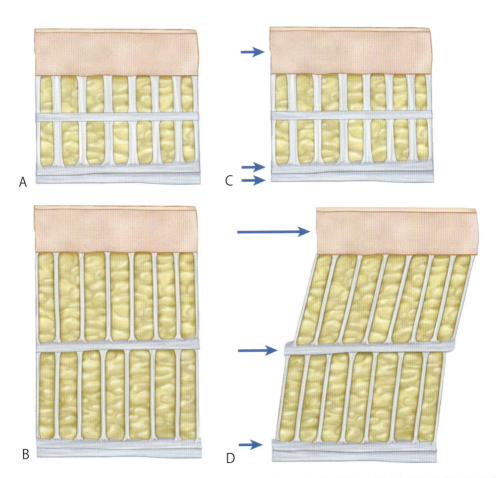

図 2.25 下の面に対する皮膚の可動性に働く浅筋膜と深筋膜の図．青い矢印は皮膚の伸張の結果としてさまざまな層で発現する連結を示す．（A と C で）支帯は，短く，より厚い．このような支帯はより深層の面において，皮膚へあらゆるストレス伝播する（C）．（B と D で）支帯は長く，より薄い．この種類は機械的ストレスを吸収し，これにより皮膚張力は深筋膜へ伝達されない（D）．同様に，筋収縮は皮膚へ影響を及ぼさない．

クリニカルパール 2.5　表在，それとも深部マッサージ？

　徒手療法を行う専門家によくみられる疑問が，表在もしくは深部の徒手負荷は重要かどうかということである．現在，どちらの方法を使うべきという決まった答えは存在しない．専門家によっては，表在負荷がより深部組織に等しい効果をもたらすと主張する者と，より深部を意識した徒手負荷が効果的だという者との両者が存在する．本書で記されている筋膜に関する解剖学と生理学の知識が答えに導くかもしれない．浅筋膜は，体温調節，リンパの流れ，静脈循環および皮膚認知の変性により多くかかわりをもち，深筋膜はこれに対して固有感覚や末梢運動協調性により多くかかわりをもつ（第 3 章を参照）．

　皮下組織の構造的配置と，異なる領域における浅筋膜と皮膚支帯の機械的行動は，浅筋膜と深筋膜の徒手療法の様式に影響をもたらすかもしれない．これは，疎性でより薄い皮膚支帯の領域では，皮膚への表在マッサージが深筋膜（間接的に起こりうる効果は除く）に効果を及ぼしそうにないことは明白である．深筋膜へ機械的な影響をもたらすには，皮下脂肪組織の位置が変わることが条件となるので，これによって接したい位置の小さな表面を使うことができ，直接深部に焦点を当てることができる．2 つの筋膜層が融合し相互作用する範囲も存在するが，1 つの層がきちんと治療されると，自動的にもう 1 つの層へと効果をもたらす．

と考えられる．隔離した浅筋膜は強い異方性を示し，機械的適正におけるその多様な変化は分析されたさまざまな範囲によって違いをもつ（図2.26）．可能性として，空間的異方性は皮下組織で起こる相加的張力に対して有効な代用物といえるだろう．

■ 浅筋膜の画像診断

浅筋膜とすべての皮膚靱帯は，CT，核磁気共鳴（nuclear magnetic resonance：NMR）（とくにT1-強調連鎖において），超音波（図2.27〜29）を用いて容易に観察可能である．CT画像で，浅筋膜は低密度のSATとDATのあいだで，相対的な高密度の蛇行線として現れる．NMRでは，浅筋膜は薄く連続する線として現れる（T1とT2-強調連鎖における低強度）．CTとNMR画像において，浅筋膜の厚さに目立った違いはみられない．

超音波検査を使用すると，線維性結合組織層は，エコー源性およびエコールーセント（エコーを発生せず超音波を通す）の帯となって現れる．超音波検査は，リアルタイムで起こる異なった層のあいだの滑走評価を可能にする長所をもち，厚みに対しても正確な測定ができる．しかしながら，これにはおもに2つの限界が存在する．それは，技師の経験値とスキャンする範囲の限定である．こ

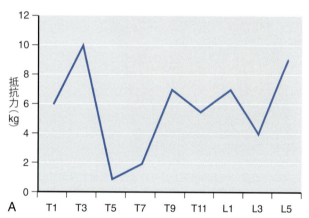
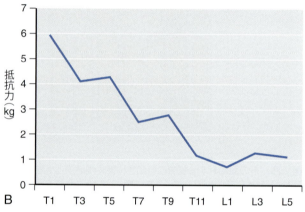

図2.26 背部における異なる高さでの浅筋膜の牽引に対する抵抗．（**A**）抵抗力が横走方向に働いている．（**B**）抵抗力が縦走方向に働いている．浅筋膜が均質の組織でないことは明白である．その抵抗力は最大10kg〜最小0.5kgのあいだで変化する．

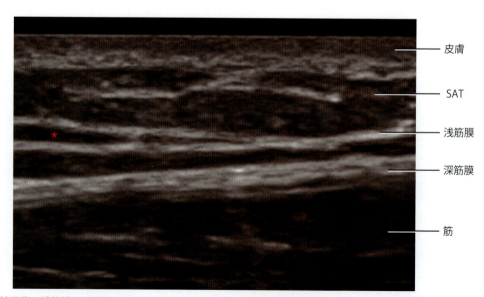

図2.27 大腿の超音波画像．浅筋膜と深筋膜は明らかに評価することができる．線維性をもつことで，これらは白色の層として現れる．浅筋膜は2つの副層に別れ，若干の脂肪組織を囲む（*）．

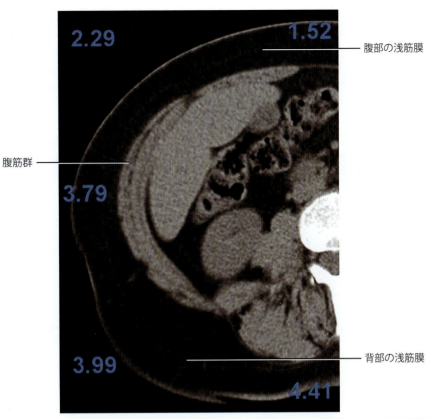

図 2.28 腹部の CT スキャン．浅筋膜は，皮下組織の中央で明確に確認できる．腹部と背部の浅筋膜における連続を評価することができる．また浅筋膜と，さまざまな高さにおける SAT と DAT の厚みを測ることも可能である．数字は浅筋膜の厚みを表す（mm）．

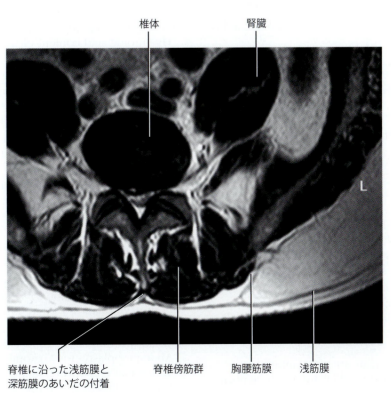

図 2.29 腰部の核磁気共鳴．浅筋膜は，皮下脂肪組織（白）の中央の線維層（黒）として明らかに確認できる．胸腰筋膜は，自らと下の筋のあいだにある疎性結合組織の多くが減少することから視覚化が困難である．

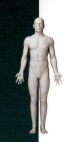

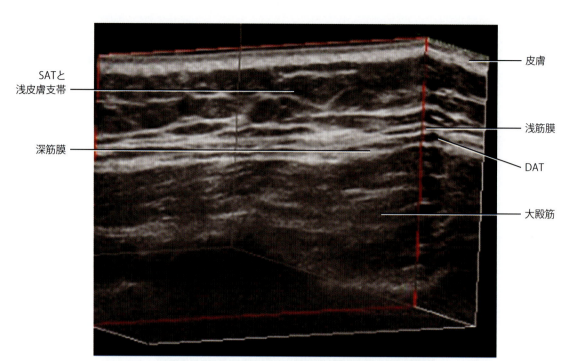

図 2.30　殿部の浅筋膜の三次元超音波検査．線維副層（白）のあいだで，脂肪組織（黒）の存在によって，浅筋膜が蜂の巣状構造を示す．深筋膜は非常に薄く，筋に付着している．DAT は少ない（フィンランドの Jouko Heiskanen より許可取得済）．

れらの制限が，解剖的構造周辺で分かれる浅筋膜においてとくに，筋膜解剖の誤認識を生じる原因となる．たとえば，皮膚支帯は浅筋膜と平行し，これらが浅筋膜の二重層であるような印象を与えるため，皮膚支帯と筋膜の区別を見分けることが難しい．

　最近，2 つの検査法が開発された．浅筋膜の研究に有用と考えられるエストグラフィ（とくに，組織の硬さの値を決めるにあたって）と，浅筋膜と皮膚支帯ネットワークの三次元明視化を可能にする三次元超音波検査である（図 2.30）．

引用文献

Abu-Hijleh, M.F., Roshier, A.L., Al-Shboul, Q., Dharap, A.S., Harris, P.F., 2006. The membranous layer of superficial fascia: evidence for its widespread distribution in the body. Surg. Radiol. Anat. 28 (6), 606–619.

Ahn, A.C., Kaptchuk, T.J., 2011. Spatial anisotropy analyses of subcutaneous tissue layer: potential insights into its biomechanical characteristics. J. Anat. 219 (4), 515–524.

Bichat, M.F.X., 1799. Traité sur les membranes (Treatise on Membranes). Richard, Caille, Ravier, Paris, pp. 121–139.

Caggiati, A., 1999. The saphenous venous compartments. Surg. Radiol. Anat. 21 (1), 29–34.

Camper, P., 1801. Icones herniarum. Editae S.T. Soemmering. Varrentrappet Wenner, Frankfurt am Main, pp. 1–16.

Canoso, J.J., Stack, M.T., Brandt, K.D., 1983. Hyaluronic acid content of deep and subcutaneous bursae of man. Ann. Rheum. Dis. 42 (2), 171–175.

Chopra, J., Rani, A., Rani, A., Srivastava, A.K., Sharma, P.K., 2011. Re-evaluation of superficial fascia of anterior abdominal wall: a computed tomographic study. Surg. Radiol. Anat. 33 (10), 843–849.

Colles, A., 1811. A treatise on surgical anatomy. Gilbert & Hodges, Dublin, p. 185.

Distler, J.H., Jüngel, A., Pileckyte, M., et al., 2007. Hypoxia-induced increase in the production of extracellular matrix proteins in systemic sclerosis. Arthritis Rheum. 56 (12), 4203–4215.

Hauck, G., Castenholz, A., 1992. Contribution of prelymphatic structures to lymph drainage. Z. Lymphol. 16 (1), 6–9. (Review, German).

Hoggan, G., 1884. On multiple lymphatic nævi of the skin, and their relation to some kindred Diseases of the Lymphatics. J. Anat. Physiol. 18 (3), 304–326.

Hunstad, J.P., Repta, R., 2009. Atlas of Abdominoplasty. In: Anatomic considerations in abdominal contouring, first ed. Elsevier Health Sciences, Philadelphia, pp. 5–15.

Krnić, A., Vucić, N., Sucić, Z., 2005. Correlation of

perforating vein incompetence with extent of great saphenous insufficiency: cross sectional study. Croat. Med. J. 46 (2), 245–251.

Lancerotto, L., Stecco, C., Macchi, V., Porzionato, A., Stecco, A., De Caro, R., 2011. Layers of the abdominal wall: anatomical investigation of subcutaneous tissue and superficial fascia. Surg. Radiol. Anat. 33 (10), 835–842.

Li, W., Ahn, A.C., 2011. Subcutaneous fascial bands: A qualitative and morphometric analysis. PLoS ONE 6 (9): e23987.

Ludbrook, J., 1966. The musculovenous pumps of the human lower limb. Am. Heart J. 71 (5), 635–641.

Markman, B., Barton, F.E., Jr., 1987. Anatomy of the subcutaneous tissue of the trunk and lower extremity. Plast. Reconstr. Surg. 80 (2), 248–254.

Marotel, M., Cluzan, R., Ghabboun, S., Pascot, M., Alliot, F., Lasry, J.L., 1998. Transaxial computer tomography of lower extremity lymphedema. Lymphology 31 (4), 180–185.

Nakajima, H., Imanishi, N., Minabe, T., Kishi, K., Aiso, S., 2004. Anatomical study of subcutaneous adipofascial tissue: a concept of the protective adipofascial system (PAFS) and lubricant adipofascial system (LAFS). Scand. J. Plast. Reconstr. Surg. Hand Surg. 38 (5), 261–266.

Nash, L.G., Phillips, M.N., Nicholson, H., Barnett, R., Zhang, M., 2004. Skin ligaments: regional distribution and variation in morphology. Clin. Anat. 17 (4), 287–293.

Scarpa, A., 1809. Sull'ernie. Memorie anatomo-chirurgiche, first ed. Reale Stamperia, Milano, pp. 7–15.

Scarpa, A., 1819. Sull'ernie. Memorie anatomo-chirurgiche, second ed. Stamperia Fusi e Compagno, Pavia, pp. 9–15.

Schaverien, M.V., Pessa, J.E., Rohrich, R.J., 2009. Vascularized membranes determine the anatomical boundaries of the subcutaneous fat compartments. Plast. Reconstr. Surg. 123 (2), 695–700.

Schultz, R.L., Feitis, R., 1996. The endless web. Fascial anatomy and physical reality. North Atlantic Books, Berkeley, California, p. 54.

Spalteholz, W., 1893. Die vertheilung der blutgefasse in der haut. Arch. Anat. Physiol. 1, 54 (B).

Sterzi, G., 1910. Il tessuto sottocutaneo (tela subcutanea). Luigi Niccolai, Firenze, pp. 1–50.

Symonds, M.E., Pope, M., Sharkey, D., Budge, H., 2012. Adipose tissue and fetal programming. Diabetologia 55 (6), 1597–1606.

Tassenoy, A., De Mey, J., Stadnik, T., et al., 2009. Histological findings compared with magnetic resonance and ultrasonographic imaging in irreversible postmastectomy lymphedema: a case study. Lymphat Res Biol. 7 (3), 145–51.

Thomson, H., 1979. The surgical anatomy of the superficial and perforating veins of the lower limb. Ann. R. Coll. Surg. Engl. 61 (3), 198–205.

Tsukahara, K., Tamatsu, Y., Sugawara, Y., Shimada, K., 2012. Relationship between the depth of facial wrinkles and the density of the retinacula cutis. Arch. Dermatol. 148 (1), 39–46.

Unna, P., 1908. Untersuchungen über die Lymph- und Blutgefässe der äusseren Haut mit besonderer Berücksichtigung der Haarfollikel. Arch. Mikroskop Anat. 72, 161–208.

Vesalius, A., 1543. De Humani corporis fabrica (On the Structure of the Human Body) Ex officina Joannis Oporini, Basileae, Basel.

Wendell-Smith, C.P., 1997. Fascia: an illustrative problem in international terminology. Surg. Radiol. Anat. 19 (5), 273–277.

参考文献

Federative Committee on Anatomical Termi, 1998. Terminologia Anatomica: International Anatomical Terminology. Thieme, Stuttgart, p. 33.

Gasperoni, C., Salgarello, M., 1995. Rationale of subdermal superficial liposuction related to the anatomy of subcutaneous fat and the superficial fascial system. Aesthetic Plast. Surg. 19 (1), 13–20.

Mascagni, P., 1787. Vasorum Lymphaticorum Corporis Humani Historia et Iconographia (History and images of lymphatic vessels of human body). Carlied, Siena.

Meissner, M.H., 2005. Lower Extremity Venous Anatomy Semin Intervent Radiol. 22 (3), 147–156.

Prost-Squarcioni, C., 2006. Histologie de la peauet des folliculespileux. Med. Sci. 22 (2), 131–137.

Testut, L., 1899. Traite d'Anatomie Humaine. Gaston Doin and Cie, Paris.

Velpeau, A.L.M., 1825. Traité d'Anatomie chirurgicale, ou Anatomie des régions, considérée dans ses rapports avec la Chirurgie. Crevot, Paris.

3 深筋膜

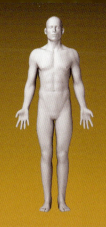

序論

本章では，深筋膜のおもな特徴と，それらの分類について述べる．筋膜を，肉眼的，顕微鏡的および機械的観点から述べる．とりわけ，運動制御（motor control），固有感覚および末梢運動協調性について重点をおいている．最後に，筋膜の研究のために生体に行ったさまざまな様式について検討している．

定義

「深筋膜」という用語は，よく組織化された，密性で，筋と相互作用をもつ線維層を指す．深筋膜は，筋骨格系の異なる要素を結合し，距離を超えて筋力を伝播させる．厚みと，下部の筋との関係をもとにすると，おもに2つの深部筋筋膜が存在するといえ，腱膜筋膜と筋外膜とよぶ（図3.1）．

「腱膜筋膜」という用語は，「筋群の位置を保ち，保護するすべての明確な線維鞘，もしくは幅広い筋の挿入を助ける線維鞘」を指す（Stedman's Medical Dictionary，1995）．胸腰筋膜，腹直筋鞘および四肢におけるすべての深筋膜が腱膜筋膜の一般的な例である（図3.2）．

「筋外膜」という用語は，「筋にしっかりと結合する薄いがよく組織されたコラーゲン層」を指す（図3.3）．この種の筋膜の代表として，大胸筋，広背筋および三角筋などの体幹筋群の深筋膜があげられる．四肢における筋の筋外膜も，この定義に含まれる．筋外膜は，同じ運動単位に関係のない力も含めて，隣接した共同筋線維束のあいだにおける力を伝播する簡潔な線維構造をもつ．

筋外膜は，各筋に特有に形や容積を定める．腱膜筋膜は，さまざまな筋を包み，それらを結合させ，四肢のさまざまな区画を形成する．

通常，体幹における筋は筋外膜で包まれ，四肢では二重の包みが存在する．それは，各筋に強く付着した筋外膜と，外側に位置する腱膜筋膜である．体幹には3つの分離した筋筋膜層（浅層，中間層および深層）が存在する．たとえば，腹部では，外腹斜筋（浅層），内腹斜筋（中間層），腹横筋（深層）のすべてが自らの筋外膜によって包まれている．体幹における3つの筋筋膜層は，通常，層のあいだにある疎性結合組織の存在によって容易に滑走することができる．しかし，いくつかの点では，棘突起，白線，腹直筋鞘の外側および外側縫線にて層板の融合が起こる．体幹筋におけるこの層の配置は，四肢にはみられない．四肢では，それぞれの筋は自らの筋外膜で包まれ，1枚の腱膜筋膜が隣接する筋を結合する．

腱膜筋膜に結合する筋外膜の範囲におけるいくつかの実例をあげる．たとえば，体幹の筋外膜（大胸筋）は，上腕筋膜（上肢の腱膜筋膜）に対して筋膜展開をもつ．体幹筋では，外腹斜筋（筋外膜に包まれたもの）が，腹直筋鞘（腱膜筋膜）を形成するように結合する．それから，筋膜展開によって下肢の腱膜筋膜である大腿筋膜を接合する．体幹と四肢の筋膜間におけるこれらの結合は，

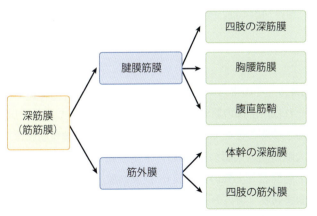

図3.1　深筋膜の分類．

深筋膜

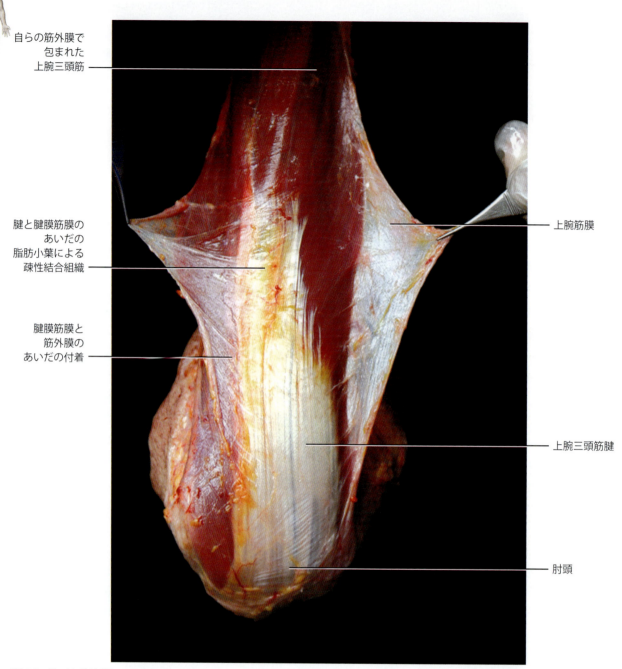

図3.2 腕（上腕筋膜）の後方領域の腱膜筋膜．この筋膜は，明確な線維層として現れ，下部の筋から分離することが容易である．上腕三頭筋は筋外膜で包まれて筋腹の形状を保ち，収縮の自律性を助ける．また，腱膜筋膜と筋外膜のあいだおよび腱上には疎性結合組織がある．

（ラベル：自らの筋外膜で包まれた上腕三頭筋／腱と腱膜筋膜のあいだの脂肪小葉による疎性結合組織／腱膜筋膜と筋外膜のあいだの付着／上腕筋膜／上腕三頭筋腱／肘頭）

正確な空間的配置で構成され，体幹から四肢への正確な筋筋膜力の伝達を可能にしている（71頁筋膜展開を参照）．

腱膜筋膜

腱膜筋膜は，明確に確認できる線維鞘で構成され（図3.4, 5），その平均の厚さは1mmである（590〜1,453μm）．それは，下部の筋から分離され，距離を超えて筋力を伝播させることを可能にしている．最も重要な腱膜筋膜は，大腿筋膜（大腿の深筋膜），下腿筋膜（下腿の深筋膜），上腕筋膜（上腕の深筋膜），前腕筋膜（前腕の深筋膜），胸腰筋膜（前方および後方層），そして腹直筋鞘である．他の腱膜筋膜については，次章以降に記述した．

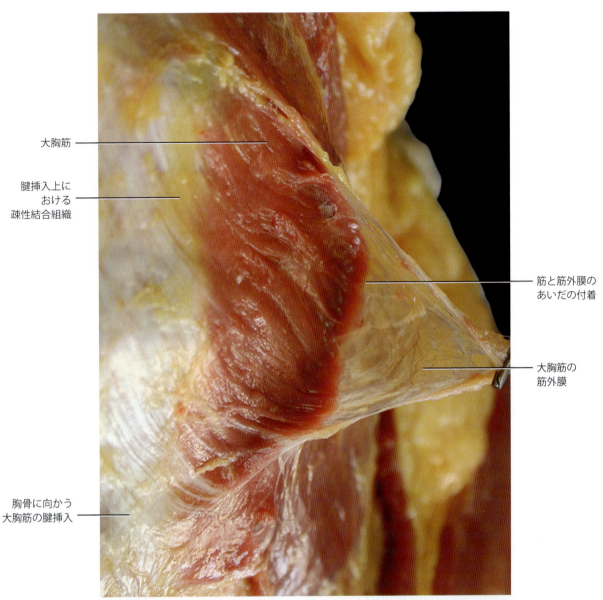

図3.3 大胸筋の筋外膜は，下の筋腹に付着した，明白なより薄い線維層である．疎性結合組織は，筋外膜と胸腹部のあいだに存在しない．疎性結合組織は，大胸筋が胸骨へ付着する腱挿入上に存在するだけである．これは，大胸筋筋膜を胸骨上で滑走させ，筋外膜を対側面に連結させる．

形態計測分析をもとにすると，平均の厚みは大腿筋膜で944μm（SD ± 156μm），下腿筋膜で924μm（± 220μm）となり，上腕筋膜がより薄い（0.7mm）．大腿筋膜は近位領域がより薄く，膝周辺で厚みを増す．胸腰筋膜（thoracolumbar fascia：TLF）の前葉と後葉では，平均の厚みが0.65mmとなる．

四肢と体幹の腱膜筋膜が同じ肉眼的および組織学的な特徴をもつにもかかわらず（図3.6），生体力学的な視点からはその特徴は完全に異なる．四肢の腱膜筋膜は，とくに関節周囲に明白で，筋膜展開のみによる下部にある筋に関係がある．腱膜筋膜の下で，筋は腱膜筋膜と筋外膜のあいだにある疎性結合組織によって自由に滑走できる（図3.7）．疎性結合組織は，ヒアルロン酸（hyaluronan：HA）が豊富で，柔軟な膠様質として現れ，不規則な網の目を形成するようにコラーゲンと弾性線維に沿って広く分布される線維芽細胞を含む．したがって，四肢の腱膜筋膜は，下部に横たわる筋に対して平行に働く．体幹の腱膜筋膜（胸腰筋膜と腹直筋鞘）は，隣接する筋に対して扁平腱としての機能をもつ．体幹の大きな筋層板は，完全にこれらの腱膜筋膜へ付着する．体幹の腱膜筋膜が，

深筋膜

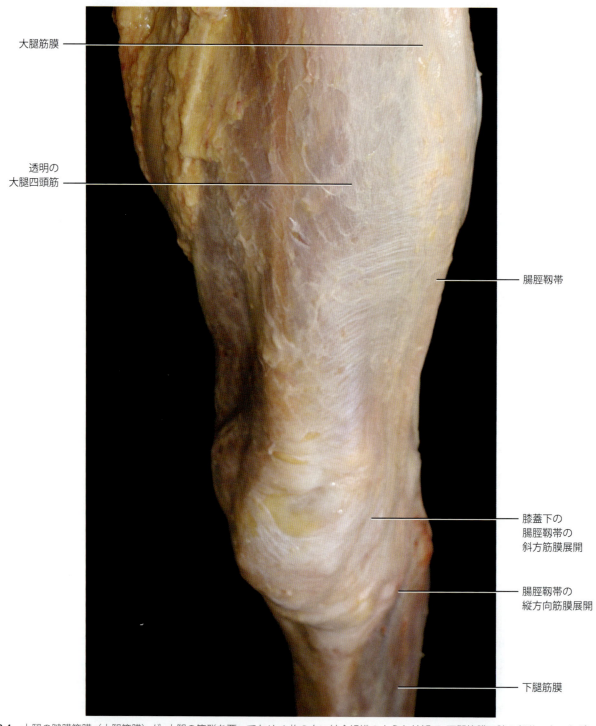

図3.4 大腿の腱膜筋膜（大腿筋膜）が，大腿の筋群を覆っており，1枚の白い結合組織のような外観で，下腿筋膜で膝の部分へとつながっている．

ラベル：
- 大腿筋膜
- 透明の大腿四頭筋
- 腸脛靭帯
- 膝蓋下の腸脛靭帯の斜方筋膜展開
- 腸脛靭帯の縦方向筋膜展開
- 下腿筋膜

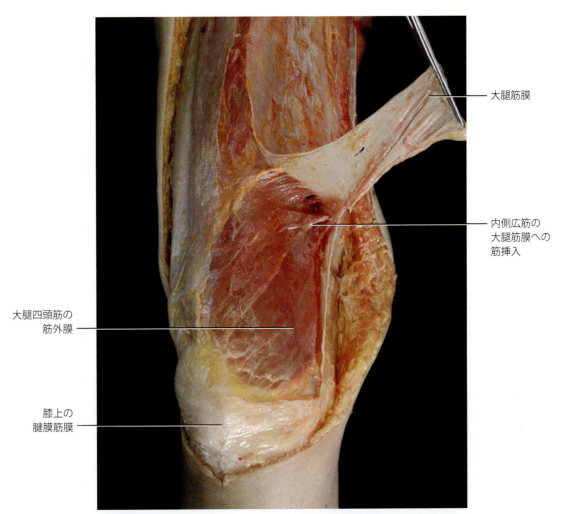

図 3.5　右大腿の前内側．大腿筋膜（大腿の腱膜筋膜）は，大腿四頭筋から分離されて内側に持ち上げられている．大腿四頭筋の筋外膜が，腱膜筋膜の下に見える．腱膜筋膜は，この筋膜と筋の筋外膜のあいだに存在する疎性結合組織のため，容易に下の筋から分離できる．大腿筋膜の内面へ筋を挿入する内側広筋の存在によって，いくつかの点で付着がみられる．

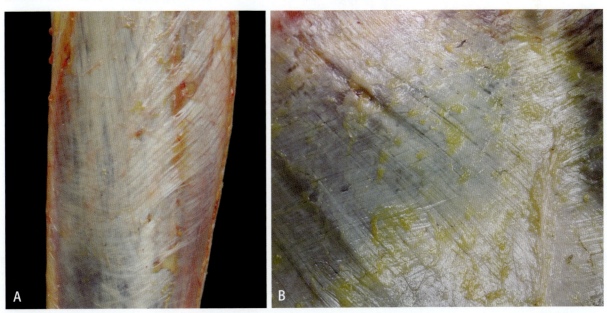

図 3.6　（A）下腿の後方領域の下腿筋膜．（B）腹直筋鞘．これらの2つの筋膜が同じ肉眼的特徴をもつので，両方とも腱膜筋膜だと考えられる．ほぼ規則的なコラーゲン線維の配置がみられることに注目．

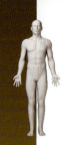

深筋膜

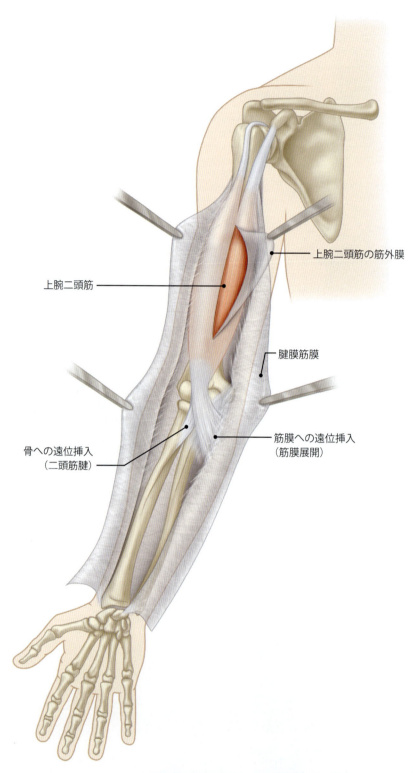

図 3.7　四肢は，腱膜筋膜と筋外膜において平行な配列をもつ．腱膜筋膜は，すべての上肢の筋群を覆う．上腕二頭筋は，筋外膜で包まれて筋に付着する．腱膜筋膜と筋外膜のあいだには疎性結合組織がみられ，2つの筋膜における自律性を可能にする．これら2つの筋膜は，筋の筋筋膜挿入部分だけで接続する．たとえば，上腕二頭筋は橈骨（上腕二頭筋腱）に，そしてより小さな扁平腱（上腕二頭筋腱膜とよばれる筋膜展開）による前腕筋膜の遠位に付着する．

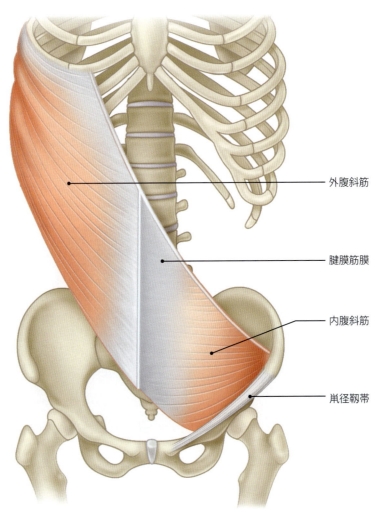

図3.8 体幹において，腱膜筋膜と筋外膜は連続的に配置される．この例では，腹直筋鞘（腱膜筋膜）が外腹斜筋と内腹斜筋の中へ挿入する．これらの2つの筋は，自らの筋外膜で包まれて腹直筋鞘へと続く．したがって，外腹斜筋および対側の内腹斜筋は，中間の腱膜筋膜につながっている二腹筋の種類であると考えられる可能性がある．

体幹の扁平筋に順番に結合する部位に，「二腹筋」（共有の腱中心で分離された2つの筋腹）が存在する（図3.8）．

腱膜筋膜は，骨膜，傍腱組織（腱周囲の線維鞘），神経血管鞘および関節の線維包とつながっている．したがって，これらの要素は深筋膜がもつ特徴と考えられるわけだが，結合しているからということだけでなく，同じ組織学的特徴をもつということも理由となる（図3.9）．

腱膜筋膜の顕微解剖学

腱膜筋膜はⅠ型コラーゲンによって基本的に構成され（図3.10），Ⅱ型とⅢ型コラーゲンの存在を確認できる領域もわずかだが存在する（図3.11）．腱膜筋膜の中には，異なる方向に走る多数の線維束が肉眼的に見える．このため，かつて腱膜筋膜は不規則な密性結合組織として分類されていた．しかし，最近の研究（Benetazzo et al., 2011, Stecco et al., 2009, Tesartz et al., 2011）によって，腱膜筋膜は，それぞれが277μm（±SD86.1μm）の平均の厚みをもつ層とともに2～3枚の平行したコラーゲン線維束の層によって構成されていることが証明された．

これらの層は，波状の平行なコラーゲン線維束からなる．さらに，隣接した層のコラーゲン線維は75～80°の角度をもつ異なる方向に沿って配置している（図3.12）．これは，下腿筋膜と胸腰筋膜の三次元再建においても確証されている．この組織が，「不規則性」とし

深筋膜

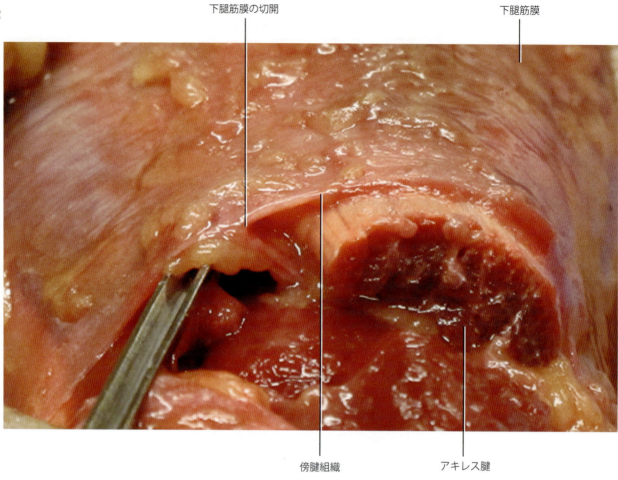

図3.9 アキレス腱周囲の下腿筋膜の切開．傍腱組織は深筋膜の特殊化である．

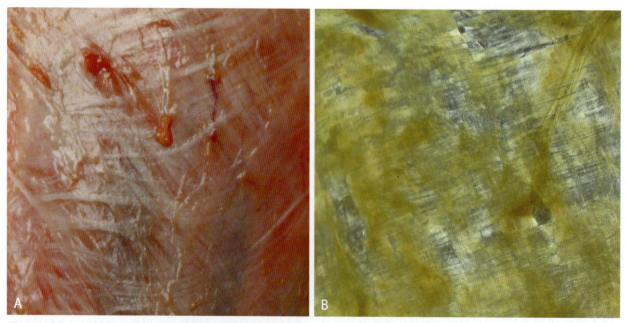

図3.10 （A）下腿筋膜の肉眼的所見．線維束が異なった方向に配置されていることに注目．（B）下腿筋膜（偏光）．コラーゲン線維が明らかに見え，各層が75〜80°の角度を形成している．

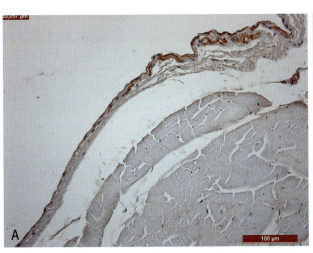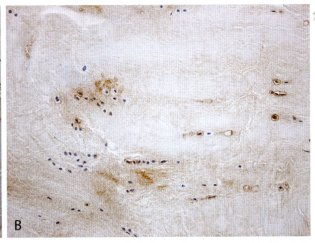

図3.11　足底筋膜のサンプルの免疫組織化学染色，200倍の拡大図．（A）茶色はⅢ型コラーゲン線維を示す．このコラーゲンは，身体ではなく，足底筋膜の縁に沿ってのみ存在する．（B）染色は，Ⅱ型コラーゲン線維を示す．サンプルは踵挿入の近くで採取されたもの．Ⅱ型コラーゲン線維の存在が，細胞外マトリックスといくらか大きな細胞（軟骨細胞）の周辺に明らかである．

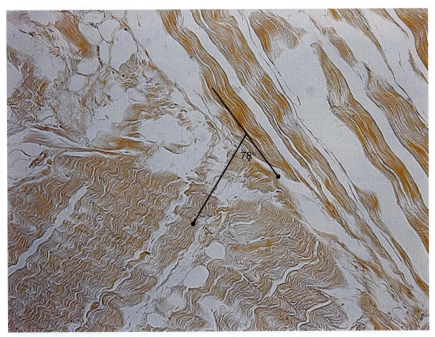

図3.12　腱膜筋膜のコラーゲン線維の方向．さまざまなコラーゲン線維束がもつ波型構造（うねり）に注目．

て分類されないことは明確である．したがって，われわれは，腱膜筋膜は密性の規則性結合組織と分類するべきだと提案する．腱膜筋膜は，全方向においての牽引に強く抵抗し，軽く，より薄い構造であり，合板と比較することができる．腱膜筋膜の多層構造は，一方向性コラーゲン線維を含む腱膜（扁平腱）から区別される．各筋膜層は，隣接した筋膜層を滑らせることができるようにする疎性結合組織（平均の厚さ43 ± 12μm）のより薄い層によって分離される．機械的観点からは，疎性結合組織におけるこれらの層によって，各線維層は組織の機能性に特殊な影響を及ぼすと考えることができる．

腱膜筋膜に含まれる弾性線維は全体の1％未満で，線維副層ではほとんど存在しない．弾性線維の多くは異なる線維層のあいだにある疎性結合組織の中に存在する（図3.13）．三次元再建によって，0.3～1.5％範囲における弾性要素の体積分率が確証されるが，この分率は疎性結合組織内だけでなく，筋膜の弾性線維における合計値となる．

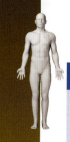

深筋膜

クリニカルパール 3.1　筋膜病理において考えられる疎性結合組織の役割

　距離を超えて筋力を伝播させる腱膜筋膜の能力は，コラーゲン線維を含む腱と類似している．腱膜筋膜は，おもに四肢の主軸沿いに整列するコラーゲン線維束を含む．したがって，縦走および斜走の方向では，腱膜筋膜は腱のように四肢に沿って力を伝播する機能をもつ．腱膜筋膜のもう1つの重要な特徴は，収縮の際に下部に横たわる筋の容量変化に適応する能力である．横走方向では，コラーゲン線維束は疎性結合組織の存在によってより小型で形状に乏しく，おのおのから容易に分離される．コラーゲン線維束のこの作動は，下部に横たわる筋の容量変化に適応させて，弾性線維がほとんど存在しない腱膜筋膜を柔軟にすることを可能にする．腱膜筋膜の適応性が，疎性結合組織との固有の関係に基づくことは明確である．疎性結合組織は，周囲組織のための水分と塩分の重要な貯蔵場所で，さまざまな老廃物を蓄積することもできる．水分，イオンおよび他の物質の異常な蓄積は，疎性結合組織の生体力学的特性を変える可能性がある．具体的には，互いに重なりあったコラーゲン層の正常な滑走が妨げられる可能性がある．疎性結合組織の滑走における機能不全は，過用症候群，外傷および手術等で起こる．異常な蓄積が，筋筋膜病理学に関係していると考えて適切だろう（本文「ヒアルロン酸」参照）．

　一部の被験者によっては，腱膜筋膜の中に筋線維の明確な束が存在するが，これらは下部に横たわる筋の筋膜展開と考えられる．

　筋膜における優性細胞は，線維芽細胞である．Langevinら（2005, 2006）とBenjamin（2009）は，筋膜における内在の線維芽細胞は，機械的情報伝達に不可欠だとしている．これらは，ギャップ（細隙）結合を経ておのおのと情報伝達し，細胞骨格の介在による形状変化で起こる組織の伸張に反応する．伸張した組織では，細胞はシート状になり，より大きな細胞体を示す．伸張しない組織では，細胞はより小さく，樹木状で，多数の細い細胞の突起をもつ（Langevin et al., 2005）．細胞形態変化は，結合組織内での張力にも影響する可能性がある．筋線維芽細胞もいくつか存在し（Sheleip et al., 2005），これらは過度な機械的負荷に対する線維芽細胞の病理学的反応として考えられている．線維芽細胞が適切に刺激されれば，これがアクチン張力線維を蓄積し，筋線維芽細胞のアクチン線維の収縮は，五十肩やデュピトラン拘縮等の病理の原因となる筋膜の基底緊張を増加させる可能性がある．深筋膜が圧縮の影響を受ける特定部位（たとえば，特定の支帯または足底筋膜の部分）で，軟骨細胞の存在を確認することもできる（Benjamin & Ralphs., 1998, Kumai & Benjamin., 2002）（図3.11B）．

ヒアルロン酸

　ヒアルロン酸（Hyaluronan：HA）を分泌している細胞は，深筋膜の中の内層で特定されていて，これらは明らかに潤滑油HAの供給源である．われわれはこの筋

クリニカルパール 3.2　情報の神経性，それとも機械的伝達？

　細胞は一般的に独立した化学サブシステムの複合物として考えられているが，最近は，細胞は統合した単一の機械的構成要素だと示された（Ingber., 2003）．細胞形態と細胞間の力分布の変化は，速い情報伝播のような構成をもち，おもにこれによって，細胞プロセスの機械的拠点の調整や調節が可能となる（Turvey., 2007）．

　深筋膜の中にある線維芽細胞はすべてギャップ結合により接続されることが知られている．これは，1つの細胞における形状変化がそれを取り囲む細胞へと伝播されるためと考えられる．われわれは，深筋膜が線維芽細胞とその接続を地図化することができたと仮定する．これは，深筋膜の特定な領域の機械的ストレスが距離を超えて伝播されるのを可能にする．深筋膜の線維芽細胞のあいだの力分布の変化は，疼痛と末梢運動協調性における機械的拠点の配列を容易にするため情報伝播を速めていると考えられる．神経性（電気化学的）伝達は，より緩徐で局所的で独立した状況である．機械力配列による強調は，局所的および身体的に速く，これらすべては状況に応じた方法で起こる（Chen., 2008）．

膜に関連してHA分泌を行う細胞を，「筋膜細胞」と名づけた（Stecco et al., 2011）（図3.14, 15）．これらの線維芽細胞に似た細胞は，単球／マクロファージが起源と考えられ，関節と眼におけるHAを分泌している細胞と類似している．関節では，これらは滑膜細胞とよばれ，滑液のHAを分泌する．眼では，これらは硝子体細胞とよばれ，硝子状液のHA分泌を行う．

　HAは，腱膜筋膜の副層のあいだに，そして深筋膜と

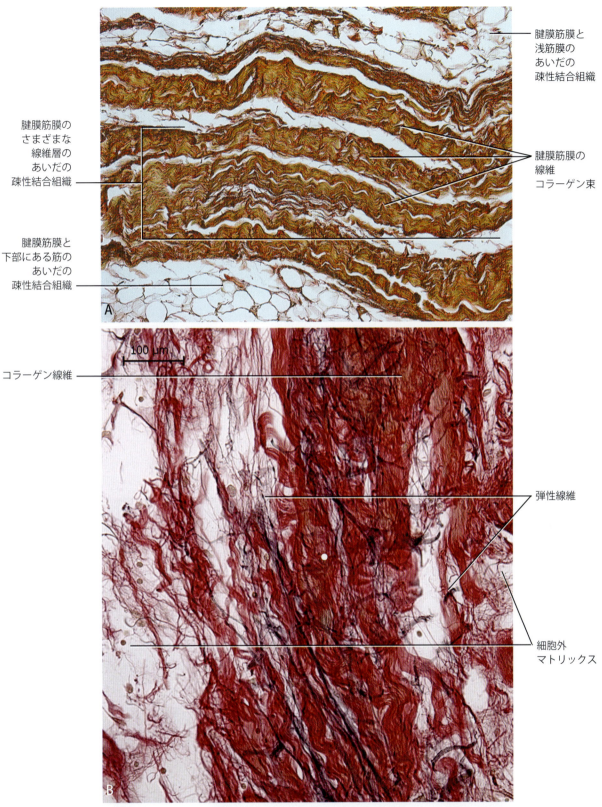

図 3.13　弾性線維を表すためのヴァンギーソン染色法による腱膜筋膜（上腕筋膜）の組織学．弾性線維は紫 – 黒色で，コラーゲン線維は赤 – 橙色で染色．（**A**）腱膜筋膜がわずかに増幅されている．比較的少ない弾性線維の存在と，コラーゲン線維が階層化されていることに注目．（**B**）より拡大倍率で，副層のあいだに存在する疎性結合組織を確認できる．ここでは，より多くの弾性線維とコラーゲン線維が不規則に配置され，細胞外マトリックス（白）に包埋されている．

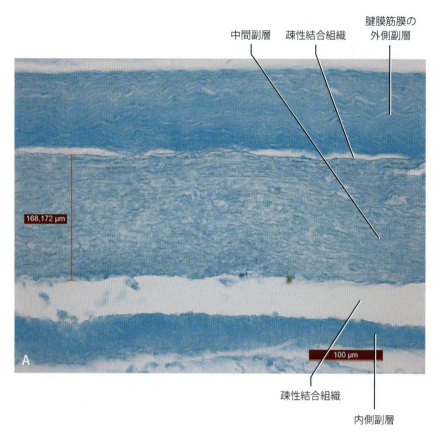
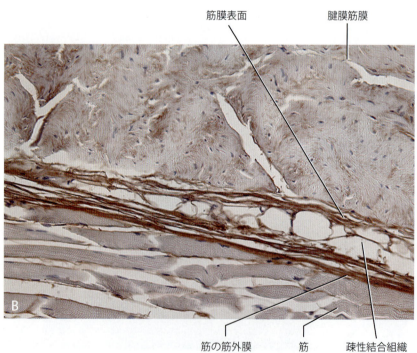

図3.14 （A）大腿筋膜におけるアルシアンブルー染色法．この筋膜はとくに青色でよく染色され，プロテオグリカンの高濃度を示す．（B）抗蛋白質結合性 HA の免疫組織化学染色法．HA を茶色で染色．HA は，筋の筋外膜と重層筋膜のあいだに位置する．

筋膜細胞

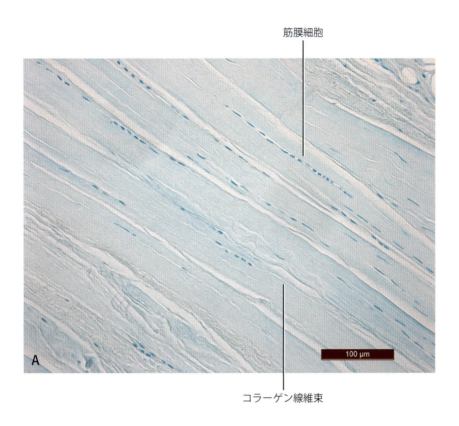

A

コラーゲン線維束

筋膜細胞

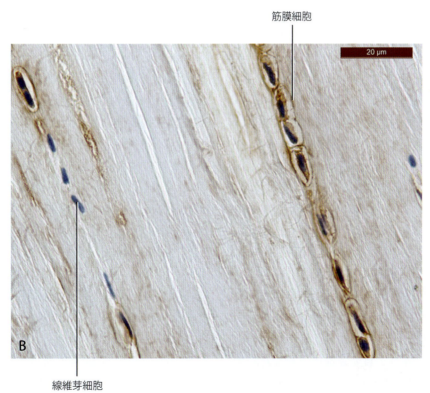

B

線維芽細胞

図 3.15　腱膜筋膜の内側の筋膜細胞．（A）アルシアンブルー染色法．HA を青色で染色．（B）抗蛋白質結合性 HA の免疫組織化学染色法．HA を茶色で染色．

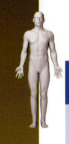

クリニカルパール3.3 筋膜滑走の局所的温度増加の役割

　筋とそれらに関連する筋膜に対して行われるマニピュレーションやマッサージの効果の1つは，温度（体温）の局所増加である．温度が40℃以上に上昇すると，分子間および分子内の水橋（ヴァンデルヴァールス力と疎水性力）を経て，HA鎖の三次元上部構造が徐々に崩壊することが証明されている．これは，深筋膜と筋の下とその範囲に存在する疎性結合組織のHA粘性を低下させる．温度上昇の影響は，一時的なだけである．同じような効果は，ウォーミングアップ，あるいはもっと一般的に，運動によって得ることができる．朝のこわばりは非常に多い身体の不調だが，温かいシャワーや運動で緩和される．これは，睡眠中に起こる不動化がHAの粘性を増し，その結果として深筋膜や筋が硬くなってしまうことが原因だと考えられる．もし粘性の変化がわずかなら，筋膜の正常機能を復元するのに少しの温度上昇だけで十分であろう．

その下にある筋のあいだに存在している．骨格筋では，HAは，筋外膜，筋周膜および筋内膜にみられる（Piehl-Aulin et al., 1991, Laurent et al., 1991, McCombe et al 2001）．血管周囲と神経周囲の筋膜もまた，高レベルのHAを含んでいる．HAは，個々の分子として，そして筋膜の構造的および機械的性質に関与する高分子複合体の両方として生じる．HAは，関節と結合組織を正常に滑らせる潤滑油である．これらの滑走における相互作用が，HAが豊富な支持マトリックスの組成と有効性によって影響されることはありそうである．このHAが豊富な支持マトリックスの変化は，疼痛，炎症および機能喪失の原因となり，病理学変化に決定的な影響を与えていると考えられる（Lee & Spicer., 2000）．腱膜筋膜と筋のあいだにあるHAが豊富な層は，筋を保護する機能があり，損傷からの回復を助け，筋線維の損失のあと，衛星（サテライト）細胞の増殖を促進する．この層も炎症性プロセスの役割をもち，HAは細胞が行き来できる組織間隙を開き，創傷治癒の初期段階でも優勢となる．細胞受容体と結合して，細胞骨格と相互作用することによって，HAは細胞に自発運動能力をもたらす．HAは，胚形成の際に組織で起こる急速な成長や，修復および再生の際にとくに顕著に機能する（Spicer & Tien., 2004, West et al., 1985）．鎖の長さによって，HAは広範囲にわたる生体機能となり，ときにはその反対にもなる．HAにおける高分子量の状態は，正常な静態組織においてみられ，反対に分解されたHAは血管形成，炎症性および免疫促進で起こるストレス下で組織を必要とする．

腱膜筋膜の血管新生

　深筋膜の構造の詳細についての説明は，いまだ不十分である．最初は，それはおもに保護機能を伴う比較的無血管だと説明されていた．Wavreilleら（2010）は，腱膜筋膜は実際にはかなりの血管新生化（分布）があることを証明した．彼らは，上腕筋膜の中で，筋膜の深部と表在副層のあいだに存在する豊富な脈管ネットワークを発見した．これらの小動脈の内径は0.3〜0.5mmであった．また，さまざまな細動脈と豊富な静脈網のあいだに多くの吻合を発見している．Battacharyaら（2010）は，筋膜面を横断している広い血管アーケードによって接続される，筋膜下および筋膜上血管ネットワークを論証した．また深筋膜内には，リンパ液が多く流れる高度に発達したリンパ管も含まれる（Battacharya et al., 2005）．

腱膜筋膜の神経支配

　いくつかの研究で，腱膜筋膜は非常に豊富に神経支配されていると証明されている（平均体積分率：1.2％）．豊富な自由神経終末と被包性神経終末（ルフィニ小体とパチニ小体を含む）の存在が，胸腰筋膜，上腕二頭筋腱膜およびさまざまな支帯において確認されている（Palmieri et al., 1986, Sanchis-Alfonso & Roselo-Sastre., 2000, Stecco et al., 2007a, Stilwell., 1957, Tanaka & Ito., 1977, Yahia et al., 1992）．神経線維はとくに血管周囲で多く，筋膜の線維構成要素の全体に分布している（図3.16）．小体と自由神経終末（機械受容器）の被膜は，筋膜を作る周囲のコラーゲン線維と線維間質に密接して結合している（図3.17）．この発見は，すべての機械受容器の線維性被膜が，どのように周囲の結合組織に由来しているかという胚形成研究で立証済みである．Deisingら（2012）は，筋の筋膜の中に，非短鎖ペプチドの神経線維終末と被包性機械受容器による密性ニューロン神経支配を発見した．Steccoら（2007a）は，深筋膜で自律神経線維の存在も示した．

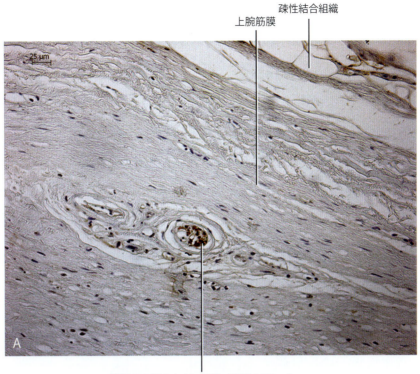

疎性結合組織
上腕筋膜

筋膜の内側の小さい神経（直径：25μm）．
結合組織の同心性配置が，神経を保護する伸縮自在の機序を生じさせることに注目．

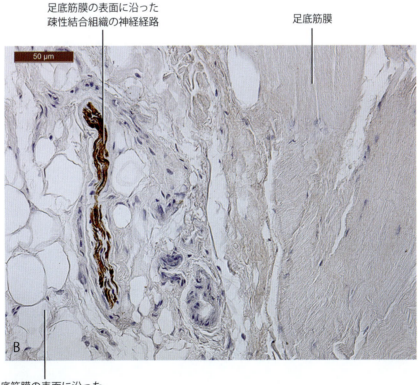

足底筋膜の表面に沿った
疎性結合組織の神経経路

足底筋膜

足底筋膜の表面に沿った
疎性結合組織

図3.16 （A，B）腱膜筋膜の神経支配．茶色で染色の部分（免疫組織化学染色法：抗S100）は，通常は疎性結合組織の中に見られるか，または疎性および密性の結合組織の複数の同心層で保護されている．これらの層は，入れ子式チューブと類似の構造を形成する．

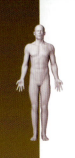

深筋膜

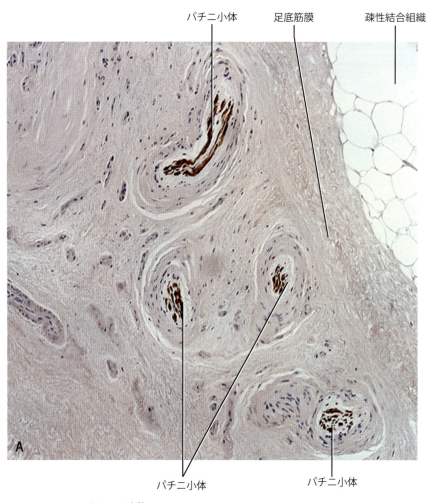

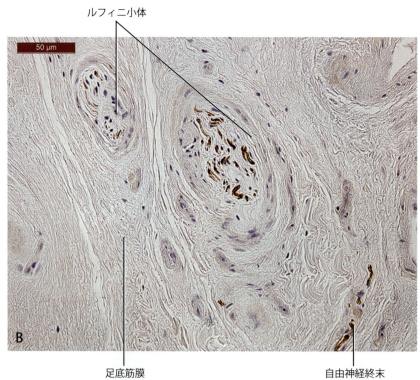

図3.17 （A，B）足底筋膜におけるパチニ小体とルフィニ小体．

筋膜の神経支配は，均一ではない．空間分析によって，神経は表在と中間の副層においてより多く存在すると示されており，深層では神経の存在は少ないか，または存在しない．これらの結果は，Tesartzら（2011）が，非短鎖ペプチドの神経線維終末が，ほとんど表在の副層において存在する胸腰筋膜の後葉をみつけたことにより確証された．おそらく侵害受容線維を含むその密性感覚神経支配のために，Tesartzらは胸腰筋膜を，原因不明の腰痛に重要なかかわりがあると考えた．Mense（2011）は，自由神経終末の90%が非常に表在的な場所に位置し，また，交感神経節後線維が血管狭窄と虚血痛に関連していることを発見した．神経の特定の種類と神経支配の密度には局所的な違いがある．たとえば，上腕二頭筋腱膜のような筋膜展開は，支帯よりも神経が分布されていないが，それでも最も神経を分布された筋膜構造である．パチニ小体とルフィニ小体は，支帯上にかなり配置され（関節周囲），その反対に腱膜筋膜の他の部分ではわずかな数しか確認できない．神経支配におけるこれらの違いは，組織機能に関係していると考えられる．筋膜展開の原則機能は，機械的伝達である．これは，多くの筋挿入を受ける関節を取り囲む支帯のそれと比較して，最小の固有受容の役割を要する．筋膜展開と同様で，2つの関節のあいだに位置する腱膜筋膜は，そのおもな機能が特定の筋運動連鎖に方向の連続性を与えることであることから，わずかな神経支配のみを必要とする．

Deisingら（2012）は，腰部領域の脊柱起立筋の筋膜に神経成長因子を注入し，機械的圧力に対して持続性の感作と，酸性溶液による化学的刺激を観察した．感作は，より深層の組織で留まり，皮膚へは届かなかった．このことから，機械的および化学的刺激に対する筋膜侵害受容器の感作が，慢性的な筋骨格痛の病理生理学に関与する可能性が考えられる．またDeisingらは，筋の筋膜範囲での感作された自由神経終末は，筋膜が筋収縮によって「前伸張」されるとより刺激されることを証明した．われわれは仮説として，筋と筋膜の親密関係によって，筋活動は筋膜を必然的に伸張させ，これが包埋された機械受容器を活動させていると考える．自由神経終末が筋膜コラーゲン線維に対して垂直に位置していることから，これらが筋膜伸張によって刺激されようとしていると考えることが可能だ．また，筋膜で粘弾性が増すと，これが筋膜範囲内の自由神経終末の活性化を変化させ

る可能性もある．

神経支配の変化は，筋膜に病理を起こすことがある．Sanchis-AlfonsoとRosello-Sastre（2000）は，膝蓋大腿の不整列を有する患者の外側の膝支帯において，侵害受容線維の内殖とサブスタンスP（P物質）に対する免疫反応がみられたと報告した．Bednarら（1995）は，慢性の腰痛患者に，組織的構造（炎症と微小石灰化）と胸腰筋膜の神経支配の程度の両方において変性を見つけ，腰痛にかかわる筋膜の可能性を示した．とくに，これらの研究者は，神経線維の喪失を背部痛患者の胸腰筋膜で見つけた．

より大きな神経は，通常，過度な神経牽引からの保護を担う密性結合組織と疎性結合組織（神経上膜と神経周膜）の層によって，取り囲まれている．正常な筋膜の拡張性の減少と，血管周囲および神経周囲の筋膜の異常なHA分子の増加は，圧迫症候群の原因だと考えられる（図3.18）．

筋膜展開

「筋膜展開」という用語は，骨格筋，腱，または腱膜筋膜に挿入する腱から生じる各接続を示す．最も有名な展開は，上腕二頭筋腱膜だが，これは上腕二頭筋腱から派生する腱膜で，前腕筋膜に結合する（図3.19）．多くの研究者が，ほとんどすべての筋は筋膜に挿入することを発見しているが（Chiarugi., 1904, Huijing & Baan., 2001, Platzer., 1978, Standring et al., 2008, Stecco et al., 2007b, Testut & Jacob., 1905），それらの役割については解明されていない．これらの展開は，通常，解剖学的破格と考えられた．しかし，すべて一定して正確な組織を示すことがわかった（Stecco et al., 2010）．Eamesら（2007）は，これらの展開が腱を安定させ，それによって腱付着部近くの動きを減らし，骨挿入にかかるストレスを少なくしていると述べた．Luigi Stecco（1990）は，これらの展開が，運動の際に起こる筋膜の選択的伸張（ストレッチング）を可能にしていると述べている．筋収縮が起こると，収縮は骨を動かすだけでなく，筋膜展開によって深筋膜をも伸張する．深筋膜の特定の部分で起こる反復性の選択的伸張は力線に沿ってコラーゲン線維の配列を刺激する．Marshall（2001）は，深筋膜における肥厚の分布が，筋筋膜挿入がどのように

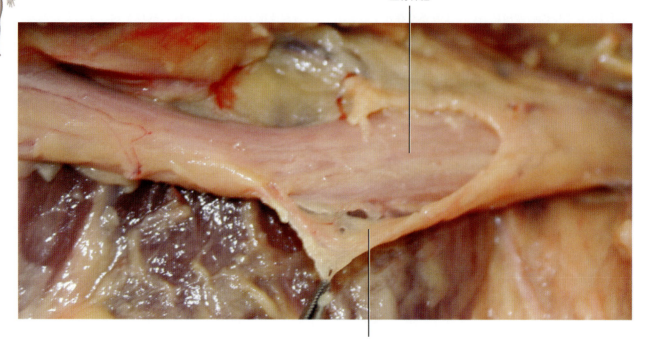

図 3.18 坐骨神経の神経周膜.

筋膜に付随し，深筋膜内の筋活動により引き起こされた力の正確な鏡のようだと示唆した.

筋筋膜結合の異なる種類については，以下のように確認できる.
- 直接筋膜から生じる筋線維（図 3.20）
- 筋膜に挿入する筋線維（図 3.21）
- 筋膜から生じる腱展開（図 3.22）
- 筋膜に挿入する腱展開（図 3.19）.

筋の筋膜におけるいくつかの例には，四頭筋腱として脛骨に挿入する大腿四頭筋を含む. この腱は，膝蓋前を通過して，前方膝支帯を接続する筋膜展開をもつ（Toumi et al., 2006）. 同様に，アキレス腱は踵骨の後方側面に付着するだけでなく，足の裏面へ続く足底筋膜（Snow et al., 1995, Milz et al., 2002, Wood., 1944）と，踵脂肪パッドの線維中隔への筋膜連続も維持する（Benjamin., 2009）. 鵞足と腸脛靱帯は，筋膜結合をもつ. 未防腐処置の解剖用屍体における肩の解剖で（Stecco et al., 2007b, 2008），上腕筋膜と結合する大胸筋，広背筋および三角筋から生じる特定の筋膜展開の恒常的な存在を確認した（図 3.23, 24）.

これらの筋膜展開は，正確な方向性をもつ. 空間面と，筋によって行われる異なった動きに明らかに相関している. 筋膜展開での特異的な配列は，それらの特定の機能的な役割を示唆する. 運動を起こすために筋が収縮するとき，これらは同時に関連する筋膜展開を伸張する. これがはっきりとすることにより，ほぼすべての運動に対して特定の筋は活性化され，深筋膜の選択された部分が特定の筋膜展開を通って伸張される. 筋膜展開は，筋膜と筋のあいだの相互的なフィードバックを可能にする. 筋膜は，その展開によって筋から生じる伸張を知覚し，この張力は筋膜によって距離を超えて伝播される. したがって，遠位筋は，おそらく筋膜の筋紡錘活性化を経て，近位筋の収縮状態を知らされる（下記参照）. たとえば，上肢全体での前方運動の際，大胸筋の鎖骨線維の収縮は，筋膜展開によって上腕筋膜前部を伸張する（図 3.23, 24）. 同時に，上腕二頭筋腱膜を通る前腕筋膜の前部を伸張する上腕二頭筋でも同時収縮が起こる. 張力におけるこの配列は，橈側手根筋膜と長掌筋へと続く. これらは順番に，手首の屈筋支帯，手掌腱膜および母指球筋膜を引っ張る（Stecco et al., 2007b）（図 3.25）. このように，深筋膜は，特定の筋と，それらの付随する筋膜の固有受容要素のあいだに解剖学的連続を保証する. この

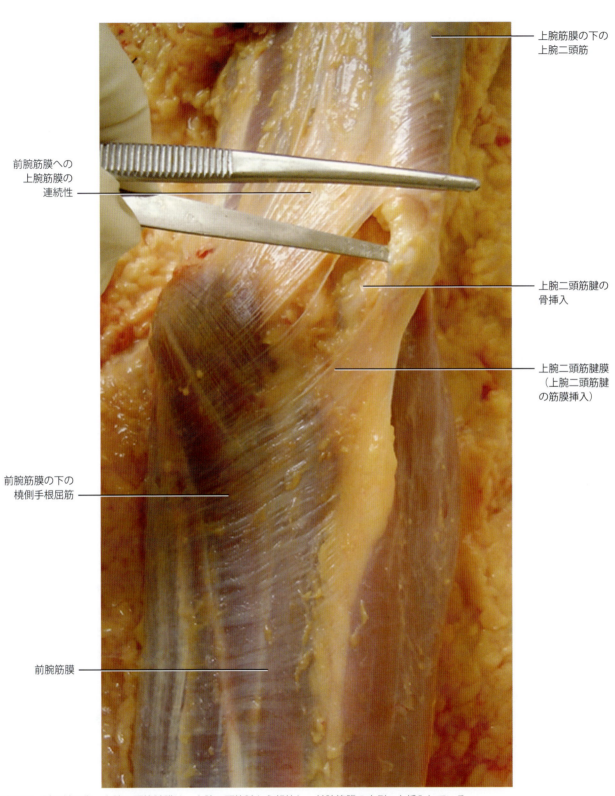

図 3.19　肘の前面像．上腕二頭筋腱膜は，上腕二頭筋腱から起始し，前腕筋膜の内側へと挿入している．

深筋膜

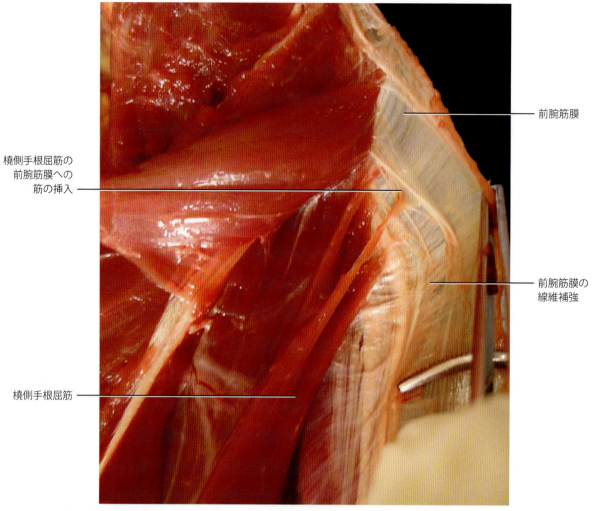

前腕筋膜

橈側手根屈筋の
前腕筋膜への
筋の挿入

前腕筋膜の
線維補強

橈側手根屈筋

図3.20　左前腕の解剖．内面の筋挿入を示すように，前腕筋膜が外側に傾けられている．筋が挿入する場所で，筋の牽引方向に沿っていくつかの筋膜による線維補強がみられる．

筋筋膜の関連性は，正しい運動方向の運動と認知にかかわるさまざまな筋のあいだで，末梢協調を明白に示す．この組織は，腱膜筋膜が，2つの隣接した関節と共同筋群のあいだの伝達ベルトとして作用できたことを示唆する．そして，特殊な筋の共同作用の活性化を調整する．たとえば，BenninghoffとGoerttler（1978）は，蹲踞（うずくまり）の変化のあいだ，股関節，膝関節および足関節の角度は，同一ではないが，相互の定常性を維持したことを証明した．われわれは，この同調性を調整するのは腱膜筋膜だと考えている．たとえば，足関節損傷によりその角度を制限されると，近位の腱膜筋膜によって知覚される負荷をもとにして近位関節で角度変化の代償が起こる．

　筋膜への筋腱間展開を考慮すると，腱膜筋膜がこれらすべての展開における収束の受容体だということが明確になる．したがって，腱膜筋膜は関連する筋のすべての牽引を受けていて，それらの張力の伝達を届ける役割をもつ大きな扁平腱と考えられる．たとえば，大腿筋膜は多くの筋の筋膜展開の合流によって形成される．大殿筋の線維の80％は，大腿筋膜に挿入する（Stecco et al., 2013a）．大腿筋膜張筋は，大腿筋膜の外側の補強として働く腸脛靱帯として連続する[1]（図3.26）．内腹斜筋と外腹斜筋は部分的に鼠径靱帯に挿入し，同側と対側の大腿筋膜へと続く．遠位に，内側広筋と外側広筋は部分的

1：大腿筋膜は，皮下の靴下のように大腿を取り囲む線維鞘で，大腿の筋群をきつく束ねている．大腿筋膜張筋は，腸脛靱帯の固有張筋と考えられる股関節の筋である．

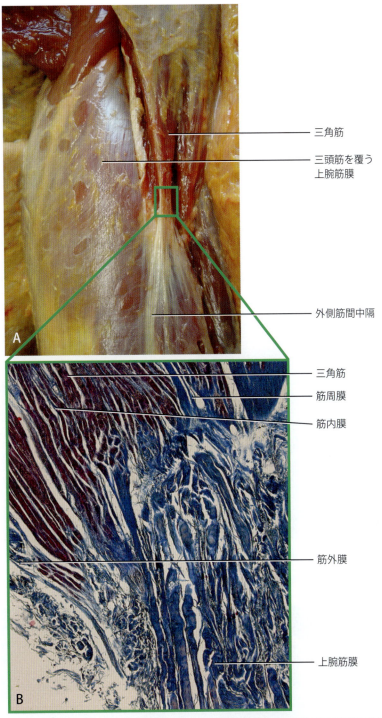

図 3.21 （A）外側の筋間中隔の高さの上腕筋膜への三角筋の挿入．（B）緑色で強調される領域の組織学的部分．アザン - マロリー染色．筋を赤/紫色で，コラーゲン組織を青色で染色．上腕筋膜（腱膜筋膜）への筋周膜と筋外膜の連続性が確認できる．この様子から，四肢の腱膜筋膜は，四肢に収束する体幹の多数の筋外膜の融合によって生じると断言できる．

に大腿筋膜の内面へと挿入し（直接，もしくは内側および外側の筋間中隔経由で），これらの展開が膝の支帯を形成する．腱は，脛骨に部分的に挿入する鵞足を形成し，膝と下腿の内側領域の深筋膜の補強を助ける．したがって，大腿筋膜はこれらすべての筋腱間展開の複合物となる．Gerlach と Lierse（1990）は，骨 - 筋膜 - 腱系の検

深筋膜

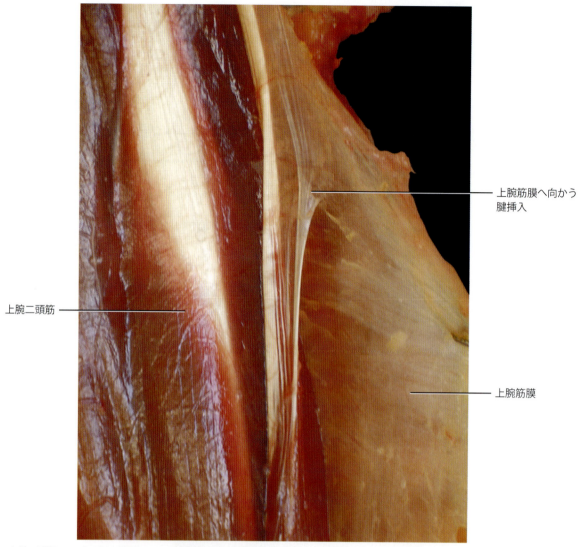

図3.22 上腕二頭筋のいくつかの線維は，上腕筋膜の内側側面から生じる．

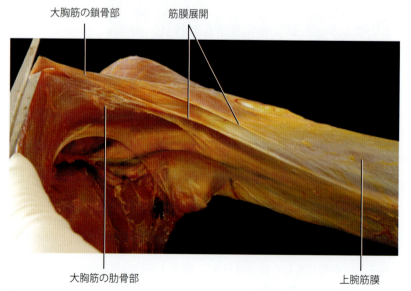

図3.23 上腕筋膜への大胸筋の筋膜展開．大胸筋が鉗子で持ち上げられ，上腕筋膜の内側および前部分の肋骨および鎖骨部の筋膜展開を強調している．

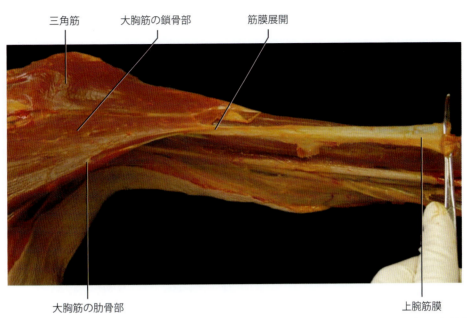

図3.24 上腕筋膜の中間部分が鉗子で分離，そして遠位に伸張され，大胸筋の肋骨部における筋膜展開に沿って深筋膜の中で発現する張力を示している．

査は，大腿筋膜の中に存在するコラーゲン線維束の配置に対するわれわれの理解を深めると述べた（図3.27）．

筋膜補強：支帯

支帯（retinaculum）という用語は，ラテン語の「retinere＝持ち続ける」に由来し，臓器または組織をそれぞれの位置に留める構造，もしくはラテン語の「rete＝網」に由来し，交差パターンを形成する典型的な線維束の配置を意味する[2]．

機能的観点から，古典的に，支帯は関節運動の際に腱が下部の骨に付着する滑車システムと考えられてきた（Vesalio., 1543）．この考えは，臨床的根拠によって支持されているが，たとえば，支帯の急性および慢性病変が，それらの急な縁で腱の亜脱臼を起こす可能性があげられる（Geppert et al., 1993, Sobel et al., 1993, Tytherleigh-Strong et al., 2000）．また支帯は，足関節の骨に結合する足関節の重要な安定装置とも考えられた（Leardin & O'connor., 2002, Umidon., 1963）．しかしViladotら（1984）は，支帯は薄く柔軟性があることから，これら

は関節の機械的安定性に適度な効果をもたらすことを発見している．支帯は，固有感覚においてはるかに重要な役割をもつ．Pisani（2004）は，支帯の組織学的特徴は，知覚的な機能をもつことを示唆すると結論したが，逆に，腱と靱帯は機械的役割をもつと結論づけた．

多くの解剖学アトラスにおいて，支帯は他に類のない解剖学的要素であると考えられてきた．しかしながら，最近の研究は，支帯が別々の構造というよりも，深筋膜の補強を担う役割をもつことが明らかになった（Abu-Hijleh & Harris., 2007, Stecco et al., 2010a, b）（図3.28, 29）．したがって，支帯を個々の挿入構造と考える代わりに，これらが骨，筋および腱に広く挿入する範囲を伴う深筋膜の局所肥厚として認められる．一般的に，足首と手首の支帯が広く知られているが，すべての四肢の関節の周囲に支帯は存在する．それは，前面部（前方支帯）と後面部（後方支帯）にである．体幹において，剣状突起と恥骨の前を交差する線維束は，大きな支帯である．体幹の腱膜筋膜もまた，さまざまな筋挿入を受けて，さまざまな力線を短絡する大きな支帯と考えられる（図3.30）．

形態計測学分析で，支帯は下肢で1,200μmという平均の厚みをもち，上肢では780μmという平均の厚みをもつことがわかっている．支帯は腱膜筋膜にみられるように，平行したコラーゲン線維束における複数の層（2

2：支帯という用語は，靱帯（ligament）と決して同義でない．靱帯という用語は，ラテン語の「ligare＝束ねる」に由来し，関節で骨または軟骨を接続しているか，臓器を支持している硬い線維組織の薄板もしくは帯を意味する．

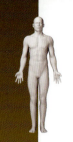

深筋膜

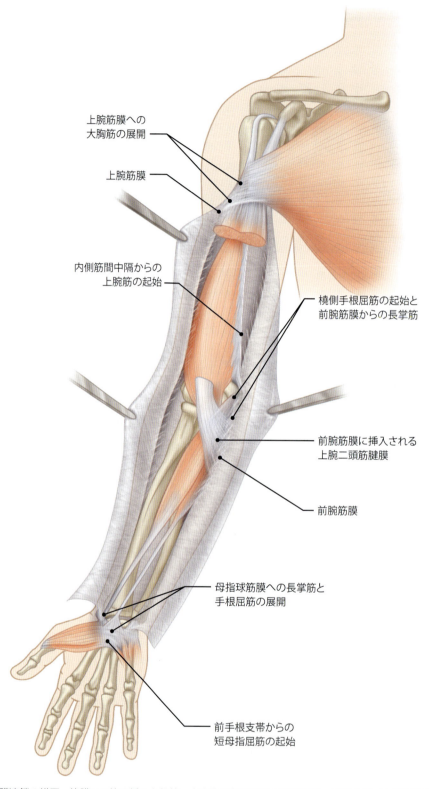

- 上腕筋膜への大胸筋の展開
- 上腕筋膜
- 内側筋間中隔からの上腕筋の起始
- 橈側手根屈筋の起始と前腕筋膜からの長掌筋
- 前腕筋膜に挿入される上腕二頭筋腱膜
- 前腕筋膜
- 母指球筋膜への長掌筋と手根屈筋の展開
- 前手根支帯からの短母指屈筋の起始

図 3.25　前矢状の筋筋膜連鎖の描写．筋膜への筋の挿入と起始．大胸筋の鎖骨線維の筋膜展開，筋間中隔（上腕筋膜と結合される中隔）からの上腕筋の起始，上腕二頭筋腱膜，屈筋支帯への筋膜展開および橈側手根屈筋と長掌筋の母指球に注目．これらの筋膜の接続は上肢の前推進*に関係するさまざまな筋の構成要素のあいだに解剖学的連続を形成する．そして，すべての上腕と前腕筋膜の前方部分を伸張する．
*「前推進」という用語は，これが運動方向を強調することから「屈曲」より好ましい．

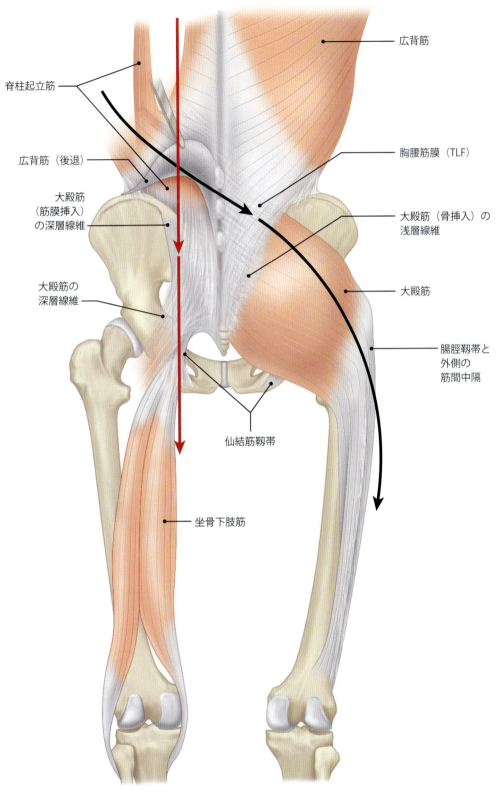

図 3.26 図の左側で，大殿筋（深線維，赤線）の骨挿入が脊柱起立筋と坐骨下肢筋に結合していることに注目．このように，縦走の解剖学的連続は脊椎と下肢のあいだに形成される．右側では，大殿筋（黒線）の浅層線維が近位の胸腰筋膜に，そして遠位の腸脛靱帯と外側筋間中隔（両方とも大腿筋膜に結合する）に挿入する．このようにして，一側の下肢と，対側の広背筋のあいだで螺旋連続が形成される．

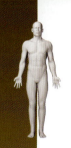

深筋膜

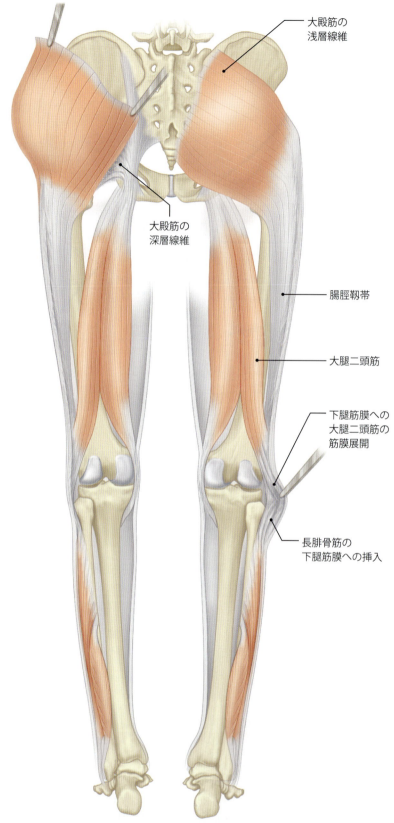

図3.27　大腿筋膜は下肢に沿って筋筋膜連続に重要な役割をもつ．大殿筋の浅層線維は，腸脛靱帯と大腿筋膜に連結する外側筋間中隔へ挿入する．大殿筋の深層線維は大腿二頭筋の起始部で仙結節靱帯へ挿入する．膝近くの腸脛靱帯の挿入部分では，大腿二頭筋の若干の線維は下腿筋膜に挿入する．この部分で，長腓骨筋の線維がいくつか始まる．したがって，大殿筋の収縮は長腓骨筋の挿入部で張力を起こす腸脛靱帯を伸張し，その筋紡錘を活性化させる（98頁の筋紡錘の役割を参照）．

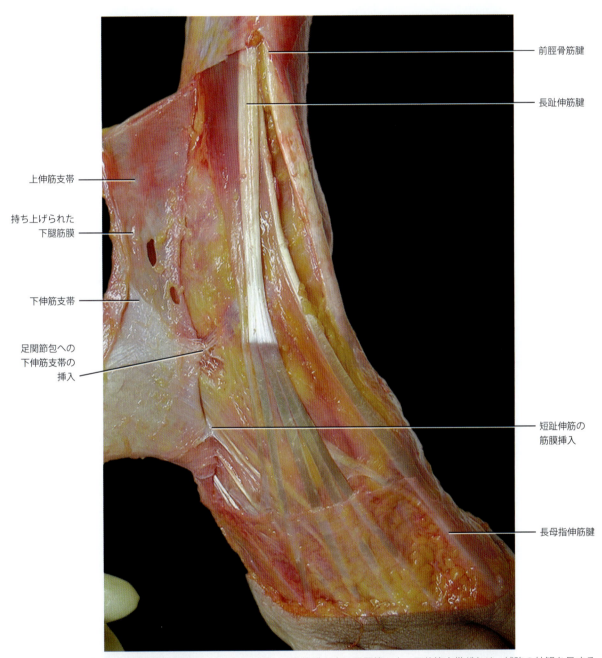

図 3.28 右足首の前面図．下腿筋膜が持ち上げられている．下腿筋膜の中に足関節の上・下伸筋支帯があり，補強の外観を呈する．支帯は骨と筋の挿入がある．足関節包への付着と，短趾伸筋の筋線維が下伸筋支帯へ挿入する部分に注目．

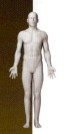

深筋膜

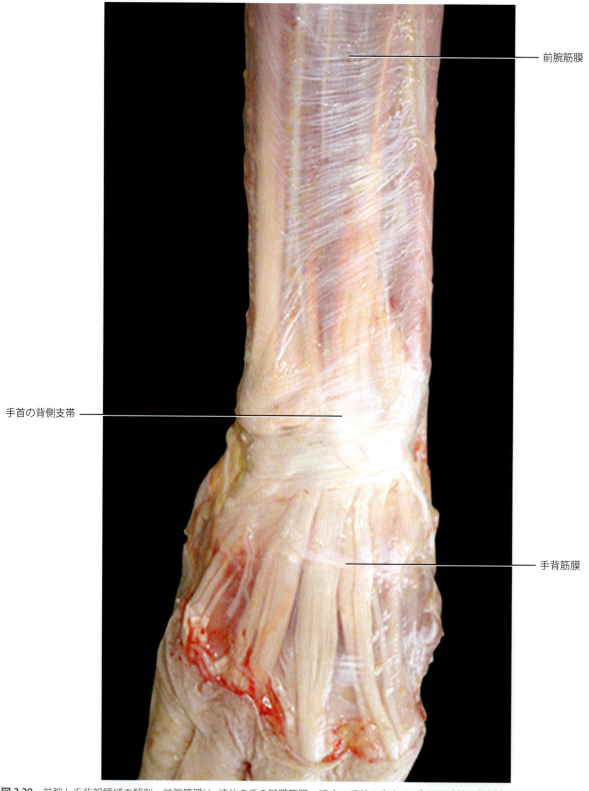

前腕筋膜

手首の背側支帯

手背筋膜

図3.29　前腕と手背部領域の解剖．前腕筋膜は，遠位の手の腱膜筋膜へ続く．手首の高さで，それは手首の背側支帯によって補強される．

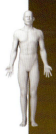

剣状突起

腹直筋鞘へ向かう
大胸筋の牽引方向

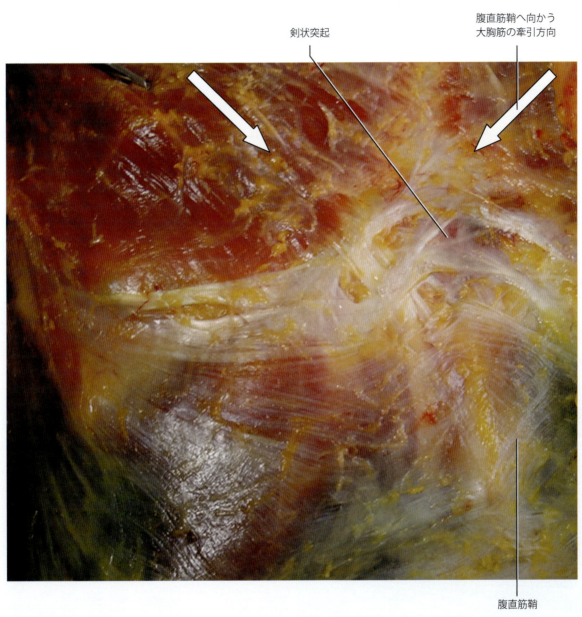

腹直筋鞘

図 3.30 剣状突起の前でのコラーゲン線維束の交差．重要なことは，大きな支帯が胸部と腹部の筋，そして右側と左側を結合させていることである．

深筋膜

〜3層）からなる．しかし，支帯において，線維束はより密性に包まれる．そして，そこにはわずかな疎性結合組織が存在する（図3.31）．Kleinら（1999）は，手首と足首の支帯の，異なる3層について述べた．それらは，ヒアルロン酸を分泌する細胞を含む内側の滑走層，コラーゲン線維束，線維芽細胞および分散型のエラスチン線維を含む厚い中間層，そして血管チャネルを含む疎性結合組織からなる外層である．Benjaminら（1995）によると，支帯の内層は，支帯とその下の腱のあいだに著しい圧縮が起こると，線維軟骨性へと姿を変えると提言している．

支帯は最も高度に神経を分布された筋膜組織で，自由神経終末，小体（ルフィニ，パチニおよびゴルジ・マツォニ），そして珍しい球状の棒が豊富である．支帯は，単なる他動的安定器としてだけでなく，関節運動をよりよく知覚する特徴をもった固有受容器官と考えるべきである．Sanchis-AlfonsoとRosello-Sastre（2000）は，膝蓋大腿関節の不整列と膝前面痛を有する患者に，自由神経終末および短縮され圧縮された外側支帯内に伸びた神経の増加について論証した．検体において外側膝支帯は，近位再編成のとき，または分離した外側支帯のリリースのときに切除された．それらの結果，外側支帯には増加した神経成長因子産生の結果として，膝蓋大腿関節の疼痛の原因として重要な役割をもつという臨床的所見が支持された．神経成長因子産生は，おもに脈管周囲の位置で侵害受容軸索の増殖を誘発する．

支帯は，特定の筋（図3.32）および骨領域との結合によって，骨運動と筋収縮を感知することができる．たとえば，腓骨と踵骨に架橋している腓骨支帯は，足の回外によって伸張される可能性がある．これは，骨挿入の分離と支帯の下を滑る腱の伸張によって起こる．回内が起こる際は，屈筋支帯もまた伸張される（図3.33）．患者に異常な歩行がみられる場合や，足における骨と筋の解剖学的整列が変異している（たとえば，凹足や扁平足）

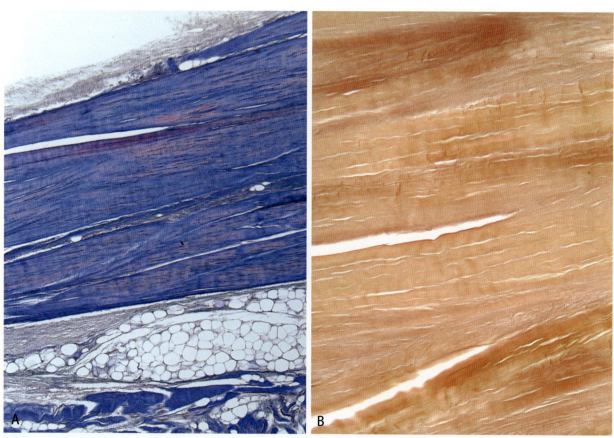

図3.31　支帯の組織学的写真．(A) 線維構成をアザン-マロリー染色で示す．コラーゲン線維（青/紫色で染色）は束で密集し，疎性結合組織（白）は少ない．(B) 弾性要素は通常，ヴァンギーソン染色で黒色で示される．この写真では，弾性組織がまったく存在していないことにより黒色は示されない．コラーゲン線維は橙色で染色されている．

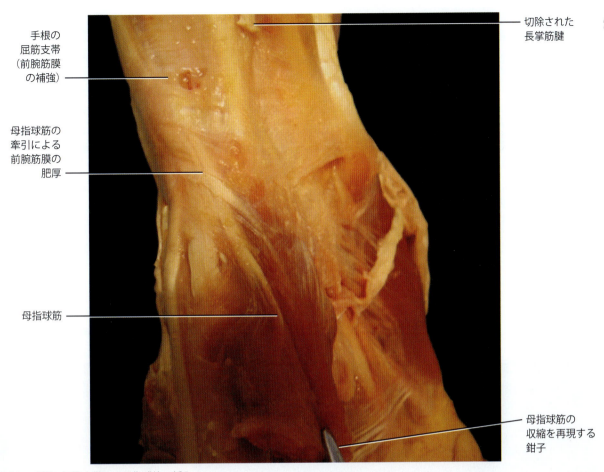

図3.32　手根の屈筋支帯への母指球筋の挿入．

場合，筋膜に異常な牽引が起こる．線維性結合組織における機械的機能と分子組成の強い関係によって（Milz et al., 2005），足の筋膜と足関節支帯の慢性の異常な牽引は，支帯の線維束の変性を起こす場合がある．これは，腱膜筋膜内に補助的な線維束を構成することに帰着するかもしれない．

　一般的な結論は，筋膜系（システム）の範囲内における支帯の連続性によって得られるかもしれないとしている．もし患者が足関節の支帯損傷を呈する場合，足関節と下腿筋膜に沿って固有受容の変性が現れる．これは，足関節の支帯内に挿入する筋線維の活性化を変異させ，結果として新しい支帯／筋膜の骨挿入を招く．これは，深筋膜の範囲内で力の配列に変化をきたす場合がある．そして，足関節機能に影響を及ぼすだけでなく，膝の範囲へと広がって膝痛を起こすことになる．このように，最初は病理をもたなかった遠い領域の病変が，現在の代償として疼痛部位となる可能性がある．支帯における大きさや数の多様性（たとえば，足関節支帯に関する文献で記されるような）が，支帯は筋膜系によって働く統合的役割を担う形態学証拠であることを示している．文献研究に記されているように，支帯における解剖学的多様性と新しく作られる束は（たとえば，遠位の足関節に起こること），支帯が筋膜系によって統合するような役割を担う形態学的証拠だとして考えるべきだと示している．この考えは，Abu-HijlehとHarris（2007）の研究によって確証された．彼らは，それまで「支帯」と称されていなかった「支帯構造」を深筋膜の範囲で発見した研究者である．

　体幹では，腱膜筋膜は大きな支帯として存在すると考えることが可能である．たとえば，胸腰筋膜（thoracolumbar fascia：TLF）は，大胸筋，広背筋および大きな腹筋群のおもな挿入領域の1つとして考えられる．このように，TLFは異なる筋で起こる収縮状態を知覚し，運動の調整でのおもな役割，そして単一の筋活動においても役割

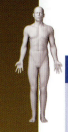

深筋膜

クリニカルパール 3.4　足関節捻挫と支帯

　Steccoら（2011）は，足関節捻挫患者の足関節支帯に存在しうる損傷について，MRIを用いて分析した．臨床的観点からは，すべての足関節捻挫患者に，固有感覚の変性と，静的姿勢動揺検査で確認された機能性足関節不安定性が存在した．足関節支帯のMRI検査では，支帯と皮下組織のあいだの新しい癒着，足の深筋膜内で起こる新しい線維束の形成および支帯の中断が明らかになった．患者は2群に分けられた．1つは，足首支帯損傷だけの群で，もう1つは足首支帯損傷に加えて前距腓靱帯破裂または骨髄水腫を有する群とした．両群には，支帯への深部結合組織マッサージ（筋膜マニピュレーション技術）を3回行った．すべての患者において改善がみられ，このことにより，2群の症状は，骨や靱帯の変性というよりも，筋筋膜構造の変化によって起こったことが示唆された．筋筋膜の緊張が正しい状態に修復されたとき，足関節捻挫の症状も緩和された．支帯への損傷と，それらの包埋した固有受容体は，不正確な固有受容の求心作用に帰着する．これは，関節運動における不十分な調整と，炎症反応および侵害受容器の活性化の原因となりうる．治療は正常な筋膜緊張の回復に重点がおかれたが，これが足関節捻挫の治療効果を改善する可能性がある．

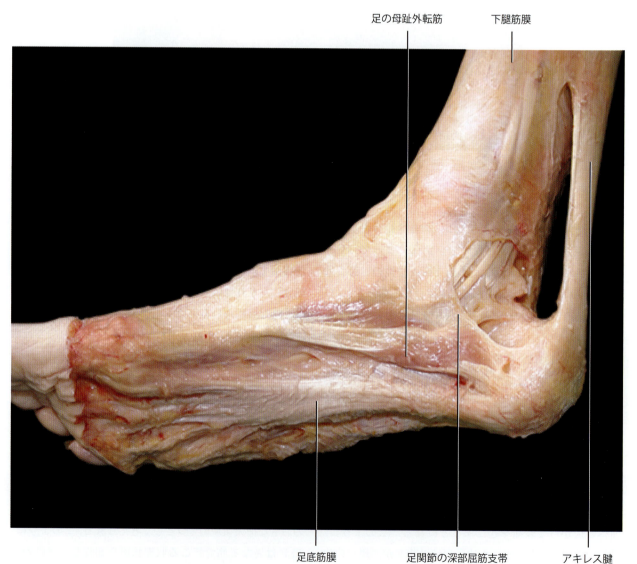

図 3.33　足関節の深部屈筋支帯への母趾外転筋の挿入．この支帯は下腿筋膜と結合し，足根管の屋根となる．

を果たすであろうと考えられる．たとえば，体幹で屈曲が起こる際，腹筋群の活性化は特定の方向に沿ってTLFを伸張し，同時に，大殿筋と広背筋の活性化がTLFを別の方向へと伸張する．それは，同じ筋膜に挿入する個別の筋と対立せずに，特定の筋を収縮するTLFを伴う自律線維面の存在によって起こる．もし，外傷や手術または過用症候群が，腱膜筋膜面で滑走システムを変える場合，筋膜の内側で新たな力線をなす可能性がある．これは，損傷と直接関係のない他の筋へ悪影響を及ぼす．筋におけるこの変異活動は代償と考えられ，もとの障害部分から遠く離れた場所でもその存在を確認することができる．以前の疼痛と新たな痛みが接合する解剖学的要素は筋膜である．

　胎児には支帯が存在しない．新生児における連続的機械的負荷は，特定の方向に沿って新しいコラーゲン線維の沈着を刺激し，これによって関節周囲の支帯が形成される．支帯は，レース用のヨットの帆における補強と比較可能である（図3.34）．帆は均一構造ではなく，風によって起こる力線によって特定の補強を提供する．このように支帯は軽くて抵抗力がある構造をもつと考えられる．同様に，深筋膜はより薄くなければならず，筋収縮，腱圧および骨運動のような特定の負荷に抵抗しなければならない．支帯は，負荷が頻繁に起こる部位に特殊な補強を与える．最終的に，すべての骨挿入と筋力の確認が可能となれば，支帯の真の性質がよりよく理解されるであろう．

機械的行動[3]

　腱膜筋膜における複雑な構造的形態は，下記で記す特殊な機械的特徴に反映される．
- 非線形の機械的反応
- 多軸負荷に対する引っ張り強さ
- 異方性
- 粘弾性
- 多層の機械的反応

非線形の機械的反応

　図3.35は，負荷軽減から機能不全状態における張力伸張を受けた腱膜筋膜の負荷対張力（緊張，歪み）反応を表す．機械的反応に影響を及ぼすおもな特徴の1つは組織の剛性で，負荷増加から歪み増加の割合で定義される．幾何学観点からは，この様子は曲線に対するタンジェント（接線）の傾斜である．剛性の反対を表す用語は，「伸展性（コンプライアンス）」と定義される．同じ負荷の増加でも，高剛性（低伸展性）を伴う組織は，低剛性（高伸展性）をもつ組織と比べて歪みが少ない．他の結合組織においても同様に，腱膜筋膜における負荷－歪み曲線は，非線形反応を表す．つまり「足先」領域，線形領域および機能不全領域である．足先領域は一般的に，変形のない状態で起こる小さな張力（緊張，歪み）を指す．この領域で，組織は低剛性で，コラーゲン線維の曲がり

クリニカルパール3.5　筋膜の記憶

　慢性の筋筋膜疼痛は，深筋膜に多くの変性をもたらすと考えられ，疼痛領域は変性による要素のわずか1つである．患者における筋膜疼痛の原因と筋膜機能障害の進化を理解するには，過去の外傷や手術を含む完全な病歴をとることが重要である．実際，深筋膜における過去の異常な付着が筋膜内の力線に病理をもたらし，遠い距離にある深筋膜に影響を及ぼす．この仮説は，患者がもはや認識していない膝や足首の昔の外傷部分を治療したあとに，現時点で抱える慢性の背痛が治ったという臨床結果を例にすることで説明づけられる．われわれのもつ臨床経験から，固執した筋膜の高密度化／線維症は，最終的に筋膜連続に沿って代償を生じるということを示唆する．このように，最初の疼痛が消えても，深筋膜のなかで病理学的力線が生じる．

クリニカルパール3.6　筋膜の力線とテーピング

　アスレチックテーピングは，運動競技活動の際に，骨と筋が安定した位置に維持されるように皮膚に直接テープを巻く方法である．テープは通常，支帯の線維束と深筋膜内の力線とに調整されて巻かれる．われわれは，正しい力線に沿う深筋膜を伸張する方向でのテーピングが，早い回復を助けると提案する．たとえば，足関節捻挫後に支帯で生じる固有受容の役割が，早い段階で機能的テーピングを使用する際の，解剖学的基礎の説明となるだろう．治療テーピングも，支帯の損傷前の最初の緊張を助ける可能性がある．テーピングによって，異常な線維束の形成や異常な筋と骨の癒着を回避することができる．とくに，キネシオテープは，最初の固有受容能力を回復するのに役立つ．

3：この項目は，イタリア，パドヴァ大学工業技術科工業生体工学のPiero Pavan准教授の協力のもとに記述された．

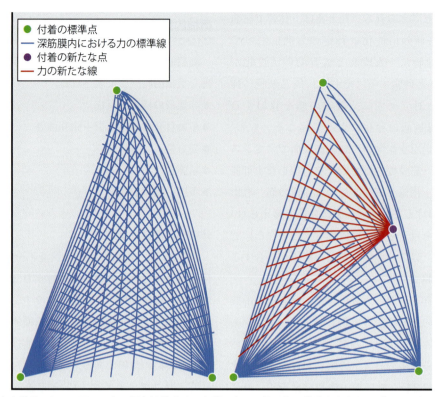

図3.34 腱膜筋膜と支帯は，レース用ヨットの帆と比較することができる．帆は均一構造をもたないが，風で生じる力線に応じて特定の補強を提供する．これは，軽くて抵抗力をもつ組織構造と同じである．深筋膜における力線は，筋の牽引と骨運動によって定まる．外傷や外科手術により新しい付着点が作られることがあり，これが筋膜内の力線に変化をもたらす．

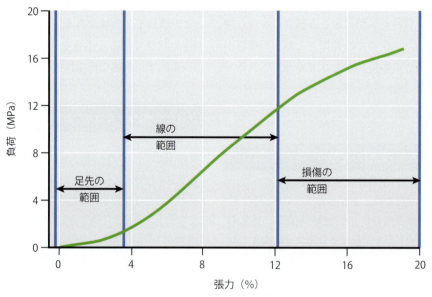

図3.35 「負荷対張力（緊張，歪み）」を表す張力試験で示された足底筋膜の機械的行動．いわゆる「足先（足趾）」領域は張力（緊張，歪み）の0～4%を受け，線反応の範囲（緊張の4～12%）と組織内で損傷が起きる範囲でも負荷が上昇する（緊張の12%）．

形態と弾性（エラスチン）線維のかなりの伸展性と関連する機械的特徴をもつ．実験的な試験では，腱膜筋膜のサンプルが使われ（Stecco et al., 2013），足先領域は張力（緊張，歪み）の4%まで広く伸びることが確認された．この値（線形領域）以上で，組織は大きな剛性をもち，ほぼ線形反応を示す．この領域での負荷増加は，緊張増

加と比例している．腱膜筋膜のいくつかの検体では，進行性機能不全は，張力（緊張，歪み）の12%を超える値が確認された．この不全は，コラーゲン線維損傷によって起こり，剛性の漸進性減少を引き起こす．組織の強度は，負荷-張力（緊張，歪み）曲線で示される負荷の最大値によって表されている．組織の最大強度は，損傷現象が起こる領域で起こる（図 3.35）．緊張の生理学的な範囲は，損傷現象がない領域に限られている．これは，腱膜筋膜がそれらの強さに基づく安全要因で一般的に作用することを意味する．腱膜筋膜の異方性の特性により，負荷-張力（緊張，歪み）曲線が，負荷のかかる方向に依存することが確認されている．さらに，機械的反応は考慮される区画によって異なることもわかっている．たとえば，研究（Stecco et al., 2014a）では，前下腿区画より採取された検体は，後下腿区画の検体と比べてより剛性であることが明らかになっており，とりわけこの特徴は横走方向に伸張が起こる際にみられる．このデータは，前脛骨部症候群がなぜ後方区画症候群よりも臨床診療で頻繁に生じるかについて説明できる可能性がある（Varleisdonk et al., 2004）．

多軸負荷に対する引っ張り強さ

腱膜筋膜は腱のように，1つの分節から他へと部分的な筋収縮力を伝播する能力をもつ．この活動における腱膜筋膜の力は，筋量と筋力の最大収縮に関連していると考えられる（Stecco et al., 2007b）．たとえば，大殿筋の収縮はそれが挿入する大腿筋膜を伸張する．大腿筋膜はこの伸張で起こる力を，腸脛靱帯沿いに縦走方向に伝播し，下腿筋膜の前外部分と前方膝支帯へとその張力を広げる．この能力は，コラーゲン線維束の空間配置によって起こるが，これによって筋膜は異なる方向（多軸負荷）に加わる張力に必要な力を共有することができる．このように，コラーゲン線維束が重要な役割をもつことがわかる．少ない張力（緊張，歪み）においては，コラーゲン線維のみが加えられた力の方向に最初に整列されていて，組織の力に関与する．張力（緊張，歪み）が多い場合は，線維束は徐々に負荷方向に沿って配置される（図 3.36）．

異方性

異方性は，方向的な機械的性質（基本的に，剛性と強さ）を示す物質に起因することがある．この特徴は，コラーゲン線維の特異的な空間配置によるものでもある．Hurschlerら（1994）は，腱膜筋膜の単位ごとに計算した構造的剛性の平均値は，縦走方向に 50.9 ± 33 N/mm，横走方向に 46.4 ± N/mm であったと報告している．われわれの研究（Stecco et al., 2014a）でも，腱膜筋膜は図 3.37 で示されるように，横走方向よりも縦走方向においてより剛性をもつことが検証されている．横走方向における低剛性は，筋線維収縮の影響に適合する腱膜筋膜の適合性と関連していると考えられる．腱と同様に，縦走方向における高剛性については，前の項目で記述したとおりである．したがって，筋膜がこの適応性を失うと，筋収縮も損なわれると結論づけることができる．

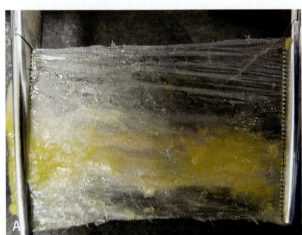 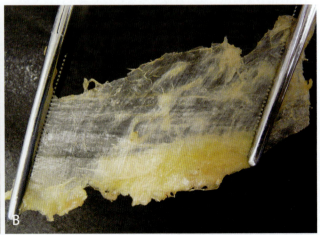

図 3.36　縦走方向に沿って伸張された腱膜筋膜（**A**）と，斜走方向に沿って伸張された腱膜筋膜（**B**）．腱膜筋膜がある方向に沿って伸張されると，コラーゲン線維は徐々に同じ方向へ整列して，強さ能力を増加させる．

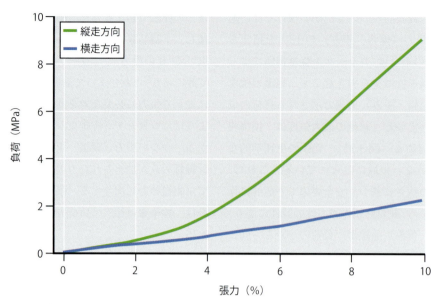

図 3.37 下腿筋膜は，四肢の主軸沿いに伸張される際や，垂直方向（横走方向）に伸張される際，異なる機械行動をもつ．この行動は，筋膜が異方性をもつことを確証する．

粘弾性

　他の結合組織と同様に，腱膜筋膜は粘弾性の特徴を示す．粘弾性は，組織の線維構成要素における内部の再配列の肉眼的効果と，時間とともに移動した液相だと考えられている．粘弾性物質における機構を理解するためには，弾性物質の基本特性を知ることが重要である．理想的な状態の弾性物質は，負荷が与えられると即座に変形し，負荷がいったん除かれると即座にもとの状態へと戻る．張力（緊張，歪み）のレベルは，単に負荷のかかるレベルだけに依存する．物質の剛性は，負荷の割合と加わる張力で決まる．粘弾性物質における機械的反応は，負荷の割合を考慮しなければならないのでより複雑である．腱膜筋膜や他の結合組織と同様に，粘弾性物質でも表れる原則的な現象は以下のとおりである．

- 張力またはストレスに関するその剛性の依存：これは，より高度なストレスまたは張力に従属するとき，筋膜の硬さ（腱と類似の）が増加する．現時点での定量的データで確認が取れていないとしても，この行動が収縮力を引き起こす筋の能力に著しく効果をもたらすと考えることができる．
- クリープ：維持または恒常的な負荷に反応して筋膜で増える連続性または粘性張力を指す．クリープは，過度な負荷が組織における損傷を減らす場合以外に，負荷リリースによって回復することができる．
- ストレス緩和：組織が恒常的な張力（緊張，歪み）の影響下に置かれるとき，時間とともに加えられる負荷の減少からなるクリープの一種の二重行動を指す．粘弾性の調査は腱膜がもつ強い異方性によって難しくなるという事実にもかかわらず，最近の研究においては若干の定量的データを利用することが可能となった（Stecco et al., 2014a）．たとえば，下腿の前方区画の実験的な試験において，最初の120sの範囲内で応力緩和が35％起こり，その後に続く負荷は次の120sで2％低下した．したがって，われわれは，240sという時間範囲が粘性減少における完全な発現にとって十分だと考えることができる．応力-緩和曲線は，張力（緊張，歪み）が加わった後の1分間において90％の応力緩和が起こることを示す．
- ヒステリシス（履歴現象）：ヒステリシスは，負荷-負荷軽減サイクルの際のエネルギー消失の量として定義することができる．腱膜筋膜のヒステリシス行動におけるこの概念は，**図 3.38** に示した．特殊な粘弾性物質では，ヒステリシスの範囲は負荷と負荷軽減の率によって決まる．負荷-負荷軽減サイクルが急速だとヒステリシスの範囲は減少する傾向がある．そして，負荷-負荷軽減曲線が等しくなり，エネルギー消失の減少とシステムの機械効率の上昇がこれによって示される．この状況では，腱膜筋膜の行動は，腱のそれと

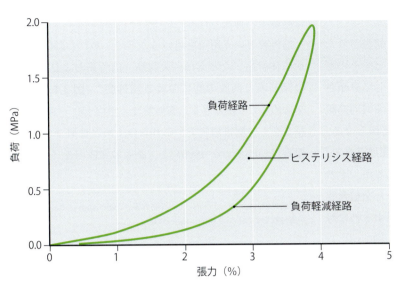
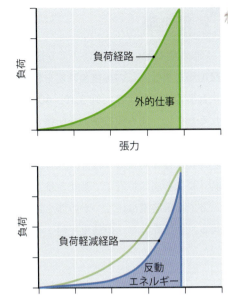

図3.38　負荷-負荷軽減サイクルに従属する腱膜筋膜の典型的なヒステリシス曲線．2本の曲線は，弾力のない現象をとおして組織によって消されるエネルギーのため一致しない．負荷曲線下の領域は，外部の機械的仕事量に比例し，負荷軽減へふたたび戻る．閉じた（ヒステリシス）領域は，放散されたエネルギーに比例している．ヒステリシスの範囲が狭い場合，それは筋膜が張力エネルギーとして働く外部の機械的仕事量の蓄積に，高い能力をもつことを示し，エネルギー消失を最小化する．

> **クリニカルパール3.7　伸張における深筋膜のかかわり**
>
> 　四肢の腱膜筋膜は，筋に関して平行に作用するので筋より硬い．したがって，筋膜には伸張の際により多くの負荷が加わり，伸張の限界を決めるのに重要な役割をもつ．応力-緩和曲線は，張力（緊張，歪み）が加わった1分後に90％のストレス緩和を示す．臨床的な観点からみると，筋膜を弛緩させるためには，静的ストレッチング状態で最低1分間の保持が必要だということを意味する．

類似している．動作分析の観点からこの現象をみると，効果的な運動を可能にして，より少ない筋の働きで力を生み出す運動選手が，筋膜に最小のヒステリシスを残す理想的な動作だと考えられる．筋膜の粘性において起こりうる変化は重要である．たとえば，筋膜体温の上昇（Matteini et al., 2009）が，筋膜の粘性を減少させることが示されている．筋膜粘性が減少すると，筋膜は伸張と反動への筋膜反応効率を改善する．筋膜ヒステリシスにおけるこの減少は，スポーツ競技の前のウォーミングアップがいかに重要かということを説明することができる．

多層の機械的反応

　腱膜筋膜の異なった構造的外観は，隣接する層のあいだにある疎性結合組織の存在によって，他の結合組織から区別される．組織学的分析では，各層が平行になるコラーゲン線維束で補強され，特定の方向にあることを示す．この特定の配置は，各層に特定の線維方向に沿って張力の負荷に抵抗する能力を与える．この方向は層によって異なり，そして身体の特定の位置に依存する．このことが，結果的に以下の働きをもたらす．

- 筋骨格系の付着部を通して筋膜に伝播する負荷に抵抗する能力
- 筋収縮における局所効果に対する適応性

　多層構造の特徴は，前項（89頁）で検討した筋膜の機械的異方性にも関連がある．線維-強化層のあいだに挿入される疎性結合組織の存在が，下に横たわる筋が収縮する際の層の滑走作用において重要な要素となる．結果として，より大きな筋膜適応性がある．椎間円板の線維輪は多層形態を示すが，腱膜筋膜でみつかる滑走現象が欠如している．滑走の適応性の不足は，区画症候群などの病態の原因となる場合がある．線維-強化層間における滑走適合は疎性組織の粘性によって定まり，適応性はその性質に重点がおかれる．

筋外膜

「筋外膜」という用語は，より薄くてよく組織された線維層を指し，この線維層は筋を鞘で覆うことでその形状と構造を定義する（図3.39，40）．筋膜として分類されるために，筋外膜は筋力を伝播し，隣接する共同筋線維束に接続する線維層をもっていることが必須となる．筋外膜は腱膜筋膜より薄く，その作用範囲は限局される．筋外膜は各筋に特有で，形状と量で定められるが，その一方で腱膜筋膜はいくつかの筋を包み，それらを結合させる．筋外膜は単一の筋束で起こる力を伝播するのに対して，腱膜筋膜は筋全体で起こる力を伝播する．筋外膜は筋線維に挿入される．

筋外膜という用語を用いることで，われわれはいくつかの体幹筋（たとえば，大胸筋，広背筋および三角筋）の深筋膜と四肢の筋における筋外膜[4]（図3.1を参照）を含めることができる．筋外膜は，平均150〜200μmの厚さをもつ線維層板で，これらはⅠ型とⅢ型コラーゲン線維（Sakamoto., 1996）と，多くの弾性線維（〜15%）

4：「筋外膜（epimysial fascia）」と「筋外膜（epimysium）」という用語は，本書全般をとおして互換的に使用される．

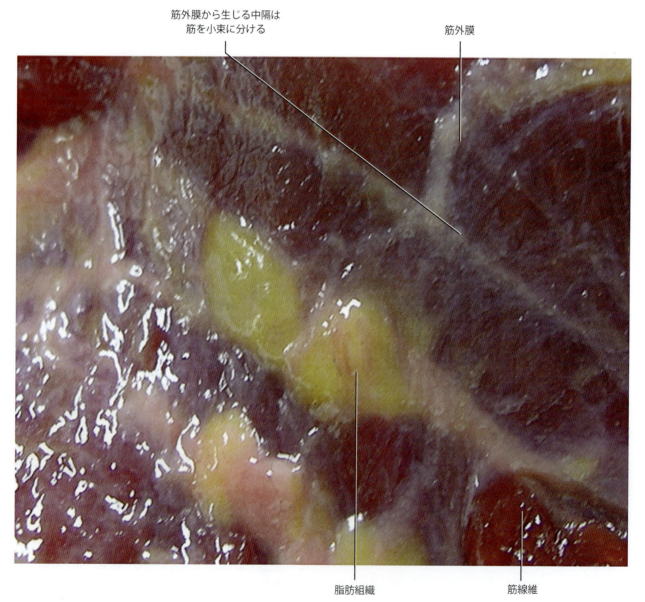

図3.39　三角筋における筋外膜の肉眼的所見．組織はより薄い線維性の白い膜で，強く筋に付着する．それは筋上の滑走面を形成する．

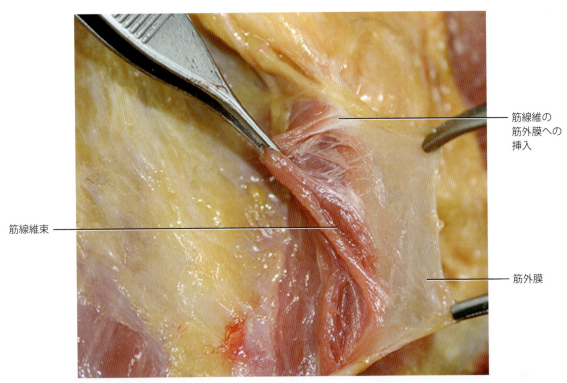

図3.40 大胸筋の筋外膜．より薄い抵抗性の線維層で，強く筋に付着する．

で構成される．紡錘状筋（たとえば，上腕二頭筋）では，コラーゲン線維は静止する筋線維の軌道に関して55°の入射角をもつ（Purslow., 2010）．羽状筋（たとえば，大腿直筋）では，筋外膜はおもに筋線維の進行を反映し，筋の腱へ続く高密度の層板を形成する．筋外膜で最も重要な特徴の1つは，それらの内部から生じて，筋を貫く複数の線維中隔を経た下にある筋に対する，それらの固い癒着である．この理由から，筋外膜とそれらの下に横たわる筋における機能と特徴を切り離すことは不可能である．

筋外膜は腱膜筋膜と比べてより薄いが，Purslow（2010）は，これらは腱膜筋膜と同じ構造的な組織をもつことを証明した．彼は，筋外膜の上の3枚の追加された層について下記のように説明している．

- 内層：正確な配置をもたずに不整列状態で並ぶコラーゲン線維．
- 中間層：ネットワークを形成する，より薄い絡み合ったコラーゲン線維．
- 外層：特定の方向に沿う扁平帯を形成する大きな直径のコラーゲン線維．

筋外膜のコラーゲン線維のあいだにある隙間が，ヒアルロン酸（Hyaluronan：HA．訳注：グリコサミノグリカンの一種である）で占められている点に注意することは重要である（図3.41）．これは，運動の際に，コラーゲン線維をわずかな摩擦のみで滑らせる（McCombe et al., 2001）．緊張が原線維内間の架橋結合にあるあいだ，HAは相対的可動性を提供する．この基本的な物質は潤滑油で，同時に細胞外マトリックスの多様な要素のための結合材として作用する（Hukinsa & Aspden., 1985）．筋外膜のHAの存在は，各筋腹を取り囲むそれぞれの滑りを可能にする．Gaoら（2008）は，老齢のラットの筋外膜が，若いラットのそれより非常に硬いことを証明した．筋外膜の剛性の加齢性増大は，高齢者の筋の障害がある外側の力伝達の変異に重要な役割をもつと考えられ，同時に筋内運動協調性の変性にもこれが関係すると考えられる．この増加した剛性は，筋外膜の厚さで，またはコラーゲン原線維の大きさで変性に起因しているというわけではない．顕微鏡分析では，老齢のラットの筋外膜のコラーゲン原線維の配列や大きさに変化を確認することができなかった（Gao et al., 2008）．HAの存在を伴う細胞外マトリックスの構成が，剛性に関係する重要な要素をもっていると考えて適切だろう．

深筋膜

筋線維　　　　　　　　　　　　　脂肪組織

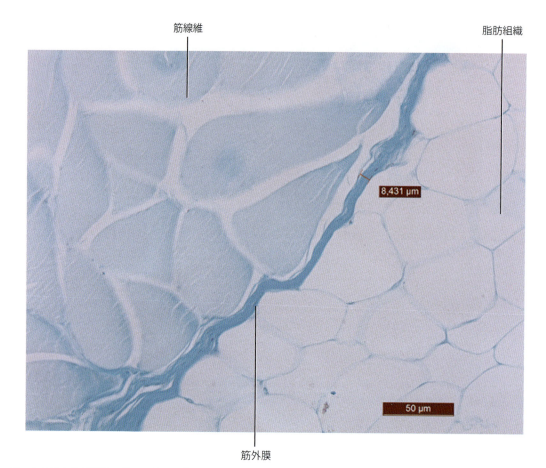

筋外膜

図3.41　ラットの筋の筋外膜は，グリコサミノグリカン〔訳注：ヒアルロン酸（HA）もその一種である〕に特有であるアルシアンブルーで染色された．筋外膜における染色がグリコサミノグリカン（HA）の高濃度をはっきりと示している．

　また，筋外膜は，関連する筋のあいだに存在する小さい神経血管束を覆い，これらの筋に関係する血管や神経を支持する働きをもつ．筋外膜は，血管と神経に，運動の際に起こる筋の形状変化への適合性を与える．さらに，筋外膜は2つの隣接する筋腹が分離するのを防ぎ，全方向で筋の個々別々の滑りを容易にする．

筋周膜

　筋周膜は筋外膜[5]に密接に関係があり，筋腹を異なる大きさの線維束（束）に分ける，より薄い線維層である．機能学的な観点から，筋周膜は筋外膜と強い相互関係をもち，可能性として考えられる筋外膜の局所運動協調性の役割を説明するのを助ける．

　筋周膜はⅠ型，Ⅲ型，Ⅵ型，Ⅻ型コラーゲン線維と多くの弾性線維からなる（**図3.42, 43**）．筋外膜と比べて，筋周膜ではⅠ型コラーゲンの割合は減少し，Ⅲ型コラーゲンの割合が増加する（Sakamoto., 1996）．筋周膜のⅠ型コラーゲン線維は，筋内膜に位置するコラーゲン線維より最大10倍大きい直径をもつ（Purslow., 1989）．これにより，筋周膜は筋内膜と比べて牽引に対する顕著な抵抗を供給する．Rowe（1981）は，筋周膜をコラーゲン線維の認識可能な3枚の層に分けた．

- 浅層：他より直径の小さいまっすぐな線維で，決まった方向をもたずに広がって存在する．無秩序なネットワークを形成し，互いに交差する．
- 中間層：平らで弯曲している，他より直径の大きな線維で，静止の筋線維に対して55°の平均角度で自らの軌道に交差する．線維が動員されるとこの角度は80°まで上昇し，筋線維が伸張すると20°まで角度が減少する．
- 深層：筋内膜と直接に接触する軟らかい層板を構成す

5：機能的な観点から，「筋外膜」という用語は筋周膜を含む．

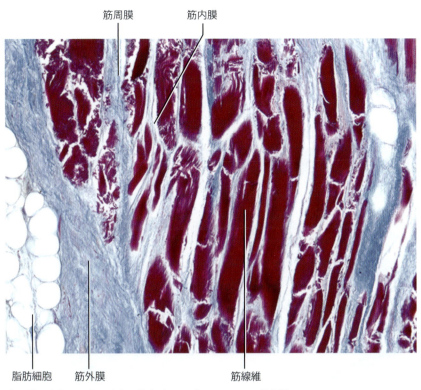

図 3.42　筋の断片．結合組織を青色で，筋を赤色で染色するアザン-マロリー染色法．

る．コラーゲン線維間の隙間は自らに控えめな緩みを与えて有意に増加する．

筋周膜は，コラーゲン線維の多層配置をもつことから筋外膜と類似することは明白である．したがって両方とも，筋が力伝達を骨レベルへと伝えるというおもな役割をもつ密性の規則性結合組織だと分類することが可能である．コラーゲン線維の方向は筋の状態で変化し，これにより筋周膜がどれくらい筋の活動に関係しているかを知ることができる．Rowe（1981）は，筋周膜がさまざまな筋に結合し，それらが同じ運動単位に属しているか否かを問わず，隣接する共同性の筋線維束のあいだで起こる力の伝播を可能にしていると仮定した．筋線維の一定の基底緊張の存在が，筋外膜と筋周膜を多少なりとも上昇する永続的な緊張状態に維持する．筋周膜と筋外膜で構成される筋外膜は，運動器系で生じる力を伝播させる組織化されたフレームワークだと考えられる（Passerieux et al., 2007, Trotter & Purslow., 1992）．

筋周膜は HA を豊富に含み（McCombe et al., 2001），さまざまな筋線維のあいだで自律性／滑走の働きを助ける（図 3.43B）．筋周膜はまた，筋内神経血管路を形成し，

「コラーゲン線維は，血管，リンパ管，神経およびそれらの分岐を覆って保護する結合組織の薄板，または束を補強した」（Huijing & Jaspers., 2005）とされる．神経脈管路は筋間中隔，骨間膜および骨膜にも付着する可能性があり，筋外膜と腱膜筋膜のあいだにおける連続性を構成する．

筋内膜

筋内膜は，筋内結合組織におけるより薄い部分を指し，直接すべての筋線維と接触しあってそれらを囲み，隣接した外部環境を形成する．筋内膜は，何からも妨害されずに，筋周膜コラーゲンへと広がる．Trotter と Purslow（1992），そして Passerieux ら（2007）によると，筋内膜は，Ⅲ，Ⅳ，Ⅴ型コラーゲン線維とわずかなⅠ型で構成される．Ⅳ型コラーゲンは，各筋線維を覆う基底版と関係している（Standring et al., 2008）．Järvinen ら（2002）は，走査型電子顕微鏡を使用し，ラット骨格筋の筋内膜におけるコラーゲン線維の3つの別々のネットワークについて論証を行った．それらは，筋線維表面に縦走する線維（おも

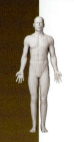

深筋膜

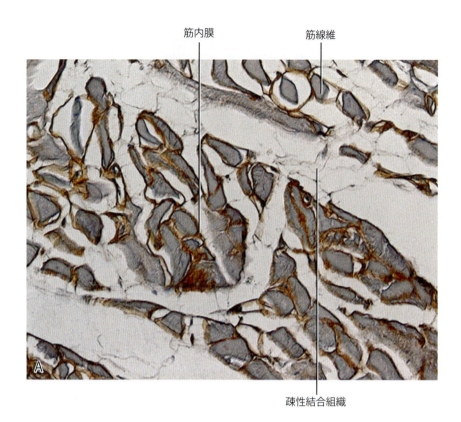

筋内膜　　筋線維

疎性結合組織

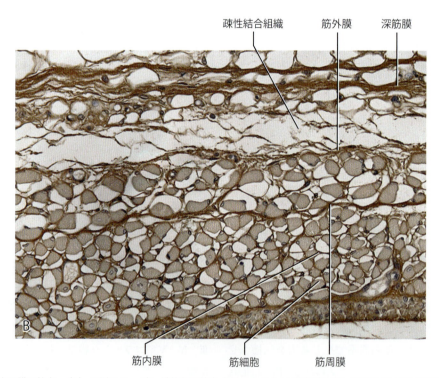

疎性結合組織　筋外膜　深筋膜

筋内膜　　筋細胞　　筋周膜

図 3.43　筋内膜と筋周膜の染色．（A）Ⅲ型コラーゲンが茶色で染色され，とりわけ筋内膜において豊富な抗体を強調している．（B）免疫組織化学染色法：マウス筋における抗蛋白質結合性 HA，400 倍の拡大図．HA を茶色で染色．筋を包む筋外膜が茶色ではっきりと染色され，同様に筋周膜と筋内膜もこの染色で明確に現れている．これにより，HA がこれらすべての構造で多量に存在することが示され，単一筋線維（筋内膜の HA）のあいだ，線維束のあいだ（筋周膜），そして筋とそれを取り囲む構造（筋外膜）のあいだの滑走を可能にしていることがわかる．

なコラーゲン方向配置），筋線維の長軸に垂直方向に走って隣接した筋線維と接する線維，および筋内の神経と動脈に付着する線維である．筋線維の縦軸に関して，筋内膜のコラーゲンは波状で，おもに斜方の線維束である束に配置されるようである．Ⅰ型コラーゲンの不足と，HAを豊富にもつ多量の細胞外マトリックスによって，筋内膜が筋力の伝達を制限する役割をもつと推測することができる．筋内膜は，単一筋線維を互いから切り離す鍵となる要素である．それは，筋収縮のあいだ，それらの自律的な滑走を可能にする．筋内膜は，非常に変形しやすい組織で，筋線維収縮の際に起こる量の変化に自らを適合させる．筋内膜におけるもう1つの重要な機能は，筋と血液のあいだにおける代謝交換を調整することである．

機械的行動

筋外膜は，筋における機械力のおもな提供者である．筋外膜の中のコラーゲンと弾性線維の配置と構成は，筋の機械的行動の調整を促す．筋外膜は筋線維と同じ方向に沿って張力へはっきりとした抵抗をもたらし，さらにコラーゲンの同心性層に対する自らの構成によって閉じ込めの役割を果たす．これにより，筋展開を制限する．

> **クリニカルパール 3.8　筋内結合組織の不動の役割**
>
> 　Järvinenら（2002）の研究によると，不動（固定）は筋内膜および筋周膜の結合組織の非常に著しい増加をもたらす．増加した筋内膜コラーゲン線維の大部分は，筋細胞の筋鞘上に直接付着する．筋内膜の不動は，2つの隣接した筋線維と接触する垂直に配置されたコラーゲン線維の数を事実上増加させる．さらに，不動は筋内膜の正常な構造を強く妨げ，線維のあいだにおけるさまざまなネットワークの区別を不可能にする．
>
> 　筋周膜における誘発される不動変化は類似している．縦方向のコラーゲン線維の数が増加すると，結合組織は非常に密性となり，多数の不規則配置のコラーゲン線維が増え，その結果として，異なるコラーゲン線維ネットワークはおのおのを区別できなくなる．コラーゲン線維の波形角度でさえ，不動のあとですべての筋においてコラーゲン線維を10％減少させた．上記の記述をもとにすると，筋内結合組織の定量的および質的な変化が有意に機能低下を生じさせ，不動骨格筋の生体力学的特性を悪化させたことが明確である．

筋外膜の弾力は，筋量の多様性に重要だ．筋外膜も，筋周膜を伴うその収縮による筋力の伝達，隣接する筋部分にある線維との直接の付着，そして筋とそれを取り囲む構造のあいだで起こる移動に関係している．筋が伸張されるたびに筋外膜も伸張し，そしてもとの状態へと戻る．

身体学的観点からみた筋外膜は以下のように考察される．

- 等方性物質として（すべての軸に沿う均一の身体的性質の），筋量によって表面に直接もたらされる力の直交性により加えられる圧に反応する．この反応は，空間における3つの面における取り囲む要素によっても起こる．これらはすべて，細胞外マトリックスの成分に依存している．
- 異方性（方向的依存）物質として，牽引に関係をもつ．変化に対する抵抗は，その線維の性質と配列によって変化する．

機能的観点からみた筋外膜は以下のように考察される．

- 封じ込めとして，たとえば，コラーゲンの同心性層における自らの構造を伴い，筋展開を制限する．
- 筋から受ける力の伝達器．これらの力は，腱（直列に）と腱膜筋膜（平行に）に直接伝播する．
- 筋と周囲の構造のための移動表面に不可欠な部分．

筋力伝達

筋外膜は，非常に高度な解剖学的構成をもち，下に横たわる筋と強く結合する．その薄さと，筋外膜と筋のあいだにおける密接した関係には運動における筋膜の役割が含まれ，これは筋の活動から分離されない．「筋筋膜複合体」という用語は，たとえば，上肢と体幹を結合させる筋力を伝播させる大胸筋と胸筋筋膜を指す．この筋筋膜複合は，身体の異なる部分における緊張，とくに上肢と下肢のあいだにおける緊張の伝達を変化させる．

Huijingら（2005）は，筋で起こる30〜40％の力が，腱に沿ってではなく，むしろ筋を囲む結合組織によって伝播されることを論証した．筋線維における一定の基底緊張の存在は，以下のように，筋外膜を永続的な緊張状態に維持し，多少上昇する．筋線維の多くは起始部から必ず挿入するわけではないが（非伸縮性の筋），筋腹の中央で先細端をもち，筋腹の範囲内で終わる．これらの筋は，それらが共有する筋周膜経由で隣接する筋線維の

あいだのみにおいて力を伝播でき，これによって力伝達は筋腱間ルート以外の経路で起こることが強調される（Huijing & Baan., 2001）．筋によって表出される力は，解剖学的構造だけでなく，線維が筋内結合組織に付着する角度，筋外膜と腱膜筋膜との関係により異なる（Turrina et al., 2013）．Van LeeuwenとSpoor（1992）は，筋収縮の力に反応するいくつかの要素が存在するとしている．それらは，筋の解剖学的構造，筋外膜に付着する線維の角度，腱構成要素，および筋の内圧に関して収縮のあいだに生じる圧（筋組織と血液に基づく）である．最も重要な要素は，筋外膜の緊張に反対に作用する筋の基底緊張のバランスである．

筋外膜の神経支配：筋紡錘の役割

筋外膜は自由神経終末をもつが，パチニ小体とルフィニ小体を欠く．これにもかかわらず，筋外膜はその筋紡錘（図 3.44）との親密関係により，固有感覚と末梢運動協調性で重要な役割を果たす．

筋紡錘は，横紋筋の内側の小さな感覚器である．これらは被膜で包まれ，感覚および運動構成要素をもつ．被膜は筋外膜における特徴で，筋周膜と連続している（Cooper & Daniel., 1956, Maier et al., 1999, Sherrington., 1893, 1894）．運動構成要素は，錘内筋線維として知られるいくつかの小さく特徴のある筋細胞で構成され，筋紡錘のいずれかの先端に位置する．これらの筋線維の収縮は，遠心性のγ運動ニューロンで刺激される．もう1つの遠心性運動ニューロンはα運動ニューロンで，これは錘外筋線維を神経支配する．α運動ニューロンとすべての錘外筋線維は，運動単位を形成するよう神経支配する．γ運動ニューロンは，筋における運動線維の31％を占め，この高い割合は筋紡錘の重要な役割を示す．感覚の構成要素は，環螺旋状の特定の神経終末がある紡錘の中心領域に位置し（螺旋状配列），ここに散形（房形）（花の小枝のように，線維表面上に広がるため散形とよばれる）が存在する．環螺旋終末（Ia）は，筋収縮における長さと速度の情報を提供し，散形終末（Ⅱ群求心性ニューロン）は，筋が静止状態のときも含めて筋の長さを表す．たとえば，これらは動きが止まったあとの腕の位置を示す．筋の長さと筋紡錘が伸張するとき，感覚樹状突起における機械的なゲートのイオンチャンネルが開かれる．

これにより，筋紡錘求心性における活動電位が，受容器電位によって引き起こされる．これらの閾値は，3gの緊張（張力）に対応する．伸張が生じると，脊髄への筋紡錘のIa発火が起こり，錘外筋線維の収縮を起こすα運動ニューロンを刺激する．同時に，Ia筋紡錘求心性ニューロンが脊髄の後角とシナプスを形成し，抑制性の介在ニューロンを刺激する．これらは，拮抗筋へのα運動ニューロン活動を低下させる．この低下は，正しい筋緊張を維持するサーボ機序として作用する単純な筋伸張反射で起こる．筋緊張（残存性筋緊張または正常状態）は，筋の持続的および部分的な収縮，または静止状態における筋の他動的伸張への抵抗を指す．筋緊張は姿勢の保持を促し，REM睡眠のあいだは働きが低下する（O'Sullivan., 2007）．長い距離で重い荷物を抱えると，二頭筋が疲労する状態を想像してほしい．この際，二頭筋は最大の収縮を行いながら伸張を始めるが，これにより紡錘細胞は活性化され，二頭筋の収縮をさらに増加させる．これは紡錘細胞がどのように筋疲労を補償することができて，反射的により強い収縮を生じさせるかという1つの例である．筋紡錘が活性化されなければ，筋緊張の調整は損なわれる（Leonard., 1998）．

γ運動ニューロンの役割は，筋の長さに関係なく，通常，筋紡錘の感度を維持することだと考えられている．α運動ニューロン活性化により，錘外筋線維が刺激されて収縮する際，γ運動ニューロンもこれと同時に活性化して錘内筋線維における2つの先端を刺激して収縮させ，筋紡錘の長さの再調整と，錘内筋線維の緊張を中央領域に維持させるよう働く．これは筋紡錘の求心性にとって重要な「α-γ同時活性化」として知られている．

超音波検査により，起始部と挿入部で，筋が収縮する前に起こる筋外膜の張力と運動を調べることができる．筋腹は空間における3つの面で自らを同時に変形させて，腹部の量と形状に変化をもたせ，縦走方向の短縮に対処できるような構成をもつ．この変形は，プローブのように作用する筋紡錘の収縮による．そして，筋収縮の前に筋の状態を識別する．筋外膜が硬い場合，筋紡錘はそれらの長さを変化させられない．たとえα運動ニューロンが正しく筋線維を刺激させる状態だとしても，錘外筋線維の収縮が変異する．これは，筋力の減少と運動制限に帰着する．

筋紡錘と筋膜の関係を考慮すると，とくに末梢運動協

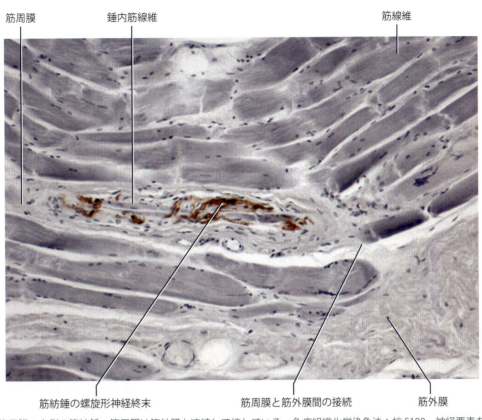

図 3.44　筋の筋周膜の内側の筋紡錘．筋周膜は筋外膜と連続して接している．免疫組織化学染色法：抗 S100，神経要素を茶色で染色．

調性に影響する筋膜の重要性が明白になる．Strasmannら（1990）が回外筋の中隔を分析した結果，多くの筋紡錘が中隔の結合組織へと直接挿入していることが発見された．Von During と Andres（1994）は，運動器系の進化を研究し，筋紡錘が筋膜に強く接続していることを発見した．この情報をもとにすると，「筋紡錘細胞」という用語は，「筋膜紡錘細胞」という言葉に置き換えるべきではないかと考えられる．これらの接続により，筋膜展開が一部の深筋膜を伸張するたびに，自らに結合する筋紡錘を同時に伸張させることは明白で，これらを他動的伸張によって活性化させる．これは，それらの筋紡錘に結合する錘外筋線維束の反射収縮を生じる．この機序は，運動が起こる際の関節安定性を増加させ，異なる分節の運動単位を同時活性化させることを説明可能とした．筋外膜が筋膜展開によって過剰に伸張されると，筋膜のこの部分に接続する筋紡錘が慢性的に伸張されて，過剰活動を行う場合がある（図 3.45）．これは，関連する筋線維が収縮のために常に刺激されることを意味し，とりわけトリガーポイントにおいて，筋筋膜疼痛として現れるアセチルコリンの増加を説明している（McPartland., 2004, Mense., 2004）．この他動的な筋膜伸張の状態が筋の不均衡（インバランス）の原因となり，関節における不正確な運動を起こすと考えられる．これは，関節可動域の制限や関連する関節痛が起こる際に現れる可能性がある．原因は，関節を動かす近位筋にしばしばみられる．通常，有意な量の紡錘細胞が位置するところで，近位の筋腹の触診で，局所性高密度組織の有痛域がしばしば明らかになる．

体位と関節可動域を知覚するに，筋紡錘が明確な構造で位置づけられることが重要である．前庭および眼のシステムおよび末梢領域の知覚におけるすべての受容体は，中枢神経系から広がるニューロン地図をもつ．われわれは，筋外膜が末梢的に固有受容の地図を支持する構造をもち，そして特定な運動の際に起こるさまざまな運動単位に対応して動く馬を操る御者として作用すると考えている．以下は，筋痛と神経生理学の専門家である Mense（2011）による確言である．

筋膜における構造的障害は，筋紡錘から中枢神経系

に送られる情報を確かに歪め，これにより正しい調和運動に影響が生じる．とくに，主要な筋紡錘の求心性線維（Ia線維）は，筋周膜で起こるわずかな歪みに対しても，それらの放電頻度を変えるほど感受性が高い．

Järvinenら（2002）が以前論じたように，たとえば，筋周膜が不動のあとで変性すると，筋周膜で包まれた筋紡錘が正しく機能できないこともある（図3.46）．これは，正常な筋の機能が正常に水和された機能性筋膜に依存するという事実を強調する．筋紡錘は，筋緊張の絶えず変化している状態，運動，正常な弾性の損失，部位の位置，筋の絶対的な長さ，そして，筋の長さの変化率（速度）を中枢神経系に知らせる．筋紡錘は，これらを起こすために，伸張と短縮を可能にする適合性構造に包埋されていなければならない．ここで疑問が浮かび上がる．もし筋外膜が，外傷，悪い姿勢，手術あるいは過用によって変性すると，筋紡錘にどのような影響があるだろうか？　筋膜の高密度化は，正常な紡錘細胞の機能（伸張する能力）を妨げると考えられる．正常な紡錘細胞の伸張の制限は，中枢神経系へ異常なフィードバックを与える可能性がある．筋外膜が密性になると，筋のいくつかの部分は運動の際に正常に機能できず，関節に作用する力のベクトルを変える．これは関節の不均衡な動きを生じさせ，結果として運動の不調整や関節痛を招く．筋外膜は，末梢運動協調性と固有感覚における重要な要素となると考えて適切だろう．

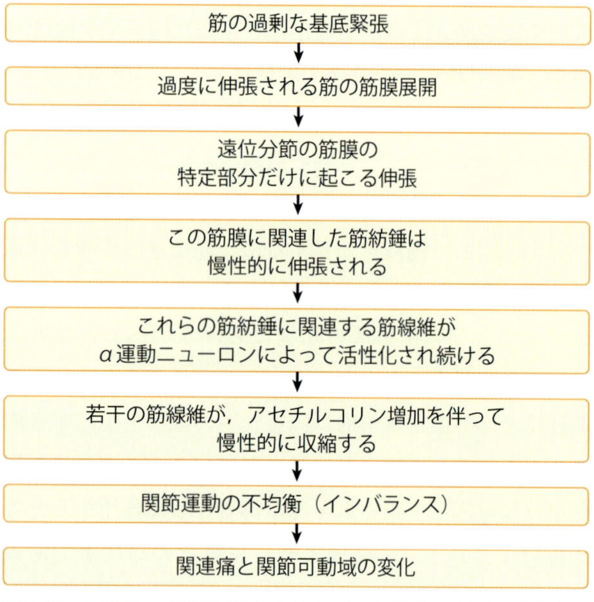

深筋膜の画像診断

腱膜筋膜は，CT，MRI（とくにT1-強調連続において）および超音波でうまく調べることができる．残念ながら，通常，筋膜系を放射線技師や外科医が分析することはない．これまで筋膜変性の視覚化に関する所見については，ごくわずかな報告しか行われていないのが現状である．

MRIのT1-強調画像で，腱膜筋膜は低信号の強度線として現れ，皮下組織に鋭く線引きされる（図3.47）．これらは深筋膜とその下にある筋のあいだで，疎性結合組織が広範囲に存在するときにより見分けやすいが，これに反して深筋膜とその下にある筋とのあいだの強い結合性を評価することは困難である．軸状の画像で，腱膜筋膜は1mm（0.9〜1.2mmの範囲のあいだで）の平均の厚みをもつ．通常は，軸状と冠状のT1-強調スピンエコーMR画像が，腱膜筋膜の解剖的特徴を最適に表す．これは，画像とコントラストの定位が，筋膜の低信号強度と周囲の脂肪の高信号強度で表されることが理由となる（Nunmkarunarunrote et al., 2007）．

MRIとCTを用いると，支帯とそれらにおける個々の筋膜の連続性の重要さに気づく．支帯と筋膜のあいだの線引きは，支帯を構成する筋膜の厚みにおける相対的変化によって決まる．いくつかの最近の研究は，支帯の変性を強調している．Demondionら（2010）は，MRIを用いて，さまざまな支帯における厚みの違いを分析することができることを発見し，これらの画像で，特定の変性を示した．たとえば，水腫，支帯結合の完全または部分的な障害，皮下層における肥厚または癒着，T2-強調

図3.45　慢性的に過剰伸張させられている筋膜展開の運動協調に対する潜在的影響．

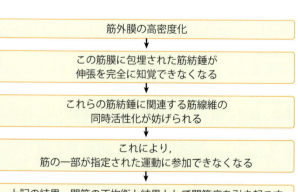

図3.46　筋外膜の高密度化で考えられる結果．筋紡錘の変性状態が紡錘細胞の環螺旋終末の伸張を防ぎ，結果として筋紡錘の正常な機能を妨げる．

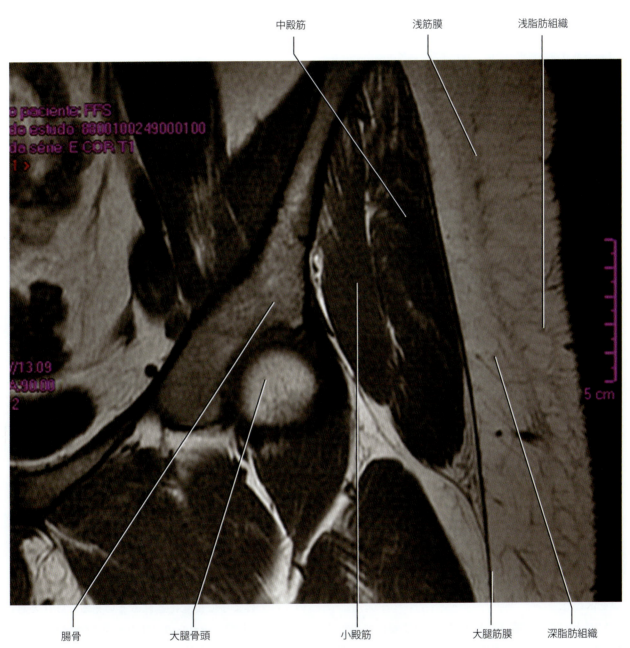

図 3.47　股関節の MRI．腱膜筋膜（大腿筋膜）は，皮下組織とその下の筋のあいだにある大量の疎性結合組織によって，低-信号強度線を鋭く皮下組織に描く．浅筋膜は確認しにくいが，深脂肪組織と浅脂肪組織の 2 つの異なる面ははっきりと現れている．

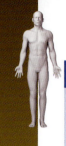

深筋膜

クリニカルパール3.9　筋膜滑走における酸性化の役割

　筋膜の疎性結合組織は，水，塩分および他の要素の貯蔵所として重要である．それは，乳酸などの分解産物の蓄積を担う潜在性貯蔵所としての役割をもつ．長期間かけて起こるこれらの産生物の蓄積は，疎性結合組織の生体力学的特性に変異をもたらす．われわれがこれまでみてきたような疎性結合組織の変性は筋膜層の滑走運動に悪影響を与え，筋筋膜機能障害の原因となりうる．筋膜組織におけるヒアルロン酸（Hyaluronan：HA），乳酸および変異したpHのあいだの相互作用は，とくに興味深い．Juelら（2004）は，運動における疲労は，筋内のpHが6.6になると現れると示した．pH6.6で，筋内膜にみられるHAと筋の筋周膜の粘度は有意に増加する．またGatejら（2005）は，pH6.6（pH7.4を平常値とする）で，HAの複雑な粘性が通常の3.8Pa·sから5Pa·sに変わることを示している．粘性のこの増加は，長時間の激しい活動（マラソン，長時間のゲームなど）のあとに運動選手が経験する典型的な剛性を裏づける．一般的にこの種の剛性は，通常は安静や，疼痛を伴わない動きによって消失する．筋膜の疎性結合組織における酸性化だけが，剛性を起こす要素というわけではない．過用症候群または外傷が筋膜の粘性を変異させることがあり，周囲領域全体に剛性をもたらす場合がある．運動後に起こる疼痛と，人によって起こる動きの損失は，人間が高粘性の側面をもつためだということが1つの理由として考えられる．増加した粘性を伴う過用や外傷後の部位がすでに身体に存在し，高粘性が保たれているという場合もある．臨床的観点からみると，そのような領域は高密度化を受けていると定義することができる．これらは潜在性のトリガーポイント様の領域を構成し，筋筋膜疼痛症候群の原因にもなる場合がある．

画像でみられる異常に増加した信号である．これらの変性のすべては，重度の捻挫を抱える患者の足関節支帯で示された（Steccoら，2011）．膝蓋大腿の不整列では，膝の内側と外側の支帯も，厚さおよび，または緊張の違いを示した．

　MRIとCTで，腱（たとえば，下腿筋膜はアキレス腱周囲でバスケットを形成する）と神経血管束の周囲における腱膜筋膜の連続性を認めることができる．臨床診療においては，超音波検査の使用が，非観血法を用いるよりもコスト削減となる．それによって，医師は超音波検査の使用で筋膜を正確に確認でき，さまざまな副層の厚みも正確に計ることができる（図3.48, 49）．これは，筋膜と筋のあいだ，そしてさまざまな筋膜副層のあいだでの滑走を分析できる唯一の技術である．Langevinら（2011）は，超音波検査を用いて，慢性腰痛をもつ人における胸腰筋膜のずれ・歪みが，通常よりも20％低下すると証明した．女性よりも，男性のほうが胸腰筋膜において有意に低いずれ・歪みがあるようである．また，男性では筋膜のずれ・歪みとエコー反射性のあいだ（r＝－0.28，P＜0.05），体幹屈曲可動域（r＝0.36，P＜0.01），体幹伸展可動域（r＝0.41，P＜0.01），反復性の前屈運動持続（r＝－0.54，P＜0.0001），反復性の立ち上がり運動持続（r＝－0.45，P＜0.001）において，より有意な相関を示した．最近になって，Steccoら（2014b）は，超音波検査を用いて，腱膜筋膜が病理状態においてその厚みを増す（平均0.4mm）ことを証明した．この増加は，線維層（Ⅰ型コラーゲン）というよりも疎性結合組織（グリコサミノグリカン，ヒアルロン酸）によって起こり，また，筋筋膜疼痛が線維症ではなく，筋膜の高密度化により起こることを意味する．

　McNallyとShetty（2010）は，筋膜変性の診断には，MRIより超音波が優れているとしている．彼らはMRIを用いて足底の線維腫を評価した際，変性した筋膜が正常なものと類似の信号しか発しなかったため，この方法で線維腫の診断を行うことができなかった．筋膜における高いレベルの分析を得るためには，12～18MHz頻度をもつ線形プローブの使用が必要である．

　超音波における1つの進化は，ソノエラストグラフィである（図3.50）．これは，迅速な系列で得られる一連の超音波像に基づく組織運動を定量化するために，相互相関方法を使用するコンピュータ技術である．Wuら（2011）は，足底筋膜が，足底筋膜炎で年齢とともに軟化することを証明するために，ソノエラストグラフィを使用した．

　結論として，生体の筋膜は，MRI，CTおよび超音波のすべてによって視覚化されるといえる．MRIとCTはともに，筋膜とそれらの変性の客観的な映像を提供可能である．超音波と比較して，MRIやCTを用いたほうが，筋膜層の位置を解釈することは容易である．超音波はほかよりも低コストで，滑走や副層の構造を分析する際に役立つ．超音波検査とエラストグラフィは，身体検査を補うための医学診療における筋膜の将来的な研究に大いに貢献すると考えられ，筋筋膜疼痛の診断を補助して，治療効果を評価する見込みがある．とはいっても，

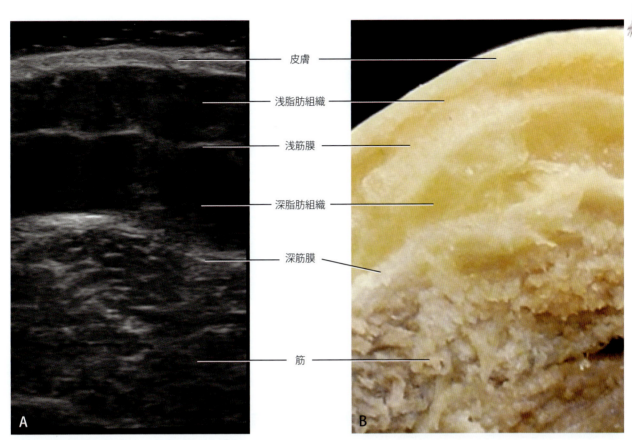

図3.48 超音波画像（A）と，大腿前部の屍体解剖（B）の比較．深筋膜は，解剖（B）で評価するのがより容易である．そして，それらは周囲を取り囲む組織と異なる白い線維層として現れる．超音波（A）では，深筋膜と筋のあいだで類似のエコー源性が現れ，深筋膜のみを，疎性結合組織が深筋膜から筋を引き離す場所において調べることが可能である．浅筋膜は，それらが脂肪組織の中間で高エコー源性の層を示すことから，超音波を用いてより容易に調べることができる．屍体解剖では，注意深い解剖のみによって，皮下組織から浅筋膜を分離することができる．

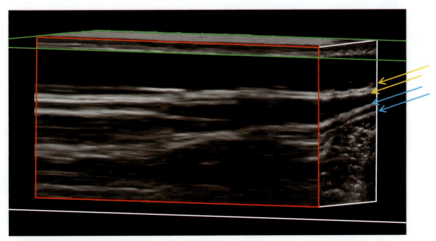

図3.49 胸腰筋膜の三次元超音波検査．それぞれが2つの線維副層で形成される，後ろ（黄色の矢印）と前（青い矢印）の層に注目．線維副層のあいだに，疎性結合組織が存在する（Dr Jouko Heiskanen, MD, PT, Senior lecturer in physiotherapy, Helsinki Metropolia University の許可をもとに再現）．

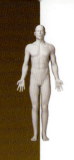

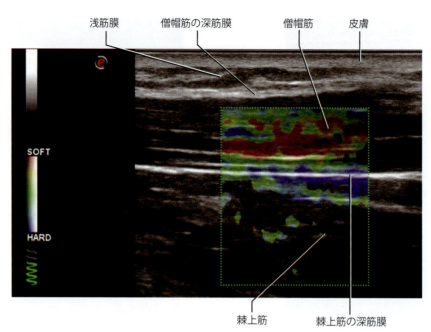

浅筋膜　僧帽筋の深筋膜　僧帽筋　皮膚

棘上筋　棘上筋の深筋膜

図3.50　肩の肩甲棘上領域のソノエラストグラフィ．硬組織を青色，軟組織を赤色，そして組織間を緑色で，機械染色により表現．この患者においては，肩甲棘上筋膜は最も硬い組織である．

クリニカルパール 3.10　線維症 対 高密度化

　解剖学的観点から，筋膜機能障害と筋膜病理学を区別することは必ずしも容易ではない．近年では，これらの違いを明確にするために画像診断や解剖が役立っている．病理学は，組成の再配列と，密性結合組織（Ⅰ型とⅢ型コラーゲン）の構造と相関する．したがって，われわれは，線維症が密性結合組織の変性だと定義されるように提案する．これは，通常，高強度信号を伴うコラーゲン線維の量の増加で認識することができる．この種の筋膜病理学は，MRI，コンピュータX線体軸断層撮影および超音波検査の使用で容易に見分けることができる．

　筋膜高密度化は，疎性結合組織（脂肪細胞，グリコサミノグリカンおよびHA）の変性を意味する．高密度化（機能障害）は，疎性結合組織における量あるいは質の変性と，筋膜の粘性変異にかかわりをもつ．これは，筋膜の解剖の際に形態学的な肉眼的変性がないことから，病理学とは異なる．われわれは，筋膜の高密度化が筋筋膜疼痛症候群として知られていることの隠れた原因ではないかと考えている．

筋膜研究において，超音波を使用している臨床医が，筋膜の解剖学的構造の完全な理解と筋膜層障害の概念をもつことは，もちろん重要である．

引用文献

Abu-Hijleh, M.F., Harris, P.F., 2007. Deep fascia on the dorsum of the ankle and foot: extensor retinacula revisited. Clin. Anat. 20 (2), 186–195.

Bednar, D.A., Orr, F.W., Simon, G.T., 1995. Observations on the pathomorphology of the thoracolumbar fascia in chronic mechanical back pain. Spine 20 (10), 1161–1164.

Benetazzo, L., Bizzego, A., De Caro, R., Frigo, G., Guidolin, D., Stecco, C., 2011. 3D reconstruction of the crural and thoracolumbar fasciae. Surg. Radiol. Anat. 33 (10), 855–862.

Benjamin, M., Qin, S., Ralphs, J.R., 1995. Fibrocartilage associated with human tendons and their pulleys. J. Anat. 187 (Pt 3), 625–633.

Benjamin, M., Ralphs, J.R., 1998. Fibrocartilage in tendons and ligaments–an adaptation to compressive load. J. Anat. 193 (Pt 4), 481–494.

Benjamin, M., 2009. The fascia of the limbs and back: A review. J. Anat. 214 (1), 1–18.

Benninghoff, A., Goerttler, K., 1978. Lehrbuch der Anatomie des Menschen, vol. 2. Urban & Schwarzenberg, München-Berlin-Wien, p. 398.

Bhattacharya, V., Barooah, P.S., Nag, T.C., Chaudhuri, G.R., Bhattacharya, S., 2010. Detail microscopic analysis of deep fascia of lower limb and its surgical implication. Indian J Plast Surg 43 (2), 135–140.

Bhattacharya, V., Watts, R.K., Reddy, G.R., 2005. Live demonstration of microcirculation in the deep fascia and its implication. Plast. Reconstr. Surg. 115 (2), 458–463.

Chiarugi, G., 1904. Istituzioni di Anatomia dell'uomo, vol. 1. Società editrice libraria, Milano, p. 146.

Chen, C.S., 2008. Mechanotransduction – a field pulling together? J. Cell Sci. 15 (121), 3285–3292.

Cooper, S., Daniel, P.M. 1956. Human muscle spindles. J. Physiol. 133 (1), 1–3P.

Deising, S., Weinkauf, B., Blunk, J., Obreja, O., Schmelz, M., Rukwied, R., 2012. NGF-evoked sensitization of muscle fascia nociceptors in humans. Pain 153 (8), 1673–1679.

Demondion, X., Canella, C., Moraux, A., Cohen, M., Bry, R., Cotten, A., 2010. Retinacular disorders of the ankle and foot. Semin. Musculoskelet. Radiol. 14 (3), 281–291.

Eames, M.H., Bain, G.I., Fogg, Q.A., van Riet, R.P., 2007. Distal biceps tendon anatomy: a cadaveric study. J. Bone Joint Surg. Am. 89 (5), 1044–1049.

Gao, Y., Kostrominova, T.Y., Faulkner, J.A., Wineman, A.S., 2008. Age-related changes in the mechanical properties of the epimysium in skeletal muscles of rats. J. Biomech. 41 (2), 465–469.

Gatej, I., Popa, M., Rinaudo, M., 2005. Role of the pH on hyaluronan behavior in aqueous solution. Biomacromolecules 6 (1), 61–67.

Geppert, M.J., Sobel, M., Bohne, W.H., 1993. Lateral ankle instability as a cause of superior peroneal retinacular laxity: an anatomic and biomechanical study of cadaveric feet. Foot Ankle 14 (6), 330–334.

Gerlach, U.J., Lierse, W., 1990. Functional construction of the superficial and deep fascia system of the lower limb in man. Acta. Anat. 139 (1), 11–25.

Huijing, P.A., 2009. Epimuscular myofascial force transmission: A historical review and implications for new research. J. Biomech. 42 (1), 9–21.

Huijing, P.A., Baan, G.C., 2001. Myofascial force transmission causes interaction between adjacent muscles and connective tissue: effects of blunt dissection and compartmental fasciotomy on length force characteristics of rat extensor digitorum longus muscle. Arch. Physiol. Biochem. 109 (2), 97–109.

Huijing, P.A., Jaspers, R.T., 2005. Adaptation of muscle size and myofascial force transmission: a review and some new experimental results. Scand. J. Med. Sci. Sports 15 (6), 349–380.

Hukinsa, D.W.L., Aspden, R.M., 1985. Composition and properties of connective tissues. Trends Biochem. Sci. 10 (7), 260–264.

Hurschler, C., Vanderby, R. Jr., Martinez, D.A., Vailas, A.C., Turnipseed, W.D., 1994. Mechanical and biochemical analyses of tibial compartment fascia in chronic compartment syndrome. Ann. Biomed. Eng. 22 (3), 272–279.

Ingber, D.E., 2003. Tensegrity II: How structural networks influence cellular information processing networks. J. cell Science 116 (8), 1397–1408.

Järvinen, T.A., Józsa, L., Kannus, P., Järvinen, T.L., Järvinen, M., 2002. Organization and distribution of intramuscular connective tissue in normal and immobilized skeletal muscles. An immunohistochemical, polarization and scanning electron microscopic study. J. Muscle Res. Cell Motil. 23 (3), 245–254.

Juel, C., Klarskov, C., Nielsen, J.J., Krustrup, P., Mohr, M., Bangsbo, J., 2004. Effect of high-intensity intermittent training on lactate and H+ release from human skeletal muscle. Am. J. Physiol. Endocrinol. Metab. 286 (2), E245–E251.

Klein, D.M., Katzman, B.M., Mesa, J.A., Lipton, F.L., Caligiuri, D.A., 1999. Histology of the extensor retinaculum of the wrist and the ankle. J. Hand Surg. 24 (4), 799–802.

Kumai, T., Benjamin, M., 2002. Heel spur formation and the subcalcaneal enthesis of the plantar fascia. J. Rheumatol. 29 (9), 1957–1964.

Langevin, H.M., Bouffard, N.A., Badger, G.J., Iatridis, J.C., Howe, A.K., 2005. Dynamic fibroblast cytoskeletal response to subcutaneous tissue stretch ex vivo and in vivo. Am. J. Physiol. Cell Physiol. 288 (3), C747–C756.

Langevin, H.M., Bouffard, N.A., Badger, G.J., Churchill, D.L., Howe, A.K., 2006. Subcutaneous tissue fibroblast cytoskeletal remodeling induced by acupuncture: evidence for a mechanotransduction-based mechanism. J. Cell. Physiol. 207 (3), 767–774.

Langevin, H.M., Fox, J.R., Koptiuch, C., et al., 2011. Reduced thoracolumbar fascia shear strain in human chronic low back pain. BMC Musculoskelet. Disord. 19 (12), 203.

Laurent, C., Johnson-Wells, G., Hellström, S., Engström-Laurent, A., Wells, A.F., 1991. Localization of hyaluronan in various muscular tissues. A morphologic study in the rat. Cell Tissue Res. 263 (2), 201–205.

Leardini, A., O'Connor, J.J., 2002. A model for lever-arm length calculation of the flexor and extensor muscles at the ankle. Gait Posture 15 (3), 220–229.

Lee, J.Y., Spicer, A.P., 2000. Hyaluronan: a multifunctional, megaDalton, stealth molecule. Curr. Opin. Cell Biol. 12 (5), 581–586.

Leonard, C.T., 1998. The Neuroscience of Human Movement, Mosby, St Louis, MI, p. 21.

Maier, A., 1999. Proportions of slow myosin heavy chain-positive fibers in muscle spindles and adjoining extrafusal fascicles, and the positioning of spindles relative to these fascicles. J. Morphol.

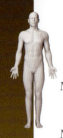

242 (2), 157–165.

Marshall, R., 2001. Living anatomy: structure as the mirror of function, Melbourne University Press, Melbourne, p. 222.

Matteini, P., Dei, L., Carretti, E., Volpi, N., Goti, A., Pini, R., 2009. Structural behavior of highly concentrated hyaluronan. Biomacromolecules 10 (6), 1516–1522.

McCombe, D., Brown, T., Slavin, J., Morrison, W.A., 2001. The histochemical structure of the deep fascia and its structural response to surgery. J. Hand Surg. 26 (2), 89–97.

McNally, E.G., Shetty, S., 2010. Plantar fascia: imaging diagnosis and guided treatment. Semin. Musculoskelet. Radiol. 14 (3), 334–343.

Mense, S. (2011) Peripheral and central mechanisms of myofascial pain. Presented at Pittsburg Conference on Myofascial Component of Musculoskeletal Pain. University of Pittsburg, May 7–8.

Milz, S., Benjamin, M., Putz, R., 2005. Molecular parameters indicating adaptation to mechanical stress in fibrous connective tissue. Adv. Anat. Embryol. Cell Biol. 178, 1–71.

Milz, S., Rufai, A., Buettner, A., Putz, R., Ralphs, J.R., Benjamin, M., 2002. Three-dimensional reconstructions of the Achilles tendon insertion in man. J. Anat. 200 (Pt 2), 145–152.

Numkarunarunrote, N., Malik, A., Aguiar, R.O., Trudell, D.J., Resnick, D., 2007. Retinacula of the foot and ankle: MRI with anatomic correlation in cadavers. Am. J. Roentgenol. 188 (4), 348–354.

O'Sullivan, S.B., 2007. Examination of motor function: Motor control and motor learning. In: O'Sullivan, S.B., Schmitz, T.J. (Eds.), Physical rehabilitation, fifth ed. FA Davis Company, Philadelphia, pp. 233–234.

Palmieri, G., Panu, R., Asole, A., 1986. Macroscopic organization and sensitive innervation of the tendinous intersection and the lacertus fibrosus of the biceps brachii muscle in the ass end horse. Arch. Anat. Hist. Embr. Norm. Et. Exp. 69, 73–82.

Passerieux, E., Rossignol, R., Letellier, T., Delage, J.P., 2007. Physical continuity of the perimysium from myofibers to tendons: involvement in lateral force transmission in skeletal muscle. J. Struct. Biol. 159 (1), 19–28.

Platzer, W., 1978. Locomotor System. In: Kahle, W., Leonhardt, H., Platzer, W. (Eds.), Color Atlas and Textbook of Human Anatomy, ed. 1. Georg Thieme Publishers, Stuttgart, pp. 148–164.

Piehl-Aulin, K., Laurent, C., Engström-Laurent, A., 1991. Hyaluronan in human skeletal muscle of lower extremity: concentration, distribution, and effect of exercise. J. Appl. Physiol. 71 (6), 2493–2498.

Pisani, G., 2004. Trattato di chirurgia del piede, Minerva Medica, Torino, pp. 25–40.

Purslow, P.P., 1989. Strain-induced reorientation of an intramuscular connective tissue network: implications for passive muscle elasticity. J. Biomech. 22 (1), 21–31.

Purslow, P.P., 2010. Muscle fascia and force transmission. J. Bodywork Mov. Ther. 14 (4), 411–417.

Rowe, R.W., 1981. Morphology of perimysial and endomysial connective tissue in skeletal muscle. Tissue Cell 13 (4), 681–690.

Sakamoto, Y., 1996. Histological features of endomysium, perimysium and epimysium in rat lateral pterygoid muscle. J. Morphol. 227 (1), 113–119.

Sanchis-Alfonso, V., Rosello-Sasrte, E., 2000. Immunohistochemical analysis for neural markers of the lateral retinaculum in patients with isolated symptomatic patellofemoral malalignment. A neuroanatomic basis for anterior knee pain in the active young patient. Me.r J. Sports Med. 28 (5), 725–731.

Schleip, R., Klingler, W., Lehmann-Horn, F., 2005. Active fascial contractility: Fascia may be able to contract in a smooth muscle-like manner and thereby influence musculoskeletal dynamics. Med. Hypotheses 65 (2), 273–277.

Sherrington, C.S., 1894. On the Anatomical Constitution of Nerves of Skeletal Muscles; with Remarks on Recurrent Fibres in the Ventral Spinal Nerve-root. J. Physiol. 17 (3–4), 210.2–258.

Snow, S.W., Bohne, W.H., DiCarlo, E., Chang, V.K., 1995. Anatomy of the Achilles tendon and plantar fascia in relation to the calcaneus in various age groups. Foot Ankle Int. 16 (7), 418–421.

Sobel, M., Geppert, M.J., Warren, R.F., 1993. Chronic ankle instability as a cause of peroneal tendon injury. Clin. Orthop. Relat. Res. 11 (296), 187–191.

Spicer, A.P., Tien, J.Y., 2004. Hyaluronan and morphogenesis. Birth Defects Res. C Embryo Today 72 (1), 89–108.

Standring, S., 2008. Gray's Anatomy, fortieth ed. Elsevier Health Sciences UK, pp. 108–109.

Stecco, A., Gilliar, W., Brad, S., Stecco, C., 2013a. The anatomical and functional relation between gluteus maximus and fascia lata. J. Bodywork Mov. Ther. 17 (4), 512–517.

Stecco, A., Macchi, V., Masiero, S., et al., 2009a. Pectoral and femoral fasciae: common aspects and regional specializations. Surg. Radiol. Anat. 31 (1), 35–42.

Stecco, A., Meneghini, A., Stern, R., Stecco, C., Imamura, M., 2014b. Ultrasonography in myofascial neck pain: randomized clinical trial for diagnosis and follow up. Surg. Radiol. Anat. 36 (3), 243–253.

Stecco, A., Stecco, C., Macchi, V., et al., 2011. RMI study and clinical correlations of ankle retinacula damage and outcomes of ankle sprain. Surg. Radiol. Anat. 33 (10), 881–890.

Stecco, C., Gagey, O., Belloni, A., et al., 2007a. Anatomy of the deep fascia of the upper limb, part 2: study of innervation. Morphologie 91 (292), 38–43.

Stecco, C., Gagey, O., Macchi, V., et al., 2007b. Anatomical study of myofascial continuity in the anterior region of the upper limb. Tendinous muscular insertions onto the deep fascia of the upper limb. First part: anatomical study. Morphologie 91 (292), 29–37.

Stecco, C., Macchi, V., Porzionato, A., et al., 2010a. The ankle retinacula: morphological evidence of the proprioceptive role of the fascial system. Cells Tissues Organs 192 (3), 200–210.

Stecco, C., Macchi, V., Lancerotto, L., Tiengo, C., Porzionato, A., De Caro, R., 2010b. Comparison of transverse carpal ligament and flexor retinaculum terminology for the wrist. J. Hand Surg. [Am] 35 (5), 746–753.

Stecco, C., Pavan, P.G., Porzionato, A., et al., 2009b. Mechanics of crural fascia: from anatomy to constitutive modelling. Surg. Radiol. Anat. 31 (7), 523–529.

Stecco, C., Pavan, P., Pachera, P., De Caro, R., Natali, A., 2014a. Investigation of the mechanical properties of the human crural fascia and their possible clinical implications. Surg. Radiol. Anat. 36 (1), 25–32.

Stecco, C., Porzionato, A., Macchi, V., et al., 2008. The expansions of the pectoral girdle muscles onto the brachial fascia: morphological aspects and spatial disposition. Cells Tissues Organs 188 (3), 320–329.

Stecco, L. (1990) Il dolore e le sequenze neuro-mio-fasciali. IPSA ed, Palermo.

Stilwell, D., 1957. Regional variations in the innervation of deep fasciae and aponeuroses. Anat. Rec. 127 (4), 635–653.

Stedman's Medical Dictionary, ed. 26. 1995. Williams & Wilkins, Baltimore, p. 628.

Strasmann, T., 1990. Functional topography and ultrastructure of periarticular mechanoreceptors in the lateral elbow region of the rat. Acta. Anat. 138 (1), 1–14.

Tanaka, S., Ito, T., 1977. Histochemical demonstration of adrenergic fibers in the fascia periosteum and retinaculum. Clin. Orthop. Relat. Res. Jul-Aug (126), 276–281.

Tesarz, J., Hoheisel, U., Wiedenhöfer, B., Mense, S., 2011. Sensory innervation of the thoracolumbar fascia in rats and humans. Neuroscience. 27 (194), 302–308.

Testut, J.L., Jacob, O., 1905. Précis d'anatomie topographique avec applications medico-chirurgicales, vol. III. Gaston Doin et Cie, Paris, p. 302.

Toumi, H., Higashiyama, I., Suzuki, D., et al., 2006. Regional variations in human patellar trabecular architecture and the structure of the proximal patellar tendon enthesis. J. Anat. 208 (1), 47–57.

Trotter, J.A., Purslow, P.P., 1992. Functional morphology of the endomysium in series fibered muscles. J. Morphol. 212 (2), 109–122.

Turrina, A., Martinez-Gonzalez, M.A., Stecco, C., 2013. The muscular force transmission system: Role of the intramuscular connective tissue. J. Bodywork Mov. Ther. 17 (1), 95–102.

Turvey, M.T., 2007. Action and perception at the level of synergies. Hum. Mov. Sci. 26 (4), 657–697.

Tytherleigh-Strong, G., Baxandall, R., Unwin, A., 2000. Rupture of the ankle extensor retinaculum in a dancer. J. R. Soc. Med. 93 (12), 638–639.

Umidon, M., 1963. Architecture, topography and morphogenesis of the peroneal retinacula and the lateral annular ligament of the tarsus in man. Chir. Organi. Mov. 52, 305–317.

Van Leeuwen, J.L., Spoor, C.W., 1992. Modelling mechanically stable muscle architectures. Philos. Trans. R. Soc. Lond. B. Biol. Sci., Series B-Biological Sciences 336 (1277), 275–292.

Verleisdonk, E.J., Schmitz, R.F., van der Werken, C., 2004. Long-term results of fasciotomy of the anterior compartment in patients with exercise-induced pain in the lower leg. Int. J. Sports Med. 25 (3), 224–229.

Vesalio, A., 1543. De Humani Corporis Fabbrica, Ex officina Joannis Oporini, Basel.

Viladot, A., Lorenzo, J.C., Salazar, J., Rodríguez, A., 1984. The subtalar joint: embryology and morphology. Foot Ankle 5 (2), 54–66.

Von Düring, M., Andres, K.H., 1994. Topography and fine structure of proprioceptors in the hagfish, Myxine glutinosa. Eur. J. of Morph. 32 (2–4), 248–256.

Wavreille, G., Bricout, J., Mouliade, S., et al., 2010. Anatomical bases of the free posterior brachial fascial flap. Surg. Radiol. Anat. 32 (4), 393–399.

West, D.C., Hampson, I.N., Arnold, F., Kumar, S., 1985. Angiogenesis induced by degradation products of hyaluronic acid. Science 228 (4705), 1324–1326.

Wood, J.F., 1944. Structure and Function as Seen in the Foot, Baillière, Tindall and Cox, London.

Wu, C.H., Chang, K.V., Mio, S., Chen, W.S., Wang, T.G., 2011. Sonoelastography of the plantar fascia. Radiology 259 (2), 502–507.

Yahia, H., Rhalmi, S., Newman, N., 1992. Sensory innervation of human thoracolumbar fascia, an immunohistochemical study. Acta Orthop. Scand. 63 (2), 195–197.

参考文献

Akhtar, M., Levine, J., 1980. Dislocation of extensor digitorum longus tendons after spontaneous rupture of the inferior retinaculum of the ankle. J. Bone Joint Surg. 62 (7), 1210–1211.

Baldissera, F., 1996. Fisiologia e Biofisica Medica. Poletto ed, Milano, pp. 110–113.

Borg-Stein, J., Simons, D.G., 2002. Myofascial Pain, focused review. Arch. Phys. Med. Rehabil. 83 (Suppl. 1), S40–S47.

Bourne, G.H., 1973. Structure and Function of Muscle, Academic Press, New York and London, pp. 365–384.

Chen, Y., Ding, M., Kelso, J.A.S., 1997. Long memory processes in human coordination. Physics Review Letters 79 (22), 4501–4504.

Engel, A.G., Franzini-Amstrong, C., 2004. Myology, McGraw Hill, New York, pp. 489–509.

Graven-Nielsen, T., Mense, S., Arendt-Nielsen, L., 2004. Painful and non-painful pressure sensations from human skeletal muscle. Exp. Brain Res. 159 (3), 273–283.

Guyton, A.C., 1996. Trattato di fisiologia medica. Piccin-Nuova Libraria, Padova.

Hoheisel, U., Taguchi, T., Treede, R.D., Mense, S., 2011. Nociceptive input from the rat thoracolumbar fascia to lumbar dorsal horn neurones. Eur. J. Pain 15 (8), 810–815.

Huijing, P.A., 1999. Muscular force transmission: A unified, dual or multiple system? A review and some explorative experimental results. Arch. Physiol. Biochem. 107 (4), 292–311.

Huijing, P.A., Bann, G.C., Rebel, G.T., 1998. Non-myotendinous force transmission in rat extensor digitorum longus muscle. J. Exp. Biol. 201 (5), 683–691.

Kjaer, M., 2004. Role of extracellular matrix in adaptation of tendon and skeletal muscle to mechanical loading. Physiol. Rev. 84 (2), 649–698.

Kokkorogiannis, T., 2004. Somatic and intramuscular distribution of muscle spindles and their relation to muscular angiotypes. J. of Theor. Biol. 229 (2), 263–280.

Lee, M.H., Chung, C.B., Cho, J.H., et al., 2006. Tibialis anterior tendon and extensor retinaculum: imaging in cadavers and patients with tendon tear. Am. J. Roentgenol. 187 (2), 161–168.

Mazzocchi, G., Nussdorfer, G., 1996. Anatomia funzionale del sistema nervoso. Ed Cortina Padova, p. 132.

McPartland, J.M., 2004. Travell trigger points: Molecular and osteopathic perspectives. JAOA 104 (6), 244–249.

Mense, S., 2004. Neurobiological basis for the use of botulinum toxin in pain therapy. J. Neurol. 251 (Suppl. 1), I1–I7.

Noble, P.W., 2002. Hyaluronan and its catabolic products in tissue injury and repair. Matrix Biol. 21 (1), 25–29.

Proske, U., Gandevia, S.C., 2009. Kinaesthetic Senses. J. Physiol. 587 (17), 4139–4146.

Purslow, P.P., Trotter, J.A., 1994. The morphology and mechanical properties of endomysium in series-fibred muscles; variations with muscle length. J. Muscle Res. Cell Motil. 15 (3), 299–304.

Sarrafian, S.K., 1983. Anatomy of the Foot and Ankle: Descriptive, Topographic, Functional. JB Lipincott, Philadelphia, pp. 127–129.

Sharafi, B., Blemker, S.S., 2011. A mathematical model of force transmission from intrafascicularly terminating muscle fibers. J. Biomech. 44 (11), 2031–2039.

Sherrington, C.S., 1893. Further experimental note on the correlation of action of antagonistic muscles. Br Med J. 1 (1693), 1218.

Stecco, L., 2004. Fascial Manipulation for Musculoskeletal Pain. Piccin ed, Padova.

Travell, J.G., Simons, D.G., 1998. Dolore Muscolare. Ghedini ed, Milano, pp. 25–38.

Windisch, G., Tesch, N.P., Grechenig, W., Peicha, G., 2006. The triceps brachii muscle and its insertion on the olecranon. Med. Sci. Monit. 12 (8), 290–294.

Zgonis, T., Jolly, G.P., Polyzois, V., Stamatis, E.D., 2005. Peroneal tendon pathology. Clin. Podiatr. Med. Surg. 22 (1), 79–85.

4 頭頸部の筋膜

序論

頭頸部の筋膜は，重要な固有受容器官として働き，しばしば緊張型頭痛，顎関節（temporomandibular joint：TMJ）痛，急性および慢性的な頸部と肩の疼痛，咀嚼や嚥下の際の疼痛，耳鳴り，副鼻腔，めまい，視力に何らかのかかわりをもつとされている．そのため，それらの解剖学的構造と連続性に関する知識が，筋膜治療を施すにあたり重要となる．この知識に対する理解を困難にするおもな障害の1つが，頭頸部は，異なる名称をもつ筋膜を含む，多くの領域に分かれていることである（図4.1）（Davidge et al., 2010, Guidera et al., 2012）．このことから，頭頸部の深部筋のあいだで，筋膜連続の説明が困難になる．また，この領域には正中線上で融合する浅筋膜と深筋膜がある．前部では頸部の白線，後部では項靱帯である．

浅筋膜

頭頸部全体をとおして，浅筋膜は連続性線維脂肪層を形成する（図4.2）．この層は，異なる領域で，異なる厚さと特徴をもち，この違いによって筋膜領域が異なる

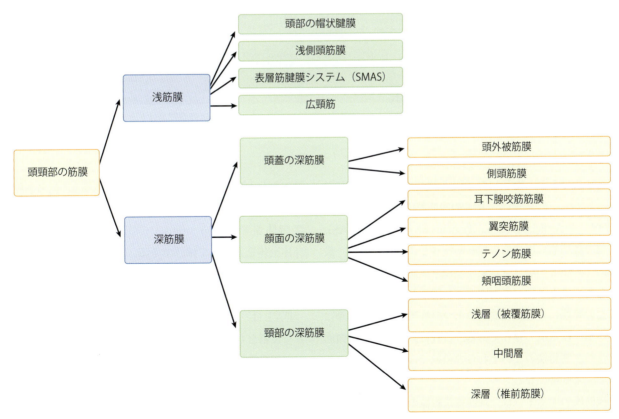

図4.1　頭頸部の筋膜．特定の領域の特徴によって，同じ筋膜に異なる名称を使用している．

頭頸部の筋膜

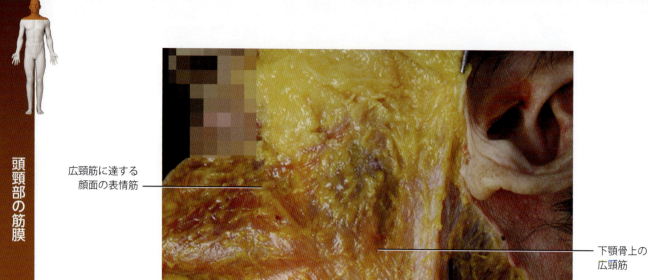

広頸筋に達する顔面の表情筋

下顎骨上の広頸筋

広頸筋

浅筋膜の下部の胸鎖乳突筋

図 4.2 頸部の外側領域の解剖．浅筋膜が見えるように，皮膚だけ除去されている．浅筋膜は頭頸部全体をとおして，連続性線維脂肪層を形成する．顔面の表情筋や頸部の広頸筋などの横紋筋組織である．

名称でよばれる．たとえば，頭皮の浅筋膜は頭部の帽状腱膜とよばれ，その一方で，顔面の浅筋膜は，表層筋腱膜システム（superficial musculo-aponeurotic system：SMAS），頸部の浅筋膜は広頸筋の線維筋性層とよばれている．最終的に，頭部の項（背）範囲では，浅筋膜が線維脂肪層となり，ほかと比べて判別がより困難となる．

この範囲において浅筋膜の1つの特徴は，そのなかにある横紋筋組織の存在である．これは，表情筋と広頸筋を含む．筋組織のないそれらの領域では，浅筋膜はより厚く，より密になる．

浅筋膜のすぐ下には，疎性輪状組織の面がある．この組織面を判別するために，「帽状腱膜下筋膜」（図4.3），「腱膜下面」，「SMAS下面」，「輪状側頭筋筋膜」，「無名筋膜」等の用語が用いられる．実際にすべての疎性輪状組織は，深脂肪組織（deep adipose tissue：DAT）に対応し，身体全体をとおして確認できる．この組織は概して，浅筋膜と深筋膜を分離し，これら2つの筋膜系（システム）における滑走と自律性を可能にしている．

DATは，頭皮ではっきりと現れ，頭皮の可動性に大きな役割をもつ．眼の近くで，DATは眼の腱膜前脂肪パッドの構成を助ける．そして頬では，SMASと耳下腺咬筋筋膜のあいだでビシャー脂肪パッドを形成する（図4.4）．さらに頸部では，広頸筋とその下部の筋を分離する．この領域の浅筋膜とは異なり，疎性輪状層（DAT）は，3

110

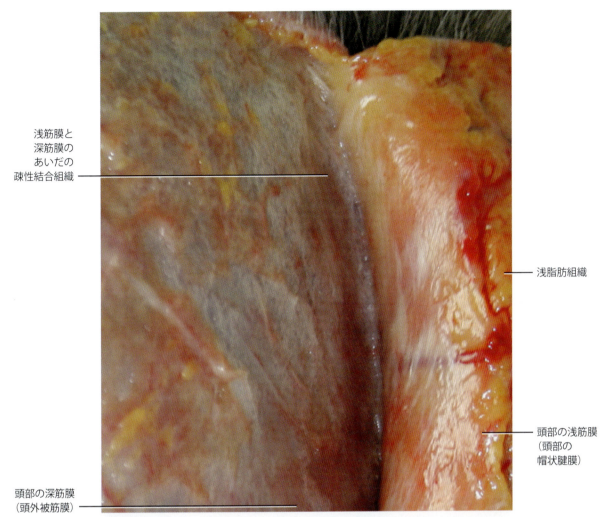

図 4.3 頭部の解剖．浅筋膜は（皮膚を伴って），深筋膜から引き離されている．頭部では，浅筋膜と深筋膜のあいだにある疎性結合組織が，頭皮と頭外被筋膜のあいだの分離を容易にする．疎性結合組織におけるこの層は，ときに「帽状腱膜下筋膜」とよばれ，頭蓋顔面手術と神経外科学における進入路を提供する．頭皮剥離では，頭皮（皮膚と浅筋膜に該当）はこの層をとおして分離される．

つの領域で非連続的である．それらは，頬骨弓上，耳下腺上および咬筋の前縁上である．これらの領域で，浅筋膜と深筋膜系のあいだに密性付着を確認できる．加えて，浅筋膜と深筋膜は，前部で頸部の白線に，後部で項靱帯に融合する．

DATと比較すると，頭頸部において浅脂肪組織（superficial adipose tissue：SAT）は不足している（**図4.5**）．そして，顔面領域によって，浅筋膜と皮膚のあいだの関係は変化する可能性がある（**図4.6**）．たとえば，頭部の帽状腱膜（浅筋膜）は，垂直皮膚支帯を経て皮膚に強く付着し，表情筋が真皮に挿入する場所でSATは不足し，筋線維によって交差している．

頭部の浅筋膜：頭部の帽状腱膜

頭部の浅筋膜（帽状腱膜）は，非常に密な構成をもつ．それは腱膜に似ていて，深筋膜と混同される可能性がある（**図4.7**）．頭部の帽状腱膜は，SMASを伴う顔面，そして広頸筋を包む浅筋膜を伴う頸部へと続く（**図4.8**）．

頭部の帽状腱膜は，頭部のいくつかの浅層筋群を結合する大きな腱だと考えられている．それは，前頭筋，後頭筋および上耳介筋である（**図4.9**）．これらの表情筋は，哺乳類の皮筋層から進化した．サルにおいては，後頭前頭筋がほとんど頭部の頂点に伸びていて，多くの筋線維がこれによって帽状腱膜を織り込んでいる．ほかの哺乳類においては，帽状腱膜は頸部の浅筋膜の連続であるこ

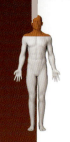

頭頸部の筋膜

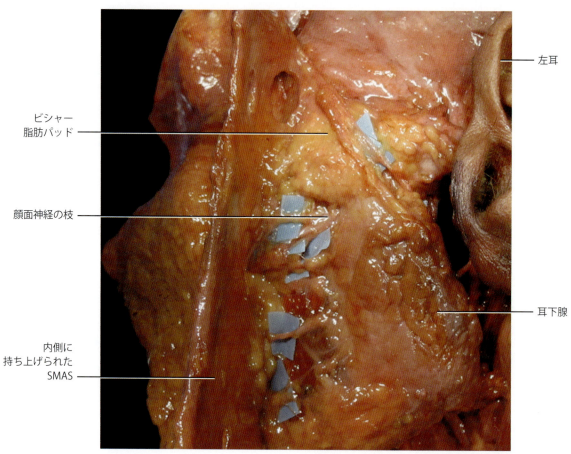

図4.4　左側の顔面の外側領域の解剖．SMASは下の面から分離され，浅ビシャー脂肪パッドと顔面神経枝が見えるよう内側に持ち上げられている．ビシャー脂肪パッドは，SMASと顔面の深筋膜（耳下腺咬筋筋膜）のあいだに位置する．それは，表情筋と咀嚼筋のあいだで自律性を増加させ，充填材のような役割をもつ．

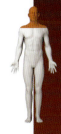

頭頸部の筋膜

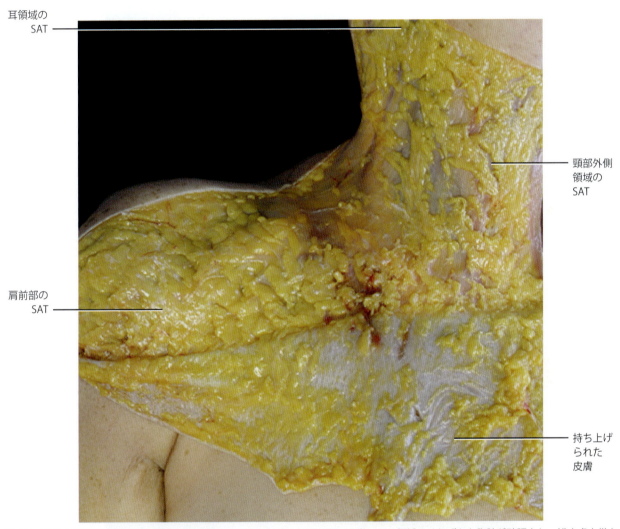

耳領域の SAT

頸部外側領域の SAT

肩前部の SAT

持ち上げられた皮膚

図4.5 頸部の前外側面像．SATが見えるよう皮膚が持ち上げられている．通常，この領域ではわずかな脂肪が確認され，浅皮膚支帯もごくわずかに薄く存在する．これにより，皮膚と下の面における大きな可動性が可能になる．

113

頭頸部の筋膜

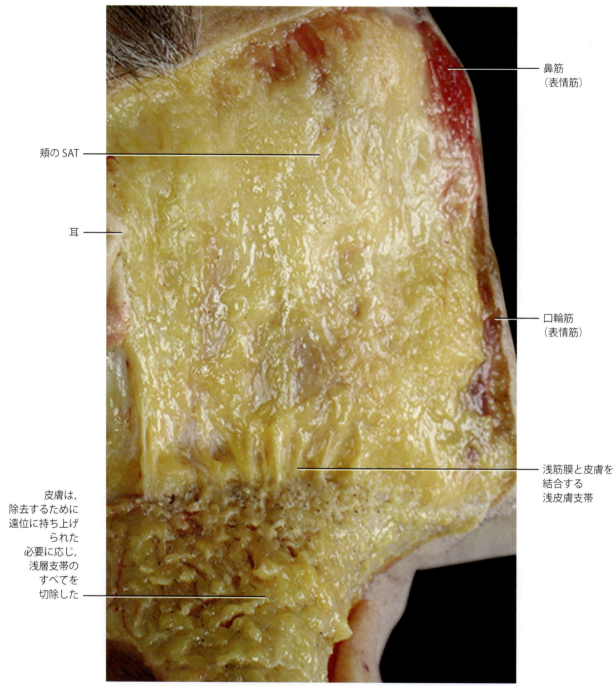

図4.6　右頬の前外側面像．SATが見えるよう皮膚は除去されている．頬の上でのみSATが豊富にみられる．一方で，耳の付近では線維構成要素が増え，鼻の付近では若干の鼻筋線維が確認できる．鼻筋は浅筋膜内に位置するが，この線維はSATに交差して真皮へと挿入する．

ラベル:
- 頬のSAT
- 耳
- 皮膚は，除去するために遠位に持ち上げられた 必要に応じ，浅層支帯のすべてを切除した
- 鼻筋（表情筋）
- 口輪筋（表情筋）
- 浅筋膜と皮膚を結合する浅皮膚支帯

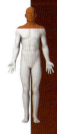

頭頸部の筋膜

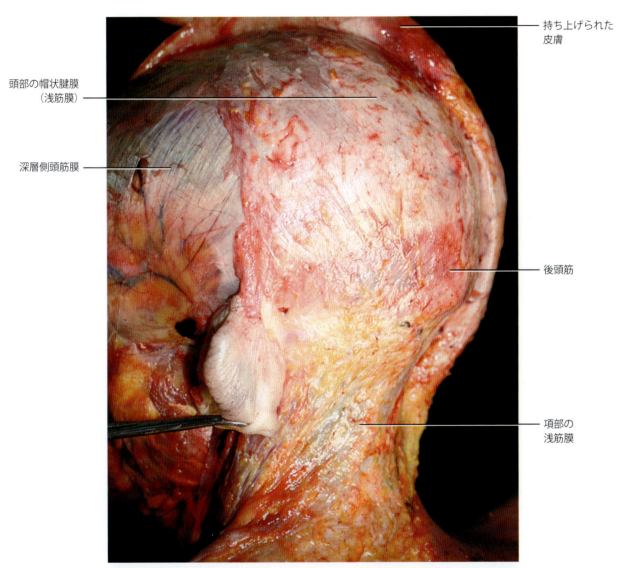

持ち上げられた皮膚

頭部の帽状腱膜（浅筋膜）

深層側頭筋膜

後頭筋

項部の浅筋膜

図4.7　頭部の浅筋膜：頭部の帽状腱膜．深筋膜と混同しやすい，非常に密な線維層である．また，前頭筋と耳介筋で後頭筋に結合する．

115

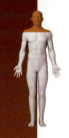

頭頸部の筋膜

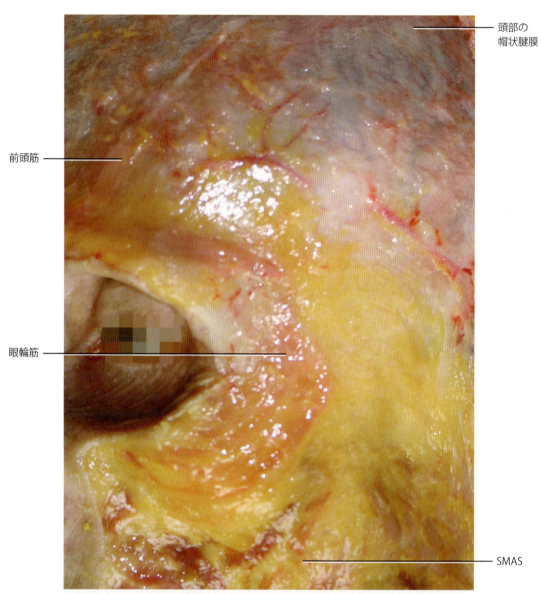

頭部の帽状腱膜

前頭筋

眼輪筋

SMAS

図 4.8　頭部の帽状腱膜と SMAS における連続．眼輪筋線維と混じる前頭筋の線維に注目．

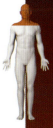

頭頸部の筋膜

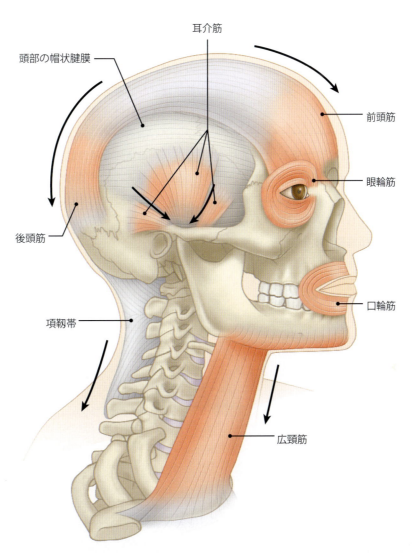

図 4.9 頭部の帽状腱膜は，頭部の浅層筋群を結合させる大きな腱だと考えられる．それは，前頭筋，後頭筋および耳介筋の結合である．帽状腱膜は，前部で SMAS と広頸筋へと続き，後部で項靱帯に付着する頸部の浅筋膜へと続く．項靱帯は，頸部におけるより深層部の筋と同様に，僧帽筋の多くの線維に付着する．これらの結合のため，帽状腱膜は常にすべての面へ張力をかける．筋が収縮する際，筋は同時に特定の方向へ帽状腱膜をより伸張させる．これらの筋のいずれかが硬い場合，筋は帽状腱膜を変性した状態で伸張する．

117

とは明白である．この皮膚の筋系と筋膜組織を混ぜ合わせることは，哺乳類の身体全体において観察される．しかし，ヒトにおいて，この筋系は一切存在せず，帽状腱膜はおもに線維組織からなる．

帽状腱膜は高度に血管新生化され，多くの垂直で厚みのある浅層皮膚支帯で皮膚に付着する（図4.10）．それは，この領域で，脂肪細胞のない疎性結合組織の薄い層であるDATによって，深筋膜から分離される．それは浅筋膜と深筋膜のあいだにおける重要な滑走を可能にし，頭皮の可動性に寄与する（図4.11）．

浅側頭筋膜（側頭頭頂筋膜）

浅側頭筋膜（図4.13）は，高度に血管新生化された結合組織の単一単位である．この筋膜はより薄いが，単一で異なった層なので容易に判別可能である．この層の下には，疎性結合組織が存在し，これは深筋膜から分離されている．表在では，側頭筋膜は皮下組織へ確実に結合する．そして，実際に，毛包のある深層で正確な解剖を行う際は，この筋膜を，上の皮膚から切り離さなければならない．皮膚への付着は，頬骨弓の付近で緩みがあるが，層が頭頂へ向かうに従って徐々に硬くなる．浅側頭筋膜の前部分は，前頭筋と眼輪筋へと続く．後部では，後頭前頭筋の後部と後耳介筋に融合する．上縁は，頭部の帽状腱膜に結合する．若干の意見の相違にもかかわらず，大部分の研究において，側頭頭頂筋膜はSMASを伴って下位の組織に結合することが論証されている．この筋膜における結合で，帽状腱膜とSMASは特殊な分離組織として姿を現し，結果として学術用語の追加が行われた．それは，「帽状拡張」「頭外被腱膜の拡張」および「SMASの頬骨上／側頭部の拡張」である．しかしながら，用語の多様性は，筋膜解剖における現在の記述に混乱を与えるにすぎない[1]．浅側頭血管，耳介側頭神

---

[1]：側頭範囲の浅筋膜における広範なレビューについては，Davidgeら（2010）を参照．

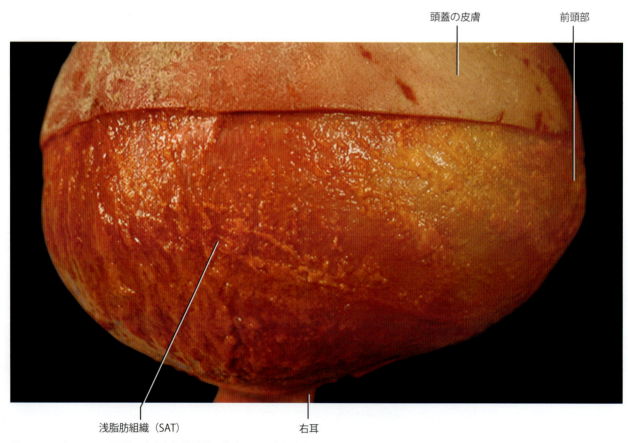

図4.10　頭部のSAT．通常，皮膚と帽状腱膜を結合する垂直線維中隔すべてが切られ，皮膚は除去されている．

クリニカルパール 4.1　頭部の帽状腱膜と頸部の固有受容系

項靱帯は，頸部の浅筋膜で深層の頸部筋と結合する．頭部の浅筋膜は，耳（耳介筋）と後頭筋で眼（輪筋と前頭筋）と結合する頭部の帽状腱膜へと続く（**図 4.12**）．頸部の深筋群には，固有受容器と，眼と迷路を伴って頭部の位置を調節する筋紡錘が多く含まれる．筋膜は，これらすべての固有受容要素に結合する．臨床診療では，深筋群の過剰な緊張は，めまいをしばしば伴う．

頸部の固有受容系（cervical proprioceptive system：CPS）は，頸部椎間関節，深部の頸筋膜（深頸筋膜），靱帯，そして頸椎の深層の短い筋群に位置する筋紡錘の機械受容器からなる（Grgic., 2006）．頸部の固有受容器からの感覚の情報は，前庭系から伝えられる情報とともに処理される．頸部の固有受容入力と前庭入力のあいだには，広範囲にわたる解剖学的な関連がある（Luan et al., 2013, Yahia et al., 2009）．本来，中枢神経系で正しく統合されるべき，前庭系や頸部の固有受容器から伝わる位置情報が不正確であったり統合に失敗したりする場合，頭部の位置情報に誤りが生じる場合がある．臨床および神経生理学の研究で，CPS の機能障害および／または器質性病変によって前庭疾患と類似した症状が起きることが確認された．それは，めまい，眼振および平衡障害である．頸部筋群の過緊張による機械受容器の活動亢進は，結果として前庭系に混乱を起こす．したがって，CPS からのインパルスは，身体のバランスを維持することに加わる前庭器官や他の感覚系からのインパルスに対応しない．インパルスのこの不調和は，前庭脊髄と前庭眼の反応の不足を起こし，めまいや眼振となって現れる．頭頸部の機械受容器の機能亢進によっても，「通常の安定性」を示す体位性筋緊張の反射調整を妨げる．

頭痛は，しばしば頭部の帽状腱膜の過剰な緊張で起こる．頭蓋周囲の筋筋膜組織の圧痛と筋筋膜のトリガーポイントの数は，緊張型頭痛患者でかなり増加する（Bendtsen & Peñas., 2011, Jensen et al., 1998）．中枢神経系で，頭蓋周囲の筋筋膜組織からの長期間にわたる侵害刺激による疼痛経路の感作は，慢性緊張型頭痛への突発性転換に関係しているのではないかと考えられる．筋要素へ直接行う治療には，緊張型頭痛患者に効果のある筋電図検査法バイオフィードバックならびに，同様に効果が期待できる理学療法および筋弛緩療法が含まれる．

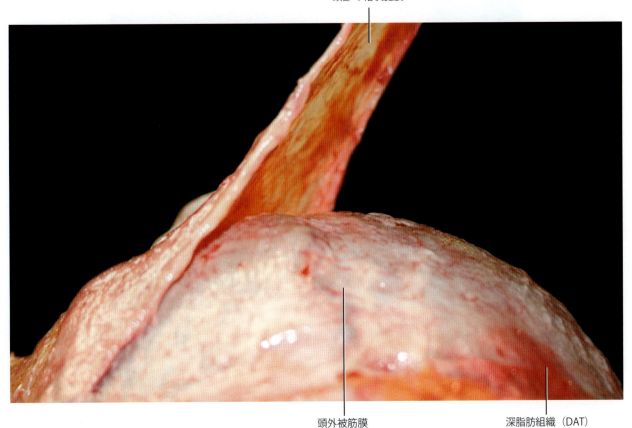

図 4.11　頭外被筋膜が見えるよう，頭部の帽状腱膜が持ち上げられている．疎性結合組織は，2 つの筋膜層を分離する．後方項線に沿ってのみ，付着が存在する．

頭頸部の筋膜

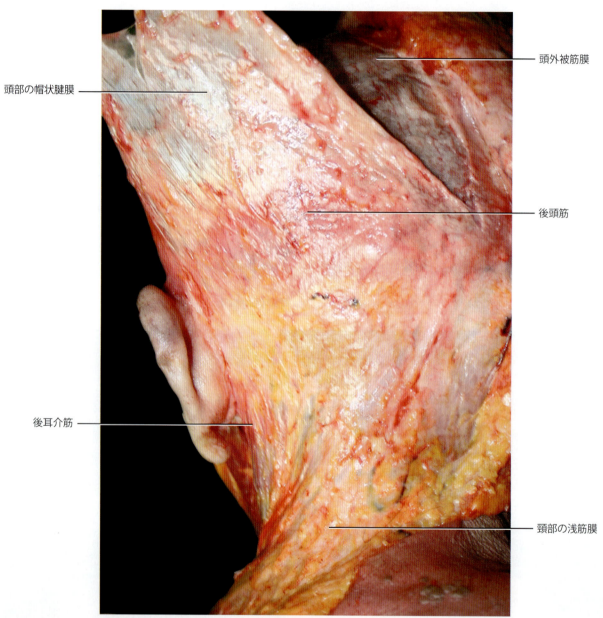

図4.12 頭頸部の後方領域の解剖．皮膚は除去され，また頭部の帽状腱膜は頭外被筋膜から分離され，帽状腱膜と頸部の浅筋膜の連続が強調されるように頭側に引っ張られている．帽状腱膜の中に後頭筋が見える．

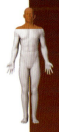

頭頸部の筋膜

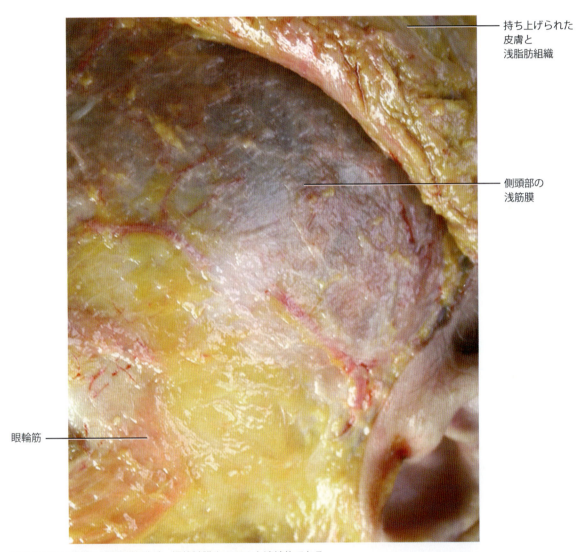

持ち上げられた皮膚と浅脂肪組織

側頭部の浅筋膜

眼輪筋

図 4.13　頭部の左側頭領域．浅側頭筋膜が，帽状腱膜や SMAS と連続的である．

経とその分岐，そして顔面神経の側頭枝は浅側頭筋膜の中，またはその下部においてのみ確認できる．浅側頭血管は，浅側頭筋膜へ大部分の血管供給を行う．頬骨眼窩，頬骨側頭，頬骨顔面および横行顔面動脈は，この範囲においてわずかな働きがある．

顔面の表層筋腱膜システム

顔面の浅筋膜は，表情筋との関係によって他と異なった特徴をもつ．実際，浅筋膜はすべての表情筋を包んで結合し，組織化された線維状の筋ネットワークを構成している（図4.14, 15）．顔面において浅筋膜に包埋されている表情筋は，以下のとおりである．鼻根筋，鼻筋，眼輪筋，皺眉筋，眉毛下制筋，口輪筋，口角下制筋，笑筋，上唇挙筋，下唇下制筋，口角挙筋およびオトガイ筋（図4.16, 17）．この線維筋性ネットワークは，顔面の表層筋腱膜システム（superficial musculo-aponeurotic system：SMAS）とよばれる．MitzとPeyronie（1976）

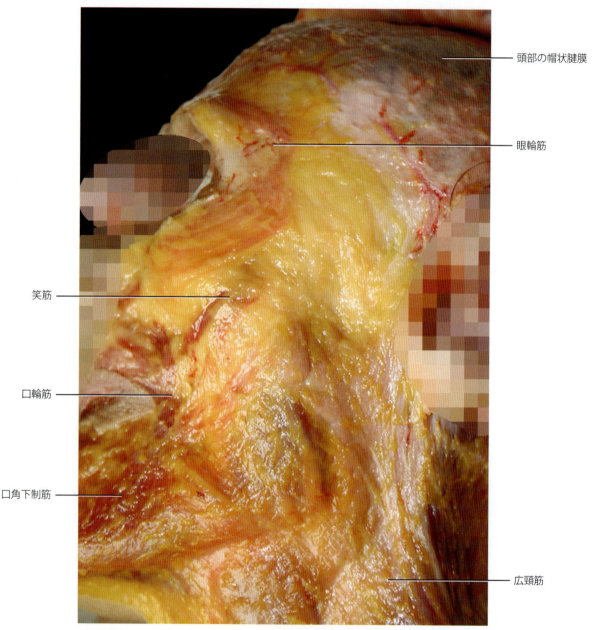

図4.14 顔面の外側領域の解剖．表情筋を中に包埋した顔面の浅筋膜が露出するよう，皮膚が除去されている．これらは，顔面のSMASとよばれる線維筋性の層を一緒に形成する．ここのSMASは，表情筋収縮の伝達と調整を行う三次元ネットワークの中心となる．

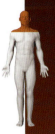

頭頸部の筋膜

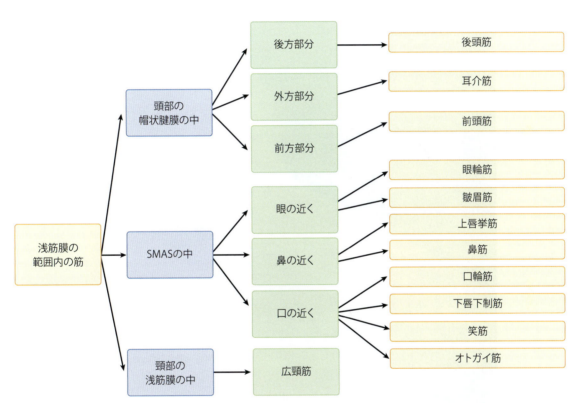

図 4.15　頭頸部の浅筋膜範囲内の筋.

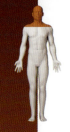

頭頸部の筋膜

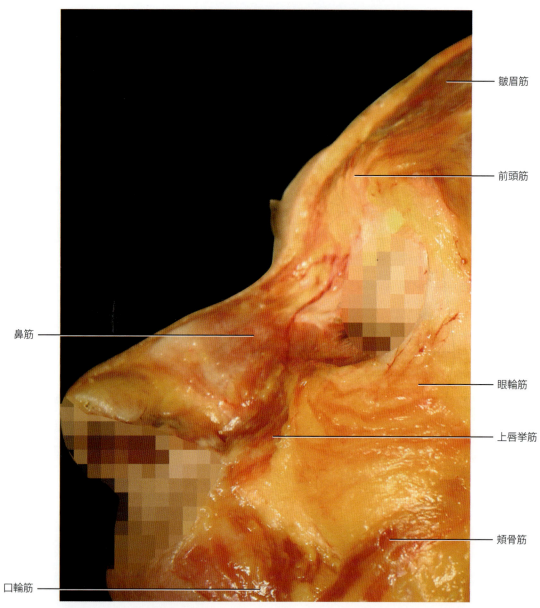

皺眉筋
前頭筋
鼻筋
眼輪筋
上唇挙筋
頬骨筋
口輪筋

図 4.16　鼻部の SMAS．浅筋膜に併合する頬骨筋の遠位部分に注目．

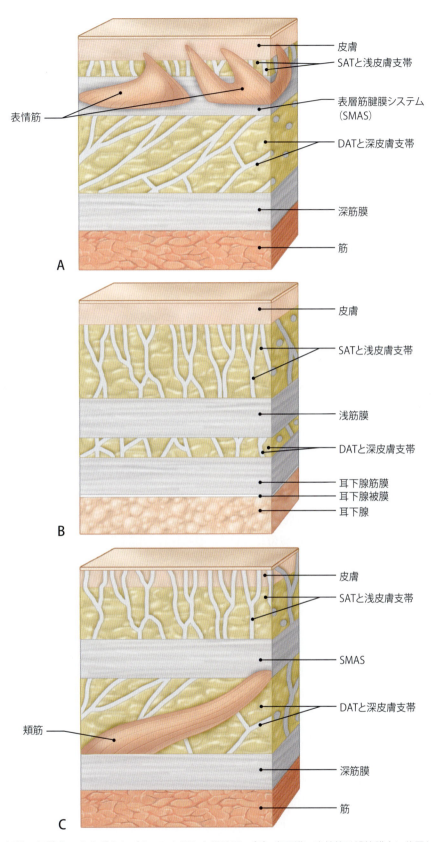

図4.17 顔面の皮下組織の組織化のさまざまなパターンを現した概略図．(A) 鼻唇溝：表情筋は浅筋膜内に位置し，真皮に挿入するよう浅脂肪組織（superficial adipose tissue：SAT）と交差する．(B) 耳下腺部：深脂肪組織（deep adipose tissue：DAT）は存在せず，浅筋膜と深筋膜（耳下腺筋膜）が付着する．(C) 顔面筋膜に関する頬筋の位置．この筋は頬咽頭筋膜から生じて，唇の端付近で，浅筋膜に挿入してDATと交差する．

は，初めてこのシステムを論証し，現在ではこれが科学文献と臨床診療においても認められている．

SMASは，広頚筋で尾側に，そして頭部の帽状腱膜と浅側頭筋膜で頭側に連続する．Thallerら（1990）は，SMASが進化した広頚筋なのではないかと示唆した．顔面の軟部組織が間葉の相互作用をとおして発達する際，顔面の浅筋膜は皮膚へ影響を及ぼす筋収縮の伝播と調整を行う表情筋の腱中心に留まる．

顕微鏡学的観点から，SMASは600μmの平均的厚みをもつ線維弾性組織である（Macchi et al., 2010）．若い人における弾性組織の数は非常に多く，その数は加齢とともに徐々に減少する．SMASの配列は，遠心性低粘稠化を示す．輪筋の近接で観察する際は，不可視性といっていいほど薄く現れる（SMASの2枚の層によって包まれている）．SMASの整合性のため，この部分は固体特徴の形状において広頚筋複合体でこれを分離することができる．その外科的切除，モビライゼーションおよび牽引が，美容の顔面手術における標準的な技術になった．

通常，顔面でSATはより薄く，これらはSMASから真皮へ移動する表情筋の筋線維と結ばれる．SATの組織学的分析で，真皮をSMASにさらに結合させる線維中隔（浅皮膚支帯または浅皮膚靱帯）の垂直配置が明らかになった．多くの研究者が，顔面の軟部組織における正常な解剖学的位置を支持するこれらの靱帯について，その重要性を示している．加齢とともに，皮膚支帯と浅筋膜の弾性は減少し，これが皮膚の下垂，顕著な鼻唇溝（ほうれい線）および顔のしわの原因となる（Stuzin et al., 1992）．

DATは通常，深筋膜からSMASを分離させていることにより容易に見分けることができる．また，DATの線維中隔（深皮膚支帯）はより薄くて弾性線維が豊富で，おもに水平配置され，SMASと深筋膜を緩く結合させている．このように深部皮下層は，それらが水平に滑走し，表情筋と咀嚼筋の活動を分けていることから，筋のための「緩衝装置」として作用している可能性が高い．頬のDATはとくに明白に見分けられ，脂肪組織を豊富に含み，ビシャー脂肪パッドを形成する．耳下腺領域においてのみDATは存在せず，この部分におけるSMASは深筋膜に付着する．頬骨弓と鼻唇溝の高さにおけるDATは非常に薄く，頬筋と頬骨筋はDATへ交差し，

> **クリニカルパール 4.2　SMASと美容整形手術**
>
> さまざまな美容整形手術は，多かれ少なかれ，顔面の浅筋膜上（SMAS）と深皮膚支帯（形成外科医は，これを顔面靱帯の保持とよぶ）に直接施される．最も一般的に施される美容整形手術は，以下のとおりである．
> - SMAS美容整形．最も頻繁に行われる手術．外科医が頭髪の生え際を切開し，これによりSMASが引き締められ，余分な脂肪と組織が取り除かれる．
> - 骨膜下または帽状腱膜下の内視鏡美容整形．皮膚の弁を切るのではなく，皮膚構造を持ち上げることから，侵害が少ないとされる技術．
> - 広頚筋表面再建（リサーフェイシング）．美容整形の代用を証明するような技術．顎の下を約2.5cm切開し，余分な脂肪を除去する．脂肪が除去されたあと，外科医が広頚筋を引き締め，頚部の形状を整える．この技術は，広頚筋とSMASが連続しているために可能である．
>
> 多くの研究者が，靱帯システムの減弱によって，顔面脂肪が浅筋膜と深筋膜のあいだの面へ下降し，これにより顔面年齢兆候が現れることを論証している．近年，Tsukaharaら（2012）は，皮膚の皮下組織における，顔面のしわの深さと皮膚支帯の密度に関係性があることを論証した．彼らの研究から，顔面のしわが皮膚支帯の密度が少なくなった場所で発達している様子が明らかになった．他の研究で，同研究者は，エコー発生性の数量化としわの深さとの関係を調査するために，超音波検査を用いて額の皮下組織を分析した．この研究は，超音波検査で観察された皮下組織の内部構造がしわの深さと関係することを示唆した．しわの深さと皮下組織のエコー発生性のあいだの関係は，とくに高齢者において現れる．

深筋膜と浅筋膜を結合させている（図4.17）．

頚部の浅筋膜：広頚筋

頚部において浅筋膜は広頚筋を包んでおり（図4.18, 19），切り離すことは不可能である．広頚筋は一部の研究者が主張しているように顎の上で近位に挿入しない代わりに，SMASと，とくにサントリニの笑筋と融合するために下顎の境界を越えて伸びている（図4.19）．遠位に，広頚筋は，胸部と三角筋部の浅筋膜と連続している．そして後方では，頚部の浅筋膜は，帽状腱膜で頭側に，背部の厚い浅筋膜で遠位に結合している．前部広頚筋と類似の状態でいくつかの筋線維も確認できる（図

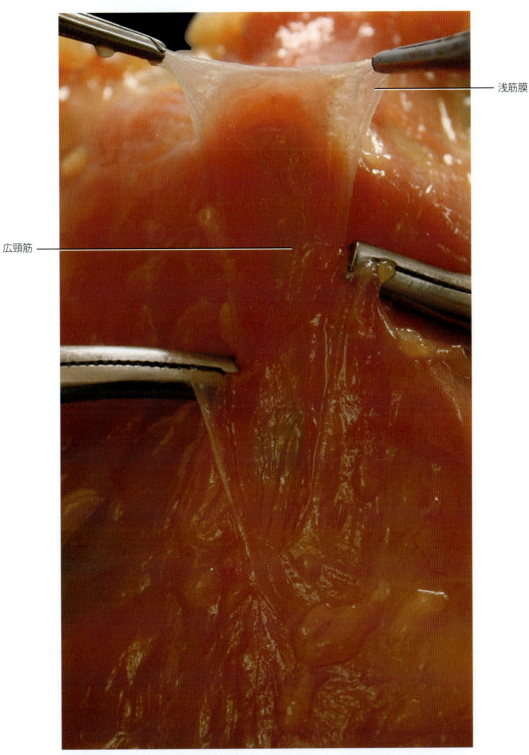

図 4.18 広頸筋と浅筋膜との関係．ここでは，浅筋膜は非常に薄い結合組織層として筋へ完全に付着する．

頭頸部の筋膜

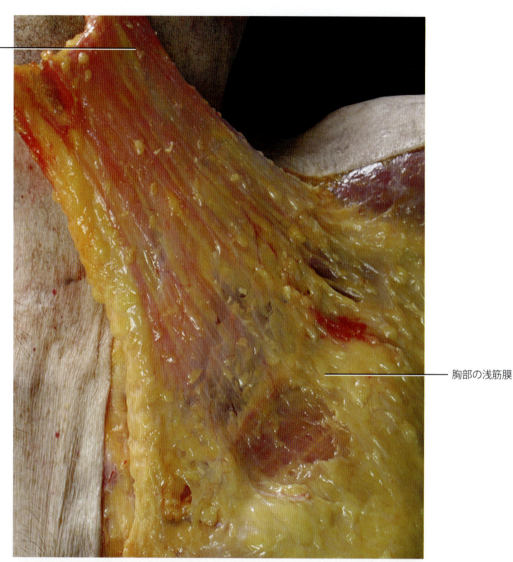

図4.19 頸部の左側領域の解剖．頸部の浅筋膜は，より深層の構造から分離され，頭側に引っ張られている．広頸筋の筋線維は明白である．頸部の浅筋膜にはいくつかの脂肪細胞も含まれ，これが少量の脂肪小葉を構成する．この下にある疎性結合組織の層によって，浅筋膜は容易に下の面から分離ができ，これにより頸部の深筋膜の浅葉が構成される．頸部の浅筋膜は胸部の浅筋膜となるべく下方へと連続している．頭尾の方向へ浅筋膜を伸張すると，頸部と胸部のあいだにこの筋膜連続が現れ，鎖骨と胸部の浅筋膜で同時に起こる伸張についても確認ができる．

4.20)．

通常，SATはこの範囲において少ないが，浅筋膜と深筋膜のあいだにこの2枚の筋膜層を滑走させる疎性結合組織が存在する．DATは，頸部白線と項靱帯においてのみ，その姿を消す．これら2つの点において，浅筋膜と深筋膜は融合する．

頭部の深筋膜

頭頸部全体にわたって，浅筋膜の下には深筋膜が存在する．この2つの領域における深筋膜の治療は，頭部には1枚の単一層が存在し，頸部の深筋膜は3枚の層をもつことから，別々に行われる．通常，頭部の深筋膜は咀嚼筋と唾液腺を包むそれぞれの孤立した領域に存在する．一般的にこれらは，包埋された組織に由来した名前で称される（**図4.21**）．たとえば，側頭筋を覆う深筋膜を側頭筋膜とよび，咬筋上の筋膜を咬筋筋膜とよぶ．実際，筋膜は隔離された集まりではないが，全体の連続シートが筋と腺を囲むために分かれ，頭皮の頭外被筋膜になるために広がっている．深筋膜における異なる領域を表

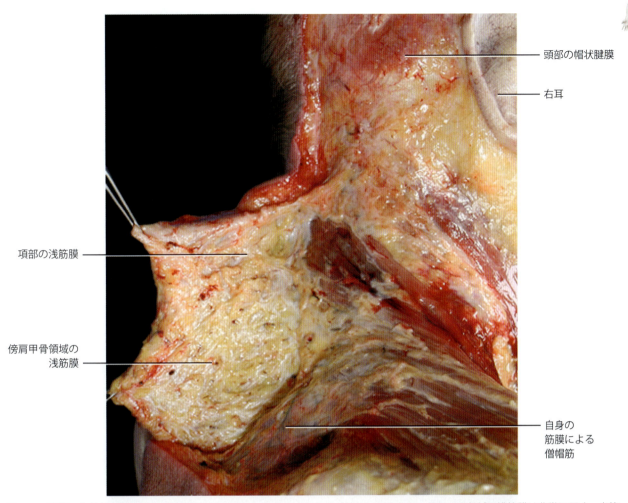

図4.20 頸部の後外側面像．頸部の浅筋膜はより薄く，遠位へ向かうほど徐々に厚くなる．傍肩甲骨領域の浅筋膜は非常に厚く，血管新生化されている．近位では，これが帽状腱膜に連続し，正中線に沿って項靱帯に付着する．

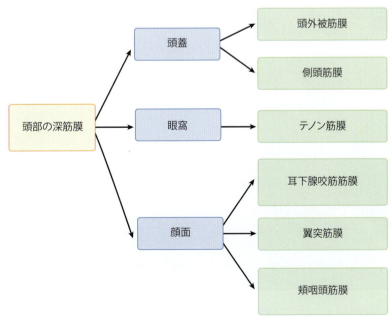

図4.21 頭部の深筋膜の構成要素を解説するための用語の図表．

すためにさまざまな名称が使われるが，これらはあくまで作為的なものだということをわれわれは強調しなければならない．結合組織の単一鞘の一部として，筋と腺を包埋する深筋膜の一体的性質を**理解することは重要である**．筋膜層に沿って，頬筋と頬骨筋は側頭筋と咬筋に対してより浅い面に位置しているが，表情筋に対してはより深層の面に位置する．頬筋と頬骨筋はDATの中に位置し，深筋膜と浅筋膜を結合させている．

頭蓋の深筋膜：頭外被筋膜

深部筋群が欠乏する頭蓋領域では，頭外被筋膜は「頭蓋骨膜」（頭蓋周囲の膜）と称される．言い換えると，これは頭蓋の外面を覆う外部の骨膜ということになる（図4.22～24）．頭外被筋膜は，側頭筋膜と連続して側頭筋を覆い，前部ではテノン筋膜（眼球と眼窩の脂肪のあいだの筋膜）として存在する．頭外被筋膜は，十分に血管新生化された疎性結合組織によって，帽状腱膜から分離される．

深筋膜の代表的存在といえる頭外被筋膜は，2つの副層をもつ．HabalとManiscalco（1981）は，その外層は線維芽細胞を伴う疎性輪状組織で，内層は骨芽細胞を含むと論証した．内層の近くには血管ネットワークが存在し，狭い茎をもつ頭外被筋膜の構造をもとに弁として働く．

眼窩の深筋膜：テノン筋膜（またはテノン被膜）

テノン筋膜は，眼の深筋膜を指す．角膜後方の毛様縁体から視神経の入口までの眼球を囲む線維層がある．前1/3は，眼結膜の後ろに確実に付着し，中1/3は，眼筋へ筋膜拡張を伝える．そして，4つの直筋鞘と2つの斜筋を形成する．テノン筋膜は，上眼瞼の上挙筋のために類似の鞘を形成する．後1/3は，眼窩脂肪に接していて，

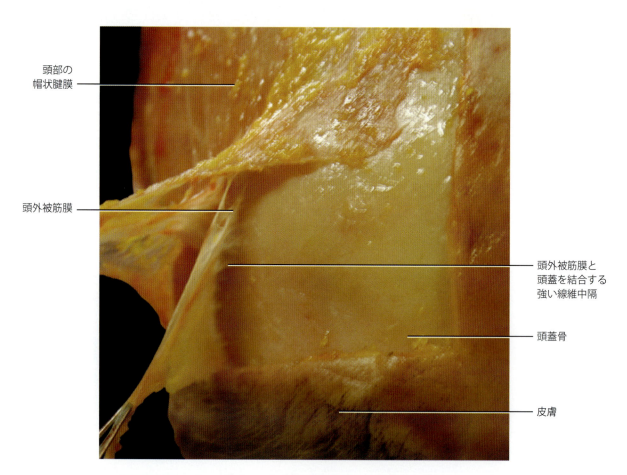

図4.22 頭蓋の解剖．2枚の筋膜層がみられる．浅筋膜（帽状腱膜）と深筋膜（頭外被筋膜）．深筋膜は，通常は頭蓋の骨膜に付着すると考えられる．帽状腱膜と頭外被筋膜のあいだには，疎性結合組織が存在する．

深脂肪組織の疎性結合組織　　　　　　　　　　　　　皮膚

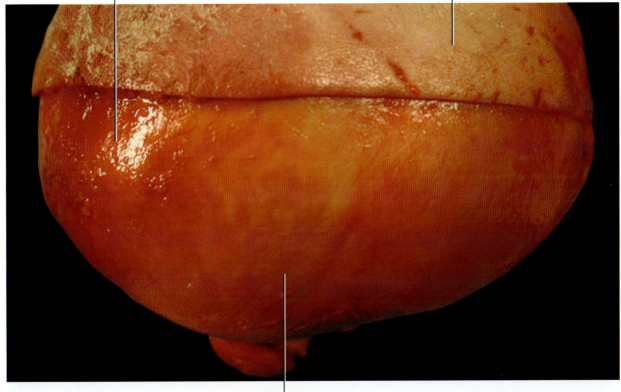

頭外被筋膜

図 4.23 頭蓋の深筋膜：頭外被筋膜．頭外被筋膜は良好に血管新生化された線維層で，多くの線維中隔を経由して骨に付着する．

クリニカルパール 4.3　眼の運動におけるテノン筋膜の役割

テノン筋膜から眼筋の役割を分離することは不可能である．テノン筋膜は，単一筋の活動を補強する筋を調整して結合する．個々の筋は，自らに関連した眼窩腱とテノン筋膜の緊張を必要とする．この関係は，眼球の限られた領域内において損傷を生じさせるかもしれない過剰な筋収縮を防ぐ．

視神経の鞘へと続いている．

　眼筋の挿入は，これらの挿入と筋膜が1つの単位だと考えられるほど強固に，テノン筋膜に密接に結びつく．Sappey（1888）は，この筋膜が涙嚢の壁に付着していることを発見した（図 4.25）．眼窩の辺縁に沿って，筋膜は眼瞼の後ろへつながり骨膜へと挿入する．筋膜は異なる厚みをもち，線維帯によって増強される．その後方部分はより薄いが，球の赤道でより厚くなる．筋膜を補強する線維帯は「眼窩腱」とよばれ，これが眼筋の補助的挿入であると考えられている．

頭蓋の深筋膜：側頭筋膜

　側頭筋膜は密性の線維層で，側頭筋（図 4.26）とその広い表面を覆い，この筋における浅層線維へ付着する（図 4.27）．側頭筋膜は上部で頭外被筋膜に連続し，部分的に上側頭線に沿って付着する．下部では，側頭筋膜は浅層板と深層板に分かれ，頬骨弓の外側および内側縁に付着する．これら2枚の層のあいだに，内部筋膜脂肪パッドが存在する．この脂肪パッドは，浅側頭動脈の頬骨眼窩分岐と，皮神経，そして頬骨神経の頬骨側頭枝（それ自身では上顎神経の分岐）が含まれる．遠位では，これら2枚の層は耳下腺咬筋筋膜として連続し，次々に頸部の深筋膜の浅層に結合される．

　この領域では，側頭筋膜の深弁尖と側頭筋のあいだに位置するもう1つの脂肪パッドが存在する．ほとんどの研究者が，このパッドを「深側頭脂肪パッド」，もしく

頭頸部の筋膜

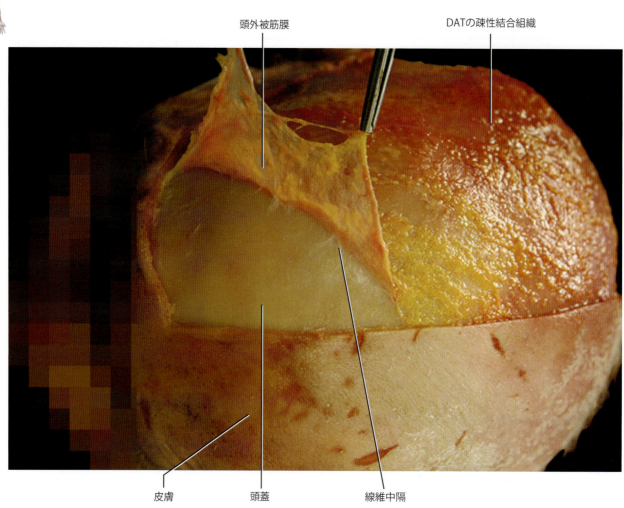

図 4.24　頭外被筋膜は，頭蓋との関係を示すために持ち上げられている．

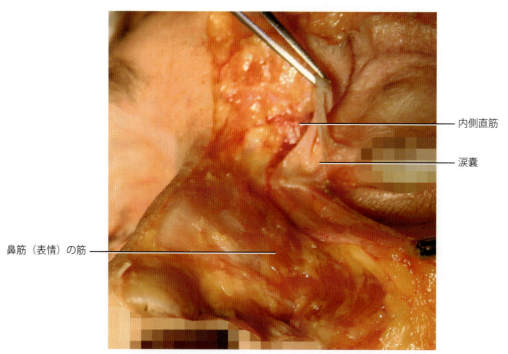

図 4.25　眼領域の解剖．鉗子は涙嚢を持ち上げている．

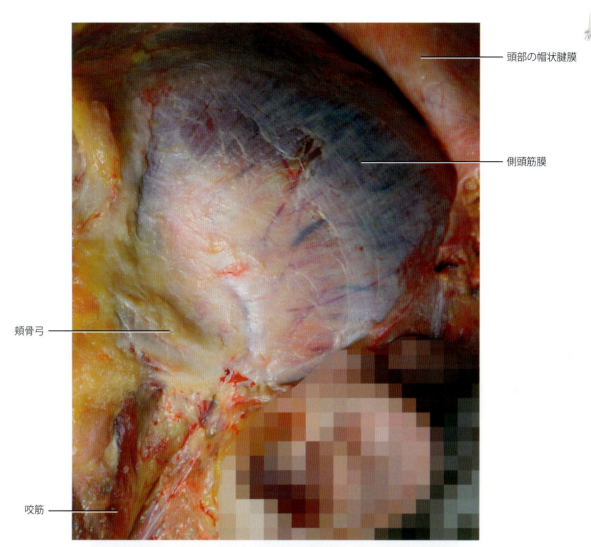

図4.26 頬骨弓を通って，耳下腺咬筋筋膜へと連続する側頭筋膜の浅層．側頭筋膜は，結合組織の白い線維層となって現れ，側頭筋を覆っている．

は「筋膜下脂肪パッド」とよぶ．このパッドは，頬骨弓のすぐ上で始まって下部分へ伸び，咀嚼筋の空間を保護して，側頭筋を骨隆起の下で滑らかに滑走させる．最終的に，この領域には「側頭頭頂の，または筋膜上脂肪パッド」とよばれる第3の脂肪パッドが存在し，これは浅筋膜と深側頭筋膜（すなわちDAT）のあいだに位置する．

顔面の深筋膜：耳下腺咬筋筋膜

耳下腺咬筋筋膜は頬骨弓から生じ，側頭筋膜の結合である．それは，耳下腺の区画壁を形成し，咬筋の前部を覆う．咬筋の後方辺縁で，この筋膜は下顎骨の骨膜と結合する（図4.28）．また，外耳孔の軟骨膜，側頭骨の茎状突起，茎突下顎靱帯，そして顎二腹筋の後腹部における筋膜とも結合している．そして，外頸動脈と後顔面静脈を覆う筋膜へと続く．耳下腺筋膜は，深頸筋膜の浅層で頸部へと結合する．耳下腺筋膜の下に，耳下腺の被膜が横たわる．これは異なる厚みをもつ線維層で，外面にて最もその厚みを増す．ここから多数の中隔が広がって，耳下腺の耳たぶのあいだに広がる．

顔面の深筋膜：翼突筋膜

翼突筋膜は，内側と外側の翼突筋を覆う．それは，翼状突起の外側板すら生じて，翼突筋の挿入より上にある．蝶形骨棘，錐体鼓室裂および下顎骨に及ぶ．またこの筋

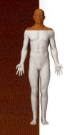

頭頸部の筋膜

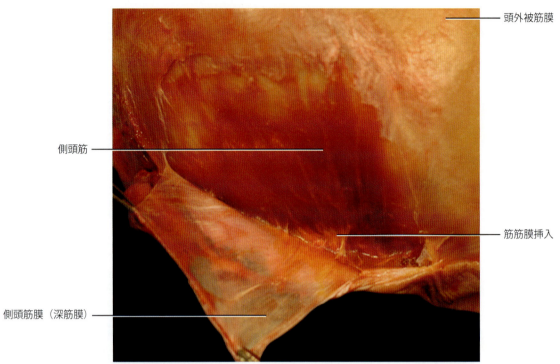

側頭筋
頭外被筋膜
筋筋膜挿入
側頭筋膜（深筋膜）

図 4.27 側頭筋膜が側頭筋から引き離され，持ち上げられている．側頭筋膜は，側頭筋を覆う密性の線維層である．この筋の多くの線維は，側頭筋膜の内側から生じ，筋腹から筋膜が離れないようにしている．これは，側頭筋が収縮するたびに，側頭筋膜が伸張されることを意味する．

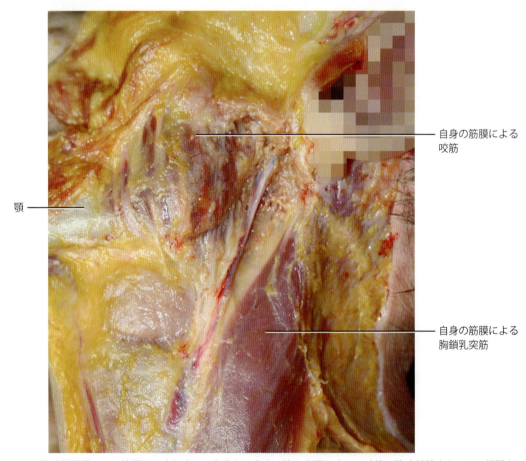

自身の筋膜による咬筋
顎
自身の筋膜による胸鎖乳突筋

図 4.28 咬筋を覆う耳下腺咬筋筋膜．この筋膜は，内部表面から生じる多くの筋内中隔によって咬筋に強く付着する．この筋膜も，下顎骨の骨膜を結合する．

クリニカルパール 4.4　咀嚼と嚥下における筋膜の役割

　咀嚼と嚥下にかかわるすべての筋群は，筋膜で相互接続する．側頭筋を包む側頭筋膜は，咬筋を包む耳下腺咬筋筋膜へと続く．咬筋は，内側翼突筋と結合し，この2つが二腹の吊りひも状筋だと考えられる方向へ連続する．翼突筋膜は，顎関節包と頬咽頭筋膜で結びつき，それは上咽頭収縮筋を覆って頬筋に付着する．頬筋は，口の近くのSMASへ挿入するDATを交差させる．このネットワークの完全な筋膜緊張は，咀嚼と嚥下に必要な協調を保証する．開口位は，この筋膜ネットワークにおける正常な張力の関係を変え，嚥下筋に結合する筋紡錘の異常な活動をもたらす．このことは，なぜ口を開けた状態での嚥下が不可能であるかについて説明している．

クリニカルパール 4.5　顎筋の筋筋膜疼痛

　顎筋の筋筋膜疼痛は，顎関節症（TMD）で最も一般的である．心理学ならびに社会学的視点から，筋筋膜疼痛を有する患者の多くは，慢性疼痛関連の障害と，うつ病／身体化スコアにも高い割合を示すことが多い．臨床医にとって，筋筋膜症状の管理は，特殊症状と治療レベル両方で興味深い挑戦であり，いくつかの治療アプローチが文献で提案されている．有効であると証明されたいくつかの技術は次のとおりである．リズミックスタビライゼーション，等尺性収縮後弛緩，ホールド＆リラックス（Skaggs & Liebenson., 2000），そして口腔内マッサージ療法である．実際，外側および内側翼突筋は，頻繁にTMJと上顎洞における疼痛の原因となる（Travell & Simons., 1983）．いずれの筋の片側動作によっても，これらの筋は顎の開きと下顎の突出および下顎の反対側への偏位に関係している．

　顎筋の筋筋膜疼痛を抱える患者に対して効果が期待される保守的アプローチへのより深い理解に向けて，ボツリヌス毒素注射と理学療法治療における短期効果とを比較するランダム化比較試験が，顎関節の筋筋膜疼痛に用いられる筋膜マニピュレーション®技術を用いて行われた（Guarda Nardini et al., 2012）．顎関節症（RDC/TMD）の研究的診断基準に該当し，筋筋膜疼痛と診断された30例の患者は，ボツリヌス毒素注射の単一セッション（A群）と筋膜マニピュレーションの3回のセッション（B群）を受けるためにランダム化された．疼痛の最大値（視覚的アナログ尺度評価）とmm単位での顎の運動（最大開口，突出，左右の外側偏位）について，治療終了後と治療後3カ月の経過観察で評価された．両方の治療手順で，長期にわたる疼痛の症状に著しい変化がみられ，両方ともほぼ等しい効果が得られたようであった．しかし，筋膜マニピュレーションは，主観的な疼痛の認知の減少においてわずかに優れた効果をみせた．そして，ボツリヌス毒素注射は顎の可動域の増加においてわずかに優れていた．3カ月経過での治療効果パラメータの変化における，2つの治療手順の違いに，臨床的な関連はなかった．

膜は，顎関節（temporomandibular joint：TMJ）の被膜とも結合をもつ．TMJの内側すべてで，関節円板とその被膜の付着は，外側翼突筋の筋膜に密に接する．外側翼突筋の上頭部のごく一部は，関節円板の前内側部に直接付着する．このように，外側翼突筋とその筋膜は，TMJ運動の際に，関節円板の位置に直接影響する可能性がある．Schmolke（1994）は，咬筋および側頭筋膜が，TMJの靱帯と関節円板にも結合していると強く主張した．しかし，これらの付着が比較的弱いことから，側頭筋も咬筋も直接関節円板に作用することは考えられない．むしろ，これらは筋紡錘からの求心性ニューロンによって，TMJの構成要素と関節円板の位置を情報伝達する役割をもつと考えるほうが妥当である．

　Testut（1905）は，内側翼突筋が，下顎骨の骨膜でそれらの筋膜の連続性を経由して，咬筋に遠位で結合していると主張した．このように，内側翼突筋と咬筋は，共有の腱の吊りひも（スリング）を形成し，筋を顎の強力なエレベータとして働かせている．近位で，内側翼突筋は咽頭の外側壁を形成し，嚥下を支援する．翼突下顎縫線と頬咽頭筋膜は翼状突起から生じるが，この派生過程は重要な役割をもつとされ，翼突筋膜を頬咽頭筋膜でつなぐ．

顔面の深筋膜：頬咽頭筋膜

　頬咽頭筋膜は，頬筋の後方部分まで異なった層を形成し，上咽頭収縮筋を包む．頬筋の多くの筋線維は，この筋膜から生じ，頬脂肪パッドと唇の結合組織へ挿入する．頬筋は顔面のDATに交わり，顔面の浅筋膜とともに（SMASが唇の眼角近くの皮膚に付着するのと同様に，

頭頸部の筋膜

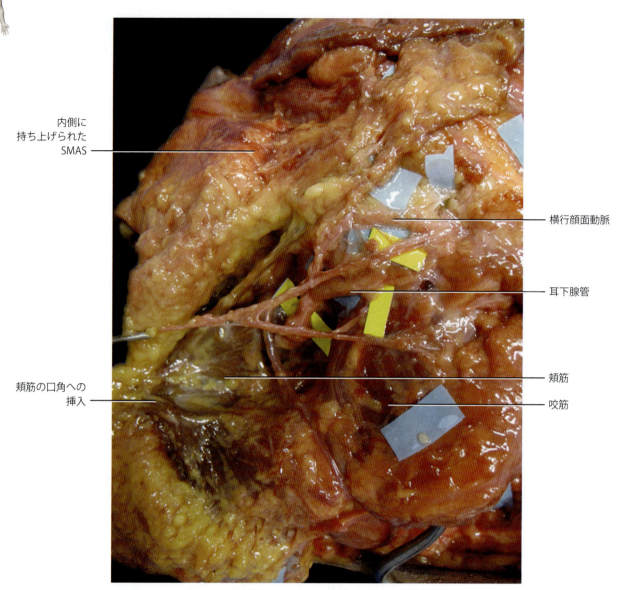

内側に持ち上げられたSMAS

頬筋の口角への挿入

横行顔面動脈

耳下腺管

頬筋

咬筋

図4.29 頬の左側の解剖．頬筋は，口角の近くで深筋膜から生じ，口角近くの浅筋膜へ挿入する．

皮膚も伴って）深筋膜（頬咽頭筋膜）と結合する（図4.29）．機能的な観点から，頬筋は表情筋と咀嚼筋の機能をもつ．その位置によって，口と咽頭における活動調整や連続を可能にする．

頬咽頭筋膜は，上顎骨の歯槽突起の後部の上の骨膜と，翼状突起の内側板の骨膜で融合する．筋膜はこの点から後方に伸びて，咽頭の上咽頭収縮筋の上に，それから咽頭と食道の外膜まで連続する．翼状突起の内側板の鉤と下顎骨の顎舌骨筋線の後方端のあいだに，頬咽頭筋膜は翼突下顎縫線を形成し，上咽頭収縮筋に付着する．

頸部の深筋膜（深頸筋膜）

頸部の深筋膜は，Burnsによって1824年に初めて述べられて以来，ずっと論議の対象となっているテーマである．現代の解剖学書や外科学書においても，これらをあまりに簡潔にまたは不正確に記述しているため困惑は現在も続いている．Poirier（1912）は，これらの問題点について次のように説明している．「頸部筋膜は，その解説を試みる各著者の文章によって新しい形状で表されている」．頸部の筋膜は，臨床医にとって重要である．これらは，慢性頸部痛と緊張性頭痛に関して分析された．頸部の深筋膜は，局所の麻酔薬の拡散に対して役割をも

ち，頸部と頭部の手術を計画する際に重要である．この筋膜における変性・厚みのある状態は，筋，神経および血管機能（Melzack et al., 1977）の重要性に加えて，頸筋の神経圧迫と非生理的緊張の原因となる場合がある．

頸部の深筋膜は，頸筋を包む3つの筋膜層板で構成される．それは浅葉，中葉および深葉である（図4.30）．深頸筋膜における3つのすべての層は，それらの下の筋に強く付着する．これは，とくに僧帽筋の筋膜にみられる．この筋膜は，その内面から外へ広がって，筋を多くの束に分ける一連の筋内中隔をもつ．多くの筋線維は，筋膜の内面から，そして筋内中隔から直接生じる．これらの筋膜の機能は，その下の筋がもつ機能から分離することはできない．したがって，筋収縮の際に，頸部筋膜は，隣接する筋膜展開に関係なく常に引っ張られる．

頸部の深筋膜：浅葉（被覆筋膜または第1層）

深筋膜の浅葉は，襟のように頸部を囲む．この層板の厚みはさまざまである．胸鎖乳突筋（sternocleidomastoid muscle：SCM）の筋膜上では，超音波で測定した平均の厚みは1.1mmとなる．しかし，それは浅筋膜とSCMの腱に付着するSCMの上部でより厚くなる（Stecco et al., 2014）．そして，SCMと僧帽筋の周辺で分かれる（図4.31）．脂肪クッション（脂肪体）は，鎖骨上窩におけるSCMと僧帽筋のあいだの切れ目に位置し，鎖骨上リンパ腺がこのクッションの下に横たわる．筋膜は頸部の前部分で，対側の筋膜と交わるように筋を越えて内側に広がり，胸骨上隙（バーンズ隙）を形成する．この筋膜は，浅筋膜で正中線に沿って融合し，頸部白線を形成する．舌骨上では，浅葉は骨膜に確実に固着している．浅葉はこの点から，顎二腹筋の前腹へと続いて顎下腺のロッジア（開廊）を形成する（図4.32）．

上部にて，この層板は，下顎骨の下縁，乳様突起，上項線および外後頭隆起に部分的に付着する．そして部分的に，前部で耳下腺咬筋筋膜，後部で頭外被筋膜へと続く．下顎角と乳様突起の先端のあいだは，非常に緻密である．そして，下顎骨の角靱帯を形成する．頸部の深筋膜の浅葉は，茎状突起と下顎角のあいだにもう1つの肥厚をもつ．それは，茎突下顎靱帯とよばれている．

後部では，浅葉は，隣接した骨も接続しないし靱帯の

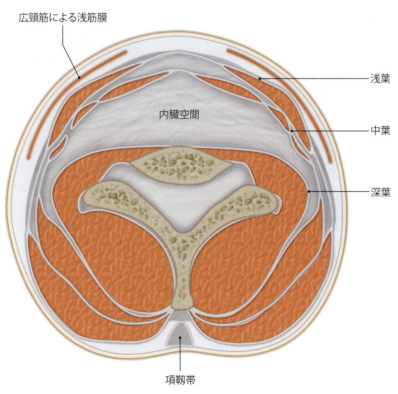

図4.30　頸部の深筋膜の3つの層板の線図．

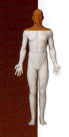

頭頸部の筋膜

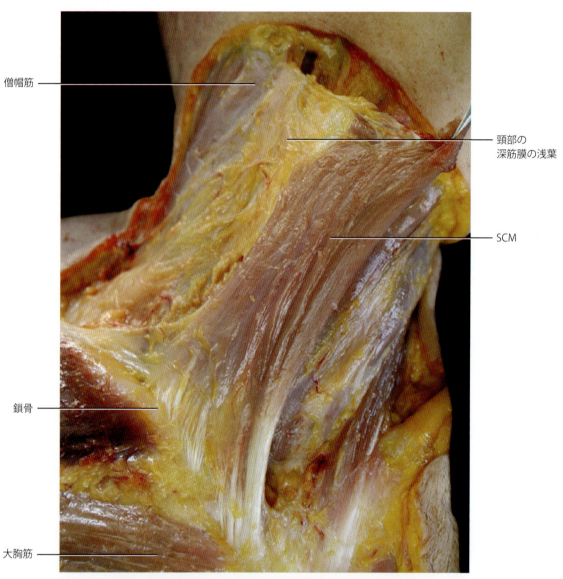

僧帽筋

頸部の
深筋膜の浅葉

SCM

鎖骨

大胸筋

図 4.31 右側の頸部の外側領域の解剖．頸部の深筋膜の浅葉が見えるよう，皮膚とすべての皮下組織が除去されている．SCM と僧帽筋のあいだにおける連続がはっきりと確認できる．

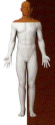

頭頸部の筋膜

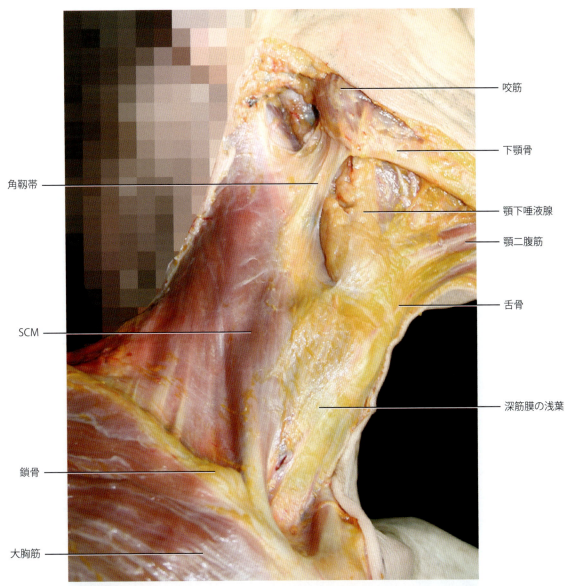

図 4.32 頸部の前外側領域の解剖．頸部の深筋膜における浅葉を強調するために，皮膚と浅筋膜が除去されている．この層板は SCM を包囲して，対側の筋膜と結びつくために内側に伸びる．舌骨の上に，この層板は骨膜に堅く固定されている．また頭側で，顎二腹筋を覆い，顎下唾液腺の内臓空間を形成する．SCM と下顎角のあいだに，浅葉は補強として角靱帯を構成している．

構造もないので，項靭帯が頸部の靭帯でない状態（Gray's Anatomy, 40th ed, 2008）を融合して覆う．この点で，靭帯は浅筋膜と分離できない．Testut（1905）は，項靭帯の後方縁が僧帽筋からの多数の腱線維と混ざり合うと主張している．

下部にて，浅葉は部分的に脊椎と肩甲骨の肩峰に，そして鎖骨と胸骨に付随して，部分的（その浅部）に大胸筋，三角筋および広背筋筋膜に続く．

頸部の深筋膜：中葉（第2層）

Testut（1905）は，4つの筋が頸部の2枚目の層であることを示した．それは，板状筋，肩甲挙筋，菱形筋と上・下後鋸筋である（図4.33）．これらの筋のすべては，頸部筋膜の中葉によって包囲される．Standringら（2008）は，菱形筋を包囲している筋膜が前鋸筋筋膜と融合すると述べている．このように，前方と後方の両方向へ，頸部筋膜の中葉は，胸郭の中葉と連続体を形成する．加えて，深頸筋膜の中葉は，肩甲舌骨筋，胸骨舌骨筋および胸骨甲状筋を包囲する（図4.34〜36）．この筋膜は，鎖骨の骨膜の後方表面に付着し，鎖骨下筋鞘の内壁にとどまる．中葉は，内臓空間を生じさせ，内臓筋膜で包囲される頸部のすべての内臓が位置する．

中葉は，気管前筋膜と区別しなければならない（図4.37）．

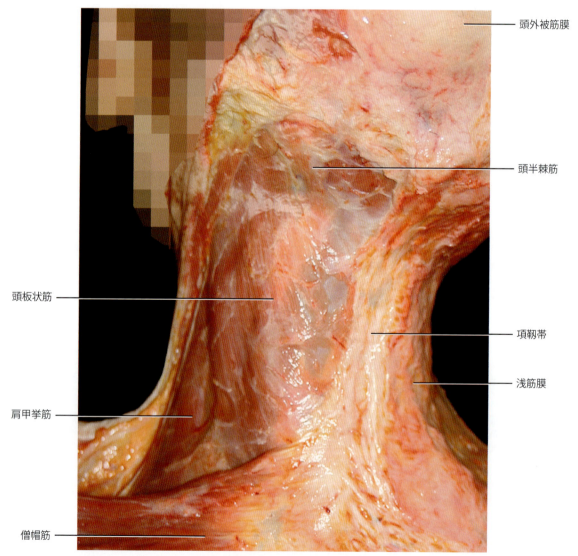

図4.33 頸部の後面像．右側で，浅筋膜の存在が確認できる．左側において，僧帽筋上部線維は，中間の筋筋膜の層を示すために除去している．図には肩甲挙筋と頭板状筋を示している．半棘筋は，より深層の面に位置する．

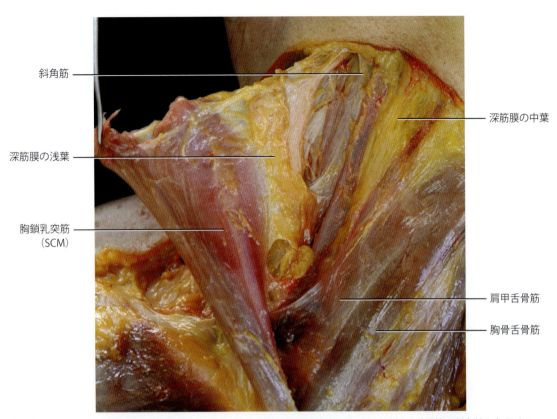

図 4.34 頸部の深筋膜における中葉を示すために，右の SCM が持ち上げられている．この層板は舌骨筋と斜角筋を包囲する．

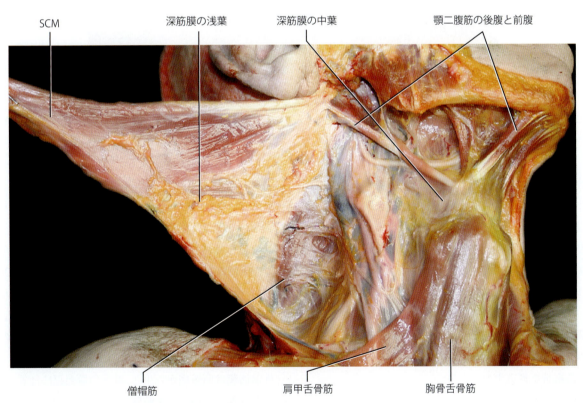

図 4.35 右の SCM が鎖骨から引き離され，頸部の深筋膜における中葉を示すよう持ち上げられている．この画像では，SCM と僧帽筋（浅葉）のあいだの筋膜連続がはっきりと確認できる．

頭頸部の筋膜

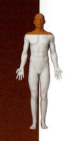

頭頸部の筋膜

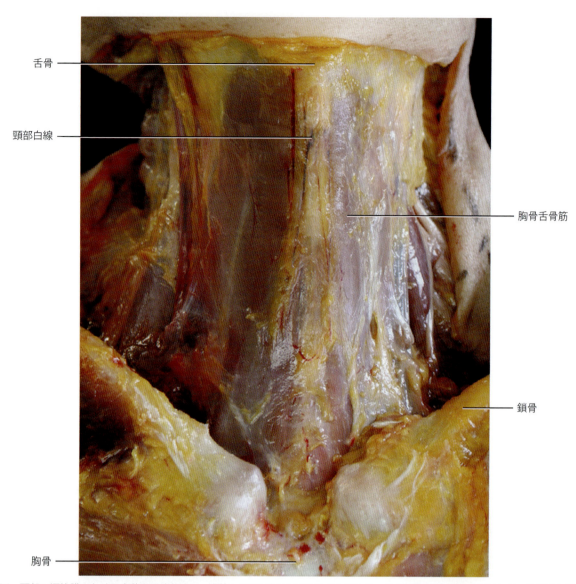

図 4.36　頸部の深筋膜における中葉を示すために，浅葉と SCM がともに除去されている．この層板は舌骨筋を包囲して，甲状腺を覆う．

気管前筋膜は臓側筋膜と考えられ，中葉は筋の筋膜であると考えられる．気管前筋膜は甲状腺を包み，心膜の結合組織へと遠位に結合し，近位では，中葉と融合する舌骨の骨膜に付着する．後部では，中葉は，部分的にもう1つの臓側筋膜（翼突筋膜）と連続している．そして，それは両方の総頸動脈の鞘のあいだの接続帯であり，最終的に，気管と食道は頬咽頭筋膜の結合であるもう1つの臓側筋膜によって包まれる．この臓側筋膜は，下部で壁側筋膜として胸郭へと入り込み，外部では項靱帯を懸架する靱帯を形成する．

頸部の深筋膜：深葉（椎前筋膜または第3層）

頸部の深葉は，椎前筋膜と称されることもあるが，椎前筋膜自体はおもに椎前筋を覆い，前斜角筋，中斜角筋および後斜角筋の上で外側に伸びる（Standring., 2008）．深葉も，最長筋と半棘筋を覆う後方部分をもつ．それもまた，直筋，頭長筋および交感神経を含む．Miyake ら（2011）の研究で，椎前層板は頸長筋における両側の腹部の中間腱膜として発達することが示されている．

椎前筋膜は頭蓋底から生じ，椎骨の横突起に付着して，食道と脊椎のあいだで後縦隔へと下方に広がり，前縦靱帯に混ざる．疎性結合組織は，椎前筋膜を頬咽頭筋膜と

クリニカルパール 4.6　内臓頸部筋膜の役割

Allan Burns（1824）によると，頸部筋膜のおもな役割は正常な呼吸を可能にすることである：

胸骨舌骨筋と甲状舌骨筋に関連する浅筋膜と深筋膜が正常な状態を保つかぎり，呼吸は容易に行われる．しかし，これらの筋膜と筋が取り出されると，胸部の大きさを増加させるあらゆる試みがなされ，大気は気管に非抵抗の皮膚を押し戻す．そして，それが重篤な呼吸困難を生じさせるような程度にその管を圧縮する．胸骨舌骨筋と甲状舌骨筋は，舌骨と甲状軟骨を安定させたり，またはこれらの部分を下げることができる．しかし，それらの重要な働きは，気管の上で空気の重力を予防するために筋膜と協力することである．

Richet（1857）によると，頸部筋膜は，主血管を呼吸と頸部運動の際に開いた状態にする役割をもつ．実際，静脈の外膜とそれらの鞘を形成する筋膜間には強い結合がみられる．Richet はまた，筋膜張筋としての肩甲舌骨筋の筋の役割を強調した．実際，この筋は深頸筋膜の中間層の張筋だと考えられている．この緊張のため，筋膜層は頸静脈と甲状腺静脈の壁の開存を維持する．

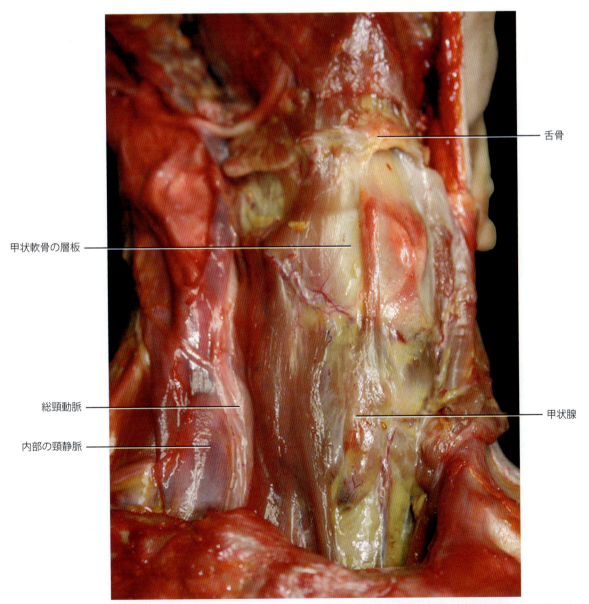

図 4.37　頸部の内臓空間を示すために，中葉が除去されている．甲状腺，喉頭および頸静脈はそれぞれ筋膜をもち，それによって自らを保護し，筋収縮に関する自律機能を保証する．

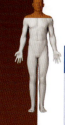

クリニカルパール 4.7　頸部筋膜疼痛

慢性頸部痛（Chronic neck pain：CNP）は，非常によくみられる症状で，総人口の10～24％に影響を及ぼす．1年間に成人の30～50％が頸部痛を呈し，そのうちの11～14％は頸部痛が原因で作業の効果生産性を失う．しかしながら，この症状に対する絶対的な診断は，多くの場合，臨床現場において不可能で，しばしば「非特異性頸部痛」と「筋筋膜疼痛」という名称が使用される．しかし，これらの診断は除外目的で行われ，臨床決定要素だけに基づく（Gerwin., 2001）．実際，筋膜疼痛の識別と分類のための適切な臨床適用と目的を解説する研究の存在はごくわずかである．Shultzら（2007）は，皮膚の電気的性質に関する器具を用いて最も疼痛の起こる領域を定量化し，Arokoskiら（2005）は，表在の軟部組織の剛性を増加させることを示した．疼痛が報告されるこの領域のサーモグラフィー研究は，さまざまな結果を提供する（Giamberardino et al., 2011）．Steccoら（2013）は，健常者とCNP患者のあいだには，胸鎖乳突筋と斜角筋の筋膜の厚みに有意差があることを証明した．副層の厚みの分析は，線維副層よりもむしろ疎性結合組織層に有意な厚みの増加を示した．

著者は，筋膜の内側の疎性結合組織が，CNPの病理発生に重要な役割をもつと提案している．SCM筋膜では0.15cmの厚み値が，臨床医がCNP患者に筋筋膜障害があると診断する際のカットオフ値と考えられている．したがって，深筋膜の厚みは，重層密性結合組織よりもむしろ疎性結合組織の量の増加によるものとされた．ヒアルロン酸（hyaluronan：HA）に関連する粘性増加の考えられる原因は，疎性結合組織にて確認できる．Piehl-Aulinら（1991）は，運動後のHAのうっ滞を示した．過用症候群では，筋膜の中と表面でのHAの増加が生じると考えられる．HAは，高濃度になると，非ニュートン流体のように機能して，より粘性を増す（Knepper et al., 1995）．この反応は，線維層のあいだにおける滑走活動の減少を説明できる可能性がある．筋膜の内側の疎性結合組織で増加した粘性は，深筋膜のコラーゲン線維層のあいだの滑走を減少させ，この状態になると患者は剛性を知覚できると考えられる．われわれは，増加した粘性が筋膜の範囲内で機械受容器の動的反応を変異させ，これが疼痛と固有受容器の変性の原因となっていると仮定している．

食道の外膜（咽頭後面）から分離させる．深葉は，後内臓空間と定義される．深葉は，外側で浅葉と中葉に融合し，頸部と項部のあいだに境界線を形成する．頸部の下部で，深葉は腕神経叢を覆う管を形成する．このように，深葉は下方，外方へ，そして腋窩線維鞘として鎖骨の後方へ連続する．

引用文献

Arokoski, J.P., Surakka, J., Ojala, T., Kolari, P., Jurvelin, J.S., 2005. Feasibility of the use of a novel soft tissue stiffness meter. Physiol. Meas. 26 (3), 215–228.

Bendtsen, L., Fernández de-la-Peñas, C., 2011. The role of muscles in tension-type headache. Curr. Pain Headache Rep. 15 (6), 451–458.

Burns, A., Pattison, G.S. 1824. Observations on the Surgical Anatomy of the Head and Neck. Wardlaw & Cunninghame, Glasgow, pp. 31–34.

Davidge, K.M., van Furth, W.R., Agur, A., Cusimano, M., 2010. Naming the soft tissue layers of the temporoparietal region: unifying anatomic terminology across surgical disciplines. Neurosurgery 67 (3 Suppl.), 120–129.

Gerwin, R.D., 2001. Classification, epidemiology, and natural history of myofascial pain syndrome. Curr. Pain Headache Rep. 5 (5), 412–420.

Giamberardino, M.A., Affaitati, G., Fabrizio, A., Costantini, R., 2011. Myofascial pain syndromes and their evaluation. Best Pract. Res. Clin. Rheumatol. 25 (2), 185–198.

Grgić, V., 2006. Cervicogenic proprioceptive vertigo: etiopathogenesis, clinical manifestations, diagnosis and therapy with special emphasis on manual therapy. [Article in Croatian] LijecVjesn 128 (9–10), 288–295.

Guarda-Nardini, L., Stecco, A., Stecco, C., Masiero, S., Manfredini, D., 2012. Myofascial pain of the jaw muscles: comparison of short-term effectiveness of botulinum toxin injections and fascial manipulation technique. Cranio. 30 (2), 95–102.

Guidera, A.K., Dawes, P.J., Stringer, M.D., 2012. Cervical fascia: a terminological pain in the neck. ANZ J. Surg. 82 (11), 786–791.

Habal, M.B., Maniscalco, J.E., 1981. Observations on the ultrastructure of the pericranium. Ann. Plast. Surg. 6 (2), 103–111.

Jensen, R., Bendtsen, L., Olesen, J., 1998. Muscular factors are of importance in tension-type headache. Headache 38 (1), 10–17.

Knepper, P.A., Covici, S., Fadel, J.R., Mayanil, C.S., Ritch, R., 1995. Surface-tension properties of hyaluronic acid. J. Glaucoma 4 (3), 194–199.

Luan, H., Gdowski, M.J., Newlands, S.D., Gdowski,

G.T., 2013. Convergence of vestibular and neck proprioceptive sensory signals in the cerebellar interpositus. J. Neurosci. 33 (3), 1198–1210a.

Macchi, V., Tiengo, C., Porzionato, A., et al., 2010. Histotopographic study of the fibroadipose connective cheek system. Cells Tissues Organs 191 (1), 47–56.

Melzack, R., Stillwell, D.M., Fox, E.J., 1977. Trigger points and acupuncture points for pain: correlations and implications. Pain 3 (1), 3–23.

Mitz, V., Peyronie, M., 1976. The superficial muscoloaponeurotic system (SMAS) in the parotid and cheek area. Plast Recontr Surg. 58 (1), 80–88.

Miyake, N., Takeuchi, H., Cho, B.H., Murakami, G., Fujimiya, M., Kitano, H., 2011. Fetal anatomy of the lower cervical and upper thoracic fasciae with special reference to the prevertebral fascial structures including the suprapleural membrane. Clin. Anat. 24 (5), 607–618.

Piehl-Aulin, K., Laurent, C., Engström-Laurent, A., Hellström, S., Henriksson, J., 1991. Hyaluronan in human skeletal muscle of lower extremity: concentration, distribution, and effect of exercise. J. Appl. Physiol. 71 (6), 2493–2498.

Poirier, A., 1912. Les muscles de la to te et du cou. In: Poirier, A., Charpy, A. (Eds.), Traité d'anatomie humaine. Tome 2-1: Myologie, Masson, Paris, France, pp. 216–228.

Richet, L.A., 1857. Traite Practique d'anatomie medico chirurgicale, F. Chamerot, Paris, pp. 161–170.

Sappey, P.H.C., 1888. Traité d'anatomie descriptive, A. Delahaye, E. Lecrosnier, tome II, Myologie, Paris, pp. 94–107.

Schmolke, C., 1994. The relationship between the temporomandibular joint capsule, articular disc and jaw muscles. J. Anat. 184 (2), 335–345.

Shultz, S.P., Driban, J.B., Swanik, C.B., 2007. The evaluation of electrodermal properties in the identification of myofascial trigger points. Arch. Phys. Med. Rehabil. 88 (6), 780–784.

Skaggs, C., Liebenson, C., 2000. Orofacial Pain. Top Clin. Chiropr. 7 (20), 43–50.

Standring, S., 2008. Gray's Anatomy: The Anatomical Basis of Clinical Practice, fortieth ed, Elsevier Health Sciences UK, pp. 524–584.

Stecco, A., Meneghini, A., Stern, R., Stecco, C., Imamura, I., 2014. Ultrasonography in myofascial neck pain: randomized clinical trial for diagnosis and follow up. Surg. Radiol. Anat. 36 (3), 243–253.

Stuzin, J.M., Backer, T.J., Gordon, H.L., 1992. The relationship of the superficial and deep facial fascias: relevance to rhytidectomy and aging. Plast. Reconstr. Surg. 89 (3), 441–449.

Testut, J.L., Jacob, O., 1905. Précis d'anatomie topographique avec applications medico-chirurgicales, Gaston Doin et Cie, Paris.

Thaller, S.R., Kim, S., Patterson, H., et al., 1990. The submuscularaponeurotic system (SMAS): a histologic and comparative anatomy evaluation. Plast. Reconstr. Surg. 86 (4), 690–696.

Travell, J.G., Simons, D.G., 1983. Myofascial Pain and Dysfunction, The Trigger Point Manual, Williams & Wilkins, Baltimore, pp. 260–272.

Tsukahara, K., Tamatsu, Y., Sugawara, Y., Shimada, K., 2012. Relationship between the depth of facial wrinkles and the density of the retinacula cutis. Arch. Dermatol. 148 (1), 39–46.

Yahia, A., Ghroubi, S., Jribi, S., et al., 2009. Chronic neck pain and vertigo: Is a true balance disorder present? Ann. PhysRehabil Med. 52 (7–8), 556–567.

参考文献

Gardetto, A., Daberning, J., Rainer, C., Piegger, J., Piza-Katzer, H., Fritsch, H., 2002. Does a superficial muscoloaponeurotic system exist in the face and neck? An anatomical study by the tissue plastination technique. Plast. Reconstr. Surg. 111 (2), 664–672.

Kirolles, S., Haikal, F.A., Saadeh, F.A., Abul-Hassan, H., el-Bakaury, A.R., 1992. Fascial layers of the scalp. A study of 48 cadaveric dissections. Surg. Radiol. Anat. 14 (4), 331–333.

Levi, A.C., 1969. Development, configuration and structure of the temporal fascia in humans. Arch. Sci. Med. 126 (9), 567–576.

Lockwood, C.B., 1885. The anatomy of the muscles, ligaments, and fasciae of the orbit, including an account of the capsule of Tenon, the check ligaments of the recti, and the suspensory ligaments of the eye. J. Anat. Physiol. 20 (1), 12–25.

McKinney, P., Gottlieb, J., 1985. The relationship of the great auricular nerve to the superficial musculoaponeurotic system. Ann. Plastic Surgery 14 (4), 310–314.

Tsukahara, K., Osanai, O., Hotta, M., et al., 2011. Relationship between the echogenicity of subcutaneous tissue and the depth of forehead wrinkles. Skin Res. Technol. 17 (3), 353–358.

5 胸部と腹部の筋膜

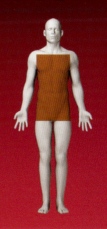

序論

腹部には,「スカルパ筋膜」として知られている,身体で最も厚い浅筋膜がある.浅筋膜は,連続性線維弾性層として,体幹全体に存在する.深筋膜は,以下のように3つの層板として配置される.それは浅層,中間層,深層である.胸部の深筋膜が,非常に薄く筋に付着していることを考えれば,浅筋膜は厚く強いため,浅筋膜が深筋膜としばしば混同される.本章では,胸部から頸部,腹部および腰部領域に続く浅筋膜と深筋膜の両方の分類と連続性について論議する(図5.1).

胸部と腹部の浅筋膜

胸部と腹部における浅筋膜は,識別しやすい.浅筋膜は皮下組織を2つの副層に分ける.その副層は,浅脂肪組織(superficial adipose tissue:SAT)と深脂肪組織(deep adipose tissue:DAT)であり,それぞれが異なる特徴をもつ.浅筋膜は,おもにコラーゲン線維と弾性線維からなる線維弾性層である.しかし,わずかな脂肪小葉が線維のあいだにしばしば確認できる(図5.2).浅筋膜は,肉眼的にはっきりと確認でき,分離可能な明確な膜で(図5.3),顕微鏡的にはその構造は層状(葉状),または,高密度化された蜂の巣状で現れる.浅筋膜は,胸部から鼠径靱帯へ続く解剖面に沿って観察することができ,この部分は深層の面へ付着する場所に該当する.そして,大腿の浅筋膜と完全に連続している.

浅筋膜は,均一の厚みをもたない.浅筋膜は,スカルパ筋膜とよばれる下腹部の明確な白い層である.鼠径靱帯へ向かうにつれて厚みを増し,異なる方向に広がるコラーゲン束の多層構造が,解剖時や透過時(光が通過するとき)に認めることができる.解剖屍体の下腹部では,浅筋膜で分離された牽引の平均抵抗力が,横方向で2.8kg,そして頭尾方向では5.5kgだった.この違いによって,浅筋膜は同質の組織として存在するというより,空間補強の役割をもつ筋膜であることが示される.上腹部での浅筋膜はずっと薄く,脂肪組織が確認できる半透明のコラーゲン層として存在する.男性においては,遠位で浅筋膜が,陰囊への陰茎と精索上に連続し,これが肉様膜の形成を補助する.肉様筋は,広頸筋と陰茎ワナ靱帯と同様に,浅筋膜によって包まれている.また浅筋膜は,陰囊から後方へ追跡することができ,会陰の浅筋膜(コーレスの筋膜)へと連続する.

Sterzi(1910)によると,体幹の浅筋膜内には線維肥厚が存在する.これらのコラーゲン線維束は背部から生じて,体幹前部領域を斜方に,そして頭尾方向に伸びている.浅筋膜のこれらの補強分布は,1862年にLangerが解説した真皮における線に対応する.

ときに,体幹の浅筋膜内にいくつかの横紋筋線維がみられることがある.Tobler(1902)とRuge(1905)によると,浅筋膜内の筋線維は,哺乳類すべての浅筋膜に存在する皮筋層の名残である.この考えを裏づけるために,彼らは大きな皮筋層をもつゴリラとサルにおいて,はっきりと確認できる腋窩弓が存在することを発見した.腋窩弓は,解剖学的破格としてヒトの腋窩に存在することもある.それが,神経や血管圧迫の原因となっている可能性もある.

SATは,胸部と腹部において典型的にはっきりと現れ,ほとんど一定の特性をもつ(図5.4).線維中隔は,浅皮膚支帯を形成して,一般的に表面に対して垂直に配置されている.脂肪小葉は,長軸が皮膚に対して垂直となる楕円形であり,通常,単一層内に配置されている.この構造には,高い構造的安定性,機械的弾性エネルギーおよび弾性特性がある.とくに,もし,弁の断片上で

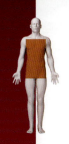

胸部と腹部の筋膜

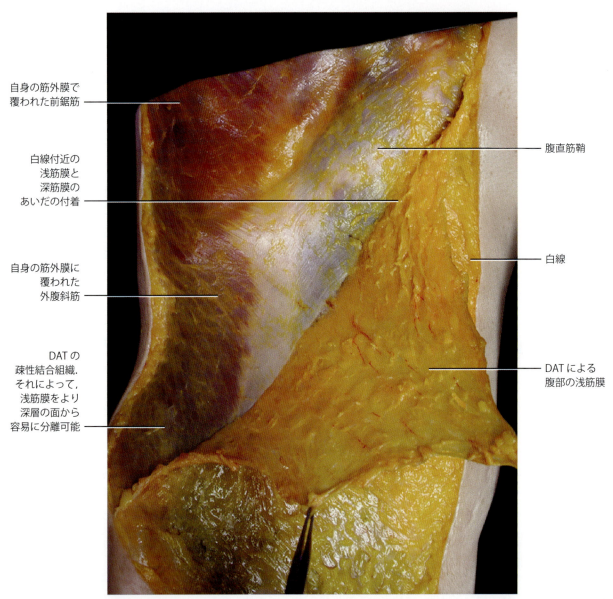

- 自身の筋外膜で覆われた前鋸筋
- 白線付近の浅筋膜と深筋膜のあいだの付着
- 自身の筋外膜に覆われた外腹斜筋
- DAT の疎性結合組織．それによって，浅筋膜をより深層の面から容易に分離可能
- 腹直筋鞘
- 白線
- DAT による腹部の浅筋膜

図 5.1 腹部の解剖．浅筋膜と深筋膜との関係を示すために，DAT とともに持ち上げられている．通常，腹部で DAT は少なく，浅筋膜は下にある面を自由に滑走できる．白線に沿って，縦走付着が存在する．

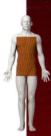

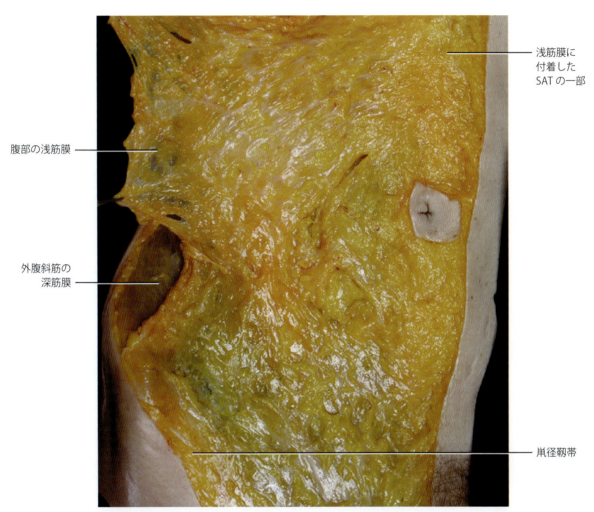

図 5.2　腹壁の解剖．浅筋膜を示すために，皮膚と SAT が除去されている．厚い線維脂肪層の外観を呈する．慎重な解剖でのみ，その線維構成の分離が可能となる（図 5.3 を参照）．

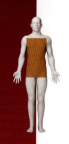

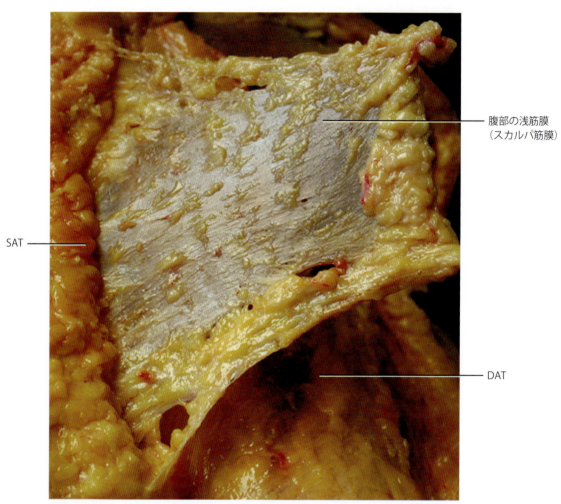

図5.3 下腹部の解剖．浅筋膜は DAT と SAT から分離され，明確な線維層として現れる．

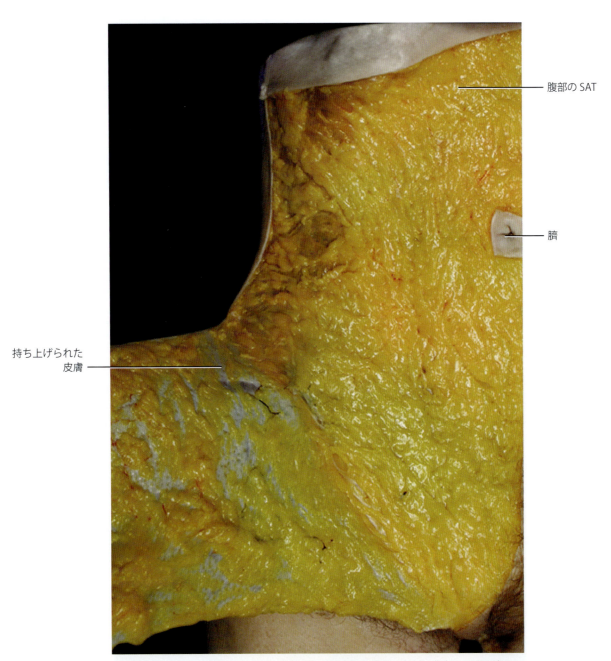

図 5.4 腹部の SAT. 浅皮膚支帯をすべて切除したあとで，皮膚が除去された．通常，腹部は豊富に SAT を含む．

1kg の重みが生じて弁がなくなれば，脂肪小葉は元の位置と形に戻る．脂肪沈着の増加が起こると，脂肪小葉は下腹部でその大きさを増し，多層の傾向をもつようになる．これにより，皮膚支帯で伸張と肥厚が起こり，浅筋膜に平行する第 2 の線維脂肪層がより斜方方向で形成される．この発見は，これまで数名の研究者が解説した，腹部の皮下組織における追加の線維脂肪筋膜層（カンペル筋膜）の説明づけになるといえるだろう．しかしながら，われわれの行った解剖と画像診断検査では，浅筋膜の 1 枚の層のみが存在した．このことは，最近，Chopra ら（2011）が行った生体被験者での研究で確認されている．彼らは腹部に CT スキャンを使用し，前腹壁全体に膜様層（われわれの所見に基づく浅筋膜に該当する）が存在していることを示した．この膜様層は，皮下組織を 3 枚の層に分ける．それは，浅脂肪組織層（われわれの所見では SAT），中間膜様層（浅筋膜），および深脂肪組織層（われわれの所見では DAT）である．もし，この膜様層を CT スキャンではっきりと確認できないとす

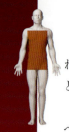

胸部と腹部の筋膜

れば，それは深部区画で脂肪沈着が欠如しているためだと考えられる．

SATは，類似の構造層を伴って，大腿の鼠径靱帯上へ連続する（図5.5）．尾側，そして頭側の両方にて，この層における明瞭な境界は確認できない．この層は，白線のレベルで対側の層から分離されている．そして，浅筋膜は皮膚と深筋膜に付着する．

深部区画の深脂肪組織（deep compartment：DAT）は，SATとは大きく異なるようにみえる．DATは，通常，より薄く，そのほとんどがいくつかの脂肪細胞を伴う疎性結合組織によって構成されている（図5.6）．脂肪小葉はより小さく平らで見分けにくい．そして，線維中隔はより整合しておらず，大部分は斜方に配向されている．DATの中隔における傾斜，それがもつ十分な弾性特質と強度，そして脂肪小葉の外側偏位が，深筋膜上における皮下組織の滑走のための完璧な面を構成する．DAT

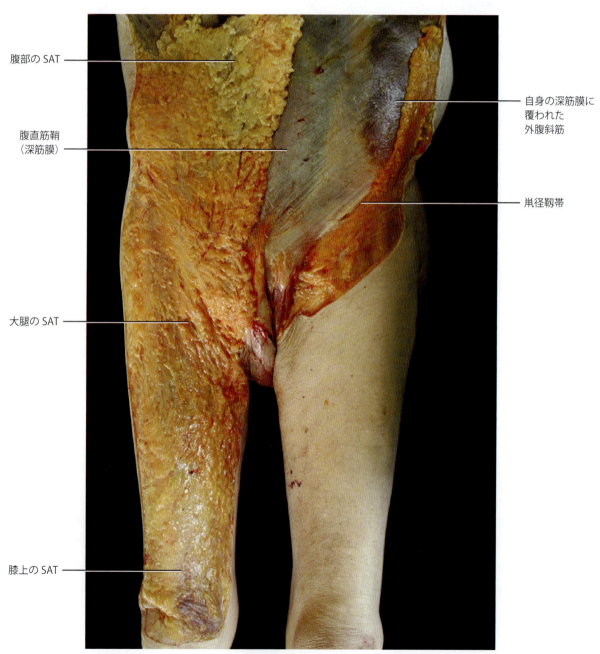

図5.5 腹部のSAT．大腿のSATと連続している部分に注目．より深く，鼠径靱帯に沿って，浅筋膜は深筋膜に付着し，腹部のDATと大腿のDATとを分けている（図5.10を参照）．

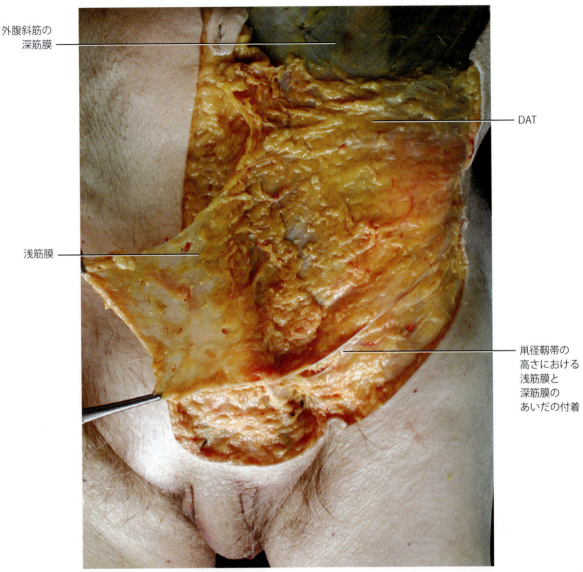

図 5.6　腹部領域の解剖．DAT を示すために，浅筋膜が持ち上げられている．腹部で，DAT は SAT よりも薄く，貯蔵にとって，SAT がより重要性をもつのに対して，DAT は，滑走の機能をもつ．

は，その構造で，特定領域の脂肪の量に多くの変動を示す（図 5.7）．胸骨と白線に沿って DAT は存在せず，これが深筋膜と浅筋膜の付着につながる〔第 2 章「縦走付着」（33 頁）を参照〕．また，横走付着も，2 つの筋膜のあいだに存在し，とくに肩峰と鎖骨上の第 6 肋骨の高さで，鼠径靱帯上に確認できる（図 5.8 〜 10）．こうして腹部の DAT は大腿の DAT から完全に分けられ，1 つの領域から他へと移る感染や水腫を防ぐ．この範囲の DAT に脂肪組織がまったく包埋されていないことで，たとえ肥満した人であっても，鼠径ヒダを常に容易に確認できる．これらの付着も，皮下組織の頸部，胸部およ

クリニカルパール 5.1　皮下区画の役割

皮静脈とリンパ管は，ほぼ臍の高さから以下の 2 つの方向へ流れる．上方で，胸部上腹部および外側の胸静脈（これにより，大静脈を閉塞し側副循環を提供する）と腋窩リンパ節へ，そして下方で大伏在静脈と浅鼠径リンパ節へ．

び腹部区画への分割を可能にする．浅筋膜と皮下組織のさまざまな役割を理解することで，皮下組織における区画化が，この領域でのリンパ液のドレナージと表面的な静脈還流において重要な役割を果たすかもしれない．

胸部と腹部の筋膜

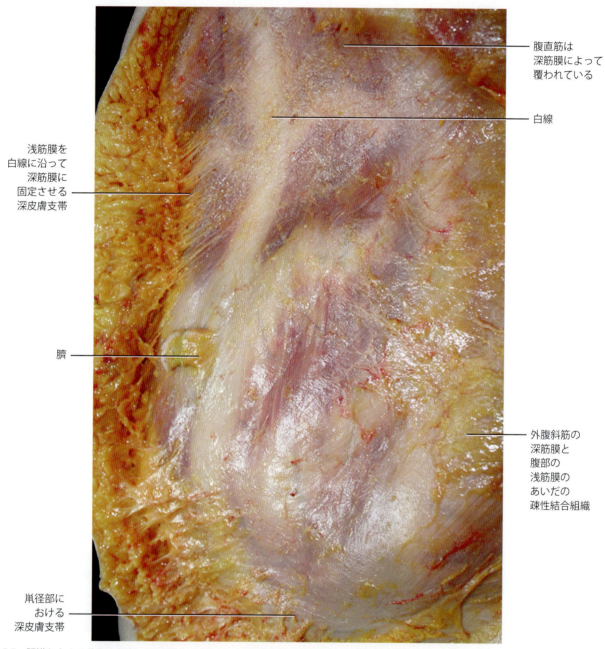

- 腹直筋は深筋膜によって覆われている
- 白線
- 浅筋膜を白線に沿って深筋膜に固定させる深皮膚支帯
- 臍
- 外腹斜筋の深筋膜と腹部の浅筋膜のあいだの疎性結合組織
- 鼠径部における深皮膚支帯

図 5.7　肥満した人の腹部の解剖．深筋膜を示すために，皮下組織は除去されている．正中線に沿って強い皮膚支帯と，皮下組織（深筋膜と関係をもつ）の解剖を妨げる鼠径部に注目．

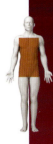

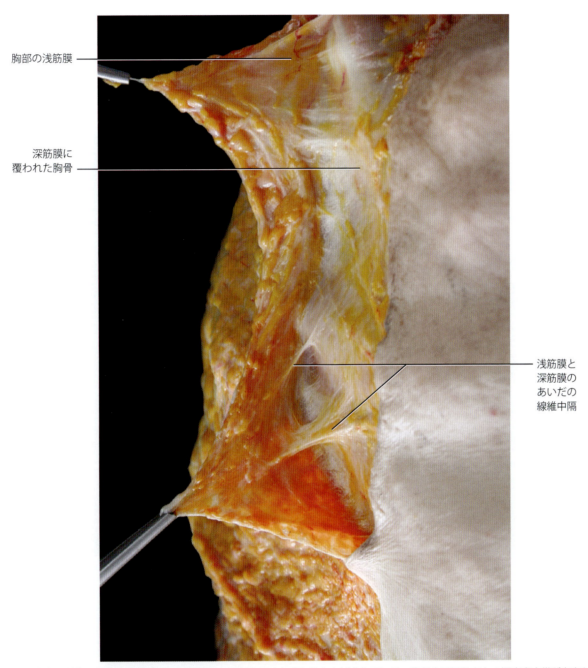

胸部の浅筋膜

深筋膜に
覆われた胸骨

浅筋膜と
深筋膜の
あいだの
線維中隔

図 5.8 胸部の前部の解剖．浅筋膜は，深筋膜との関係を示すために持ち上げられている．胸骨上で厚みをもつ深皮膚支帯が存在し，正中線にて縦走付着を形成する．

胸部と腹部の筋膜

胸部と腹部の筋膜

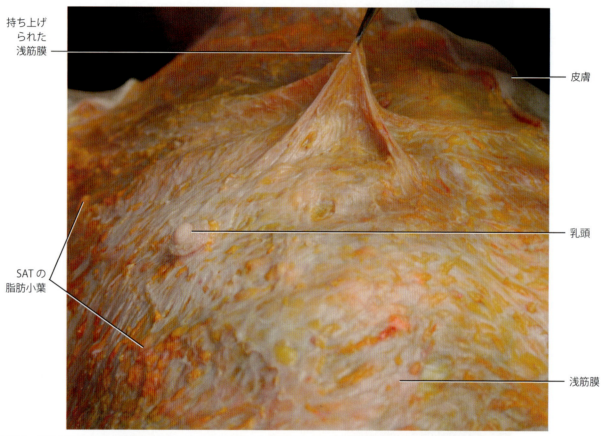

持ち上げられた浅筋膜

皮膚

乳頭

SATの脂肪小葉

浅筋膜

図5.9　痩身男性の胸部の浅筋膜の解剖．DATの疎性結合組織の存在により，浅筋膜を容易に下の面から持ち上げることができる．

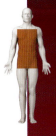

胸部と腹部の筋膜

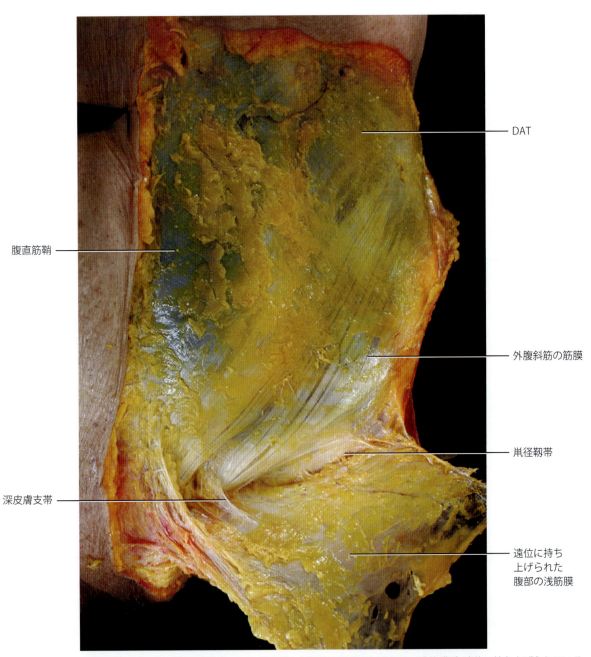

図5.10　腹部の解剖．鼠径靱帯に沿って，深脂肪組織（DAT）と，浅筋膜と深筋膜の関係を示すために浅筋膜が，遠位に持ち上げられている．

157

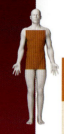

ヒストリーボックス5.1　カンペル，スカルパ，コーレスの筋膜

腹部の浅筋膜は，歴史的にその存在を解説された最初の浅筋膜であった．19世紀初め，Antonio Scarpa が，腹壁に存在する筋膜層について解説し，Abraham Colles が，会陰に存在する筋膜層を解説した．Petrus Camper は，浅皮膚支帯を伴う SAT におそらく該当する，他の線維脂肪層について記述をした．

Colles による解説は詳細であり，腹部の浅筋膜の会陰部での連続について意味するようである．Colles は，いくつかの点で，筋を包む「深」筋膜とは対照的に，この筋膜を「浅」筋膜と名づけている．

Antonio Scarpa の研究は，おもにヘルニアの解剖学に焦点をおいた．彼の有名な著書の第1版（1809）では，外腹斜筋の腱膜の表在とされる層の解説を目的に，解剖学的序論に短い文節の記載がある．「特徴をもつ腱膜は，容易に，そして完全に解剖可能で，それらは鼡径靱帯に尾側で強く付着している」．この解説は，われわれが特定した腹部の浅筋膜と一致する．Scarpa は，彼の研究で一度も「浅」という言葉を用いなかった．しかし，興味深いことに，この解説が Scarpa 教授をさらなる調査へと導き，"A Treatise on Hernia（1819）" 第2版が出版されている．彼はこの著書において自らの視点を変え，層について，脂肪組織が豊富で大腿筋膜とは完全に異なる「筋膜」だとして論証した．この解説は，われわれが，皮下組織における深脂肪組織を示した内容を意味するといっていいだろう．Scarpa の著書の第1版はイタリアの解剖学校で非常に有名となり，第2版はフランスで，そして両書とも異なるルートを通してアングロサクソンの人々のあいだで有名となった．このような流れから，スカルパ筋膜を，膜様層または深脂肪組織だとする二重定義が存続することとなった．

乳房部

浅筋膜と乳腺の関係について，若干の混乱が存在する．ある研究者は，乳腺は浅筋膜に包埋されていると解釈し，他の研究者は浅筋膜が自ら表在性であるとし，また他の研究者は浅筋膜の存在自体を否定している（Beer et al., 2002）．われわれの解剖では，すべての被験者の胸部位に浅筋膜が存在することが明らかになった．この浅筋膜は，頸部の浅筋膜の連続であり，広頸筋の筋線維は，胸部領域の浅筋膜の近位 1/3 に及ぶ（図 5.11）．初めに乳腺は，浅筋膜に包まれているようにその姿を現す．しかしながら，慎重な解剖を行った結果，筋膜は常に乳腺より深層でかかわり，これによって乳腺が乳輪範囲の皮膚との接触を維持できることが明らかとなった（図 5.12, 13）．この組織は乳腺の胎芽発育と整合している．そして，それは特定の機能を仮定した皮腺である．われわれの所見は，この領域における浅筋膜をさまざまな年齢の解剖用遺体で研究した Sterzi（1910）によっても確認されている．彼は新生児において，浅筋膜が乳腺とより深いかかわりをもち，これが非常に薄い DAT から豊富な SAT を分けていることを発見した．成人女性では，浅筋膜は密接に乳腺の内側へ付着する．SAT の皮膚支帯は，乳腺をさまざまな小葉に分ける（図 5.14）．乳腺内における浅皮膚支帯の線維中隔を「クーパー靱帯」とよび[1]，これらは腺の構造的完全性を維持する役割をもつ．これらの中隔による内部支持がないと，周囲を取り囲む脂肪よりも重い胸部組織は，それ自身の重さで垂れ下がり，その正常な形や輪郭を失う．クーパー靱帯は，胸の形状変化に重要な役割をもち，胸の膨張を引き起こす局所リンパ管の閉塞，すなわち炎症性癌としばしば関連をもつ．皮膚がこれらの中隔によってつなぎ止められたままになると，やがてオレンジの皮を連想させるようなえくぼ形状が生まれる．また癌腫はクーパー靱帯の長さを縮小させることがあり，これにより皮膚陥凹（えくぼ症状）にいたる．

浅筋膜は，鎖骨と乳腺のあいだでより厚みをもち，この肥厚がジラルデーの提靱帯（1851）を形成する．実際，この靱帯は，（真の靱帯というよりもむしろ）浅筋膜の補強であり，その分離は解剖の人為結果となる．この「靱帯」は胸部の正常な位置の支持と，その正常な形を維持させ，広頸筋へと内側に連続する．

胸部における浅筋膜と深筋膜のあいだには，下の筋面に関して乳腺の動きを可能にする疎性結合組織が存在する．そのため，人体全体をとおして存在するように，胸部領域で皮下組織と同じ組織が特定できる．これらの特定の要素は，以下のとおりである．つまり SAT の乳腺の存在と，深筋膜に関する浅筋膜の主要な厚みである．

1：Astley Cooper による所見：胸部の縁は普通の円板を構成しない．しかし，分泌構造は周囲の線維と脂肪組織へたびたび突出し，不均等な長さの乳頭半径を作り上げる．それゆえ，この突出部の多くを解剖の際にメスで環状に一掃することは胸に傷をつけ，また外科的手術で障害が取り除かれず残存してしまうことになる．

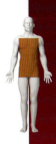

胸部と腹部の筋膜

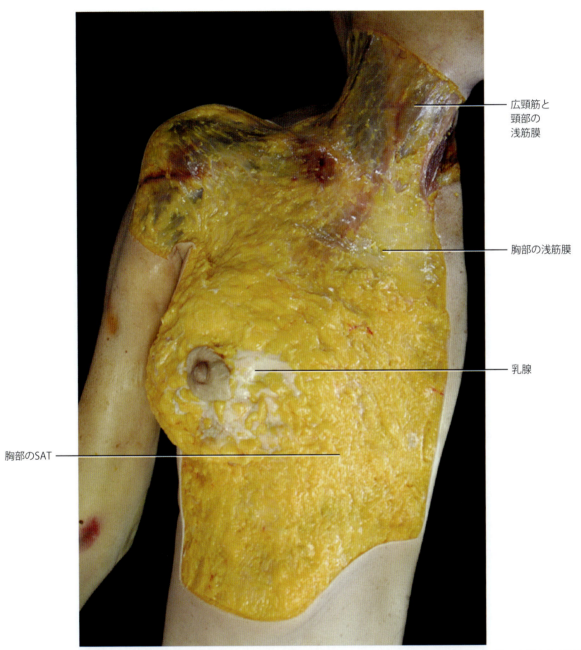

広頸筋と頸部の浅筋膜

胸部の浅筋膜

乳腺

胸部のSAT

図 5.11 胸部の前部領域の解剖．浅脂肪組織（SAT）を示すために皮膚は除去されている．SATは非常に薄く，広頸筋で包埋される浅筋膜をはっきりと確認することが可能である．

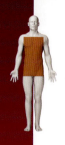

胸部と腹部の筋膜

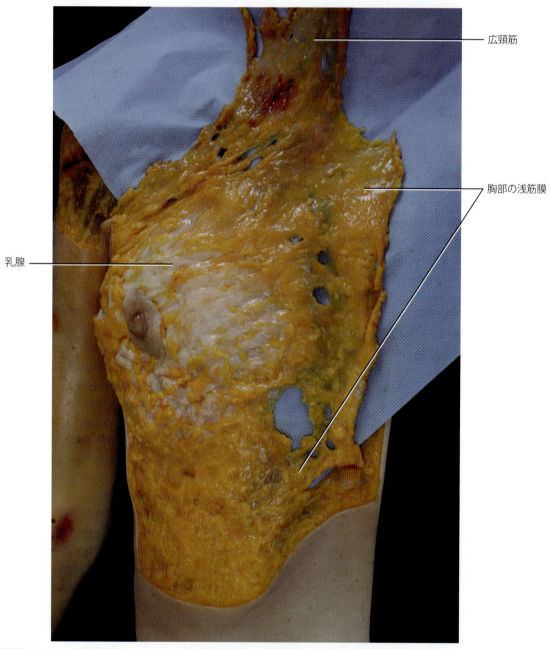

広頸筋

胸部の浅筋膜

乳腺

図 5.12 浅筋膜は下の面から引き離され，DAT には紙が置かれている．広頸筋は胸部の浅筋膜で，乳腺のクーパー靭帯と連続的である．

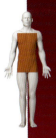

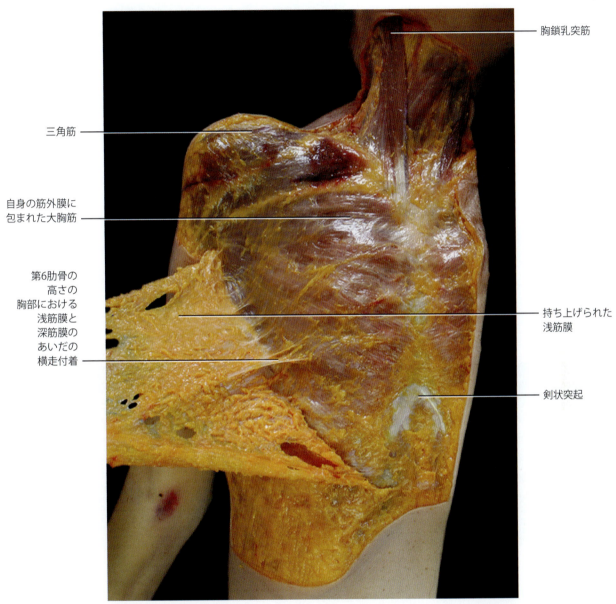

図5.13 胸部の解剖．浅筋膜は，深筋膜との関係を示すために持ち上げられている．この部分におけるDATは少なく，深筋膜はより薄く，筋に付着している．

胸鎖乳突筋
三角筋
自身の筋外膜に包まれた大胸筋
第6肋骨の高さの胸部における浅筋膜と深筋膜のあいだの横走付着
持ち上げられた浅筋膜
剣状突起

胸部と腹部の筋膜

161

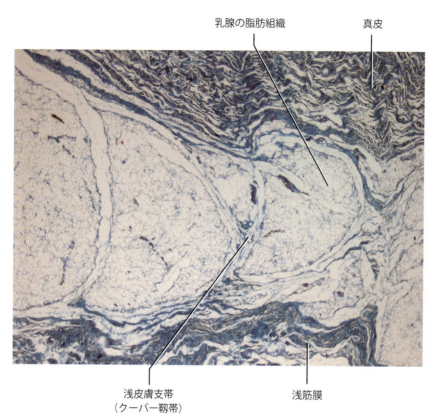

図5.14　乳房部の皮下組織の組織学（マロリ‐アザン染色）．

クリニカルパール 5.2　腋窩網症候群と胸部の筋膜関係

胸部の乳腺と浅筋膜間の強い接続，そして，この筋膜と腋窩のあいだにある連続が，腋窩網症候群の病因であり，乳癌の後遺症としてこの症候群で苦しむ患者に対して，なぜ軟部組織に対するテクニックを用いてうまく治療することが可能であるかを説明することができる（Fourie & Robb., 2009）．Moskovitzら（2011）は，流れを妨げられた腋窩リンパ管が，この症候群の発現において重要な役割を果たすと仮定し，「うっ血を伴うリンパ静脈損傷」を病因として提唱した．癌手術の際，胸部と浅腋窩筋膜は常に除去されるか損傷を受ける．そして，瘢痕は皮下組織で形をなす．すべての浅リンパ管が浅筋膜内に存在することから，その損傷はリンパ液のドレナージを必ず変異させる．軟部組織に対するテクニックを用いることで，皮膚，浅筋膜および深筋膜のあいだの滑走を復元し，浅筋膜内のコラーゲン線維と弾性線維の配向を復元して，結果として，正しいリンパ液のドレナージを促す．

クリニカルパール 5.3　乳房下垂

喫煙，肥満指数（body mass index：BMI），妊娠の回数，妊娠前の胸部の大きさ，そして年齢が，胸部の下垂の要因であることは広く知られている．解剖学的観点から，これらの要因は，クーパー靱帯とジラルデー靱帯の構造に変化を起こす．たとえば，妊娠中に女性の乳房が大きくなるが，この結果としてクーパー靱帯が伸張され，そのうちに強度を失ってしまう．女性においては乳房組織と提靱帯も，肥満もしくは急激に体重が減少することで伸張される．

これまで，広頸筋の強化が乳腺の下垂を防ぐかもしれないと提案されてきた．解剖学的観点からも，広頸筋は浅筋膜内に存在し，乳腺を支持するためにジラルデー靱帯に働きかけることから，この考えは正しいといえるだろう．

クリニカルパール 5.4　乳房再建術の施行

乳房再建術には，移植ポケットの局部に応じて異なる外科的アプローチがある．
- 腺下：乳房再建が，乳腺と浅筋膜のあいだの乳房後方の隙間で行われる．胸部の軟部組織がより薄い女性には，腺下の位置で，下にある移植組織の波立ちやしわが現れにくいという特徴がある．
- 筋膜下：乳房再建が，浅筋膜と深筋膜の下で行われる．この方法では，常に第6肋骨の高さにある浅筋膜と深筋膜との付着によってできた自然のポケットが利用される．浅筋膜も，より広い移植範囲を提供し，移植の位置を良い状態で維持する．形成外科医は，この筋膜層を通常「胸筋筋膜」と称するが，これは大胸筋の筋膜ではなく，浅筋膜というのが事実である．実際に，大胸筋の筋膜は筋に付着している．そのため，この筋膜を別の解剖面と考えることは適切でない．したがって，胸部の浅筋膜を表すのには「筋膜下」という言葉が適切である．
- 筋下：乳房再建が大胸筋の下で行われる．乳房再建術では，筋下における移植アプローチが乳房再建にとって最も有効である．

深筋膜

体幹の筋膜解剖は，四肢に比べてより複雑である．四肢では，ただ1つの腱膜筋膜が同側方向の運動ユニットに結合するが，体幹では3枚の筋膜層範囲に3つの筋面が存在する．これらの筋膜のあいだには疎性結合組織が存在し，さまざまな筋腹のあいだにおける滑走を可能にする（図5.15）．一部において，これらの筋膜は融合する．そして，すべての筋力が収束する特定の線を形成する．これらの融合線において最も重要なのは白線である．しかし，腹直筋鞘の境界と胸骨上にも融合は存在する．

体幹の3枚の筋膜層（板）それぞれが，筋外膜の特徴を有する特殊な筋膜をもつ．これらの筋膜はより薄く，下の筋とこれらの筋の平坦な腱に付着しているという特徴がある．このように，これらの筋膜層における解剖と機能は，それぞれの筋から分離することはできない．体幹では，ただ2つの腱膜筋膜（腹直筋鞘，胸腰筋膜）のみが存在する．

体幹の筋膜解剖を理解するために，深筋膜の発達について研究をすることは役に立つ．Skandalakisら（2006）によると，深筋膜の深層，中間層，浅層は，筋原基として胚で生成され，体壁の結合組織を透過する壁側板へ侵入する体節から生じる．これは，いずれの側でも，被覆筋膜の層が起こるところから，筋外膜を生じる．SatoとHashimoto（1984）は，大胸筋，広頸筋および僧帽筋が，下の筋面と関係をもつ付加的な筋膜層を構成していることを示した．実際，これらの筋は四肢の筋として生じる．しかし，それらは正中線（背部の脊柱の棘突起間と胸部の胸骨の範囲）と結合するまで，ちょうど体幹の深筋膜の浅葉に成長する．このように，体幹の付加的な筋面が形成される．体幹のこれらの筋の発達は，上下肢を体幹にしっかりと接続する必要性によって決定されるだろう．これらの筋すべてを包む浅筋膜と深筋膜は，これらの結合における補強として働く．結合は空間的に組織化されて非常に特異的である．たとえば，腹直筋鞘への大胸筋の展開は，両側の胸部と腹部の筋を結合する．胸筋筋膜の浅層は，2つの大胸筋を結合するために，胸骨上を通過する．

われわれは，体幹において3枚の筋膜層板（浅葉，中葉，深葉）に分けることができる（図5.16）．浅葉は線維層で形成され，頸部の高さで厚みをもつが，腹部に下降するにつれてより薄くなる．この筋膜は，螺旋/回転の運動で作用して，体幹のすべての大きな筋を包囲して，四肢と体幹を結合させる．頸部の高さでは，それは胸鎖乳突筋と僧帽筋を囲む．胸部の高さでは，大胸筋と広背筋を囲む．腹部の高さでは，外腹斜筋を囲み，前部の上で腹直筋鞘を覆う．中葉は，舌骨下筋，鎖骨下筋，小胸筋，前鋸筋，そして内腹斜筋によって形成される．これらの筋は，おもに前額面と水平面で動く．体幹の筋膜における中葉は，それらのすべてを結合して，調整する．深葉は，斜角筋，肋間筋，腹直筋，錐体筋，腹横筋で形成される．この面のほぼすべての筋が，自らの筋線維に縦の配置をもち，縦断面でおもに動く．腹横筋とその筋膜は，腸腰筋範囲の腹直筋鞘，腰方形筋，胸腰筋膜の前層に結合する．そのため，腹横筋は，前方と後方の筋-筋膜要素のあいだの接続要素になる．

胸筋筋膜

大胸筋筋膜は，薄い線維-弾性層（平均の厚みは，151μm ± 37）で，多くの筋内中隔とともに下にある筋と結合している．これらはその内面から生じて，筋線維

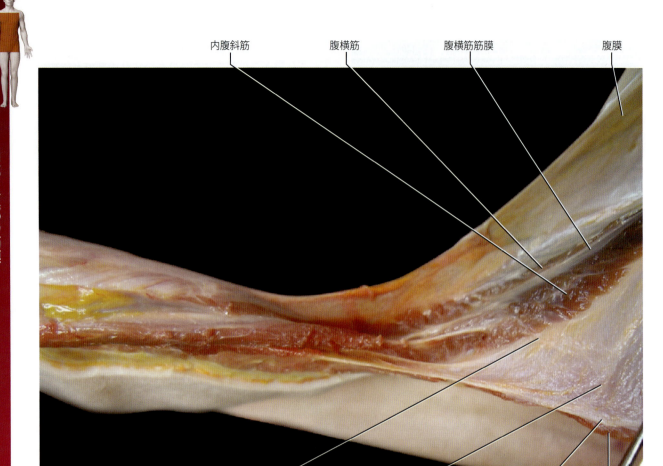

図 5.15 腹壁の層．腹横筋，内腹斜筋および外腹斜筋が筋外膜で包まれている．さまざまな筋膜のあいだに疎性結合組織は存在する．そして，さまざまな筋筋膜層のあいだにおける自律性を保証している．

	胸 部	腹 部
深筋膜の浅葉	胸筋筋膜	外腹斜筋の筋膜
深筋膜の中葉	鎖骨胸筋筋膜	内腹斜筋の筋膜
深筋膜の深葉	肋間筋の筋膜	腹直筋鞘と腹横筋筋膜

図 5.16 体幹の深筋膜の 3 つの層板．

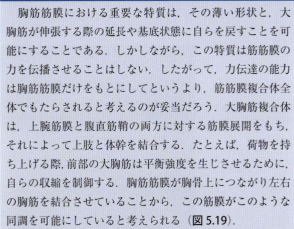

> **クリニカルパール 5.5　筋筋膜層と動きの方向**
>
> 　筋筋膜層は，動きの方向で，密接に結合している．浅層と中間層の筋筋膜層は，たとえば螺旋運動や歩行の際の上肢と下肢のあいだの連結などの複雑な動きに役割をもつ．深筋膜層は，矢状面と前額面に沿って，より単純な運動にかかわる筋を包んで結合する．これらの筋筋膜層も，中枢神経系に対する固有受容の影響によって，望ましい方向を維持する役割を果たす（第3章を参照）．

> **クリニカルパール 5.6　胸筋筋膜と末梢運動協調性**
>
> 　胸筋筋膜における重要な特質は，その薄い形状と，大胸筋が伸張する際の延長や基底状態に自らを戻すことを可能にすることである．しかしながら，この特質は筋筋膜の力を伝播させることはしない．したがって，力伝達の能力は胸筋筋膜だけをもとにしてというより，筋筋膜複合体全体でもたらされると考えるのが妥当だろう．大胸筋複合体は，上腕筋膜と腹直筋鞘の両方に対する筋膜展開をもち，それによって上肢と体幹を結合する．たとえば，荷物を持ち上げる際，前部の大胸筋は平衡強度を生じさせるために，自らの収縮を制御する．胸筋筋膜が胸骨上につながり左右の胸筋を結合させていることから，この筋膜がこのような同調を可能にしていると考えられる（図5.19）．
>
> 　胸筋筋膜と大胸筋の緊密な関係は，包まれた筋が収縮状態にある際，筋膜にそれを知覚させる．筋膜経由で起こる力伝達は，筋外膜（この領域では胸筋筋膜に対応）と筋周膜に存在する筋紡錘を伸張し，筋収縮が「末梢の」要求によって変化させるようにしている．この機序は，末梢運動協調性の可能性がある解剖学的基礎を説明する．僧帽筋のあいだの背側領域においてもこれと類似の構造が存在し，これは腕が開く動きをする際に同期して活性化される．

のあいだを通り，筋自体を多くの束に分ける（図5.17）．多くの筋線維は，胸筋筋膜へと自らを直接挿入させる．胸筋筋膜は鎖骨から生じ，大胸筋を包むために2枚の層に分かれる．近位では，胸筋筋膜の深層のみ鎖骨の骨膜に付着する．胸筋筋膜の浅層は，深頸筋膜の浅葉へ続き，胸鎖乳突筋を取り囲む．外側では，胸筋筋膜は三角筋膜と腋窩筋膜に続き，上腕筋膜への線維展開として広がる．三角筋膜は胸筋筋膜が大胸筋を包むのと同じように，三角筋を包囲する．前鋸筋上では，胸筋筋膜の2枚の層は，一部の研究者が前外側胸筋膜とよぶ単一筋膜層板（図5.18）を形成するために付着する（Sebastien et al., 1993）．後方では，単一層が自らを分割し，胸筋筋膜が大胸筋を包むのと同じように広背筋を取り囲む．内側では，頰筋筋膜の浅層が反対側の胸筋筋膜へ連続するために胸骨を越えて広がるが，胸筋筋膜の深層は胸骨の骨膜へ付着する（図5.19, 20）．遠位では，胸筋筋膜が腹直筋鞘へ向かういくつかの線維展開と，対側に位置する外腹斜筋の筋膜へ続いている．剣状突起上では，十字状の織り交ざった線維の様子をはっきりと確認することが可能である（図5.21）．

組織学的に，胸筋筋膜は波状のコラーゲン線維と不規則なメッシュ状の弾性線維によって形成されているようにみえる．大胸筋の真の筋外膜を確認することは不可能で，深筋膜自体は代用物として働く．

鎖骨胸筋筋膜

大胸筋を剥離すると，鎖骨胸筋筋膜があらわになる（図5.22, 23）．そこには，疎性結合組織が存在することによって，大胸筋とこの筋膜を分割する十分な空間がある．この疎性結合組織は，胸筋筋膜の深層を鎖骨胸筋筋膜へと独立して滑走させる．鎖骨胸筋筋膜は，鎖骨から始まり，鎖骨下筋と小胸筋を取り囲むように遠位へと広がる強い結合組織層である．鎖骨下筋の下では，鎖骨胸筋筋膜は頸部の深筋膜の中間層に続く．外側では，鎖骨胸筋筋膜は，腕を挙上する際に，腋窩筋膜を引く腋窩提挙帯を形成する．これは，腋窩の「くぼみ」を形成する．Singer（1935）は，鎖骨胸筋筋膜を2つの部分に分けた．1つは小胸筋を覆う部分で，もう1つは小胸筋と鎖骨の上縁のあいだにおける三角形の層を形成する「鎖骨胸筋膜」とよばれる部分である．鎖骨胸筋筋膜のより厚い外縁は，肩甲骨の烏口突起から第1肋骨の軟骨に及び，肋烏口靭帯として知られる．この靭帯は，前胸壁から腋窩の腔を分離させる．前胸動脈，神経および橈側皮静脈は，鎖骨胸筋筋膜を貫通する．腕において，鎖骨胸筋筋膜は烏口腕筋筋膜へ連続する．

鎖骨胸筋筋膜の連続は前鋸筋を包み，そして菱形筋の筋膜（「鋸菱形複合体」を構成する筋膜）へと後部に結合する．この複合体は，近位で頸部深筋膜の中間層へと続く．「鋸菱形複合体」という用語は，前鋸筋，菱形筋および肩甲挙筋のあいだにある，解剖学的および機能的連続を強調するために，1987年にNguyenによって使

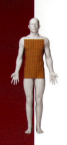

胸部と腹部の筋膜

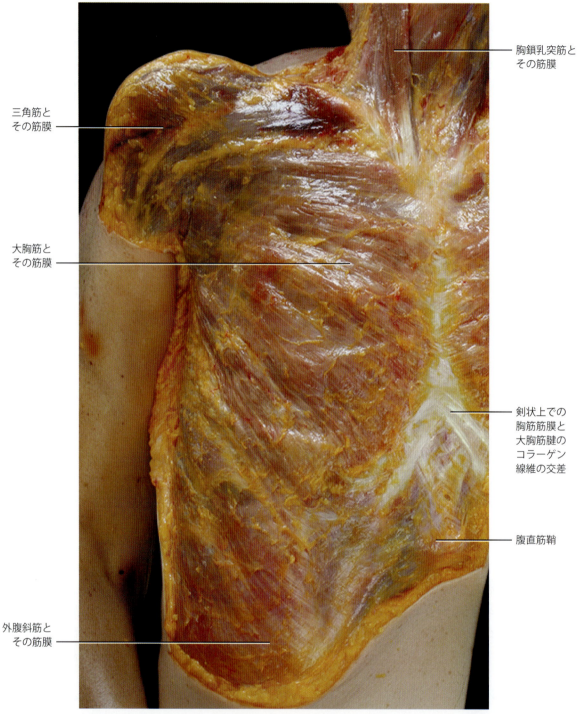

図5.17 大胸筋は体幹の深筋膜の浅葉で包まれる．この筋膜はより薄く，下にある筋に付着し，筋外膜の典型的な特徴を示す．胸骨上で，この筋膜の深層は骨膜へと付着し，その一方で浅層は2つの側をつなげるために滑走する．遠位では，筋膜は外腹斜筋筋膜に結合する．

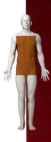

胸部と腹部の筋膜

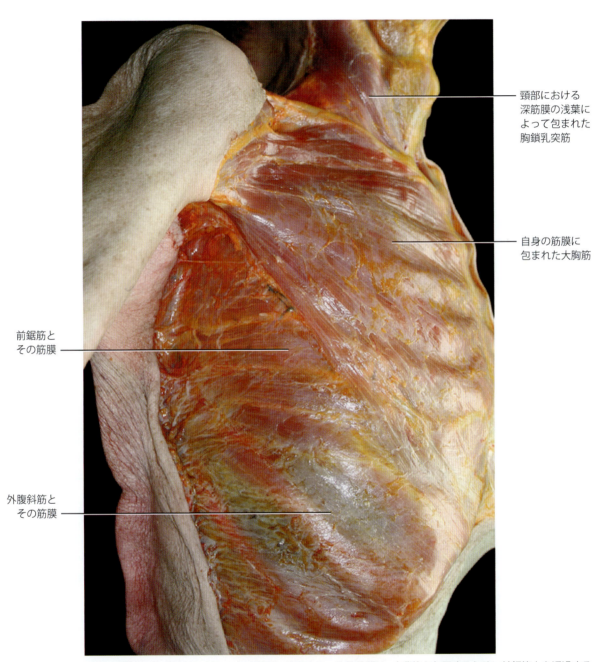

頸部における深筋膜の浅葉によって包まれた胸鎖乳突筋

自身の筋膜に包まれた大胸筋

前鋸筋とその筋膜

外腹斜筋とその筋膜

図 5.18　体幹の前外側面像．前鋸筋が，大胸筋に対してより深層に位置する．胸筋筋膜は，広背筋を包囲するために前鋸筋上を通過する．

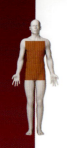

胸部と腹部の筋膜

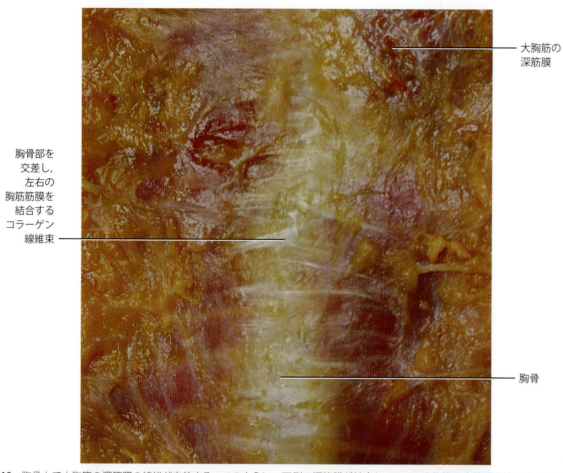

大胸筋の深筋膜

胸骨部を交差し，左右の胸筋筋膜を結合するコラーゲン線維束

胸骨

図5.19　胸骨上で大胸筋の深筋膜の線維が交差する．このように，両側の深筋膜が結合し，2つの大胸筋の末梢運動協調性を助ける．

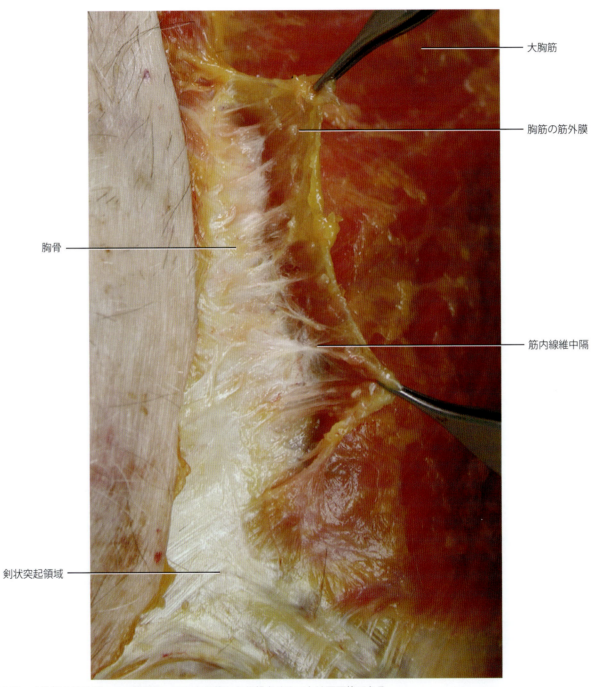

図 5.20　大胸筋の筋外膜．この筋膜を，下にある筋から分離させることは不可能である．

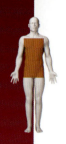

胸部と腹部の筋膜

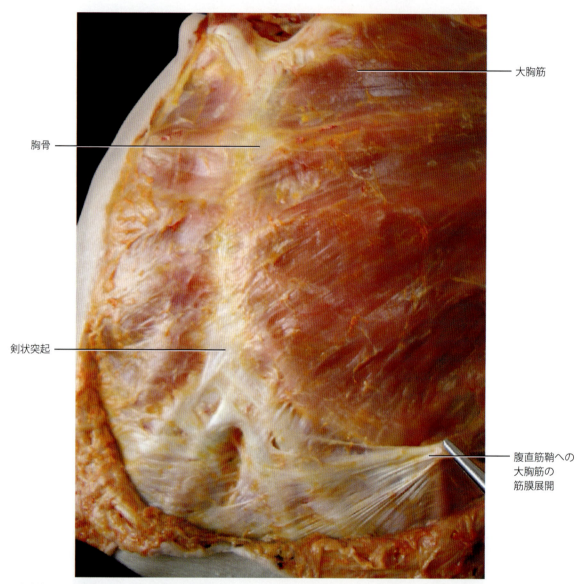

大胸筋

胸骨

剣状突起

腹直筋鞘への大胸筋の筋膜展開

図 5.21　大胸筋のいくつかの筋線維は腹直筋鞘に常に挿入する．したがって，これらの線維が収縮するたびに，大胸筋の筋線維は頭外側方向に腹直筋鞘を引っ張る．この現象を示すために，われわれは頭部方向に大胸筋の筋線維を引っ張り，腹直筋鞘で「力線」の構成を引き起こした．

胸部と腹部の筋膜

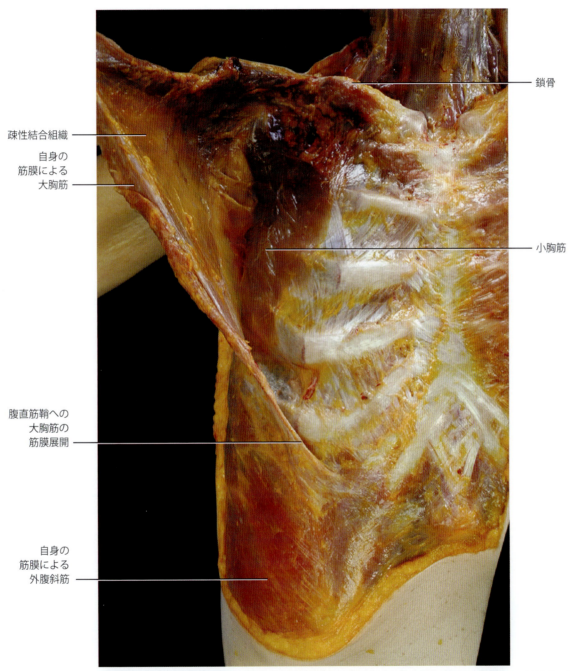

- 鎖骨
- 疎性結合組織
- 自身の筋膜による大胸筋
- 小胸筋
- 腹直筋鞘への大胸筋の筋膜展開
- 自身の筋膜による外腹斜筋

図 5.22 胸部の解剖．大胸筋は胸骨と鎖骨への挿入から分離され，外側に持ち上げられている．大胸筋と小胸筋は，筋外膜で包まれる．2 つの筋膜のあいだに，疎性結合組織が存在する．それは，2 つの筋を容易に分離し，生体における 2 つの筋の自律滑走を可能にする．

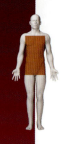

胸部と腹部の筋膜

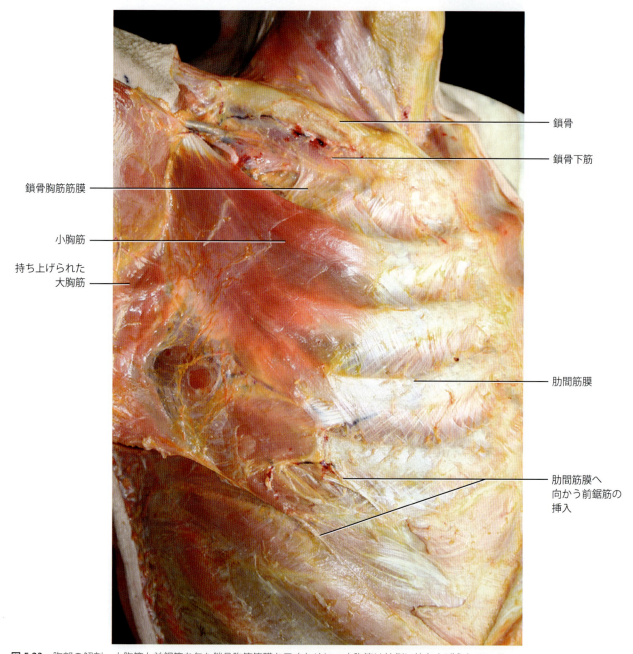

図5.23　胸部の解剖．小胸筋と前鋸筋を包む鎖骨胸筋筋膜を示すために，大胸筋は外側に持ち上げられている．

クリニカルパール 5.7　協調における鎖骨胸筋筋膜の役割

鎖骨胸筋筋膜は，鎖骨下筋，小胸筋および前鋸筋を結合する．後部で，この筋膜は菱形筋を包む筋膜へと続き，棘上筋と棘下筋の筋膜に結合して，最終的に頭側で肩甲挙筋筋膜へと連続する．このように，肩甲骨を動かすすべての筋のあいだの筋膜連続が形成される．この筋膜が高密度化すると，これらの筋活動に変化が生じ，結果として肩甲骨の動きにも変化が現れることは明白である．

われた．遠位では，鎖骨胸筋筋膜は内腹斜筋の筋膜に連続する．

肋間筋膜と胸内筋膜

肋間筋は骨膜と同様に，肋骨へ続く特殊な筋膜で包まれている（図 5.24）．この筋膜は，内肋間筋と外肋間筋が存在するさまざまな肋骨のあいだの局所筋膜区画を形成する．肋間神経は Kumaki ら（1979）が述べたように，この筋膜に沿って走る．肋間筋膜は，腹横筋の筋膜と，腹直筋鞘に連続する．Chiarugi（1975）は，下部の内肋間筋が内腹斜筋とも直接接していると示した．胸骨の高さで，肋間筋膜は骨膜と融合する．内部で，この筋膜は胸内筋膜を形成するために，壁側胸膜に付着する．それゆえ，臓側筋膜（壁側胸膜）と筋筋膜（肋間筋膜）のあいだにおける解剖学的接続が生じる．これは，腹部における筋膜解剖とは対照的である．ここで，壁側腹膜と筋膜のあいだに分離がある．肺が拡大するために筋を必要とするにつれて，この差は機能的に有意となる．そして，このように壁側胸膜は胸壁のすべての運動に続く．

胸内筋膜は肋間隙と肋骨の深部にある筋膜層で，胸腔の最外膜を表す．Testut（1905）は，胸内筋膜が 3 つの部分によって形成されると説明した．それは，疎性結合組織の薄い層（おそらく，肋間筋の筋外膜に対応），線維弾性層（真の胸内筋膜），および疎性結合組織の別の層（壁側胸膜）である．Stopar-Pintaric ら（2012）は，ラットにおいて，電子顕微鏡画像診断を用いて胸内筋膜の研究を行った．彼らは，胸内筋膜が壁側胸膜と最内肋間筋，もしくは肋骨のあいだに位置することを確認した．その厚みは，15〜27μm（平均 20 ± 3μm）の範囲で凝縮されたようにみられる．線維弾性層とその線維は，おもに横と斜めに配向されている．

胸内筋膜は，横隔膜筋膜へと遠位に連続し，食道裂孔の高さで横隔食道膜を形成する．横隔食道膜は，強い構造をもち，食道壁にしっかりと付着する．それは，スカートのように，遠位食道の上部を囲む．このように，この靭帯が胃-食道の括約筋機序において重要な役割をもつと考えて妥当だろう．Apaydin ら（2008）は，加齢とともにこの靭帯のコラーゲン線維と弾性線維が減少し，これにより靭帯の抵抗性と弾性も弱まると論証した．この状況は，加齢と関係して起こる食道裂孔ヘルニアの発現の素因を説明する可能性がある．

近位で胸内筋膜は，第 1 肋骨の内縁の前方，そして第 7 頸椎の横突起の前縁の後方に付着をもつ胸膜上膜を形成する．それは，斜角筋から広がるいくつかの筋線維を含む．後方で，胸内筋膜は椎体の骨膜に付着する．ここで，椎骨と椎間板を覆う椎前筋膜と連続する．内側で，それは横隔膜心膜の一部となる．

胸内筋膜は，脊髄神経に関係する構造，境界，関係に関して明確になっていない．たとえば，Karmakar と Chung（2000）は，脊髄神経が脊椎傍隙で胸内胸膜の背側に位置するとしているが，その一方で，Naja ら（2004）は，腹側に位置するとしている．

腹部の深筋膜

腹部の大きな筋は，固有受容機能を伴う薄い筋外膜と，扁平腱と筋外膜の融合で形成される力伝達機能を伴う腱膜筋膜をもつ．筋外膜のあいだには疎性結合組織が存在し，さまざまな筋層の滑走を可能にしている．腱膜筋膜は，腹直筋鞘を形成するために互いに融合し合う．したがってわれわれは，腹直筋の外縁における 3 つの深筋膜（外側の付着）のあいだにある融合線と，白線に沿う皮下組織と皮膚からなる大きな融合線を見分けることができる．

外腹斜筋筋膜

外腹斜筋筋膜はより薄いが，強い膜性構造をもち，下にある筋と腹直筋鞘に付着している（図 5.25）．この筋膜は筋腹を包み，そして筋の腱挿入を覆うように連続する．腹直筋鞘の外腹斜筋の構成要素は，2 枚の層からなる．それは，筋における真の筋外膜で形成される浅層と，

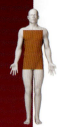

胸部と腹部の筋膜

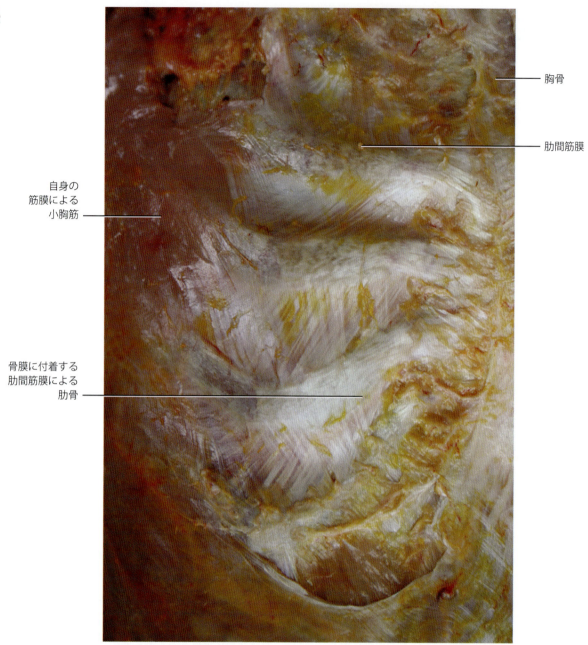

図 5.24　右側の第 7, 8 肋骨の高さにある肋間筋膜.

より厚く外腹斜筋の腱で形成される深層である．この説明については，以下に記述した Rizk（1980）によっても認められている．

外腹斜筋の腱膜は 2 層で形成される．それは，浅層と深層である．各層の線維は，他層に対して垂直である．深層の線維は，外腹斜筋の肉質束の直接の連続となり，下降して内側へと伸びる．そして，正中線でこれらは反対側へと交差する．いくつかの線維は反対側の外腹斜筋の腱膜の浅層へ表面的に広がるが，その一方で，他の線維は反対側の内腹斜筋の前層の線維へと直接連続する．

Rizk（1980）は，反対側の外腹斜筋と内腹斜筋の筋膜で起こる外腹斜筋の筋膜展開についても論証した．この組織は，前腹壁の筋が二腹筋様の筋であることを示唆する．そして，腹直筋鞘は，これらすべての筋の活動を調和させる役割をもつとされる．これは，個々の筋の活動または片側の筋が独立して作用するのを防止する．外腹

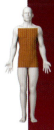

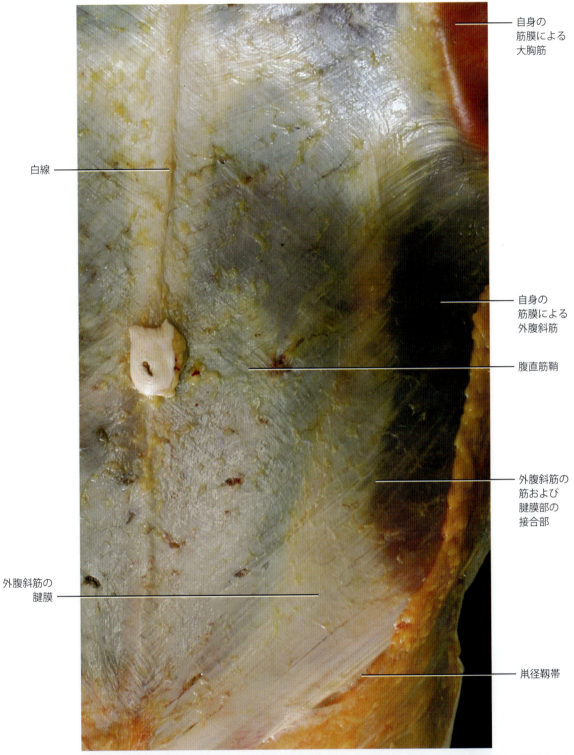

図 5.25 腹部の深筋膜の浅葉．それは大胸筋筋膜と連続的である．遠位では，鼡径靱帯を形成する．外腹斜筋の筋と腱膜部分のあいだにある結合，そして筋膜が両方をどのように覆っているかに注目．腱膜（扁平腱）は，腱膜筋膜と異なる（第3章図3.15を参照）．

- 自身の筋膜による大胸筋
- 白線
- 自身の筋膜による外腹斜筋
- 腹直筋鞘
- 外腹斜筋の筋および腱膜部の接合部
- 外腹斜筋の腱膜
- 鼡径靱帯

胸部と腹部の筋膜

斜筋は，自らと内腹斜筋とのあいだにある疎性結合組織の存在によって，内腹斜筋に対して自由に滑走を行う（図5.26）．腹直筋鞘の高さでは，さまざまな層の付着がみられ，白線で完全に結合する．

遠位で，外腹斜筋筋膜はより厚く，鼠径靱帯を形成するように接続する．この筋膜における浅層線維は，遠位で大腿筋膜と結合するために連続する．それに対して深層線維は，上前腸骨棘と恥骨結節に付着する．鼠径靱帯は，外腹斜筋の腱膜の下縁であると考えられる．そして，腹部筋膜と大腿筋膜のあいだの結合点でもある．

鼠径靱帯の展開は，櫛状線を伴う恥骨結節へ結合し，そして大腿輪の内側境界線を形成する．この展開によって，外腹斜筋筋膜は恥骨筋線から生じる恥骨筋筋膜とも連続的である．恥骨稜のすぐ上部に位置する外腹斜筋筋膜は，鼠径管の皮下鼠径輪を形成する三角形の開口部をもつ（図5.27）．

内腹斜筋筋膜

内腹斜筋筋膜は，両側から筋を包むより薄い線維層である．この筋膜は，多くの筋間中隔によって筋に強く結合し，疎性結合組織のより薄い層によって，外腹斜筋筋膜と腹横筋から分離されている（図5.28，29）．この層は，さまざまな筋膜が腹直筋鞘を形成するために互いに付着する腹直筋上で消える．一側の内腹斜筋は，正中線

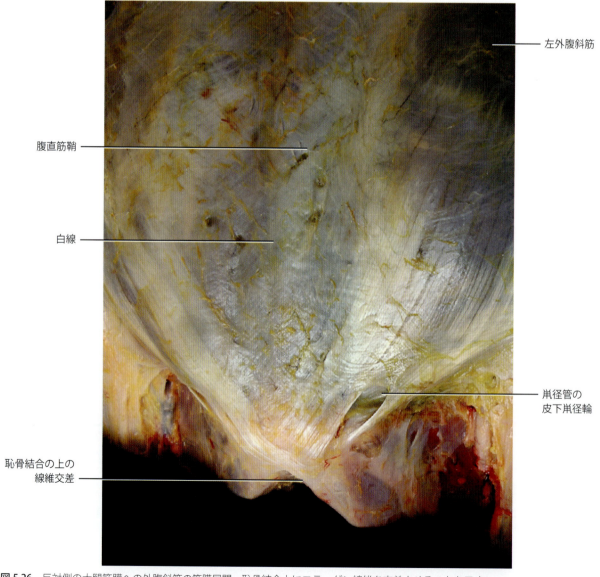

図5.26　反対側の大腿筋膜への外腹斜筋の筋膜展開．恥骨結合上にコラーゲン線維を交差させることを示す．

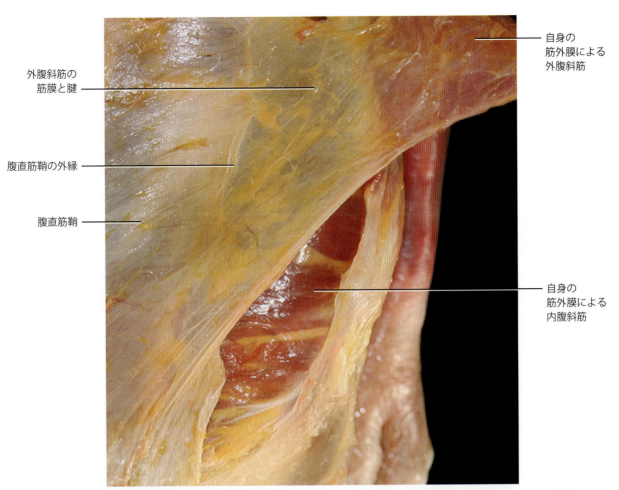

図 5.27 外腹斜筋は下にある面から分離されて，外側に引っ張られている．内側では，腹直筋鞘を形成するさまざまな筋膜層のあいだの付着によって，分離するのは不可能である．

に沿って反対側の内腹斜筋と交わり，これによって腹直筋鞘と白線が形成される．外腹斜筋に関していえば，腹直筋鞘上に位置するその筋膜もまた，2枚の層で形成される．それは，浅層（筋外膜に該当）と深層（筋の扁平腱に該当）である．内腹斜筋筋膜は，鼠径靱帯，腸骨稜および胸腰筋膜の前葉から腹横筋とともに起こる．わずかな内腹斜筋の束は，鼠径靱帯から生じ，男性では精索へと下降して内側にアーチを作り，女性では子宮円索へと同様にアーチを作る．これらは，腹横筋筋膜のそれらとともに接合されて，恥骨稜と恥骨筋線に付着する．これらは，鼠径腱膜鎌を形成する．

腹横筋筋膜

　腹横筋は，腹部の扁平筋のなかで最も内部にある．この筋は筋外膜で包まれ，通常は疎性結合組織の層によって内腹斜筋から分離されている（図5.30, 31）．ときに，

クリニカルパール 5.8　腹壁の外科的切開

　水平で弯曲を伴う恥骨上の切開は，従来の切開が筋線維とコラーゲン線維に対して平行であったことより，垂直切開よりも有利であると考えられる．したがって，水平切開は，束を分断することなく，単にこの領域の大部分の腱膜束を分割する．これに対して，垂直切開は，横帯だけでなく，腹部の二腹筋のすべての中間腱膜にとっても有害となる．

遠位で2つの筋の付着がみられる．腹横筋は，隔膜で鼠径靱帯，腸骨稜，胸腰筋膜の前葉，そして下部の6本の肋軟骨の内部表面から生じる．この筋は幅広い腱膜の前方で終わる．そして，より下部線維は下方そして内側に弯曲する．これらは，鼠径腱膜鎌を形成するために，恥骨稜と恥骨筋線に内腹斜筋を挿入する．残りの腱膜は，反対側へと交差する正中線へ水平に渡り，2つの側面を

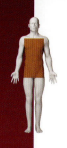

胸部と腹部の筋膜

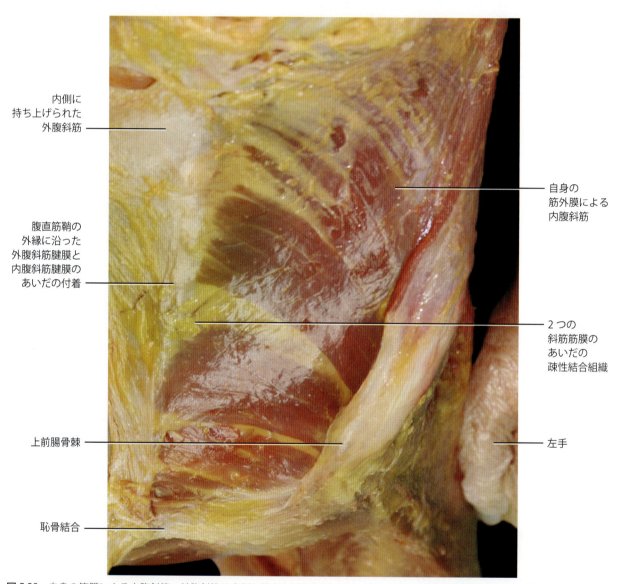

内側に持ち上げられた外腹斜筋

腹直筋鞘の外縁に沿った外腹斜筋腱膜と内腹斜筋腱膜のあいだの付着

上前腸骨棘

恥骨結合

自身の筋外膜による内腹斜筋

2つの斜筋筋膜のあいだの疎性結合組織

左手

図 5.28　自身の筋膜による内腹斜筋．外腹斜筋は内側に持ち上げられている．これら2つの筋の深筋膜のあいだの滑走を可能にする疎性結合組織に注目．

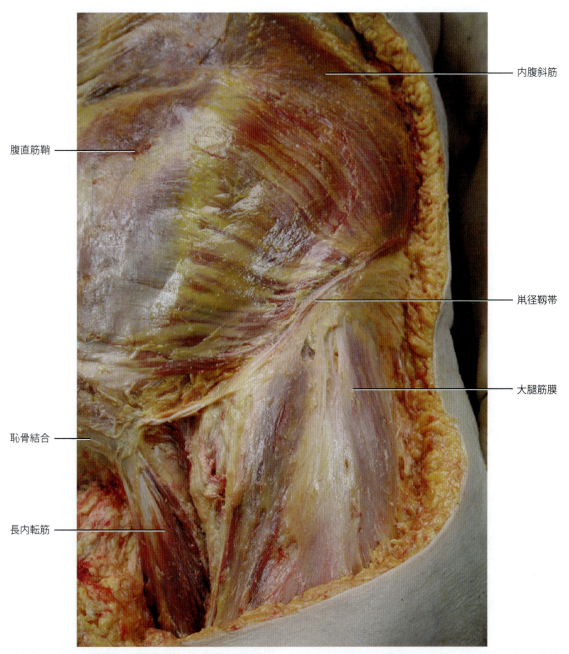

図 5.29 自身の筋外膜に覆われた内腹斜筋．それが鼡径靱帯の高さで，下肢の深筋膜と連続的であることに注目．わずかな脂肪を伴う疎性結合組織のより薄い層は，内腹斜筋の筋膜上に存在する．

胸部と腹部の筋膜

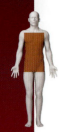

胸部と腹部の筋膜

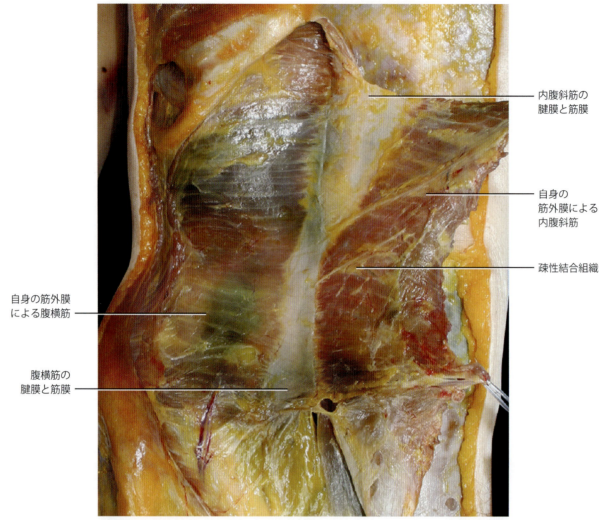

図 5.30　腹壁の解剖．内腹斜筋は下にある層から付着している腹直筋鞘まで分離される．内腹斜筋と腹横筋は，それらの筋外膜で包まれる．2つの筋のあいだには，疎性結合組織が存在し，これらの筋における収縮の自律性を可能にしている．

つなげる二腹筋様の筋を形成する．一般的にこの筋膜は，腹直筋後方に上部3/4をもち，内腹斜筋腱膜の後葉と腹直筋の下部1/4と交わっているとされる．Askar（1977）とRizk（1991）によると，後部から前部へ移動する線維の動きの割合はさまざまで，多くの場合，弓状線（腹直筋鞘の後葉の下限の境界を定める）は解剖による人為的なものである．

腹直筋鞘

　腹直筋は3つの前外腹筋（外腹斜筋，内腹斜筋，腹横筋）の腱膜で作られた鞘に含まれる．これらの腱膜は腹直筋へと外側に融合し，鞘を形成するために部分的に腹直筋の上下を通過する（図5.32）．それぞれの大きな腹筋は，2枚の層で腹直筋鞘の形成に関与する．それは，扁平腱と筋外膜であり，腹直筋鞘に知覚と力伝達の両方の構成要素をもたせる．外腹斜筋の層は，腹直筋の上を通過する．内腹斜筋は腹直筋の上を遠位で通過するが，近位では2つの層板に分かれる．それは，腹直筋の上を通過する浅層と，筋の下を通過する深層である．腹横筋は，近位では腹直筋の下を通り，遠位では腹直筋の上を通る．後葉の下縁を弓状線またはダグラスの弓状線（半環状線）とよぶ（図5.33～35）．それは，臍から恥骨稜までの距離の1/3で起こる水平線であるが，これは人によって変化する．Rizk（1991）は，弓状線が，単に後方腹直筋鞘の終末における絶対的な点ではないと主張した．それは，下位上腹部の血管が腹直筋を貫通する場所でもある．

　腹直筋鞘の構成に対する現在の理解は，前腹壁の解剖

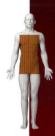

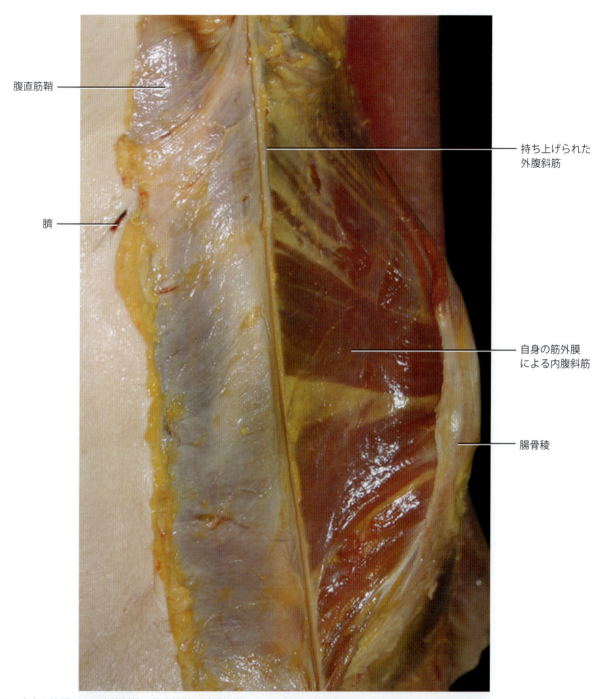

図 5.31　自身の筋膜による内腹斜筋．腹直筋鞘（腱膜筋膜）と内腹斜筋の筋外膜のあいだに異なる外見を示す．

胸部と腹部の筋膜

胸部と腹部の筋膜

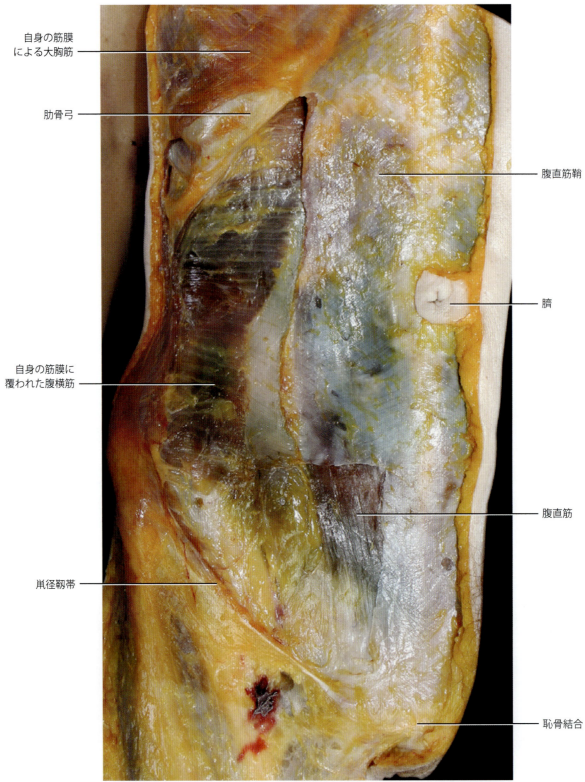

図5.32 腹壁の解剖．右の腹直筋鞘の遠位部は，腹直筋を示すために除去された．

- 自身の筋膜による大胸筋
- 肋骨弓
- 自身の筋膜に覆われた腹横筋
- 鼠径靱帯
- 腹直筋鞘
- 臍
- 腹直筋
- 恥骨結合

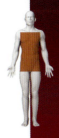

胸部と腹部の筋膜

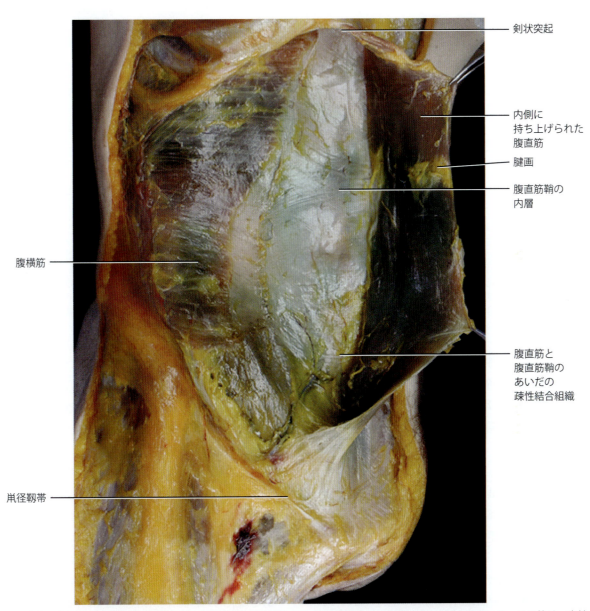

図 5.33　腹直筋の後面像．腹直筋鞘は右縁に沿って切られ，開けられている．腹直筋は，内側に持ち上げられている．この筋は，白線で分けられる 2 つの同一の外面で形成される．通常，筋板（マイオトーム）最初の分割に起因している若干の腱画によっても分けられている．より遠位の挿入は，通常は臍の高さにある．これらの腱画は，後方であまり明白でない．これらの腱画の高さで筋は腹直筋鞘と融合し，筋は筋膜張筋になる．Rizk（1991）は，腹直筋における腱画が出生後にみられないラットでデモンストレーションを行った．そして，それらが多重胃の縦走筋のある種の中間腱を示すことを示唆した．

183

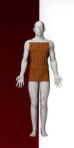

胸部と腹部の筋膜

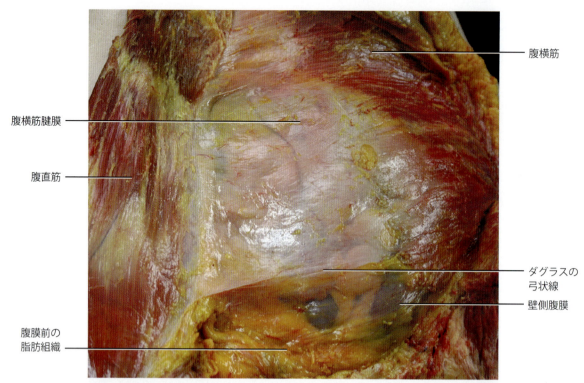

図5.34 腹壁の解剖．ダグラスの弓状線を示すために，左の腹直筋は除去されている．これは，腹直筋鞘の後葉の下限の境界を定める水平線である．弓状線は，臍から恥骨稜までの距離の1/3で生じるが，これは人によって変化する．弓状線の下部で，内腹斜筋と腹横筋は併合して腹直筋の表在（すなわち前方）を通る．この線の下で，腹膜と腹直筋のあいだには，腹膜前の脂肪組織のみが存在する．

的観察を報告し，腹直筋鞘に対する従来の見方を変えたAskar (1977) とRizk (1991) の研究に負うところが大きい．彼らは，反対側の線維に関係する層を伴う腹壁の扁平筋がもつ2層の組成について解説した．Askar (1977) によると，白線は，腹筋の挿入にはわずかにしか関係しておらず，どちらかというと，中間腱膜におけるX字形交差の共有範囲だとしている．したがって，腹直筋鞘は，外腹斜筋，内腹斜筋および腹横筋から起こるX字形交差を伴うさまざまな厚みの3層構造だということがわかった．また，彼らは，腹壁の自由な動きに干渉する実際の融合の影響を受けずに，層が共同作業する場所での腹直筋鞘の「合板様の」配列（これはわれわれが他の腱膜筋膜について解説したものと同様）についても解説した（図5.36）．加えて，組織学的分析で，腹直筋鞘のさまざまな副層のあいだの疎性結合組織のより薄い層の存在と，白線で起こる完全な付着を明らかにした．浅筋膜もまた，白線に沿って深筋膜に結合する．この組織は各層における自由な動きを可能とし，それは腹直筋鞘の線維合成で生じる変形にかなりの容量を見込む．斜方向に配置されるコラーゲン線維束は，体幹の

運動における腹直筋鞘の適合を可能にする．この筋膜組織のため，たとえば，体幹の屈曲は腹直筋鞘ではなく皮膚と皮下組織にヒダを生じる．この機能は，正中切開によって生じた硬い瘢痕で失われることがある．

腹直筋鞘は，さまざまな筋挿入によって常に引っ張られる．明らかに，腹筋はこの鞘を外側へと引っ張る．しかし，それは大胸筋と錐体筋の筋膜展開によって，縦走方向にも伸張される．腹直筋鞘の前葉は，剣状突起の前で十字を作る大胸筋の筋膜展開により，近位で補強される．遠位では，腹直筋鞘ととくに白線が錐体筋によって張力をかけられる．そして，それは筋膜張筋の可能性もある（図5.37）．錐体筋は腹直筋鞘の内部に存在し (Rizk., 1980)，恥骨と前恥骨靱帯に挿入し，近位では白線へ向かう筋膜挿入だけをもつ．

腹直筋の位置については，それと関係する他の筋層との関係により混乱が生じている．一部の研究者は，この筋が表在性の筋だと考えている．しかしながら，発生学的起源と筋膜解剖を考慮すると，腹直筋は明らかに脊柱起立筋に対応する深部の筋である．腹直筋は，軸下の筋から生じ，軸上の塊から生じる脊柱起立筋の拮抗筋であ

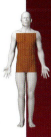

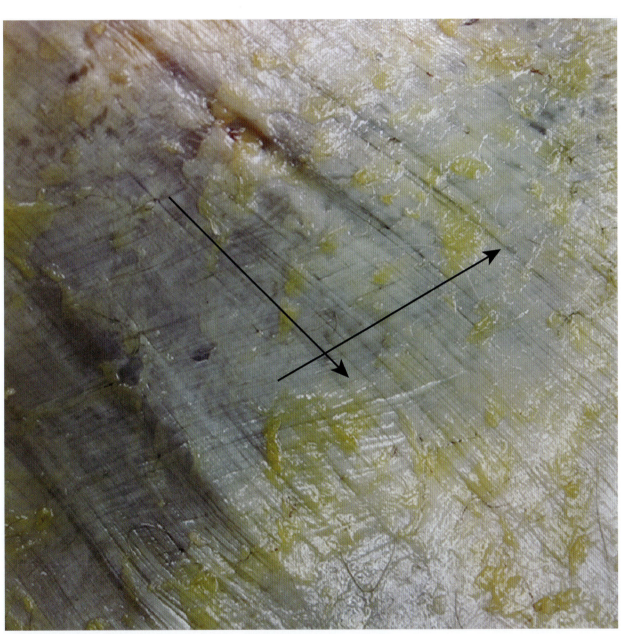

図 5.35　腹直筋鞘の肉眼的所見．矢印は，コラーゲン線維の 2 つのおもな方向を示す．

胸部と腹部の筋膜

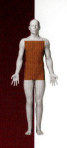

胸部と腹部の筋膜

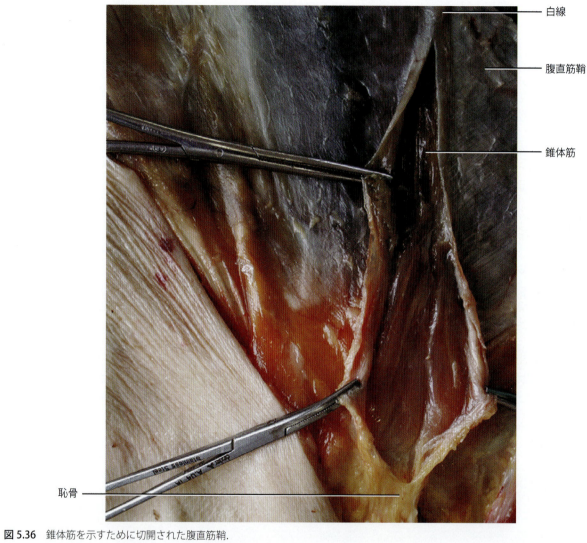

図5.36 錐体筋を示すために切開された腹直筋鞘.

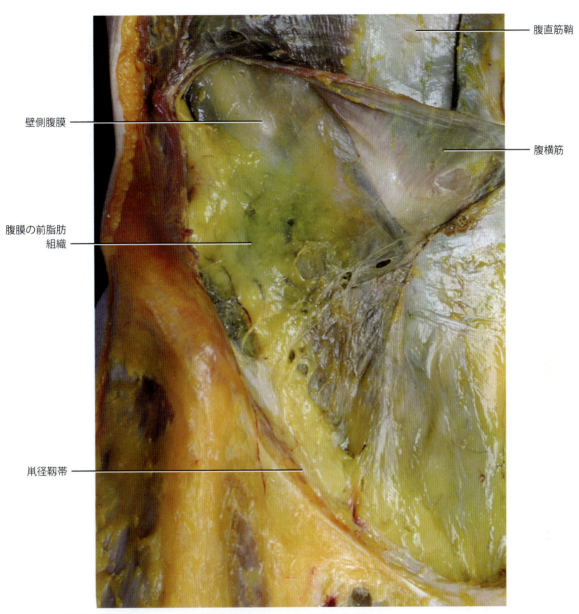

図 5.37　右側の腹壁の解剖．腹横筋は，腹膜を示すために持ち上げられている．

る．その筋膜による腹横筋（軸下筋）は，進化の過程で，内臓腔を回った軸上の筋のあいだに連続性を生じさせた．加えて，外腹斜筋筋膜は胸腰筋膜（または「より表在性」）の後葉に後方で挿入し，前部では腹直筋鞘（または「より表在性」）の前葉を形成する．内腹斜筋筋膜と腹横筋筋膜は，胸腰筋膜の前葉に後方で挿入し，腹直筋鞘を形成するために前部で貢献する．このように，胸腰筋膜と腹直筋鞘のあいだの筋膜の連続性が形成される．これは，脊柱起立筋と腹直筋との同期を保証する．したがって，斜筋が収縮するたびに，それらは脊柱起立筋を包む腹直筋鞘と胸腰筋膜を引っ張る．これはこれらの筋膜がより硬くなる原因となり，筋収縮の力を増加させる（クリニカルパール 6.4 を参照）．

横筋筋膜（または腹膜前筋膜）

横筋筋膜は，論議の対象の 1 つである．Skandalakis ら（2006）は，横筋筋膜は腹横筋の筋外膜であることを示した．Tobin ら（1946）は，横筋筋膜が腹膜と腹壁のあいだの筋膜層だと主張した．また，腹部，骨盤および精索における連続の内張りを構成することを示した（図

5.39).彼らは，3つの層を解説した．消化器系に関連した内層（腹膜），副腎，泌尿生殖系，大動脈および大静脈を包埋している中間層（横筋筋膜），そして，腹横筋の固有筋膜に該当する外層（筋筋膜）である．われわれの解剖で，腹横筋の内面と腹膜のあいだに異なった筋膜層が存在することが明らかになった．これは，腹部の遠位部でとくに明らかである．腹横筋の筋膜は疎性結合組織付近の腹膜から分離され，疎性結合組織は通常は少ないが，いくつかの領域において，とくに後部と骨盤内で脂肪を多量に含む．下部では，腹横筋の筋膜は骨盤の副腎嚢筋膜と連続している．Bendavid（2001）によると，横筋筋膜は膀胱または精索の被覆筋膜に対応する（図5.39）．この筋膜は，鼠径管で，陰嚢に続く．発生学的観点から，われわれは，横筋筋膜は横中隔から生じ[2]，骨盤で下降する精巣／卵巣を導く要素として存在すると主張

クリニカルパール5.9　腹直筋鞘の重要性

腹直筋鞘は，さまざまな筋力が収束する領域である（図5.38）．腹直筋鞘へ付着するさまざまな筋緊張が慢性的に増加することで鞘に過剰な緊張が生じ，これが原因で，腹直筋体積の変動に適応する腹直筋鞘の働きを妨げることがある．したがって，腹壁の疼痛は，この鞘を引っ張るさまざまな筋の1つに変性が生じたことが考えられる．加えて，腹筋の過度なトレーニングは，多方向の筋収縮に適応する腹直筋鞘の能力を減少させる．腹横筋の非効率性は，前軸下および後軸上の筋のあいだの調整損失の原因となりうる．

することができる．

---

[2]：横中隔は，胚の発生22日目に間葉の最も頭側部分で生じる．それは，胸横隔膜の部分と前腸の腹腸間膜を生じる．

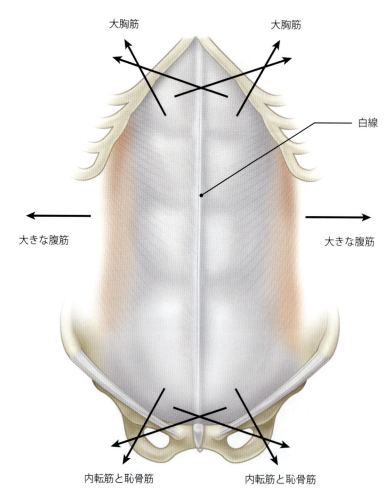

図5.38　腹直筋鞘に影響を及ぼすさまざまな筋膜展開の方式．

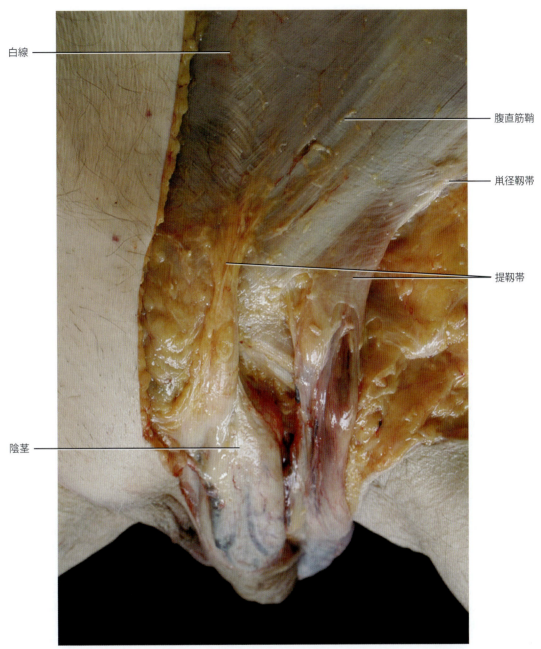

図 5.39 われわれは，陰嚢で多くの筋膜層を発見した．精巣は下降のあいだ，すべての腹部筋膜を引く．陰嚢では，次のものがみられる．浅筋膜（肉様膜），外精筋膜（外腹斜筋の腱膜の連続），内精筋膜（内腹斜筋と腹横筋の筋膜の連続），精巣鞘膜（腹膜と連続する睾丸を覆う漿液），白膜に囲まれる睾丸組織である．精巣と腹部のあいだにある強い結合は，しばしば精巣領域に疼痛を起こすが，これは腹壁の変性に起因する．

引用文献

Apaydin, N., Uz, A., Evirgen, O., Loukas, M., Tubbs, R.S., Elhan, A., 2008. The phrenico-esophageal ligament: an anatomical study. Surg. Radiol. Anat. 30 (1), 29–36.

Askar, O.M., 1977. Surgical anatomy of the aponeurotic expansions of the anterior abdominal wall. Ann. R. Coll. Surg. Engl. 59 (4), 313–321.

Beer, G.M., Varga, Z., Budi, S., Seifert, B., Meyer, V.E., 2002. Incidence of the superficial fascia and its relevance in skin-sparing mastectomy. Cancer 94 (6), 1619–1625.

Bendavid, R., 2001. Abdominal Wall Hernias: Principles and Management, Springer Verlag, New York, pp. 12–19.

Chiarugi, G., 1975. Istituzioni di Anatomia del l'Uomo, vol. 1. Società editrice libraria, Milano, p.

146.

Chopra, J., Rani, A., Rani, A., Srivastava, A.K., Sharma, P.K., 2011. Re-evaluation of superficial fascia of anterior abdominal wall: a computed tomographic study. Surg. Radiol. Anat. 33 (10), 843–849.

Fourie, J.W., Robb, K.A., 2009. Physiotherapy management of axillary web syndrome following breastcancer treatment: Discussing the use of soft tissue techniques. Physiotherapy 95 (4), 314–320.

Giraldès, Mons, 1851. Anatomie chirurgicale de la region mammaire, Bull, de la Soc. de chir, Paris.

Karmakar, M.K., Chung, D.C., 2000. Variability of a thoracic paravertebral block. Are we ignoring the endothoracic fascia? Reg. Anesth. Pain Med. 25 (3), 325–327.

Kumaki, K., Yamada, M., Kumaki, S., Miaki, K., Kodama, K., Kawai, K., 1979. The extramural nerves on the thoracic region. Acta Anat. Nippon 54, 226–227.

Langer, K., 1862. Zur Anatomie und Physiologie der Haut, vol. II. Uber die Spaltbarkeit der Cutis. Die Spannung der Cutis. Sitzungsberichte der Mathematisch-naturwissenschaftlicher Classe der Kaiserlichen Akademie der Wissenschaften. Wien. 45: 133.

Moskovitz, A.H., Anderson, B.O., Yeung, R.S., Byrd, D.R., Lawton, T.J., Moe, R.E., 2001. Axillary web syndrome after axillary dissection. Am. J. Surg. 181 (5), 434–439.

Naja, M.Z., Ziade, M.F., El Rajab, M., El Tayara, K., Lönnqvist, P.A., 2004. Varying anatomical injection points within the thoracic paravertebral space: effect on spread of solution and nerve blockade. Anaesthesia 59 (5), 459–463.

Nguyen, H.V., Nguyen, H., 1987. Anatomical basis of modern thoracotomies: the latissimus dorsi and the "serratus anterior-rhomboid" complex. Surg. Radiol. Anat. 9 (2), 85–93.

Rizk, N.N., 1980. A new description of the anterior abdominal wall in man and mammals. J. Anat. 131 (3), 373–385.

Rizk, N.N., 1991. The arcuate line of the rectus sheath – does it exist? J. Anat. Apr, 175, 1–6.

Ruge, G., 1905. Der Hautrumpfmuskel der Saugetiere: der M. sternalis und der Achselbogen des Menschen. Morph. Jahrb. 33, 379–531.

Sato, T., Hashimoto, M., 1984. Morphological analysis of the fascial lamination of the trunk. Bull. Tokyo Med. Dent. Univ. 31 (1), 21–32.

Scarpa, A., 1809. Sull'ernie memorie anatomo-chirurgiche, first ed. Reale Stamperia, Milano.

Scarpa, A., 1819. Sull'ernie memorie anatomo-chirurgiche, second ed. Stamperia Fusi e Compagno, Pavia.

Sebastien, C., Regnier, M., Lantieri, L., Pétoin, S., Guérin-Surville, H., 1993. Anterolateral thoracic fascia: an anatomic and surgical entity. Surg. Radiol. Anat. 15 (2), 79–83.

Skandalakis, P.N., Zoras, O., Skandalakis, J.E., Mirilas, P., 2006. Transversalis, endoabdominal, endothoracic fascia: Who's who? Am. Surg. 72 (1), 16–18.

Singer, E., 1935. Fasciae of the human body and their relations to the organs they envelop, Williams & Wilkinns Company, Baltimore.

Sterzi, G., 1910. Il tessuto sottocutaneo (tela subcutanea), Luigi Niccolai, Firenze, pp. 1–50.

Stopar Pintaric, T., Veranic, P., Hadzic, A., Karmakar, M., Cvetko, E., 2012. Electron-microscopic imaging of endothoracic fascia in the thoracic paravertebral space in rats. Reg. Anesth. Pain Med. 37 (2), 215–218.

Testut, J.L., Jacob, O., 1905. Précis d'anatomie topographique avec applications medico-chirurgicales, vol. II. Gaston Doin et Cie, Paris, p. 184.

Tobler, L., 1902. Der Achselbogen des Menschen, ein Rudiment des Panniculus carnosus der Mammalier. Morph. Jahrb. 30 (3), 453–507.

Tobin, C.F., Benjamin, J.A., Wells, J.C., 1946. Continuity of the fascia lining the abdomen, pelvis and spermatic cord. Surg. Gynecol. Obstet. 83 (5), 575–596.

参考文献

Deschenes, D., Couture, P., Dupont, P., Tchernof, A., 2003. Subdivision of the subcutaneous adipose tissue compartment and lipid–lipoprotein levels in women. Obes. Res. 11 (3), 469–476.

Dugan, D.J., Samson, P.C., 1975. Surgical significance of the endothoracic fascia: The anatomic basis for empyemectomy and other extrapleural technics. Am. J. Surg. 130 (2), 151–158.

Gaughran, G.R., 1964. Suprapleural membrane and suprapleural bands. Anat. Rec. Apr; 148, 553–559.

Kent, G.C., 1978. Comparative Anatomy of the Vertebrates, Mosby Co, Saint Louis, pp. 333–334.

Markman, B., Barton, F.E., 1987. Anatomy of the subcutaneous tissue of the trunk and lower extremity. Plast. Reconstr. Surg. 80 (2), 248–254.

Saito, T., Den, S., Tanuma, K., Tanuma, Y., Carney, E., Carlsson, C., 1999. Anatomical bases for paravertebral anesthetic block: fluid communication between the thoracic and lumbar paravertebral regions. Surg. Radiol. Anat. 21 (6), 359–363.

6 背部の筋膜

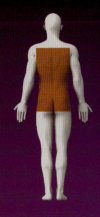

■ 序論

本章では，背部における浅筋膜と深筋膜との関係を，とくに胸腰筋膜に注目して述べる．背部の筋膜は，後頭骨の上項線から腰椎骨盤領域に及ぶ．この筋膜は筋とともに，位置によってその特性が変化する，多層の筋膜構造を形成し，3枚の筋膜層を識別することが可能で，それらは体幹の前部における層と類似している．本章では，腹側と背側のあいだの結合について分析する．背部では，筋外膜と腱膜筋膜の両方がみられる．また，胸腰筋膜（thoracolumbar fascia：TLF）は，体幹と四肢のあいだの負荷伝達に重要な役割をもち，腰仙部の安定性維持に貢献する重要な腱膜筋膜である．

■ 浅筋膜

背部の解剖を行うと，浅筋膜は皮下脂肪組織の中央で線維脂肪層となってその姿を現す（図6.1）．この浅筋膜は非常に厚く，とくに背部の近位部分において目立つという特徴がある．その一方で，僧帽筋上の深筋膜はより薄く筋に付着する．しばしば，浅筋膜はこの領域で深筋膜に間違えられやすい．この違いを理解して，体幹筋膜を分類するために筋膜層全体をよく理解することが重要である．実際，浅筋膜は線維弾性の覆いとなって体幹全体を囲み，この層は，頸部から腰部の範囲において皮下組織の中央で分離することが可能であり，胸部と腹部の浅筋膜にまで続く．

Abu-Hijlehら（2006）は，背部の浅筋膜の厚みには個体差があるが，通常は女性においてより厚いことを示した．背部の浅筋膜は，大部分の領域で脂肪組織が豊富である．脂肪細胞は，通常，浅筋膜の線維組織の範囲内で分布する．そして，これが浅筋膜のもつ多様な副層と

なる．Abu-Hijlehら（2006）は，2つの隣接する副層のコラーゲン線維が，互いに直角に配列していることを証明した．Sterzi（1910）は，体幹の浅筋膜の中に線維肥厚を確認した．これらのコラーゲン線維束は背部から生じて，頭尾側方向で体幹前部へ斜方向に走る．浅筋膜のこれらの線維補強の配列は，1862年にLangerによって示された真皮の線に該当する．加えて，体幹の浅筋膜の中にはいくつかの横紋筋線維が存在する．とくに，これらは常に肛門周辺に位置してはっきりとその存在を確認でき，この筋線維が外肛門括約筋を形成する．

一般的に，背部の浅脂肪組織（superficial adipose tissue：SAT）は厚く，均一に分布しており，ほとんど

クリニカルパール6.1　仙骨の浅筋膜と潰瘍形成における役割

圧迫潰瘍は，移動の手段として車いすを使用する人や，体幹安定性と運動機能に制限をもつ人において頻繁に起こる障害である．潰瘍は，長期間にわたる表皮に対する過剰な負荷と，結果として起こる虚血性障害の組合せによって発生すると考えられる．しかし，界面圧と潰瘍発達の関係はいまだ確認されておらず，圧迫潰瘍発達の臨床閾値も確定されていない．Thorfinnら（2009）は，皮膚とより深層の組織がともに，圧迫潰瘍の発達初期にかかわりをもつことを示した．彼らは，坐骨結節を覆う皮下脂肪組織が，座っているあいだに虚血状態になることを証明している．Bergstrandら（2010）は，仙骨領域の外圧力が，血管の閉塞を引き起こすことを証明した．最初に，閉塞は表在性の血管に密接に結びつく．重篤な圧迫が起こったときにのみ，これがより深層の組織層へ影響をもたらすことがある．われわれは，圧迫に対する浅筋膜の反応についての文献を発見できなかった．しかし，皮下組織の構成と，皮膚で血管分布された浅筋膜の役割に対して知識を深めることが，潰瘍形成における何らかの答えをもたらすだろうと考える．

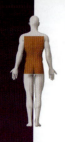

背部の筋膜

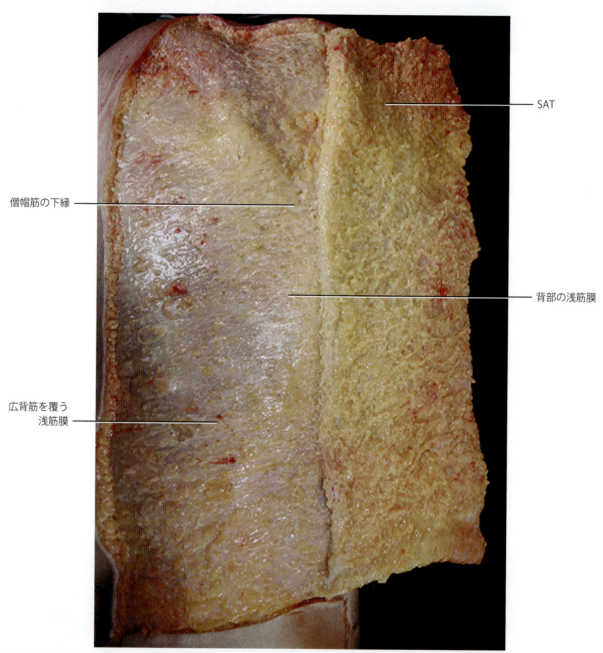

図6.1 背部の浅筋膜．左側の皮膚とSATは除去されている．浅筋膜は，背部全体を覆う線維弾性層の外観を呈する．

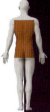

背部の筋膜

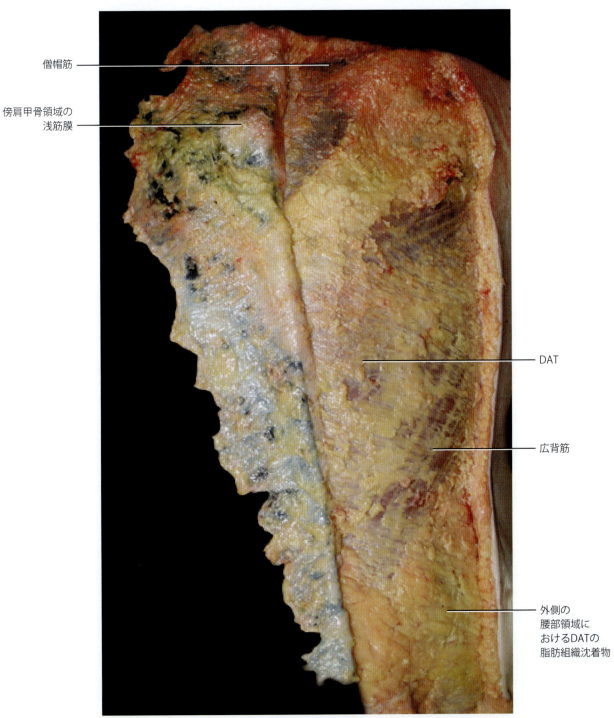

図 6.2 背部の浅筋膜．深脂肪組織（DAT）を示すために，浅筋膜が持ち上げられている．DATは欠乏して，そのほとんどが疎性結合組織と若干の脂肪小葉で構成されている．外側の腰部領域で，DATは厚くなり，重要な脂肪組織沈着物を形成する．

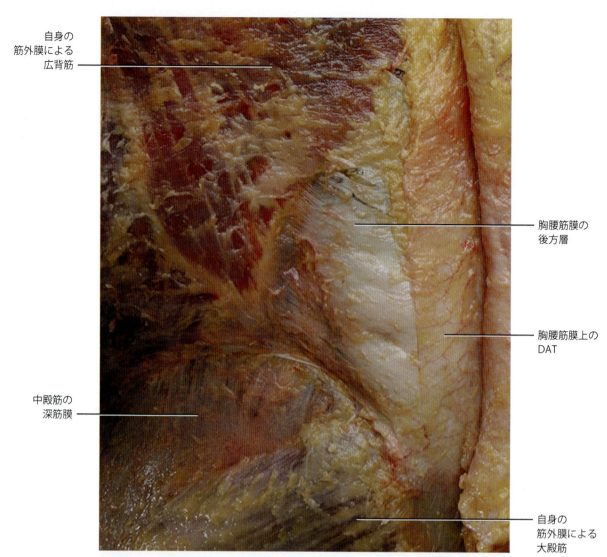

図 6.3　背部の解剖．DATを示すために，浅筋膜が除去されている．浅筋膜と胸腰筋膜の後葉のあいだで，DATは疎性結合組織のただの薄い層である．それは，2枚の筋膜層のあいだで適切な滑走を可能にする．

（画像内ラベル：自身の筋外膜による広背筋／胸腰筋膜の後方層／胸腰筋膜上のDAT／中殿筋の深筋膜／自身の筋外膜による大殿筋）

局所の変動がない．深脂肪組織（deep adipose tissue：DAT）は，厚み（とくに外側腰部）を大きく変動させる可能性があり，仙骨上においてはより薄くなったり，不足したりする（図6.2, 3）．仙骨上の脂肪組織の不足は，潰瘍形成に関連する．

SaitoとTamura（1992）は，若い日本人女性のグループにおいて，体幹の215の異なる点で皮下脂肪の厚みを計測した．皮下脂肪の平均の厚みは9.8mm（±1.5mm）であった．皮下脂肪の厚みは，殿部，胸部，腹部でより高い値を表し，背部でより低い値を表した．肥満した人と痩せた人のあいだの脂肪分布の差は，胸部または体幹後部ではなく，おもに腹部領域で観察された．Murakamiら（1999）によれば，皮下脂肪は加齢とともにその厚みが増す傾向があり，とくに，腰部や殿部下部領域などの体幹下部で起こる．これにより，加齢とともにこの領域の周径が体重低下の際にも変化を起こさないことや，増加した皮下脂肪によって失われた筋組織のバランスが保たれることが説明できる．

浅筋膜は，棘突起に沿って深筋膜に付着する（図6.4）．胸部領域で，深皮膚支帯は棘上靱帯に挿入する多くの中隔で形成され，1mm以上分離されることはない．このように，浅筋膜と深筋膜のあいだで結合が生じる．中隔は，頭尾側方向で斜めに位置する．第1胸椎の高さで，浅筋膜は脊椎を横切り，反対側の浅筋膜へと連続する（図6.5）．この領域で，浅筋膜はとくに厚く，しっかりと血管新生化されている．腰部領域では，深部中隔の扇形の

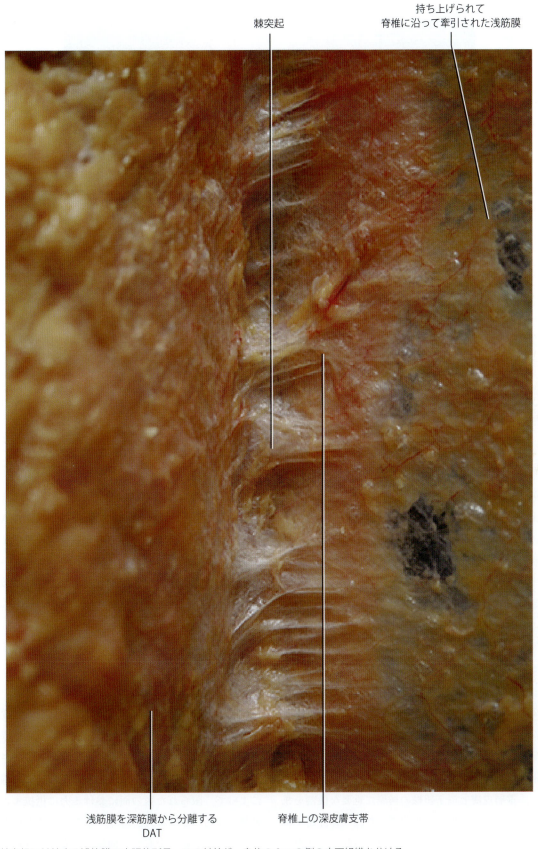

図 6.4　棘突起に付着する浅筋膜の肉眼的所見．この付着が，身体の 2 つの側の皮下組織を分ける．

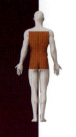

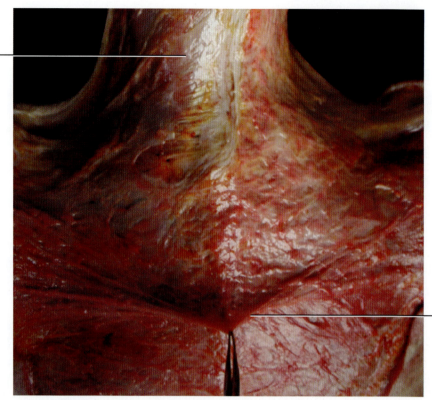

図6.5 胸郭の後面像．傍肩甲骨領域の浅筋膜を示すために，皮膚とSATは除去されている．正中線に沿って，浅筋膜がピンセットで持ち上げられている．浅筋膜はしっかりと血管新生化され，非常に弾力的であり，厚みと抵抗力をもつ．傍肩甲骨領域では，浅筋膜は身体の両側を結合するために，正中線を横切る．

厚い束が，棘突起の先端から生じている．L2～L3の遠位に，DATは正中線に沿って疎性結合組織を多く含み，両側の浅筋膜は単一層を形成するように結合する（図6.6）．最終的に，仙骨部で，多数の垂直な線維中隔が正中線に浅筋膜を結合する．

この縦走付着（棘突起沿いの）は，身体を二分する皮下組織に分け，それぞれを独立して機能させている．しかし，同時に，二分された組織を結合する特定の点は，胸部と腰部においても存在する．浅筋膜も，肩甲骨の下縁に沿って，そして腸骨稜に沿って，深筋膜に部分的に付着する（図6.7）．これらの横走付着は，頸部，体幹および骨盤の形成を助けるために皮下組織を分ける．これらの横走分割は，正面と背部の両方に起こる．

傍肩甲骨領域の浅筋膜の異なった特徴から背側胸筋膜とよばれ，重層皮膚と皮下組織の循環に重要な役割を果たす，強くしっかりと血管新生化された線維弾性層である．筋膜皮弁として，形成外科医に用いられる．また傍肩甲骨の皮下領域は，ヒトにおける褐色脂肪の少ない位置の1つとしても重要である．Gilら（2011）は，ヒトの機能的な褐色脂肪組織（brown adipose tissue：BAT）が，頸部，鎖骨上，縦隔および肩甲骨間領域に位置することを示した．BATは，固有および有益な代謝性特性をもち，熱のように直接エネルギーの放散を行う．このため，BATは体温調節にとって重要であるとされている．

深筋膜

背部の筋膜構造は複雑である．実際，背部は，腱膜，腱膜筋膜および多数の筋外膜が3枚の異なる筋膜層を形成するように配置されている．筋膜と腱膜の差異を念頭におくことは重要である．腱膜は，平行に配置されたコラーゲン線維をもつ一種の扁平腱である．この線維配置によって，限られた数の面における力に抵抗することを可能にする．1つの例として，そのすべてが縦方向配向のコラーゲン線維をもつ，仙骨への脊柱起立筋の遠位挿入があげられる．深筋膜は，異なる方向に向かうコラー

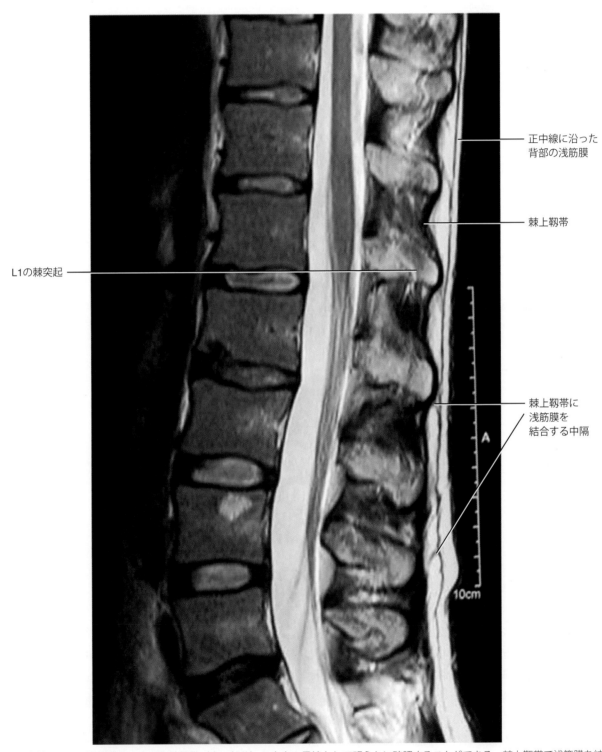

図 6.6　脊椎の MRI．浅筋膜は，皮下脂肪組織（白い部分）の中央の黒線として明らかに確認することができる．棘上靱帯で浅筋膜を結合している中隔にも注目．

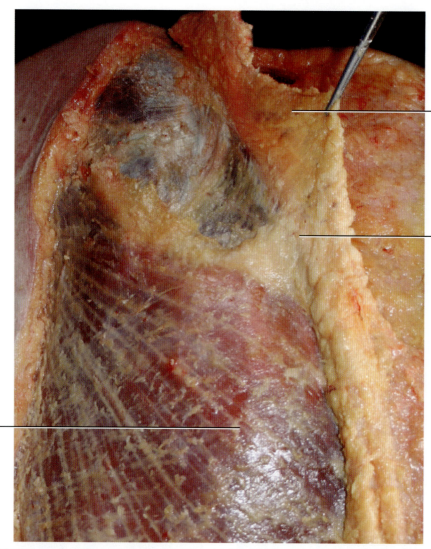

図6.7　僧帽筋の下縁の高さの，浅筋膜および深筋膜のあいだにおける横走付着．

- 内側に持ち上げられた浅筋膜
- 僧帽筋の下縁に沿った付着
- 自身の筋外膜によって覆われた広背筋

ゲン線維を含んだ多層構造をもつ．したがって，それらは複数の方向で負荷に耐えることが可能である．筋外膜はより薄く筋に付着する．たとえば，僧帽筋を覆っている筋膜があげられる．腱膜筋膜はより厚く，下部の筋から分離される場合がある．最もわかりやすい例が腱膜である．筋外膜と腱膜筋膜は，筋膜面に沿って力を伝播することができる．筋外膜によって伝播されるより軽い力（数g）と比較して，より大きな力が腱膜筋膜で伝播される（数kg）．筋外膜が存在する場所では，筋膜と筋が互いに絡み合っていて，筋膜から筋の活動を分離することは不可能である．

背部における3つの筋-筋膜層は以下のように分けられる（図6.8）．

1. 浅葉
2. 中葉
3. 深葉

筋-筋膜層のあいだには，若干の「融合線」が存在する．これらは，1枚の層の筋と筋膜が隣接した層の筋と筋膜に結合する明確な点である．これらの融合線は，さまざまな筋群のあいだでの協調を可能にする．本章の最後に，おもな融合線について述べる．

背部の深筋膜の浅葉

深筋膜の浅葉は，僧帽筋，広背筋および大殿筋を覆う（図6.9，10）．また，この層は胸腰筋膜の後葉を含む．

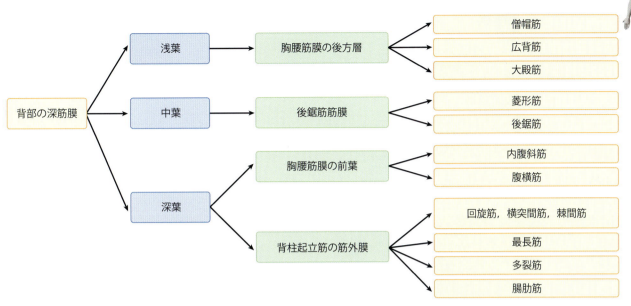

図 6.8　背部における深筋膜の線図.

クリニカルパール 6.2　傍肩甲骨皮弁

　傍肩甲骨領域の浅筋膜は，より厚く，身体の左右を結合する．その強度，適合性および豊富な血管分布のため，形成外科医は筋膜のこの部分を「傍肩甲骨筋膜」とよび，筋膜皮弁のために使用する．Nassif ら（1982）によって初めて記述されたこの皮弁は，肩甲骨の回旋動脈の終末枝である皮膚の傍肩甲骨の動脈によって血管分布されている．この脈管は，平均 1mm の直径をもち，そして浅層の背側筋膜がこの皮弁の主要構成要素である．Kim ら（1987）は，背側胸筋膜が，重層皮のない遊離皮弁と皮下組織（筋膜皮弁）として移動できることを提案した．背側胸筋膜の豊富な血管分布と，その弾力や厚みが創傷閉鎖を容易にするために，完璧な皮弁を作り上げる．また，Aharinejad ら（1998）は，この皮弁が，慢性静脈不全と皮膚潰瘍患者にも使用できることを示した．実際に，この皮弁は静脈還流を促進する自らの微小血管床で弁を含む．そして，通常，筋線維芽細胞は小葉様弁膜の中に存在する．より小型の弁が多数存在することによって下腿の血行動態が改善され，それにより下肢における皮膚潰瘍に用いられる遊離肩甲骨皮弁に臨床的成果がもたらされる．加えて，この筋膜の著しい厚みと，機械的負荷によって自らを変化させる能力が，体重負荷の加わる部位におけるこの皮弁の使用を可能にする．さらに，この皮弁は下にある面へと容易に付着する．そのため，下にある構造と良好な統合が必要な踵や他の範囲において，この皮弁の使用が強く勧められる．Sonmez ら（2003）も，足の体重負荷の表面における再構築に関して，筋皮弁群と筋膜皮膚群の比較を行い，筋膜皮膚群において疼痛と潰瘍形成が有意に低い（P < 0.05）ことを発見した．この群では，筋膜皮膚皮弁が非感覚神経であった．しかし，われわれが行った組織学的研究では，この浅筋膜はよく神経支配されている．これらの研究等によって，皮弁の準備と使用が改善されるであろう．

　これらの筋の筋膜は，薄い線維層で，多くの筋内中隔（筋外膜）を経由し，下の筋に強く付着する．この層は，後頭骨の上項線より上で頭蓋に付着する．正中線では，C7 〜 L4 の椎骨すべての項靱帯，棘上靱帯および棘突起に付着する．

　頸部の外側で，背部の深筋膜の浅層は，僧帽筋と胸鎖乳突筋を覆う頸部の深頸筋膜の浅層と連続している．肩にかけては，この浅層は肩甲棘と肩峰へ付着し，三角筋筋膜へと下降して連続する．前方では，それは深腋窩筋膜と胸筋筋膜と連続する．腹部においては，外斜筋を覆って，その下で腸骨稜に付着している．

背部の深筋膜の中葉

　背部の深筋膜の中葉は，より薄い次の筋で形成される．それは，菱形筋と後鋸筋，およびその筋膜である（図

背部の筋膜

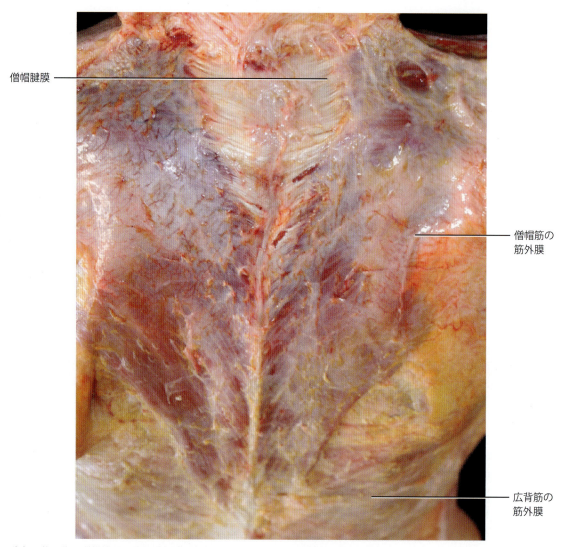

僧帽腱膜

僧帽筋の筋外膜

広背筋の筋外膜

図6.9　胸郭の後面像．僧帽筋は，筋外膜と腱膜の両方を示す．腱膜は僧帽筋を脊椎に結合し，T1～T4まではっきりとわかる．筋外膜は僧帽筋を包んで腱膜を越えて続き，反対側に位置する筋外膜へ連続するために脊椎を横切る．このように，2つの僧帽筋のあいだに筋膜接続が存在する．そして，これら2つの筋が対称性の収縮を行う際に，末梢運動制御で助ける．

6.11)．後鋸筋は，菱形筋に対してより深層に存在し，部分的に分離された筋膜層〔鋸筋筋膜である（次項参照）〕を形成する．菱形筋の筋膜は，肩甲骨の内側縁沿いで以下のように分かれる．それは，棘下筋と棘上筋の筋膜へ続く浅層と，前鋸筋筋膜に続く深層である．近位では，菱形筋膜は頸部の板状筋筋膜と肩甲挙筋筋膜（頸部深筋膜の中間層）に連続する（図6.12）．

内側では，中葉は棘突起と棘間靱帯に付着する．外側では，それは肋骨の角度へと広がって，前鋸筋筋膜と鎖骨胸筋膜に連続する．中葉は，上肢筋膜で述べられる棘上筋筋膜と棘下筋筋膜とも関係している．

鋸筋筋膜

鋸筋筋膜（図6.13）は，下後鋸筋と上後鋸筋を包む明確な線維層であり，独特な線維筋性層を形成する．この筋膜は，脊柱を四肢に結合させる浅層の筋と，脊柱の伸筋群によって形成される，より深層の面の筋膜のあいだにおける自由な滑走を可能にする．これらの筋は，完全に筋膜によって包埋されているので，筋膜から分けることは不可能である．Testut（1905）は，下後鋸筋について，力の筋というより張力にかかわる筋膜だと考えた．両方の後鋸筋の筋線維は，種々の方向に走る．浅層線維の大部分は斜方である．そして，上肢と下肢，そして前後のあいだの動きを調整する．深層線維の大部分は縦方

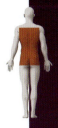

背部の筋膜

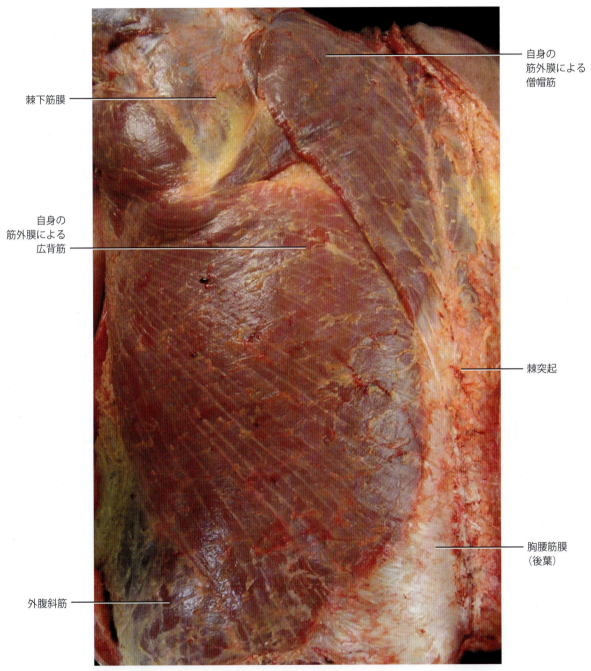

図 6.10　背部の解剖．背部の深筋膜の浅層で包まれた筋を示すため，皮下組織は除去されている．この筋筋膜層は，僧帽筋，広背筋，外腹斜筋および大殿筋とそれらの筋膜で形成される．

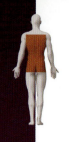

背部の筋膜

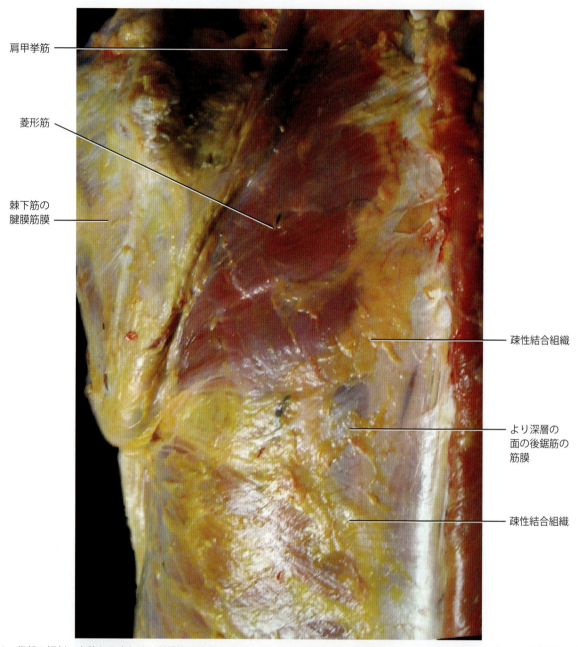

- 肩甲挙筋
- 菱形筋
- 棘下筋の腱膜筋膜
- 疎性結合組織
- より深層の面の後鋸筋の筋膜
- 疎性結合組織

図6.11 背部の解剖．中葉を示すため，僧帽筋は除去されている．菱形筋筋膜は，前鋸筋筋膜（肩甲骨の下），棘間筋および棘上筋と連続する．頸部では，それは肩甲挙筋を包む頸部深筋膜の中間層に連続する．

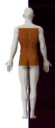

背部の筋膜

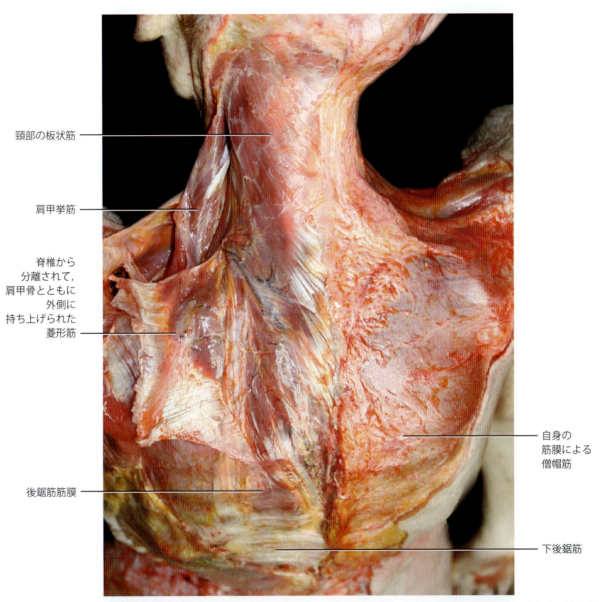

- 頸部の板状筋
- 肩甲挙筋
- 脊椎から分離されて，肩甲骨とともに外側に持ち上げられた菱形筋
- 後鋸筋筋膜
- 自身の筋膜による僧帽筋
- 下後鋸筋

図 6.12 頸部と胸郭の後方領域の解剖．右側：皮膚と皮下組織のみが除去されている．左側：僧帽筋が除去され，また菱形筋は脊椎から引き離され，板状筋筋膜，菱形筋筋膜，後鋸筋筋膜のあいだの連続性を示すために外側に持ち上げられている．

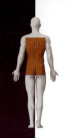

背部の筋膜

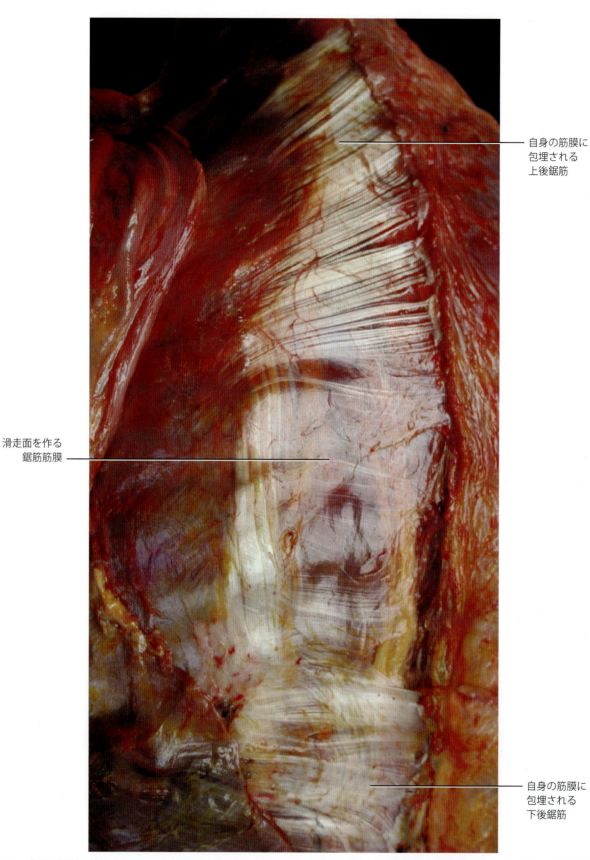

自身の筋膜に
包埋される
上後鋸筋

滑走面を作る
鋸筋筋膜

自身の筋膜に
包埋される
下後鋸筋

図6.13　背部の解剖．鋸筋筋膜を示すために菱形筋は除去されている．鋸筋筋膜は，下後鋸筋と上後鋸筋を包み，これらの浅層筋群の滑走面を作り出す．そして，それは斜方向の線維をもち，それに対して深層筋群は縦方向の線維をもつ．

向の配向をもち，姿勢や体重負荷においてより多くの役割をもつ．外側では，鋸筋筋膜が部分的に肋骨に付着し，部分的に前鋸筋筋膜まで続いている（図6.14）．それゆえ，肩甲骨の下には前鋸筋と後鋸筋（より深層に位置している）のあいだに自由に滑走できる面が存在し，前鋸筋と後鋸筋のあいだでより適切な調整を行う．肩甲骨の下で起こる滑走は，肩甲骨が正しく動くために必要な要素である．遠位では，鋸筋筋膜が，胸腰筋膜の後葉の内面で結合する．

背部の深筋膜の深葉

この層は，胸腰筋膜の前葉と脊柱起立筋を囲む筋膜を含む（図6.15, 16）．前葉は腱膜筋膜である．そして，脊柱起立筋は筋外膜によって覆われている．脊柱起立筋の筋膜区画を調べると，棘間筋と多裂筋の筋腹のみがはっきり定義された区画をもつことがわかる．他のすべての脊柱起立筋はともに融合するため，それぞれの筋腹をはっきりと分けることは不可能である．

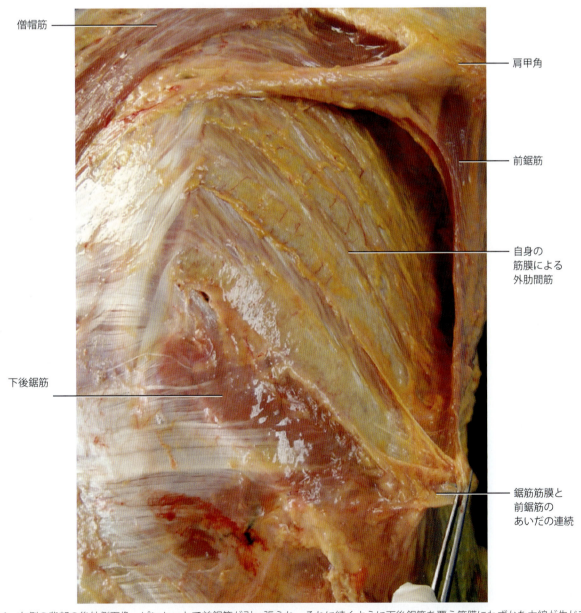

図6.14　右側の背部の後外側面像．ピンセットで前鋸筋が引っ張られ，それに続くように下後鋸筋を覆う筋膜にわずかな力線が生じている．このことから，前鋸筋が収縮するたびに筋膜が外側に伸張されることがわかる．

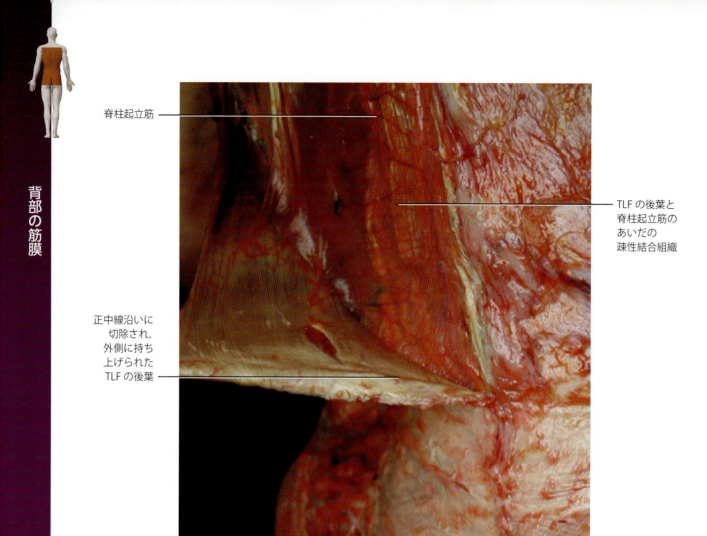

図6.15　腰部の後面像．胸腰筋膜（TLF）を示すために，皮下組織が除去されている．TLFの後葉は正中線沿いに切除され，外側に持ち上げられている．TLFの後葉と脊柱起立筋のあいだには，疎性結合組織が存在する．この疎性が，TLFと筋を結合組織（すなわち，斜方方向の線維をもつ広背筋）に挿入させ，脊柱起立筋（それらの縦走線維方向で）の独立した動きを可能にする．

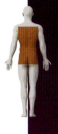

背部の筋膜

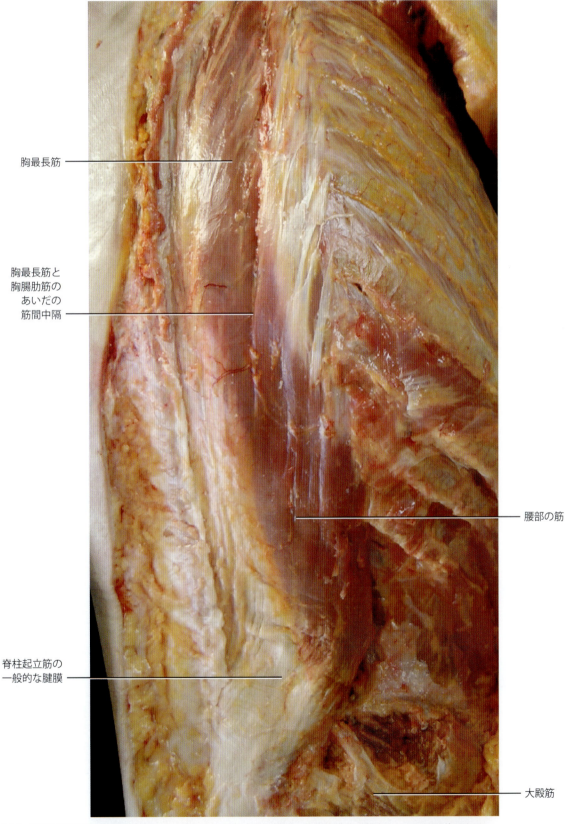

胸最長筋

胸最長筋と胸腸肋筋のあいだの筋間中隔

腰部の筋

脊柱起立筋の一般的な腱膜

大殿筋

図 6.16　背部の後面像．脊柱起立筋．仙骨上に，脊柱起立筋の腱膜と胸腰筋膜を分離することは不可能である．

207

胸腰筋膜

文献には，胸腰筋膜（thoracolumbar fascia：TLF）に関する多くの記載が存在する．そして，多くの研究者が，やや異なる用語を使用する傾向があり，生体力学研究の解釈を難しくしている．本項では，異なる点について該当箇所で述べたい．

TLFについて，広背筋，大殿筋，軸上筋（傍脊柱筋群），および軸下筋（前体幹筋）の力が収束する場所として重要な構造をもつことは，多くの研究者が同意している（図6.17）．しかしながら，一部の研究者は，TLFの研究に2層モデルを用い，他の研究者は3層モデルを用いている（Willard et al., 2012）．3層モデルは2層モデルに類似しているが，3層モデルの前葉は，腰方形筋に向かって前方を通る筋膜からなる．2層モデルにおける前葉は，3層モデルで表すところの中葉となる．3層モデルの中葉は，腰方形筋の後部筋膜と腹筋の腱膜，とくに横突起に付着する内腹斜筋と腹横筋の腱膜からなる（Schuenke et al., 2012）（図6.18）．

TLFの2層モデルには，傍脊柱筋群の後面を囲む後葉と，傍脊柱筋群と腰方形筋のあいだに存在する前葉が確認できる．2層モデルにおいて，腰方形筋の前面にある筋膜は，腹壁，とくに腹横筋から広がる筋膜だと考えることができる．腹横筋は，その筋膜とともに，腰方形筋と腰筋とで腹直筋に結合する．このように，腹部のすべての軸下筋が接合される．

われわれの考えでは，腰方形筋の前面の筋膜は，TLFとはまったく異なり，肉眼で見える組織学的な特徴をもつので，われわれは2層モデルを選択する．腰方形筋上にある前筋膜はより薄く（0.06〜0.14mmの範囲で0.10mm）（Barker & Briggs., 1999），さまざまな筋から胸腰椎までTLFの主要な役割である緊張を伝播させることは不可能である．機能的な観点から，前筋膜は，TLFより，骨盤（腰筋筋膜）と腹部（腹横筋の筋外膜）の筋膜により密接に関係があると考えるのが適切だろ

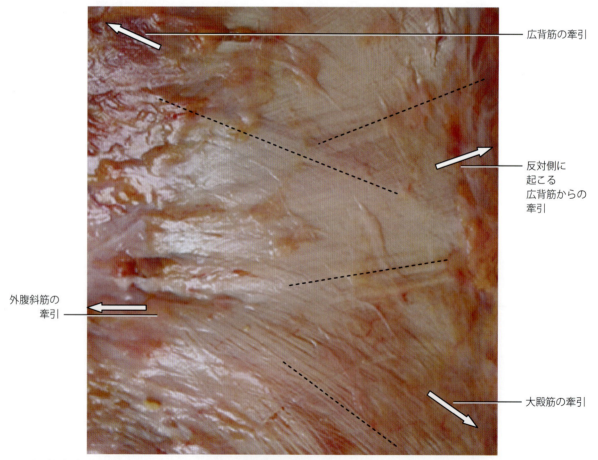

図6.17 胸腰筋膜（TLF）の後葉における肉眼的所見．多層構造が明白である．白の矢印は，筋収縮と伸張のおもな方向を示す．点線は，線維束の異なる方向を示す．

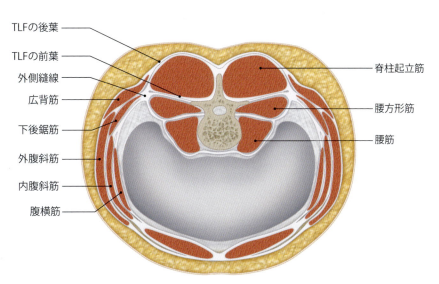

図6.18　胸腰筋膜（TLF）（2層モデル）と腹部筋膜のあいだの連続性を示した線図．TLFの後葉は，広背筋筋膜と外腹斜筋筋膜によって形成される（この形成は，鋸筋筋膜と大殿筋筋膜もかかわる）．TLFの前葉は，内腹斜筋筋膜と腹横筋筋膜で形成される．前葉と後葉がどのように傍脊柱筋群の筋膜区画を形成しているかに注目．腹横筋筋膜の一部は，腰方形筋と腰筋の筋膜に連続して前縦靱帯と融合し，反対側の腹横筋筋膜と結合する．一部の研究者は，これをTLFの前葉と解釈している．

う．

　この分析をもとに，われわれはTLFの2層モデルを研究に用いた．その後葉は，体幹の深筋膜の浅層の一部に該当し，前葉は体幹の深筋膜の深層の一部に該当する．

　TLFの後葉は，皮下組織（浅筋膜）のすぐ下の腰部領域に位置する．この層は，広背筋と大殿筋を結合させ，さらに外斜筋の一部と僧帽筋をそれらの筋膜によって結合する（図6.19～22）．この層板の内面は，後鋸筋筋膜（中葉）で，脊柱起立筋腱膜で融合する．遠位では，この層板が上後腸骨棘，腸骨稜，そして長後仙腸靱帯に付着する．

　TLFの後葉は，L4の高さで棘上靱帯と棘突起に付着する．L4へ向かって尾側に，そのコラーゲン線維束は反対側へと横切って渡り，仙骨，上後腸骨棘および腸骨稜に付着する．TLFの後葉を経由して，大殿筋の明確な連結が，反対側の広背筋に存在する．これら両方の筋は，運動の際に反対側に力を伝播して，TLFを緊張させる．その際に，これらの筋は体幹の回旋と下位腰椎と仙腸関節の安定化に重要な役割をもつ．広背筋と大殿筋がもつ異なった線維方向によって，TLFの後葉は網状線を描く．したがって，TLFの後葉は，上肢と下肢による身体の2つの半分を結合する大きな支帯だと考えてよいだろう．この構造は，運動，とくに走ったり歩いたりする際の上腕と下腿の振り子のような反対側の活動において，腰仙部で起こる適切なバランスと力の分布を可能にする．

　TLFの役割は，脊椎，骨盤および下肢のあいだでの力の伝達だが，これは1995年にVleemingらによって初めて論証された．これは，たとえば，仙腸関節の局部痛が，大腿二頭筋から仙結節靱帯，脊柱起立筋，TLF，そして反対側の広背筋へと伝達される力に関連する構造のいずれかによるという事実を強調する．この複雑な筋膜の接合部の機能を理解することは，腰痛や下肢帯痛を抱える患者の生体力学的分析と効果的なリハビリテーションの基本となる．

　TLFの後葉は，平均680μmの厚みをもち，下腿筋膜と同じ特徴である多方向構成をもつと考えることができる．BarkerとBriggs（1999）は，棘突起の近くで，TLFの後葉の平均の厚みが0.56mmであることを発見した．

　TLFの後葉は，顕微鏡学的所見からは，3つの副層で構成され，それらの副層は腱膜筋膜である．3つの副層とは，外側副層，中間副層，内側副層である（図6.23, 26）．外側副層は，75μmの平均の厚みをもち，平行の波状コラーゲン線維と多くの弾性線維を伴う．この層は，広背筋と大殿筋の薄い筋外膜に連続している．中間副層（152μm）は，弾性線維なしで圧縮された真っ直ぐなコラーゲン線維からなり，同じ方向に配置されている．そして，広背筋の腱膜に対応する．内側副層は，疎性結合

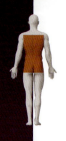

背部の筋膜

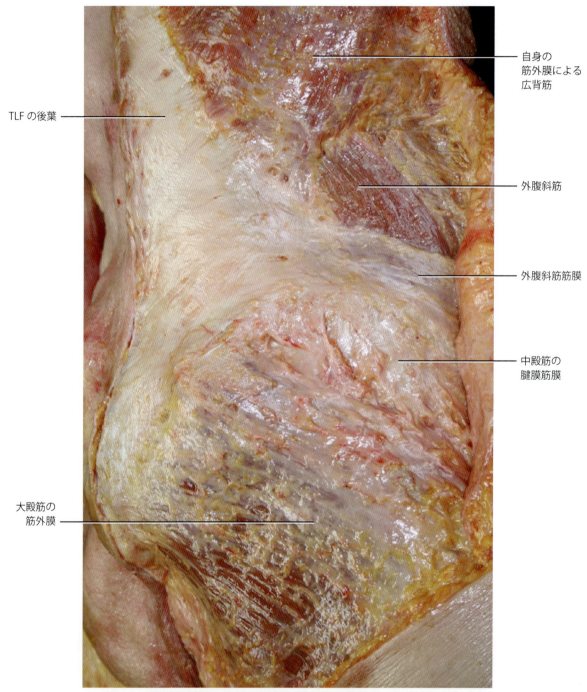

- TLF の後葉
- 自身の筋外膜による広背筋
- 外腹斜筋
- 外腹斜筋筋膜
- 中殿筋の腱膜筋膜
- 大殿筋の筋外膜

図6.19 胸腰筋膜（TLF）の後葉．大殿筋と広背筋は，TLFへ直接挿入する多くの線維をもち，その一方で，外腹斜筋はその筋膜を経由してTLFに挿入する．

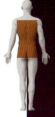

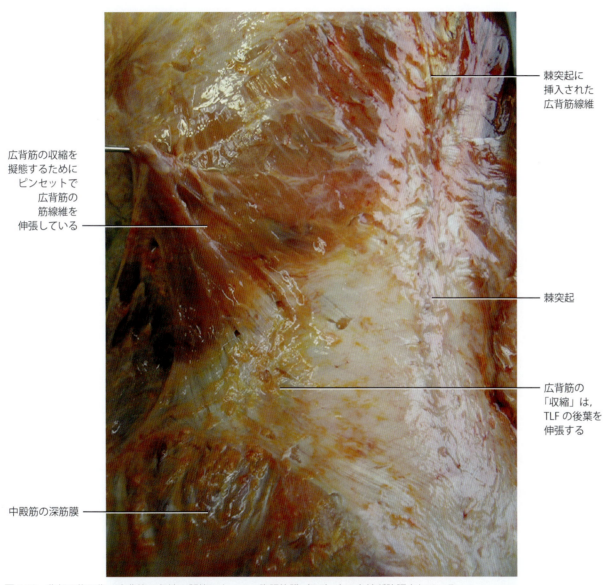

図 6.20 背部の後面像．広背筋の収縮の擬態によって，胸腸筋膜（TLF）内の力線が強調されている．

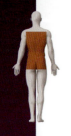

背部の筋膜

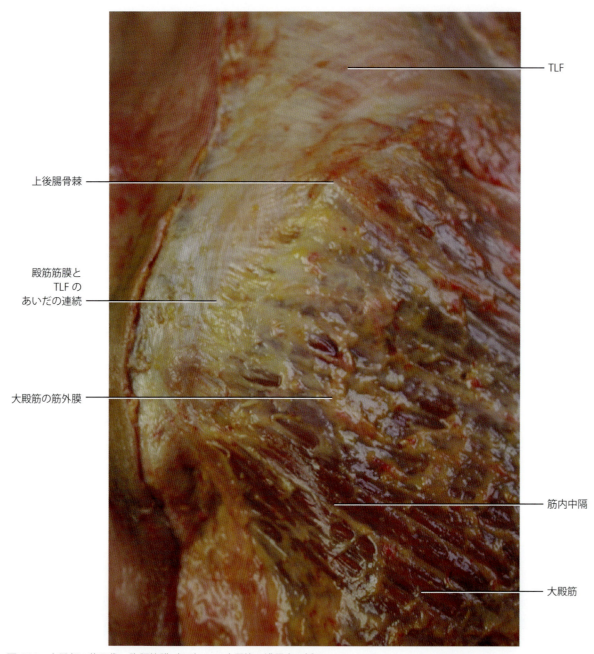

- TLF
- 上後腸骨棘
- 殿筋筋膜とTLFのあいだの連続
- 大殿筋の筋外膜
- 筋内中隔
- 大殿筋

図 6.21　右殿部の後面像．胸腰筋膜（TLF）への大殿筋の浅層束の挿入．

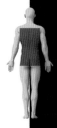

背部の筋膜

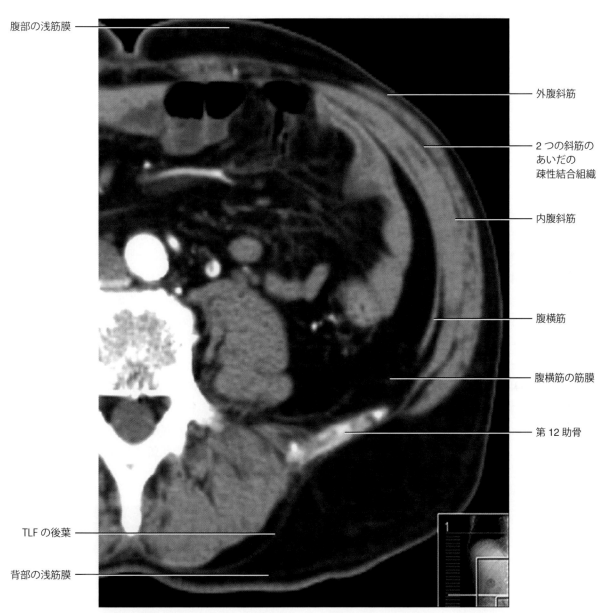

腹部の浅筋膜

外腹斜筋

2つの斜筋の
あいだの
疎性結合組織

内腹斜筋

腹横筋

腹横筋の筋膜

第12肋骨

TLFの後葉

背部の浅筋膜

図6.22 腰部のMRI画像．浅筋膜と胸腰筋膜（TLF）の後葉をはっきりと確認できる．脊椎の近くで，浅筋膜と深筋膜が結合する．

213

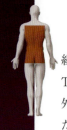

組織（450μm）で構成され，脊柱起立筋の筋外膜からTLFの後葉を分離する．近年，Tezarsら（2011）が，外層は最も神経支配されていて，高い感度を提供する層だと証明した．

TLFの前葉（2層モデル）は，内側で腰椎の横突起の先端へ付着し（図6.24, 25），外側で内腹斜筋と腹横筋へ挿入する．それは，腱膜筋膜の特徴をもつ．Barkerら（2007）は，横突起の先端へ続くこの層の厚みを測ったところ約0.62mmだったが，他の場所では0.11～1.34mmと変化した．横突起に対するTLFの前葉の付着部は，非常に強い．その強度は，強い腹横筋収縮によって引き離されるこれらの突起にかかる力と比較可能である．この層板におけるほとんどのコラーゲン線維は，それらが横突起に到達するまでわずかに尾外側へ配向される（水平の下の10～25℃）（Barker et al., 2007）．

腹筋とTLFのあいだの解剖学的連続は，腰部分節の制御において重要である．Barkerら（2004）は，TLFの緊張によって腹横筋に中等度の収縮が起きることを証明した．発達学的観点から，TLFの前葉は，軸下筋（腹部の筋，腸骨筋および腰方形筋）から軸上筋（脊柱起立筋）を分離する筋内中隔から生じると考えられる．

脊柱起立筋の外側で，TLFの前葉と後葉は，腸骨稜から第12肋骨へと下に及ぶ外側縫線を形成するように融合する（Bogduk & Macintosh., 1984）．この外側縫線は，密性結合組織の肥厚した複合体で，軸上筋の傍脊柱筋群鞘で，軸下の筋膜区画の接合部を表す．この縫線に沿って，筋によって生じるすべての力は，TLFの前葉と後葉へ収束して挿入される．外側縫線は，TLFにおける2つの層に生じる筋張力を再配布する役割をもつ．そして，緊張が和らぎ，脊柱に局所的なわずかな張力が起こらないことを保証する．Schuenkeら（2012）は，解剖とMRI研究を行い，脂肪充塡のある筋膜間三角について論証した．この領域は，TLFの前葉と後葉，そして傍脊柱筋群（第12肋骨から腸骨稜へ続く）と外側縫線の外縁の部分を意味する．Schuenkeらは，この三角形が「TFLにおける中葉[1]，または後葉のいずれかに沿って存在する異なった粘弾性性質のバランスをとるために，外側へ伝えられる緊張配列で機能する可能性がある」と理論づけた．また，これと逆に，腹腹筋の緊張が，TLFの後葉に挿入される筋収縮に依存しているとも示している．Theobaldら（2007）は，外側縫線がもつ他の機能の1つに，高い緊張のもとで隣接した筋膜の摩擦を減少させる可能性があることを示した．言い換えれば，傍脊柱筋群鞘を渡って腹部筋筋膜帯で発生する張力は，外側縫線を作り上げる密性結合組織によって消される可能性があるということである（Schuenke et al., 2012）．

腰椎の基底部で，TLFの前葉と後層は融合し，上後腸骨稜と仙結節靱帯にしっかりと付着する．このように，これらの層は下部腰椎と仙腸関節の健全性を維持するのを助ける．

TLFの前葉と後葉を接続することは，傍脊柱筋群における明確な筋膜区画を生じさせる（図6.18）．そして，それは脊椎とTFLの2枚の層（2層モデル）によって囲まれる．脊柱起立筋は，この空間内で自由に滑走するが，これは筋外膜とTLFのあいだにヒアルロン酸を豊富に含む疎性結合組織が存在するためである（図6.15）．仙骨領域にのみ，脊柱起立筋の腱膜とTLFの後葉が付着する．脊柱起立筋が収縮すると，そのたびにTLFの2枚の層は「膨張」の状態になる（液圧アンプ機構）．

クリニカルパール6.3　スランプテスト

このテストは，臨床医が，神経髄膜緊張を呈すると考えられる患者を診断して，再評価するために用いられる．このテストでは，座位の患者に頭部と肩を前方に屈曲させ，同時に神経張力が得られるようそれぞれの下腿を伸展してもらう．BarkerとBriggs（1999）によると，頸椎から腰部へ続く筋膜の連続性や神経緊張は，実際には筋膜張力である場合があることを示唆する．この筋筋膜連続については，SLR（straight-leg raise）テストを行う際にも考慮されなければならない．

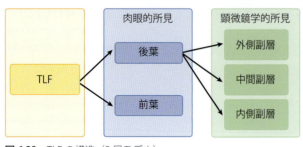

図6.23　TLFの構造（2層モデル）．

1：SchuenkeらはTLFの3層モデルを実験に用いており，TLFの前葉を「中葉」と称している．

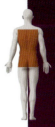

背部の筋膜

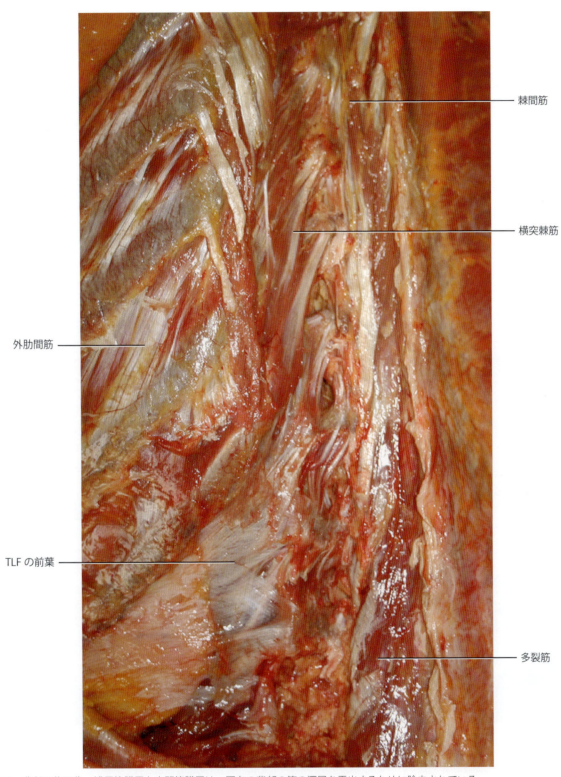

棘間筋

横突棘筋

外肋間筋

TLF の前葉

多裂筋

図 6.24　背部の後面像．浅層筋膜層と中間筋膜層は，固有の背部の筋の深層を露出するために除去されている．

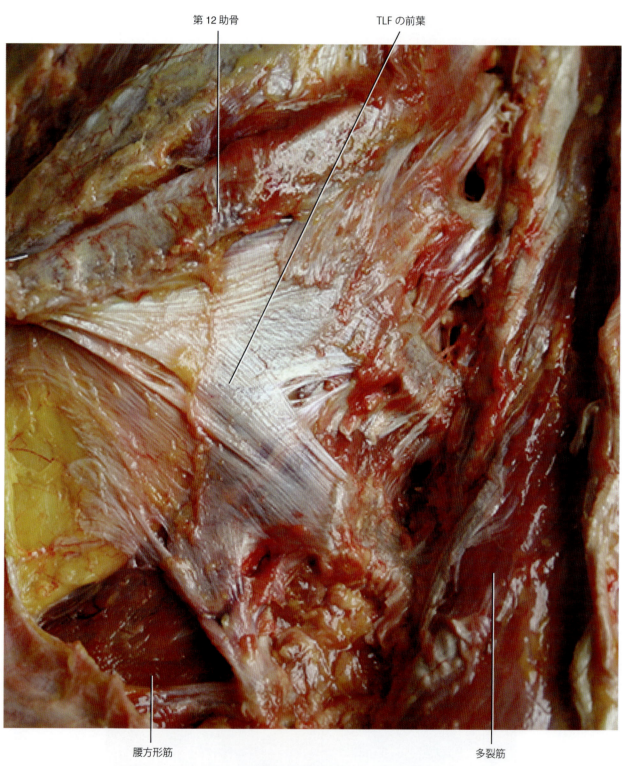

図 6.25 腰部の後面像．胸腰筋膜（TLF）の前葉（2層モデル）を示すために，すべての筋が除去されている．この線維層は，腰椎の横突起へ挿入し，外側では腹横筋と内腹斜筋に挿入する．線維束の異なる方向がはっきりとわかる．

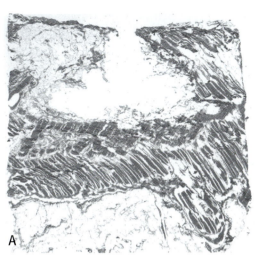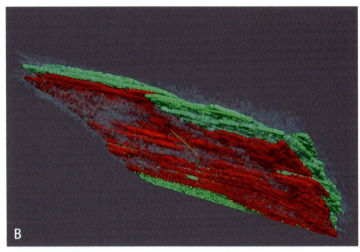

図6.26 胸腰筋膜の後葉．（A）顕微鏡的所見．コラーゲン線維の交差方向に注目．（B）2つの副層（外層と中間層）の3D再構築．各色は，コラーゲン線維の特定の方向に対応する．

クリニカルパール6.4　脊椎安定化におけるTLFの役割

　重い物を持ち上げるとき，負荷は脊椎をとおして下腿まで下方に伝播する．中軸骨格を安定させ，下部腰椎における圧迫負荷を最小化させるために，腹筋群は収縮して横隔膜の張力を増す．重い物を持ち上げるときに，一瞬，呼吸を止めるのは自然なことである．Wirhed（1984）は，この機序がL4とL5を40％も減圧する可能性があることを示した．Cholewickiら（1999）は，腹腔がフットボールと類似している例を示した．そして，腹部の筋収縮が腹圧を増加させることで，機械的安定性を脊椎に提供することができると述べた．Gracovetsky（1988）は，運動選手や労働者が荷重負荷に対して大きな抵抗を引き起こすには，腹部大動脈を塞ぐほどの高い圧力を要するので，脊椎の安定器としてのこの機序の無効を提唱した．腹筋群の収縮が胸腸筋膜（TLF）を伸張し，背部の筋活動のためのしっかりした構造を作ることはおそらく事実で，これにより背部筋の力が30％上昇すると考えられる．この機序は，「液圧アンプ」効果とよばれた．TLFの前葉と後葉で生じる硬いシリンダーの範囲内で，背部筋が収縮すると，液圧効果が生じて，脊椎の伸展を助ける．Gracovestskyは，数理モデルを用いて，TLFと脊椎の層板溝によって生じる硬い区画範囲内で，脊柱起立筋の拡張で起こる伸張力が，人が負荷を持ち上げる能力の有意な一因であることを証明した．この機序は，TLFが剛性をもつときにのみ起こり，内部区画圧を上昇させる．したがって，重い物を持ち上げる際には，腹筋群の共同活動を必要とすることがありうる．腹筋群の収縮は，前部にてTLFの2枚の層を伸張して緊張を高め，そして硬いシリンダーを生じさせる．この剛性は，脊柱起立筋の収縮を補助する．それによって，脊椎に予防を追加する．

これらの層があまりに剛性だと，層は筋量変化に適応ができない．これらの層の剛性は，筋活動における疼痛または変性，そして最終的には慢性区画症候群をもたらす原因になりうる．

腰筋筋膜

　腰筋筋膜（図6.28）は，腹横筋筋膜[2]の連続だと考えられる．この筋膜は，疎性結合組織によって横筋筋膜と腎筋膜から分離される．腹横筋筋膜は，後部で2つの層板に分かれる．後方層板は，TLFの前葉を形成している腰椎の肋骨突起（横突起）に付着し，下方の腸腰靱帯まで伸びる．前方層板は，腸腰筋と腰方形筋を覆う．それがこの筋膜が「腸腰筋膜」とよばれる理由である．さらに，この筋膜は，反対側の腹横筋筋膜と接合するために，脊椎の前縦靱帯で結合する．それが脊椎上を通過す

2：腹横筋筋膜は筋外膜で，臓側筋膜に該当する横筋筋膜とは区別される．これら2つの筋膜は，疎性腹膜外結合組織によって分離される．これらは，鼠径靱帯の後縁に沿ってわずかな部分でのみ結合される．

クリニカルパール 6.5　腰椎骨盤安定化における腹横筋の役割

過去10年において，分離された腹横筋活性化と，それがどのように腰椎骨盤安定化に貢献するかという点が注目されてきた（Hodges et al., 2003）．理論的根拠では，腰椎分節を安定化させる際に，腹横筋両側のフィードフォワード筋活性化は，他の体幹の筋の活性化とは異なる．腹横筋は，脊椎動揺のあいだの個々の活動を維持する．腰痛を抱える人は，腹横筋のフィードフォワード開始のタイミングが変化している．

進化論的観点からは，腹直筋，腹横筋，腰方形筋および腰筋は，軸下筋を形成する（図6.27）．軸下筋は，中隔によって軸上筋から分離される．そして，ヒトにおいては，これがTLFの前葉（2層モデル）に対応する．軸下筋の大半は，腹部の内臓腔周辺で発達するが，筋膜がこれらの接続維持を行う．とくに，腹横筋筋膜は，腹直筋を腰方形筋と腰筋とでつなぐ．解剖学的観点から，腹横筋は筋外膜に包まれる．そして，筋から筋膜の活動を分離することは不可能である．両側の腹横筋の運動前の活性化が，腹直筋，腰方形筋および腰筋の接続補強を行う目的をもつ可能性がある．

クリニカルパール 6.6　腰部の慢性区画症候群

Styf（1987）は，等尺性と求心性エクササイズの際に，脊柱起立筋の圧が増加することを証明した．安静状態の筋内圧は6.1mmHg（SD = 1.4）である．ヒトが運動によって筋疲労を感じるとき，筋弛緩圧は14mmHgまで増加する．たとえば，TLFに剛性がみられるような変化があると，筋量変化への適応が不可能となり，結果として内圧力が過剰になる．これを，「区画（コンパートメント）症候群」とよぶ．脊柱起立筋に影響を及ぼす慢性区画症候群は，運動によって誘発された腰痛の原因としてはまれだが，この潜在構成が慢性腰痛を説明する要因にもなりうる．多くの患者は，対照群と比較して，立位での長時間の腰部屈曲で疼痛を訴える．この肢位で，骨粗鬆症や変形性脊椎すべり症をもつ人，そして過去に腰椎手術を受けた人において，傍脊柱筋群の圧力が非常に増加して有意に高いことがわかった（Hammer & Pfefer., 2005）．これら患者の一部に筋膜切開を行ったが，手術の成果は議論の対象となったままである．実際，筋膜切開は臨床的に良性処置であるというわけではない．

イヌ科の下腿における骨筋膜区画（ヒトがもつ区画とほぼ一致する）における研究で，筋膜切開を行った際，筋力は15%減少し，筋収縮時の区画圧は50%減少した（Garfin et al., 1981）．不適当な筋機能も，筋圧と筋量における筋膜制御の喪失によって起こる．瘢痕組織形成は，筋膜切開におけるもう1つの合併症かもしれない（Bermudez et al., 1998）．

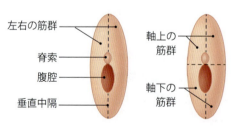
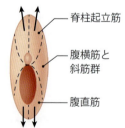

図6.27　体幹筋群の進化の方式．初期の段階では，垂直中隔のみが左右の筋を分けて，それらの分離収縮を可能にしている（側屈のため）．次に，水平中隔が軸上（背側）筋と軸下（腹側）筋を分けて，体幹の屈曲と伸展を可能にする．腹直筋，腰方形筋および腰筋が軸下筋を形成する．最後に，斜筋群と腹横筋が水平中隔内で構成される．ヒトにおいて，水平中隔はTLFの前葉（2層モデル）に対応する．軸下筋の大半は，腹部の内臓腔周辺で進化するが，腹横筋筋膜はこれらと内部で接続を維持する．

るにつれて，筋膜の前葉は椎体の骨膜へと続き，椎間の線維軟骨に付着する．遠位では，腸腰筋膜は，腸骨筋膜と結びついている骨盤に，そして大腿筋膜になる大腿へと下降する．頭側で，筋膜の前葉は，部分的に第12肋骨の下縁の尖端へ付着し，部分的に横隔膜筋膜へと連続する．この筋膜のある部分は，第1腰椎の肋骨突起から第12肋骨の下縁の尖端へ伸び，外側腰肋弓を構成する．

腰神経叢におけるすべての分岐は，腸腰筋膜の後ろに位置し，疎性輪状組織の量によって腹膜から分離される．交感神経の体幹の分岐は，大腰筋の腱弓の下を通過する．腰神経叢のさまざまな神経も大腰筋を通過する．そして，陰部大腿神経の陰部枝はこの筋膜面の中を下降して通過する．これは，腰筋筋膜で高まった緊張が，なぜ筋力低下や感覚低下をもたらすかについて説明する．

腸骨筋を覆う筋膜（腸骨筋膜）は上部でより薄く，鼠径靱帯に近づくにつれてその厚みを増す．この筋膜は，外側で腸骨稜の内唇全長に結合し，内側では骨盤の骨膜と結合する．外大腿皮膚神経と大腿神経は，この筋膜面で下降して進む．腸恥隆起では，腸骨筋膜は小腰筋の停止腱を受ける．われわれは，小腰筋のおもな役割が，腸骨筋膜を伸張し，明確な基底張力を維持することだと提案する．人口の約40〜50％は小腰筋をもたない．小腰

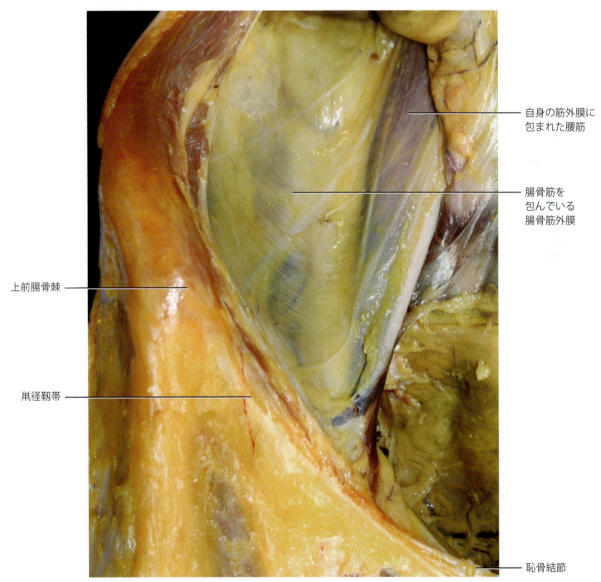

図6.28 腹部の解剖．腹壁とすべての内臓は，自身の筋膜で包まれる右の腰筋を示すために除去されている．筋膜はより薄く，筋に付着している．

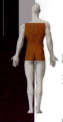

筋が存在しない場合，腸恥隆起の腸骨筋膜は大腰筋から若干の線維を受ける．

遠位で，腸腰筋は小転子へと挿入し，その筋膜は大腿筋膜と連続する（図6.29）．腸腰筋は，腸恥（または腸腰筋）包によって股関節から分離される．Zilkensら（2011）によれば，この包は15％のヒトで股関節と伝達し合う．

背部の筋膜

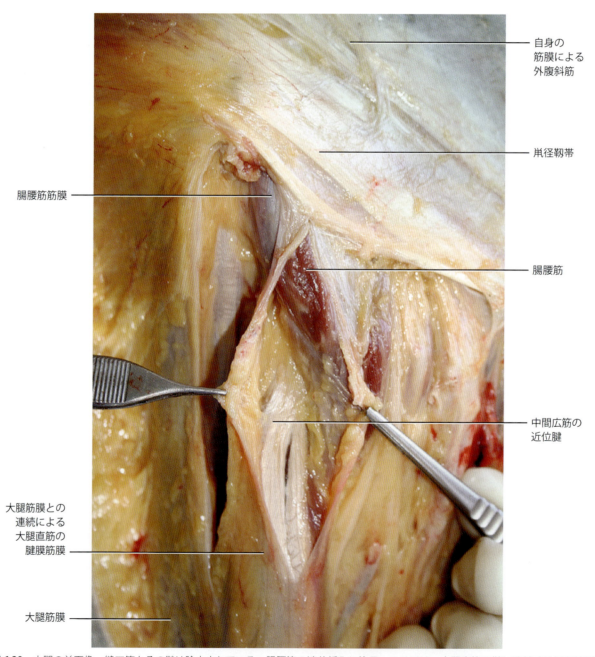

図6.29　大腿の前面像．縫工筋とその鞘は除去されている．腸腰筋の遠位挿入に注目．ここでは，大腿直筋の鞘に連続する腸腰筋膜を確認できる．

クリニカルパール 6.7　陰部大腿神経の絞扼

この絞扼は，鼠径靱帯下，陰囊または大陰唇の中，そして大腿内側で生じる間欠痛の原因となりうる（Pecina et al., 1997）．Hammer（1998）は，腸腰筋とそれに隣接する領域に用いた筋膜リリース技術によって，陰部大腿神経の圧縮減少と疼痛が除去されたことに関して解説した．彼は，短縮した腸腰筋と大腿四頭筋，腸腰筋と大腿筋膜の筋膜障壁に対する触診についても解説した．Hammer は，最も明白な筋膜障壁が「溶ける」まで，軽い圧を加えることを提案している．これらの障壁をリリースすることで，陰部大腿神経における緊張減少と，症状の除去が結果としてもたらされた．

引用文献

Abu-Hijleh, M.F., Roshier, A.L., Al-Shboul, Q., Dharap, A.S., Harris, P.F., 2006. The membranous layer of superficial fascia: evidence for its widespread distribution in the body. Surg. Radiol. Anat. 28 (6), 606–619.

Aharinejad, S., Dunn, R.M., Nourani, F., Vernadakis, A.J., Marks, S.C. Jr., 1998. Morphological and clinical aspects of scapular fasciocutaneous free flap transfer for treatment of venous insufficiency in the lower extremity. Clin. Anat. 11 (1), 38–46.

Barker, P.J., Briggs, A., 1999. Attachments of the posterior layer of lumbar fascia. Spine 24 (17), 1757–1764.

Barker, P.J., Briggs, C.A., Bogeski, G., 2004. Tensile transmission across the lumbar fasciae in unembalmed cadavers: effects of tension to various muscular attachments. Spine 29 (2), 129–138.

Barker, P.J., Urquhart, D.M., Story, I.H., Fahrer, M., Briggs, C.A., 2007. The middle layer of lumbar fascia and attachments to lumbar transverse processes: implications for segmental control and fracture. Eur. Spine J. 16 (12), 2232–2237.

Bergstrand, S., Länne, T., Ek, A.C., Lindberg, L.G., Lindén, M., Lindgren, M., 2010. Existence of tissue blood flow in response to external pressure in the sacral region of elderly individuals – using an optical probe prototype. Microcirculation 17 (4), 311–319.

Bermudez, K., Knudson, M., Morabito, D., 1998. Fasciotomy, chronic venous insufficiency and the calf muscle pump. Arch. Surg. 133 (12), 1356–1361.

Bogduk, N., Macintosh, J.E., 1984. The applied anatomy of the thoracolumbar fascia. Spine 9 (2), 164–170.

Cholewicki, J., Juluru, K., Radebold, A., Panjabi, M.M., McGill, S.M., 1999. Lumbar spine stability can be augmented with an abdominal belt and/or increased intra-abdominal pressure. Eur. Spine J. 8 (5), 388–395.

Garfin, S.R., Tipton, C.M., Mubarak, S.J., 1981. Role of fascia in maintenance of muscle tension and pressure. J. Appl. Physiol. 51 (2), 317–320.

Gil, A., Olza, J., Gil-Campos, M., Gomez-Llorente, C., Aguilera, C.M., 2011. Is adipose tissue metabolically different at different sites? Int. J. Pediatr. Obes. 6 (Suppl. 1), 13–20.

Gracovetsky, S., 1988. The Spinal Engine, Springer–Verlag, Wien, New York.

Hammer, W.I., 1998. Genitofemoral entrapment using integrative fascial release. Chiropr. Tech. 10 (4), 169–176.

Hammer, W.I., Pfefer, M.T., 2005. Treatment of a case of subacute lumbar compartment syndrome using the Graston Technique®. J Manipulative Physiol. Ther. 28 (3), 199–204.

Hodges, P., Kaigle Holm, A., Holm, S., Ekström, L., Cresswell, A., Hansson, T., Thorstensson, A., 2003. Intervertebral stiffness of the spine is increased by evoked contraction of transversus abdominis and the diaphragm: in vivo porcine studies. Spine 28 (23), 2594–2601.

Kim, P.S., Gottlieb, J.R., Harris, G.D., Nagle, D.J., Lewis, V.L., 1987. The dorsal thoracic fascia: anatomic significance with clinical applications in reconstructive microsurgery. Plast. Reconstr. Surg. 79 (1), 72–80.

Langer, K., 1862. Zur Anatomie und Physiologie der Haut. II. Uber die Spaltbarkeit der Cutis. Die Spannung der Cutis. Sitzungsberichte der Mathematisch-naturwissenschaftlicher Classe der Kaiserlichen Akademie der Wissenschaften. Wien 45, 133.

Murakami, M., Hikima, R., Arai, S., Yamazaki, K., Iizuka, S., Tochihara, Y., 1999. Short-term longitudinal changes in subcutaneous fat distribution and body size among Japanese women in the third decade of life. Appl. Human Sci. 18 (4), 141–149.

Nassif, T.M., Vidal, L., Bovet, J.L., Baudet, J., 1982. The parascapular flap: a new cutaneous microsurgical free flap. Plast. Reconstr. Surg. 69 (4), 591–600.

Pecina, M.M., Krmpotic-Nemanic, J., Markiewitz, A.D., 1997. Tunnel Syndromes, Peripheral Nerve Compression Syndromes, second ed. CRC Press, New York, pp. 183–185.

Saito, H., Tamura, T., 1992. Subcutaneous fat distribution in Japanese women. Part 1. Fat thickness of the trunk. Ann. Physiol. Anthropol. 11 (5), 495–505.

Schuenke, M.D., Vleeming, A., Van Hoof, T., Willard, F.H., 2012. A description of the lumbar interfascial triangle and its relation with the lateral raphe: anatomical constituents of load transfer through the lateral margin of the thoracolumbar fascia. J. Anat. 221 (6), 568–576.

Sonmez, A., Bayramicli, M., Sonmez, B., Numanoglu, A., 2003. Reconstruction of the weight-bearing surface of the foot with non-neurosensory free flaps. Plast. Reconstr. Surg. 111 (7), 2230–2236.

Sterzi, G., 1910. Il tessuto sottocutaneo (tela subcutanea), Firenze, Niccolai.

Styf, J., 1987. Pressure in the erector spinae muscle during exercise. Spine 12 (7), 675–679.

Tesarz, J., Hoheisel, U., Wiedenhöfer, B., Mense, S., 2011. Sensory innervation of the thoracolumbar fascia in rats and humans. Neuroscience 27 (194), 302–308.

Theobald, P., Byrne, C., Oldfield, S.F., et al., 2007. Lubrication regime of the contact between fat and bone in bovine tissue. Proc. Inst. Mech. Eng. [H] 221 (4), 351–356.

Thorfinn, J., Sjoberg, F., Lidman, D., 2009. Sitting can cause ischaemia in the subcutaneous tissue of the buttocks, which implicates multilayer tissue damage in the development of pressure ulcers. Scand. J. Plast. Reconstr. Surg. Hand Surg. 43 (2), 82–89.

Vleeming, A., Pool-Goudzwaard, A.L., Stoeckart, R., et al., 1995. The posterior layer of the thoracolumbar fascia: its function in load transfer from spine to legs. Spine 20 (7), 753–758.

Willard, F.H., Vleeming, A., Schuenke, M.D., Danneels, L., Schleip, R., 2012. The thoracolumbar fascia: anatomy, function and clinical considerations. J. Anat. 221 (6), 507–536.

Wirhed, R., 1984. Athletic Ability & the Anatomy of Motion, Wolfe Medical Publications Ltd.

Zilkens, C., Miese, F., Jäger, M., Bittersohl, B., Krauspe, R., 2011. Magnetic resonance imaging of hip joint cartilage and labrum. Orthop. Rev. (Pavia) 3 (2), e9.

参考文献

Barker, P.J., Freeman, A.D., Urquhart, D.M., Anderson, C.R., Briggs, C.A., 2010. The middle layer of lumbar fascia can transmit tensile forces capable of fracturing the lumbar transverse processes: an experimental study. Clin. Biomech. 25 (6), 505–509.

Barker, P.J., Guggenheimer, K.T., Grkovic, I., et al., 2006. Effects of tensioning the lumbar fasciae on segmental stiffness during flexion and extension: Young Investigator Award winner. Spine 31 (4), 397–405.

Hodges, P.W., Richardson, C.A., 1996. Inefficient muscular stabilization of the lumbar spine associated with low back pain. A motor control evaluation of transversus abdominis. Spine 21 (22), 2640–2650.

Hodges, P.W., Richardson, C.A., 1997. Feedforward contraction of transversus abdominis is not influenced by the direction of arm movement. Exp. Brain Res. 114 (2), 362–370.

Hodges, P.W., Richardson, C.A., 1999. Transversus abdominis and the superficial abdominal muscles are controlled independently in a postural task. Neurosci. Lett. 265 (2), 91–94.

Hoheisel, U., Taguchi, T., Treede, R.D., Mense, S., 2011. Nociceptive inbermudezput from the rat thoracolumbar fascia to lumbar dorsal horn neurones. Eur. J. Pain 15 (8), 810–815.

Styf, J., Lysell, E., 1987. Chronic compartment syndrome in the erector spinae muscle. Spine 12 (7), 680–682.

Testut, J.L., Jacob, O., 1905. Précis d'anatomie topographique avec applications medico-chirurgicales, vol. III. Gaston Doin et Cie, Paris, p. 302.

Yahia, H., Rhalmi, S., Newman, N., 1992. Sensory innervation of human thoracolumbar fascia, an immunohistochemical study. Acta Orthop. Scand. 63 (2), 195–197.

7 上肢の筋膜

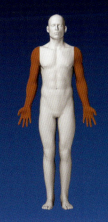

■ 浅筋膜

上肢における浅筋膜は非常に薄く（図7.1, 2），これを皮下脂肪組織から分離することは難しい．その浅筋膜は，上腕と前腕近位部でより厚く，遠位ではより薄くなる．しかし，注意深い解剖によって，浅筋膜が上肢全体に存在することが明らかになった．また，浅筋膜は前方と比べて上腕の後方でより厚い．浅筋膜は弾性と適応性があるため，浅筋膜よりも深筋膜のほうが力線を確認しやすい．

胸郭，上背部および上肢の浅筋膜は腋窩に結合する．胸部領域の浅筋膜は，大胸筋の下縁へと遠位に続き，広背筋を覆う浅筋膜へと連続する．そして近位では，三角筋を覆う浅筋膜に連続する．腋窩の浅筋膜が，上肢と体幹の浅筋膜を結合させる重要な要素であることは，注目に値する．浅腋窩筋膜は連続層ではなく，線維組織と脂肪の栓で満たされた多数の穴をもつ（図7.3）．これらの穴は，神経と血管を通過させ，深筋面と皮下組織のあいだの伝達に関与する．腋窩での深脂肪組織（deep adipose tissue：DAT）は，肥満の人にとくによくみられる．また，多くのリンパ腺が，腋窩のDATに存在する．

上肢では，浅脂肪組織（superficial adipose tissue：SAT）が通常よくみられる上腕の後方領域（図7.4, 5）を除いて，皮下組織は不足している．痩せた人では，DATは，いくつか散在する脂肪細胞と薄い深皮膚支帯による疎性結合組織からなる．DATは，深筋膜上で滑走する層として存在し，下にある深筋膜を傷つけること

クリニカルパール7.1　加齢による上腕の皮下組織の変化

若い人において，後内側の上腕の皮下組織は，頑丈でありながら弾性のある筋膜系（システム）にしっかりと包まれている．加齢や体重の変動で，後内側の上腕の浅筋膜は，腋窩筋膜とのつながりを失う．そして，SATとDATの皮膚支帯の弾性は減少する．加えて，浅筋膜自体の弛緩も起こり始める．これは，後内側の上腕の有意な下垂をもたらす．Lockwood（1995）によると，腕形成手術は，腋窩筋膜に対する安定した浅筋膜の固定をもたらす．腕形成手術は，肥厚性瘢痕，神経障害，および遠位リンパ浮腫を含む臨床転帰不良に潜在性をもつことから，他の身体輪郭形成手術ほど実施されない．これらの問題の多くは，この種の手術によって浅筋膜が損傷したためと考えるのは妥当である．

クリニカルパール7.2　乳癌手術後の腋窩網症候群

おもに乳癌で行われる腋窩リンパ節切除後の上腕の罹患については，文献で詳しく記述されている．起こりうる罹患の例として，上肢浮腫，疼痛，肩関節の可動性低下，および感覚と運動の機能障害があげられる．しばしば，腋窩組織の「触診可能帯」で，肩の外転による緊張と疼痛から生じる．患者は，上腕の下方へと放散するリンパ浮腫や腋窩痛を呈することが多い．これらの患者において手術を実施すると，浅筋膜と深筋膜を変性させる可能性があり，腋窩のリンパの流れにも障害を起こしてしまう．健常者において，疎性輪状結合組織は多数の腋窩構造に結びつき，その伸張性と弾性によって十分な運動が可能となる．脂肪は，この腔で不可欠な神経血管構造を保護する．リンパ節の外科的切除や試料採取は，支持脂肪と輪状結合組織とともに，腋窩リンパ節の数を変えないような慎重な切除を必要とする．この保護機能をもつ腋窩結合組織が損傷すれば，結果として生じる付着または瘢痕が，上腕や肩の運動に制限をもたらす．リンパ管周辺で新たに形成された付着が，リンパ浮腫の原因となりうる．FourieとRobb（2009）は，腋窩における組織滑走を修正する軟部組織モビライゼーション技術の組み合わせを提案した．軟部組織手技を用いるセラピストは，可動域とリンパドレナージを改善させることによって，疼痛をしばしば和らげることができる．

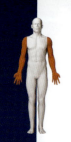

上肢の筋膜

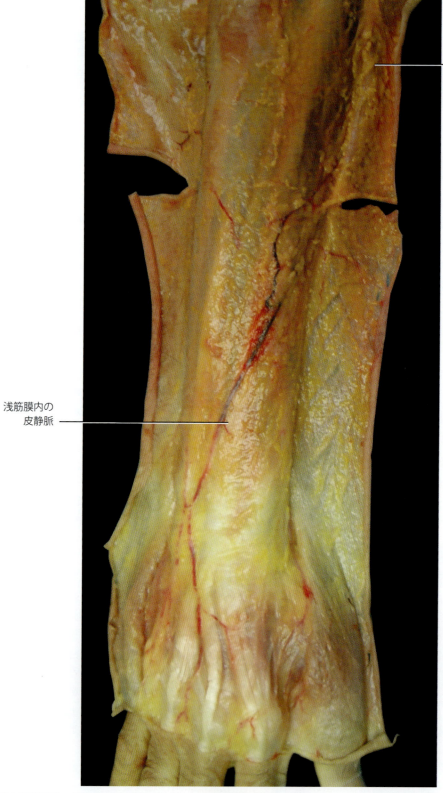

外側に持ち上げられた皮膚

浅筋膜内の皮静脈

図 7.1　前腕の背側領域．皮静脈（赤色樹脂を注入）と浅筋膜を示すため，皮膚は除去され外側に持ち上げられている．

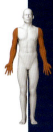

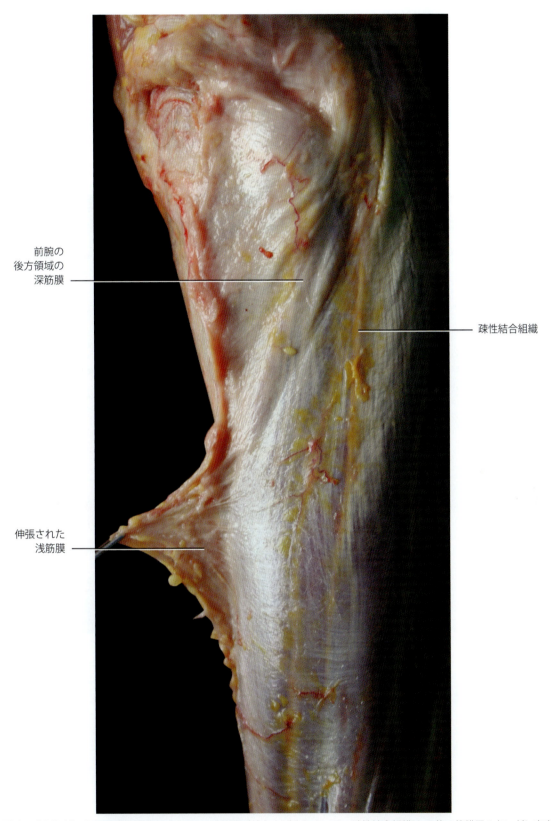

図 7.2　前腕の背側領域．深部腱膜筋膜を示すために，浅筋膜が持ち上げられている．疎性結合組織は，2 枚の筋膜層のあいだに存在する．

上肢の筋膜

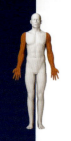

上肢の筋膜

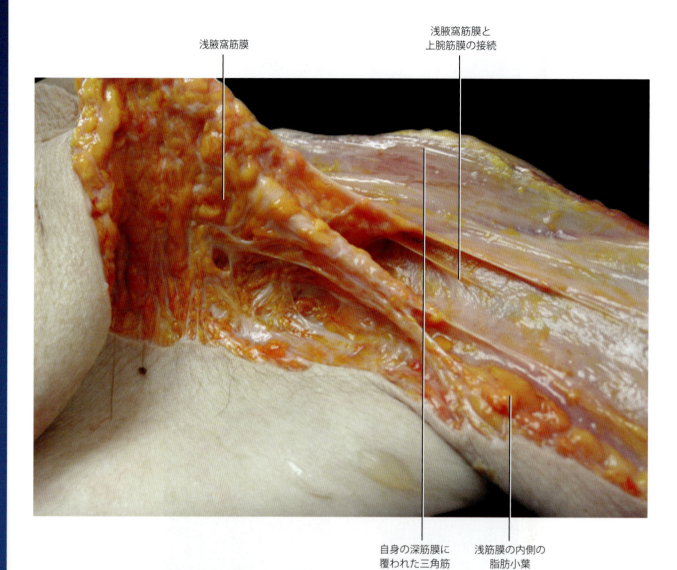

浅腋窩筋膜　　　浅腋窩筋膜と上腕筋膜の接続

自身の深筋膜に覆われた三角筋　　浅筋膜の内側の脂肪小葉

図7.3　浅腋窩筋膜．筋膜間にはさまざまな結合があり，上腕の深部腱膜筋膜（上腕筋膜）をはっきりと確認できる．

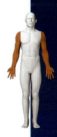

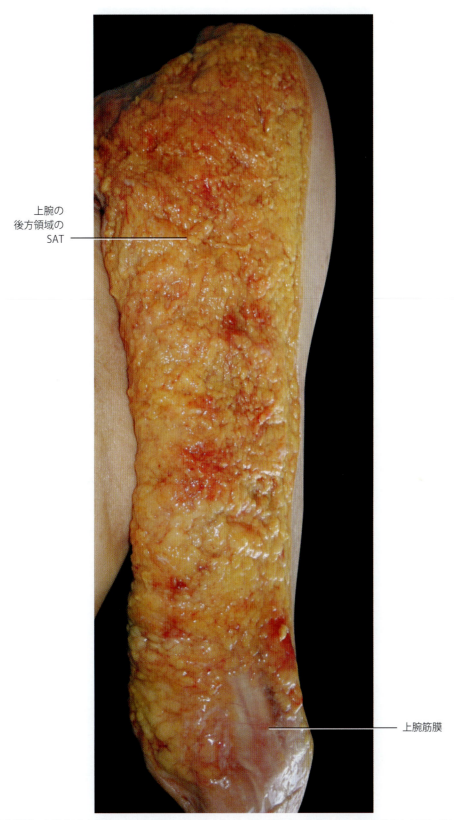

上腕の
後方領域の
SAT

上腕筋膜

図7.4　上腕の後方領域．SATを示すために皮膚は除去されている．SATは浅皮膚支帯によってさまざまな小葉に分けられる．肘の付近でSATは消失し，浅筋膜が深筋膜に付着する．

上肢の筋膜

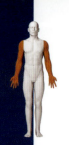

上肢の筋膜

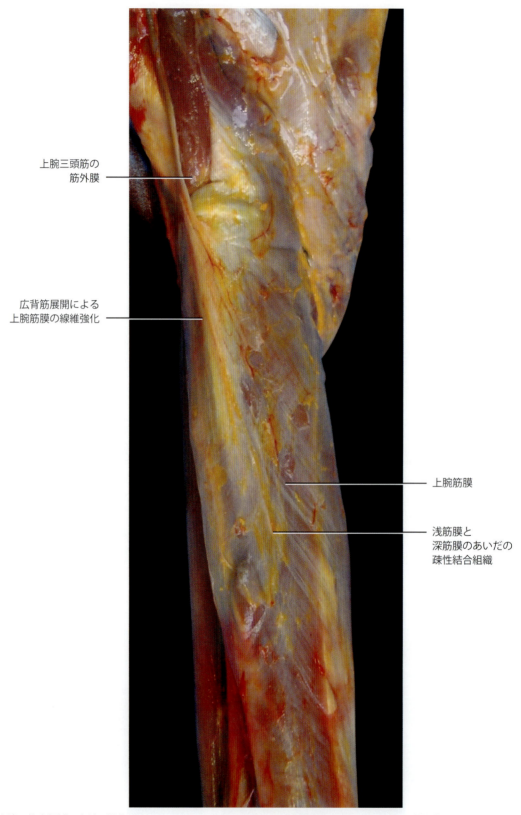

上腕三頭筋の
筋外膜

広背筋展開による
上腕筋膜の線維強化

上腕筋膜

浅筋膜と
深筋膜のあいだの
疎性結合組織

図 7.5　上腕の後方領域．上腕の深筋膜を示すために，皮膚，SAT および浅筋膜は除去されている．浅筋膜と深筋膜のあいだにはわずかな脂肪細胞を伴った疎性結合組織が存在するため，2 枚の筋膜層における滑走が可能である．疎性結合組織によって，深筋膜を傷つけずに浅筋膜を除去することが可能である．

なく，浅筋膜とともに皮下組織を容易に除去できる．生体における皮下組織のこのような面が，筋面に関係する皮膚の持ち上げや簡単な運動を可能にする．

手関節の近くで，DATはより線維性をもち，深筋膜に浅筋膜を付着させる．また，浅筋膜は肘周囲の深筋膜にも付着する．ちょうど肘頭の上の，浅筋膜と深筋膜のあいだには肘頭滑液包とよばれる仮想空間が存在する．それは，周囲を囲む浅筋膜と深筋膜の融合によって生じた，閉じられた区画である．また，三角筋の下縁に沿ってDATは消え，浅筋膜と深筋膜のあいだに付着が生じる（図7.6）．これにより，肩，上腕，前腕および手の皮下区画が定義される．

浅筋膜は，手背部で特定できる．しかし，この領域の皮下脂肪は少ない（図7.7）．Bidicら（2010）も，組織学的検査と超音波を用いて手背部に3枚の異なる層の存在を確認し，この検査で中間層（浅筋膜に該当）に存在するすべての大背部静脈と背側感覚神経を示した．手背部における3枚の異なる層は，構造的脂肪移植あるいは注入可能な充填剤を用いる手の若返り法にとって重要である．浅筋膜を保持する脂肪組織層への注射は，さまざまな若返り法の結果に改善をもたらすと考えられる．

手掌にはDATはなく，浅筋膜は手掌腱膜を形成するために深筋膜へ付着している（図7.8）．浅筋膜は，手掌腱膜の縦走線維束に対応し，長掌筋によって伸張される．手掌のSATは，はっきりと確認可能で，手掌腱膜とともに皮膚にしっかりと結合する，頑丈かつ垂直の線

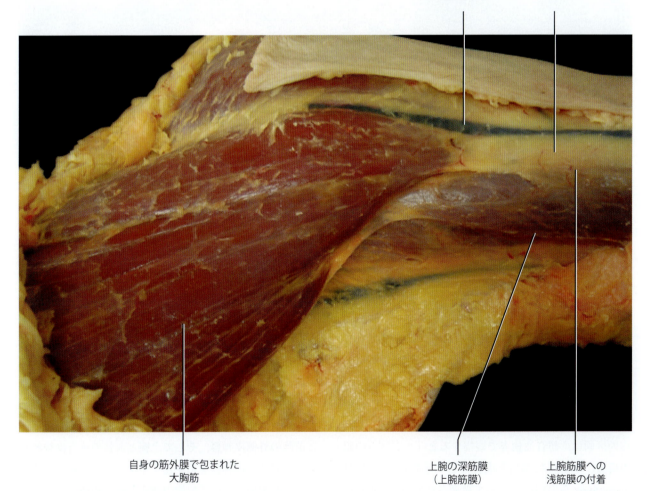

図7.6 肩の前面像．浅筋膜で橈側皮静脈の関係を示すために，皮膚は除去されている．三角筋胸筋溝の高さで，この部分は腋窩静脈へ注がれるように深く連続している．また，橈側皮静脈の流れに沿って，上腕筋膜へ浅筋膜が付着していることにも注目．

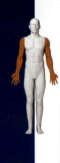

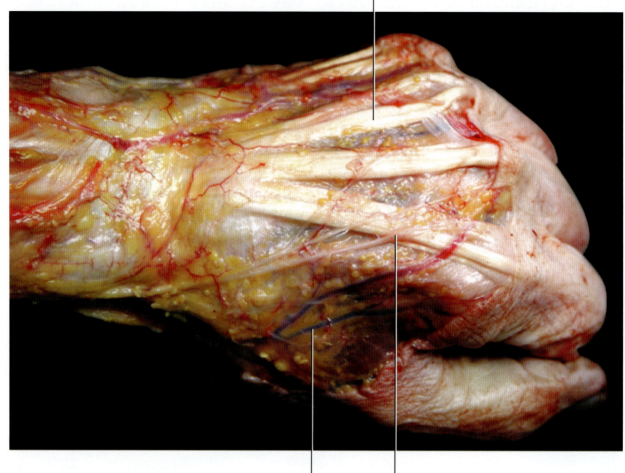

図7.7　手背部領域．浅筋膜を示すために皮膚が除去されている．浅筋膜の中に，表在血管と神経が確認できる．

（画像内ラベル：浅筋膜の下の伸筋腱／浅筋膜内の浅静脈／浅筋膜内の橈骨神経の背枝）

維中隔を多くもつ．

　浅筋膜は，特別な区画を形成している皮下静脈と神経周辺で分かれる（図7.9, 10）．Abu-Hijlehら（2006）によると，浅筋膜に関連して2組の静脈を確認することができる．1つは「支流静脈」で表在に流れてSATで包埋され，その一方の「主脈静脈」は浅筋膜へ深部に流れる．われわれの解剖では，「静脈」（尺側皮静脈と橈側皮静脈）は，それぞれの血管周囲の区画を形成する浅筋膜によって包囲されていることが明らかとなった．これらの区画は，超音波検査で観察すると「エジプトの眼」の模様に似ている．血管と浅筋膜との関係性については，Shahnavazら（2010）によって確認されている．彼らは，二重脂肪面を伴う橈側皮静脈の整合性を示した．この二重脂肪面は，橈側前腕の遊離皮弁手術の際の橈側皮静脈の分離のために，信頼性が高く一貫した有効なガイドであることを示した．浅筋膜と表在血管がもつこの一貫した関係性は，浅筋膜が上肢の皮静脈を空間的に系統化することを示唆する．これによって，運動や静脈穿刺の際にこれらを動かすことができない．血管の外膜は，浅筋膜線維組織と連続的である．このように，浅筋膜は静脈壁を開放性にしておく働きがある．

　浅筋膜も，たとえば，上腕と前腕の内側皮神経，上腕と前腕の外側皮神経，そして上腕と前腕の後方皮神経といった表在性の神経を系統化するように思われる．これらの神経配列は，皮下組織の構成と強く相関する．

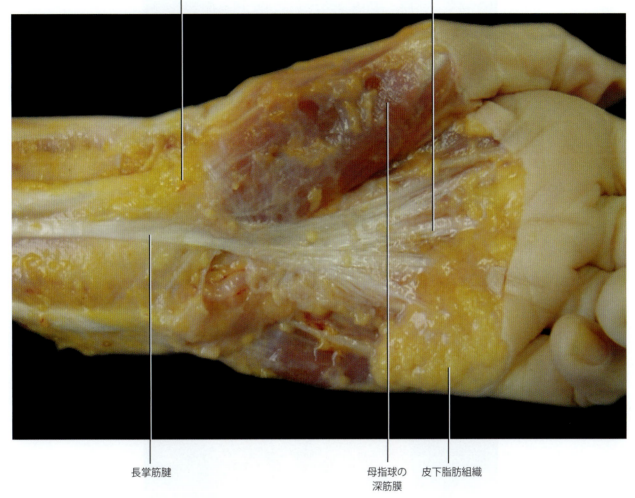

図7.8 手掌部領域．手掌において真の浅筋膜は存在しないが，手掌腱膜の構成には浅筋膜が関与する．手掌筋の腱は，前腕の遠位1/3で深筋膜を交差し，これが皮下となって手掌筋膜へと挿入する．

主なラベル：浅筋膜と深筋膜のあいだの疎性結合組織／手掌腱膜／長掌筋腱／母指球の深筋膜／皮下脂肪組織

クリニカルパール7.3　浅筋膜を交差させている皮神経の圧迫

　筋皮神経は，異なる解剖レベルで圧迫されることがある．近位圧迫はおもに烏口腕筋の肥大によって起こり，運動機能と感覚機能が障害される．上腕二頭筋の遠位では，圧迫が二頭筋腱の外側で起こり，前腕の外側前腕皮神経となる筋腱移行部の場所でみられる（Davidson et al., 1998）．この圧迫は，二頭筋腱膜（上腕二頭筋腱膜）の下で起こりうる．それは，多くの場合，過度の肘の伸張や前腕回内のあとに起こる．この圧迫は外側上顆炎と混同されることがある．まれに，神経圧迫が，より遠位で，外側前腕皮神経が前腕の浅筋膜に交差する場所で起こることもある（Belzile & Cloutier., 2001）．前者の絞扼性神経障害では，混合性運動機能および感覚機能が障害される．後者は，遠位掌側前腕の橈側面の上で，感覚機能障害のみをもたらす．深筋膜と浅筋膜の両方が変異し，絞扼性神経障害を引き起こすことは明白である．浅筋膜によって起こる圧迫は，明確に現れる皮膚領域における感覚機能の障害，疼痛を伴う感覚機能の異常，または知覚過敏の原因となる．筋力低下と運動制限は存在せず，反射は正常である．そして，疼痛は運動によって悪化しない．しばしば，浅筋膜の範囲内の皮神経領域における多数の自律神経線維によって，皮膚変異（栄養性変化）や反射性交感神経性ジストロフィーが生じる．

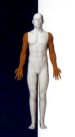

上肢の筋膜

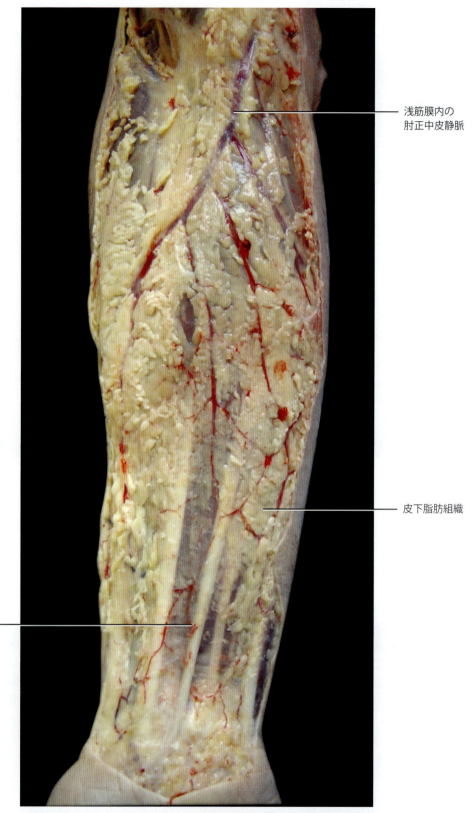

浅筋膜内の
肘正中皮静脈

皮下脂肪組織

長掌筋腱が
深筋膜へ交差し
浅筋膜になる点

図7.9　前腕の前方領域．内部に皮静脈（赤色樹脂を注入）を伴う浅筋膜を示すために，皮膚が除去されている．この被験者において，皮下脂肪組織はより明白で，おもに SAT に位置する．

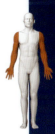

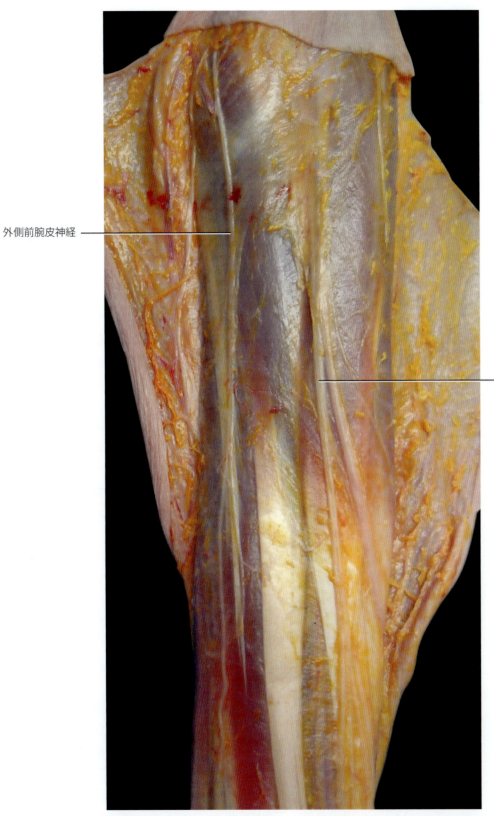

外側前腕皮神経

内側前腕皮神経

図 7.10 前腕の前面像．浅筋膜を示すために，わずかな SAT を伴った皮膚が除去されている．浅筋膜の中で，内側と外側の前腕皮神経がはっきり確認できる．

上肢の筋膜

深筋膜

肩の深筋膜

肩におけるいくつかの深筋膜は腱膜筋膜で，その他は筋外膜である（第3章を参照）．たとえば，大胸筋，三角筋，僧帽筋および広背筋の筋膜は筋外膜である．これに対し，棘上筋と棘下筋，そして上肢すべての筋膜は腱膜筋膜である．

上肢帯では，2つの明確な筋の筋膜面が存在する（図7.11）．

- 浅層面は，僧帽筋，広背筋，大円筋，三角筋，大胸筋，およびこれらと接続している筋外膜で形成される．この筋膜は，胸鎖乳突筋と僧帽筋を包む頸部深筋膜の浅層として，頸部に続く．この筋膜層は，下にある筋にしっかりと結合される筋外膜によって形成され，それが腋窩筋膜を形成する腋窩部のように，筋のあいだに橋掛けが存在するときにのみ，はっきりとした筋膜層となって現れる．

- 深層面は，棘上筋，棘下筋，およびそれらを包む筋膜で形成される．それは，肩甲挙筋と肩甲舌骨筋の筋膜として，そして内側では菱形筋筋膜として頸部に続く．前部では，鎖骨胸筋筋膜，上腕二頭筋短頭と烏口腕筋の結合腱および烏口肩峰靱帯に続く．外側では，前鋸筋筋膜として体幹に続く．これらすべての筋膜は腱膜筋膜だが，それぞれ異なる厚みをもつ．

深筋膜の2つの面のあいだに，肩甲上腕関節の前面，側面，上面および不定に後面を取り囲む三角筋下包が存在する．

浅層におけるすべての筋は，上腕筋膜に特定の筋膜展開をもち，近位方向に張力をかける．上腕筋膜がこれらの展開を受ける場所で縦走線維が明白であり，これは肉眼的にも確認できる．とくに，大胸筋の鎖骨部は筋膜展開が前上腕筋膜の方向へ広がり，その一方で，大胸筋の肋骨部は腋窩筋膜と，さらには上腕筋膜の内側へと続く（図7.12，13）．手動の牽引を加えて起こる大胸筋の収縮刺激は，以下の方向に沿って力線を延長する．

- 大胸筋の鎖骨部が張力をかけられる場合は，力線は，上腕筋膜の前部に沿って広がる．
- 大胸筋の肋骨部が張力をかけられる場合は，力線は，腋窩と上腕筋膜の内側筋間中隔のほうへ広がる．

広背筋は，腋窩筋膜の後方部分で肥厚を生じさせて，上腕三頭筋筋膜へ，その後，上腕筋膜へ線維層板を送る（図7.14〜16）．この肥厚は扇状の形をもち，その先端は腋窩へ，そして基底は上腕筋膜の後内側へ向かう．線維弓は上腕三頭筋筋膜から広背筋腱へと広がり（図7.17），これら2つの筋膜間の接続をさらに補強する．収縮を擬態するために広背筋を牽引すると，腋窩の後方領域から生じる力線がはっきりと現れ，以下の方法で上腕筋膜まで続く．

- いくつかの力線は，肘の中央に向かって，上腕で後方へ導かれる．
- いくつかの力線は，内側筋間中隔に導かれる．

三角筋は，若干の筋線維を外側筋間中隔に，そして関連する上腕筋膜に挿入する．三角筋の収縮は，上腕筋膜の外側部分を引っ張る．

三角筋筋膜

三角筋筋膜は，下にある筋塊の大きさと明確な相関はなく，人によってその厚みが異なる．この筋膜は筋へ強

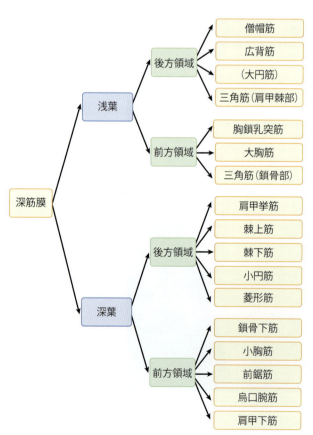

図7.11　上肢帯の筋の筋膜面．

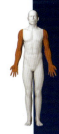

上肢の筋膜

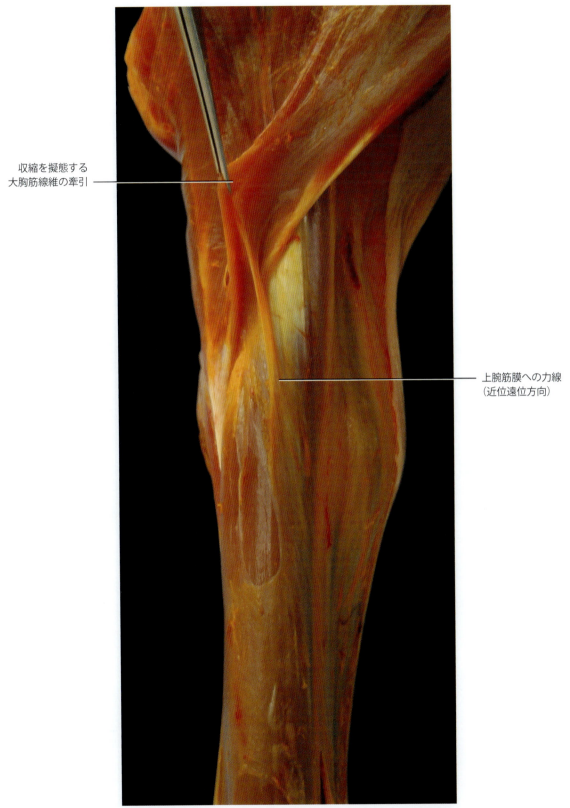

収縮を擬態する
大胸筋線維の牽引

上腕筋膜への力線
（近位遠位方向）

図 7.12　上腕の前面像．収縮を擬態するために，鉗子で大胸筋の鎖骨線維を引っ張っている．上腕筋膜の前部に沿って延長される力線は，明白である．

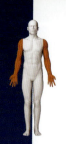

上肢の筋膜

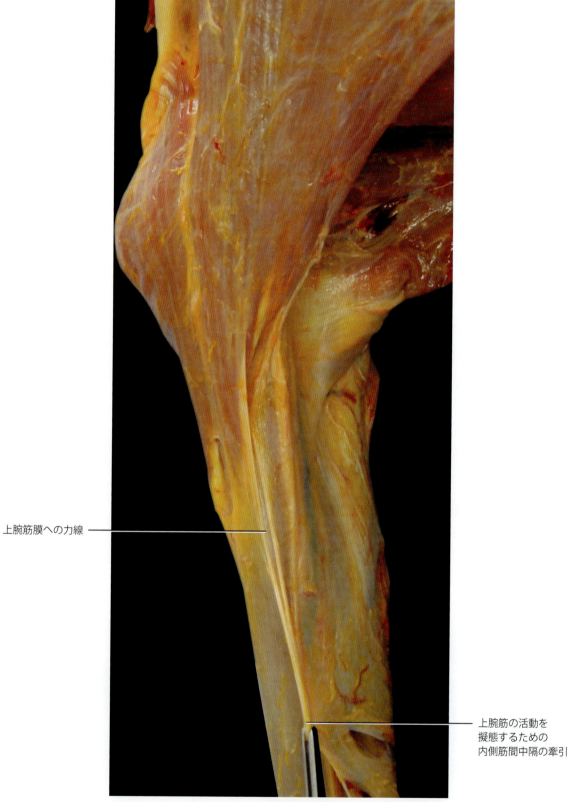

上腕筋膜への力線

上腕筋の活動を擬態するための内側筋間中隔の牽引

図 7.13　上腕の前内側面像．上腕筋の活動を擬態するために，上腕筋膜と内側筋間中隔を遠位方向へ引っ張っている．このように，大胸筋へ向かう力線も確認できる．

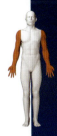

上肢の筋膜

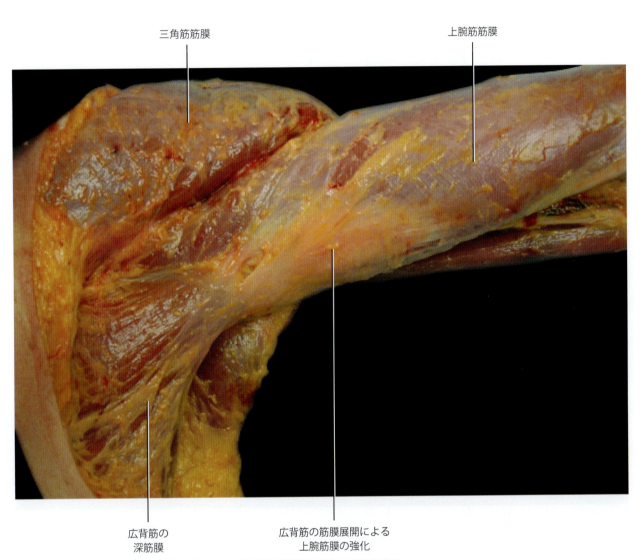

三角筋筋膜　　　　　　　　　　　　上腕筋筋膜

広背筋の　　　　　広背筋の筋膜展開による
深筋膜　　　　　　　上腕筋膜の強化

図 7.14　肩の後面像．広背筋の筋膜展開によって生じる上腕筋膜の強化は明白である．

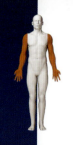

上肢の筋膜

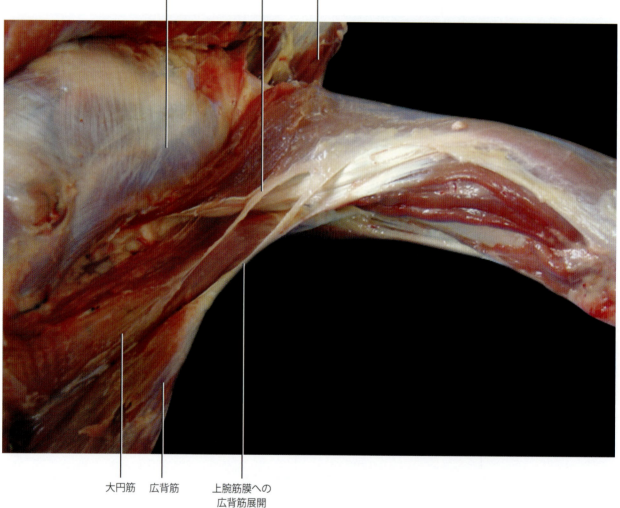

棘下筋筋膜　上腕筋膜への大円筋展開　頭側へ持ち上げられた三角筋

大円筋　広背筋　上腕筋膜への広背筋展開

図7.15　肩の後面像．棘下筋筋膜を示すために，三角筋は上腕挿入から分離されて，頭側へ持ち上げられている．筋膜の腱膜側面にも注目．上腕筋膜の後方部分への広背筋と大円筋の筋膜展開も明白である．

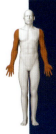

上肢の筋膜

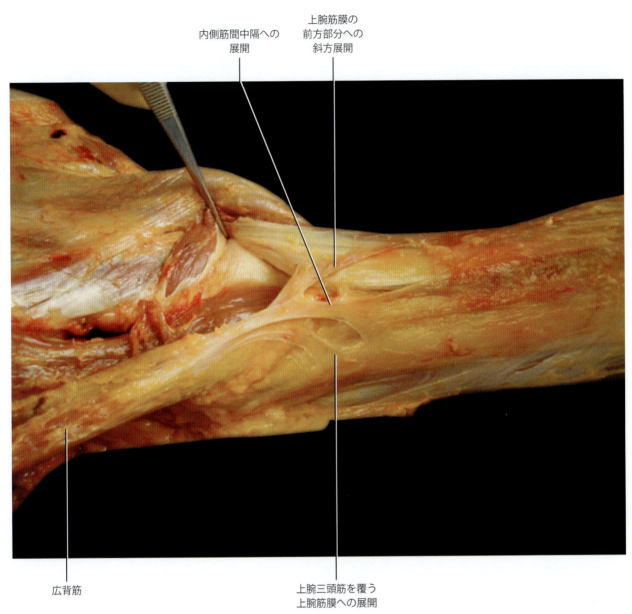

図 7.16 上腕の内側面像．上腕筋膜への広背筋の筋膜展開を示すために皮下組織は除去されている．この範囲には，以下のとおり 3 つの主要な展開がある．1 つは上腕三頭筋の筋膜を伸張し，1 つは内側筋間中隔を伸張し，そしてもう 1 つは斜方方向（前内側）をもつ．広背筋は，異なる運動に関与する以下の 3 つの展開を必要とする．伸張（上腕三頭筋の筋膜への展開），内転（内側筋間中隔への展開），内部回転（斜方展開）．

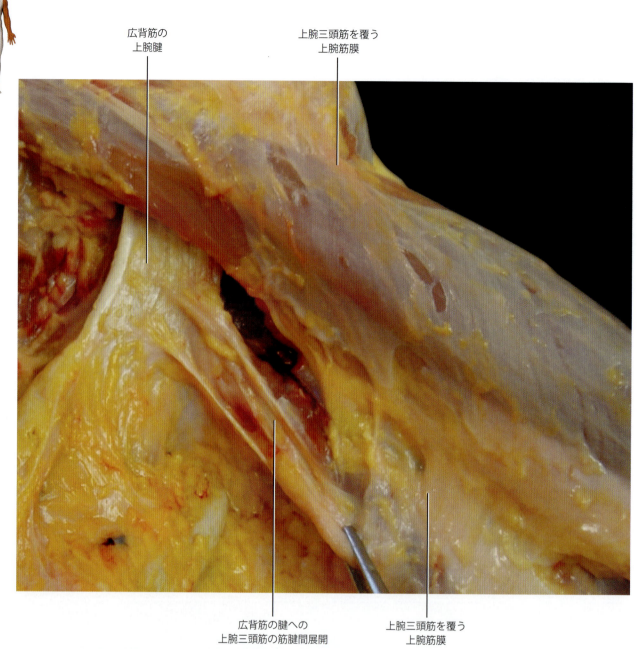

図7.17　上腕の近位の後面像．上腕三頭筋の広背筋腱への挿入は明白である．

く付着し，三角筋の異なる部分を結合させる（図7.18〜20）．Rispoliら（2009）によると，三角筋には3つの異なる部分が以下のように存在する．前部，側部，後部が，上腕筋膜と結合する．三角筋筋膜は，近位で僧帽筋を覆う筋膜に続く．肩峰，肩甲棘および鎖骨の上で，三角筋筋膜はそれぞれの骨膜へ部分的に付着する．

組織学的検査において，三角筋筋膜は，多かれ少なかれ下にある筋に対して横走に配置された波状コラーゲン線維で形成されるようにみえる．数多くのエラスチン線維も明白に確認することができ（線維全体の約15％），不規則な網目模様を形成している．また，筋膜全体を通じて同種の方法で配列される珍しい自由神経終末も存在する．

腋窩筋膜

腋窩筋膜は，四辺形の形をした強い線維性組織である．この筋膜は，外方で上腕筋膜へ，内方では前鋸筋筋膜へ，前方では大胸筋筋膜へ，そして後方では広背筋とつな

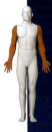
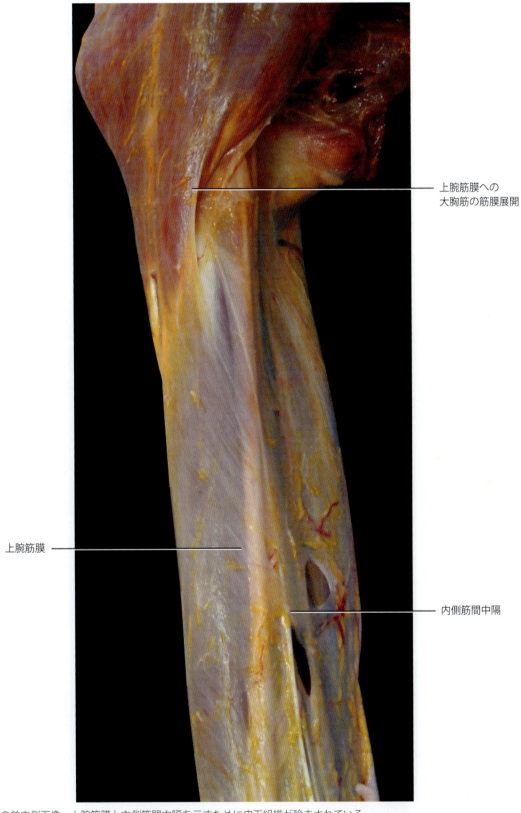

図7.18 上腕の前内側面像．上腕筋膜と内側筋間中隔を示すために皮下組織が除去されている．

- 上腕筋膜への大胸筋の筋膜展開
- 上腕筋膜
- 内側筋間中隔

上肢の筋膜

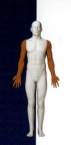

上肢の筋膜

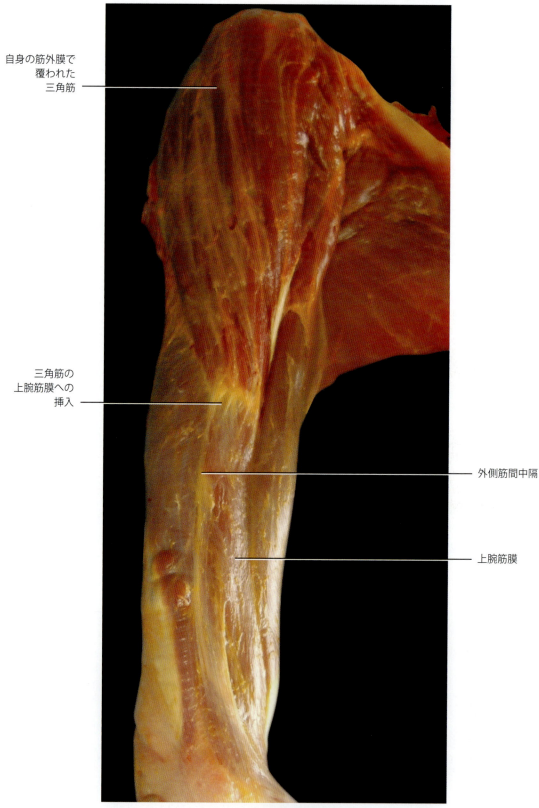

自身の筋外膜で覆われた三角筋

三角筋の上腕筋膜への挿入

外側筋間中隔

上腕筋膜

図 7.19　上腕の外面像．上腕筋膜と外側筋間中隔を示すために皮下組織が除去されている．

がっている（図7.21，22）．

この筋膜の内側はジェルディの提靭帯に結合される．そして次に，鎖骨胸筋筋膜と肩甲下筋筋膜に続く．このように腋窩で上肢帯の深筋膜におけるこれら2つの層のあいだに結合が存在する．腋窩筋膜に挿入するさまざまな筋の活動によって，多くの力線を認識することができる．

肩甲下筋筋膜

肩甲下筋筋膜は薄い腱膜筋膜で，肩甲下窩の周囲全体に付着する（図7.23）．肩甲下筋のわずかな線維は，その深部表面から生じる．Singer（1935）は，肩甲下筋筋膜が肩甲骨の筋を囲むさまざまな筋膜で最も薄い筋膜だと論証した．しかし，それは明確な層板であり，内側で菱形筋筋膜と，そして外側では肩甲上腕関節と連続的である．

肩甲下筋筋膜は，肩甲胸郭連結の重要な要素である．この筋膜は，肩甲下筋と前鋸筋のあいだにおける完璧な滑走面である．加えて，肩甲下筋筋膜は，肩甲下筋を伴う肩甲下筋包にしっかりと結合し，包を正確に筋の経路に続かせるようにする．肩甲下筋包は，肩甲骨頸部と関節包の近接部分に付着する筋膜嚢のようなものである．包の頂点は，提靭帯とよばれる線維性付着によって，烏口突起にも結合する．肩甲上腕関節の運動の際，とくに

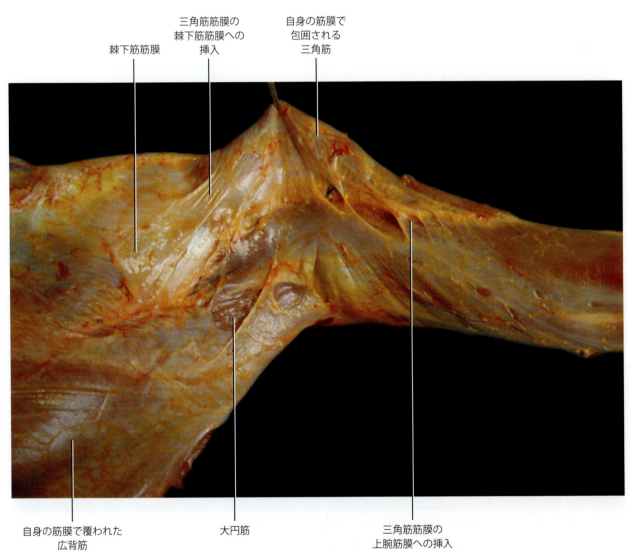

図 7.20 肩領域の後面像．三角筋筋膜は鉗子で持ち上げられ，棘下筋筋膜と上腕筋膜へ続く挿入を示すために引っ張られている．上腕筋膜と棘下筋筋膜に関して三角筋がより表面的な面にあることは明白である．

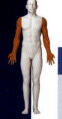

クリニカルパール 7.4　四角隙症候群

上腕骨の骨折／脱臼は，四角隙（上部では小円筋，下部では大円筋，外側部では上腕骨外科頸，内側部では上腕三頭筋長頭で囲まれた空間）に付着と線維帯を生じることがある．この空間は，後上腕回旋動脈と腋窩神経を含む（三角筋と小円筋および肩と上腕の後外側領域における皮膚に供給する）．その結果，異常な疼痛や感覚異常（上腕の外側においてより起こりやすい）が起こる．抵抗性三角筋検査での三角筋の萎縮と弱化は，通常みられる．症状は，前腕と手に対して非皮節性（筋膜に関与）とされる．筋と筋膜は，四角隙においては圧痛を伴うほど敏感である．活発な肩外転，外旋および肩前部の伸展によって，これらの症状は増悪する．三角筋は，小円筋と比べてより影響を受けやすい．これらの症状は，頭上で投げる動作をする人によくみられる過用症候群（overuse syndrome）によることも考えられ，このケースでは腋窩筋膜に高密度化が生じる．一般的に，保存的治療が行われ，手術処置は限られた患者に対して行われる（Lester., 1999）．理学療法と軟部組織モビライゼーション手技は必ず行い，6カ月以内に改善がみられなければ，外科的な減圧の必要性が示唆される可能性がある（Pecina., 1997）．

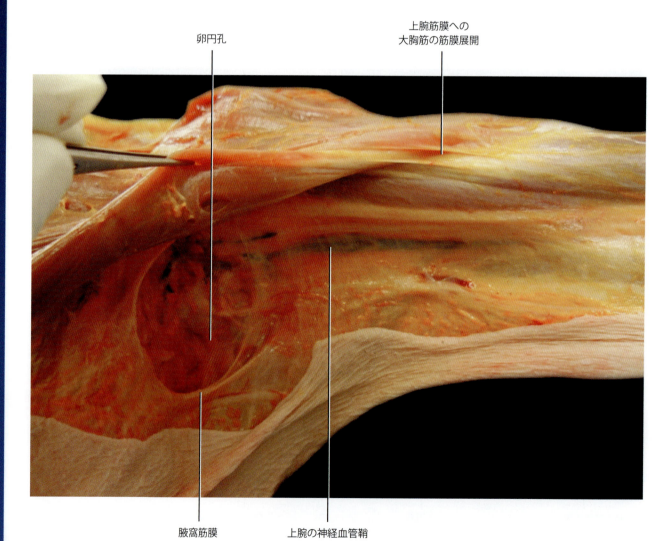

図 7.21　腋窩．浅筋膜とすべての皮下脂肪組織は，上腕筋膜と大胸筋筋膜（鉗子で持ち上げられている）で，腋窩筋膜とその連続性を示すために除去されている．腋窩の卵円孔は，はっきりと確認できる．

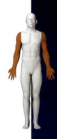

上肢の筋膜

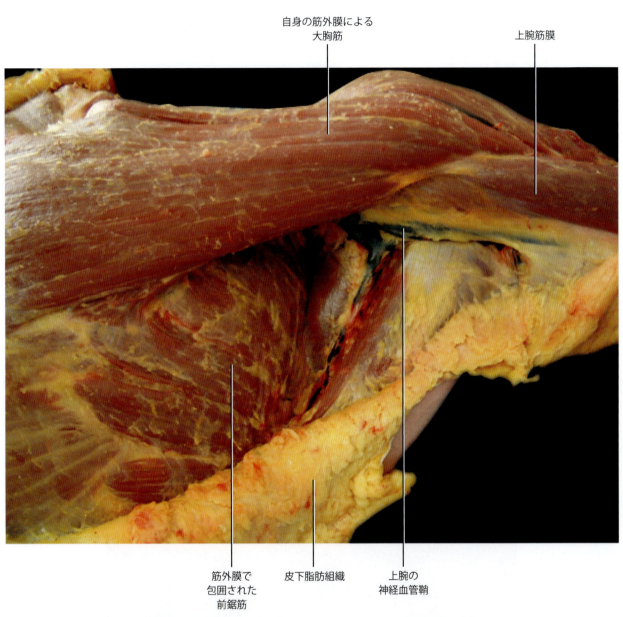

自身の筋外膜による大胸筋　　　上腕筋膜

筋外膜で包囲された前鋸筋　　皮下脂肪組織　　上腕の神経血管鞘

図 7.22 腋窩．腋窩筋膜は，神経脈管鞘と前鋸筋を示すために除去されている．この解剖用遺体の筋はよく発達している．高齢者や，低栄養の人における筋の筋膜は他と比べて薄く，はっきりと確認できないという点に注意すべきである．

245

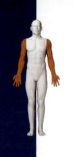

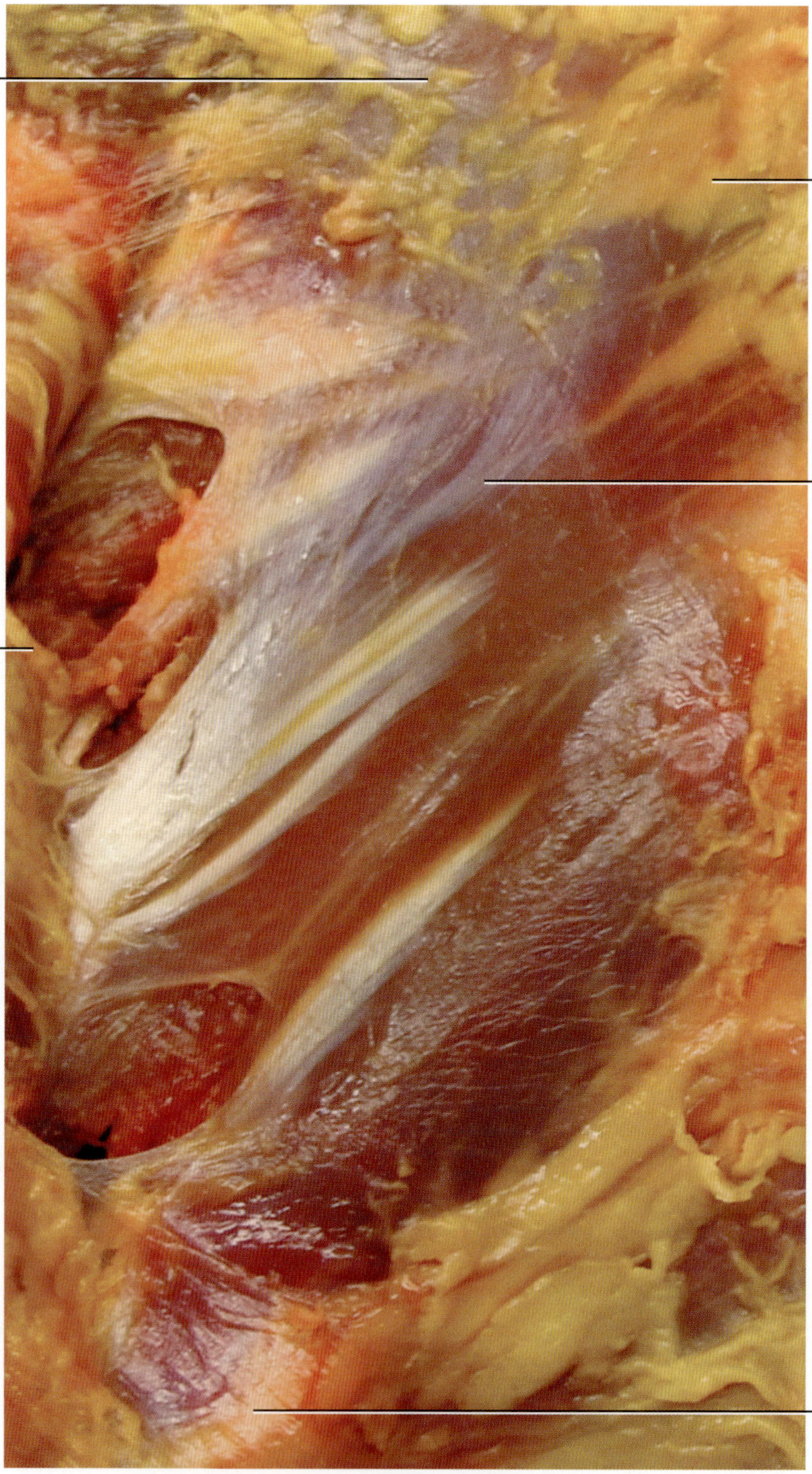

上肢の筋膜

肩甲下筋と前鋸筋のあいだの脂肪が豊富な疎性結合組織

肩甲骨頸部

肩甲下筋筋膜

肩甲骨の椎骨辺縁

肩甲骨下角

図 7.23　肩甲骨は，肩甲下筋を覆う肩甲下筋筋膜を示すために体幹から除去されている．

烏口突起の周辺に巻きつく筋の上部において，肩甲下筋は配向の大きな変更を維持する．肩甲下筋筋膜，肩甲下筋および烏口下筋包の機能は，肩甲骨頸部，上腕頭，および烏口突起に対して肩甲下筋の浅線維摩擦を緩和することである．

棘下筋筋膜

棘下筋筋膜は密性の線維膜（腱膜筋膜）で，棘下筋と小円筋を覆い，棘下窩の周囲に固定される．これらの筋の線維で，棘下筋筋膜の深部表面に付着しているものは少ない．三角筋，僧帽筋および広背筋は，棘下筋筋膜を部分的に覆う．しかし，これらの筋と棘下筋筋膜のあいだには疎性結合組織が存在し，これら2つの筋膜面における自律滑走を可能にしている．わずかな領域においてのみ，明確な力線を生じさせて，これらの筋は棘下筋と付着する（図7.24，25）．

Chafikら（2012）は，小円筋を囲む筋膜において，2つの違いおよび等しく共通する変異について論証した．1つは，小円筋のみを包む頑丈な柔軟性のない筋膜区画である．もう1つは，棘下筋と小円筋の両方を包む連続した筋膜である．両方の変異において，小円筋へ続くおもな神経は筋膜スリング沿いに広がり，小円筋挿入に対して内側に平均44mm（範囲25〜68mm）で筋膜下になる．これらの違いから，頑丈な筋膜スリングが最大圧迫の潜在性をもつことや，小円筋におもな運動神経をつなぐように存在することが示唆される．これは，分離して起こる小円筋萎縮の症状を説明する可能性がある．この症候群は珍しいとされているが，Friendら（2010）は肩に不調をもつ患者の3％においてこの症状を確認した．

棘上筋筋膜

棘上筋筋膜は，棘上筋が含まれる骨線維性症例を発症させる強い線維層である．この筋膜は，棘上筋のいくつかの線維を，その深部表面に付着させる．それは，肩甲挙筋筋膜として頸部に，鎖骨胸筋筋膜として前方に，菱形筋筋膜として内方へと続く．また，肩甲棘の上では，棘下筋筋膜へと部分的に付着し，部分的に接合する（図7.26）．

棘上筋筋膜は，その厚さに違いがあり（平均的な厚みは0.7mm），ときにいくつかの脂肪組織を含む（Singer., 1935）．Duparcら（2010）の考えでは，この筋膜は肩甲棘関節窩切痕のレベルで厚くなり，これが肩甲上神経の絞扼の原因となる場合がある．また，Bektasら（2003）によると，通常，肩甲上神経の圧迫にかかわる下肩甲横靱帯は全体の15.6％にしか存在せず，これに対して棘上筋筋膜の遠位1/3の肥厚は常にみられる．

上腕の深筋膜：上腕筋膜

上肢の深筋膜は腱膜筋膜として存在し，筋の周囲全体で線維性カフを構成している．それは，筋を覆う1枚の強くて，ほぼ白い薄層シートからなる結合組織である．異なる方向に配置されたコラーゲン線維束は，この筋膜の範囲内で容易に確認できる（Steccoetal.,2008）．一般的に，この筋膜は上腕筋膜と前腕筋膜に分けられる．前腕筋膜が前腕の筋を包み，上腕筋膜は上腕の筋を包む．上腕および前腕の筋膜は，イブニンググローブ（肘までの長い手袋）にたとえられるようなユニークな鞘を構成し，胸帯の筋群のさまざまな筋膜挿入によって近位で張力をかけられる．このグローブは，部分的には下にある筋面の上を滑走できる．しかし，いくつかの場所においては骨に付着し，または筋線維へと挿入する（図7.27，

クリニカルパール7.5　上腕二頭筋腱長頭の腱障害における肩甲下筋の役割

Gleasonら（2006）は，定義可能な横上腕靱帯がないことを証明した．しかし，結節間溝を覆う線維は肩甲下筋と棘上筋腱の線維によって構成されていると論証した．磁気共鳴画像（MRI）と肉眼解剖によって，結節間溝を交差する腱から広がる肩甲下筋腱の表面的な線維が明らかになり，その一方で，肩甲下筋腱のより深層の線維は小結節に挿入されることを明らかにした．棘上筋腱と烏口上腕靱帯の縦走線維は溝の長さに沿って進み，他の互いに入り込む線維に対して深く，上腕二頭筋腱に対しては表面的だった．組織学的研究において，線維付着の相対的解剖パターンが確証され，さらに靱帯構造でより一般的にみられ，腱構造において存在しないエラスチン線維の欠乏も確認された．

これらの発見から，肩甲下筋があまりに剛性だと，「横上腕靱帯」は過度に伸張され，その結果として上腕二頭筋溝の圧迫を起こすことが示唆される．これは，上腕二頭筋長頭の腱の滑走に変異をもたらすことも考えられる．これは，肩前部に放散する疼痛が，なぜ肩甲下筋で生じる可能性があるかについて説明できる．

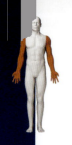

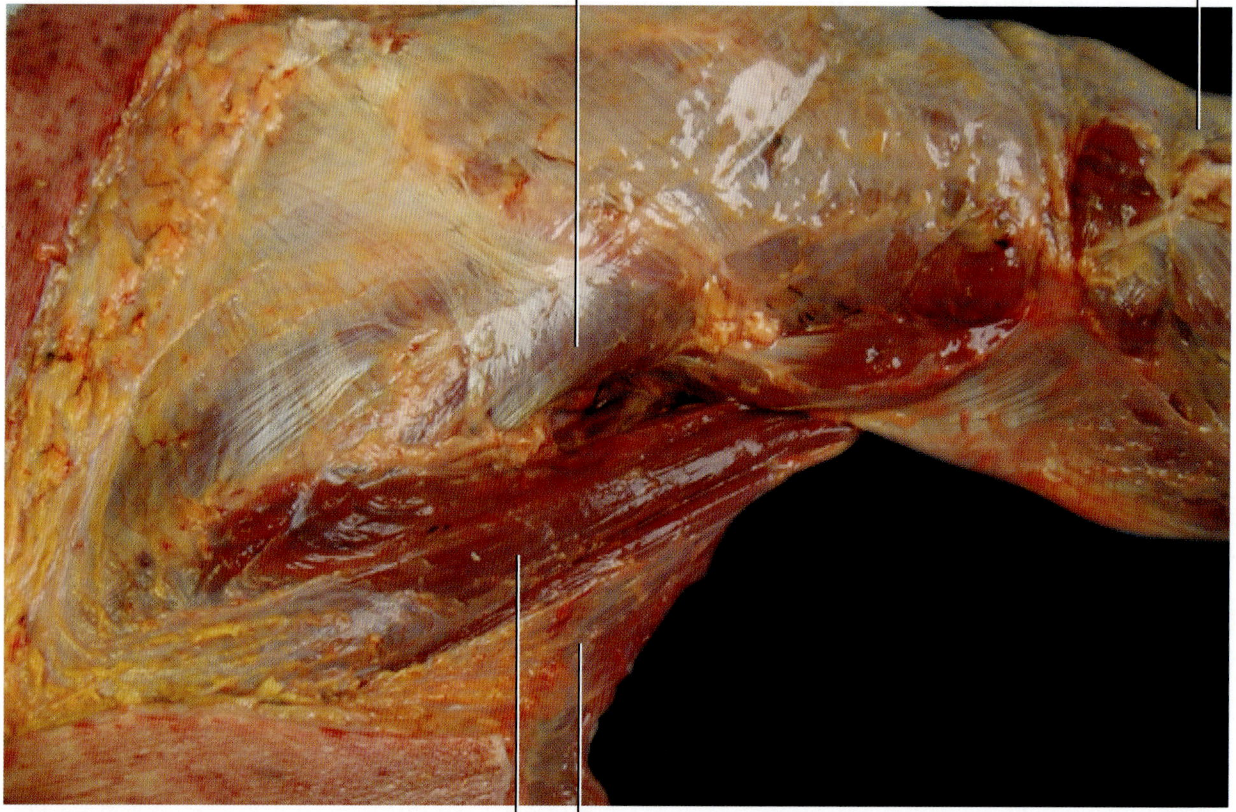

上肢の筋膜

図 7.24 肩領域の後面像．棘下筋筋膜を示すために，僧帽筋が除去されている．この筋膜は，棘下筋と小円筋を包む．大円筋は，自身の分離した筋膜層をもつ．

主なラベル：小円筋を包む棘下筋筋膜／上腕筋膜／大円筋／広背筋

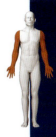

上肢の筋膜

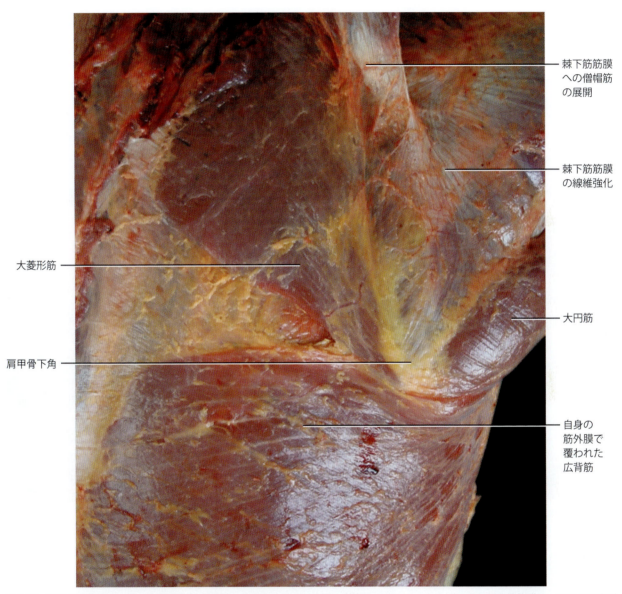

棘下筋筋膜への僧帽筋の展開

棘下筋筋膜の線維強化

大円筋

自身の筋外膜で覆われた広背筋

大菱形筋

肩甲骨下角

図7.25　肩甲骨の後面像．棘下筋筋膜は，僧帽筋，菱形筋および大円筋に挿入されている．したがって，棘下筋筋膜は，肩甲骨におけるこれらの筋活動で発生する張力を知覚して分布させる真の腱膜筋膜だと考えられる．

249

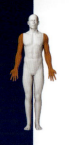

上肢の筋膜

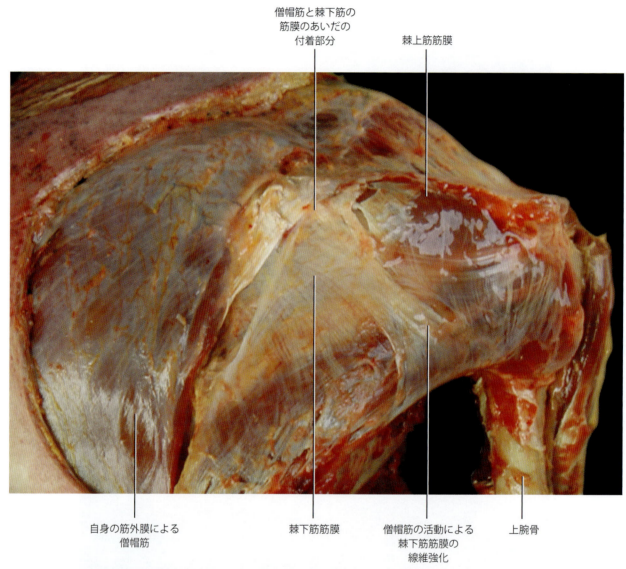

図 7.26 肩領域の後面像．棘上筋筋膜と棘下筋筋膜への僧帽筋の付着を示すために，僧帽筋と三角筋の一部が除去されている．通常，これら 2 つの構造間に存在する疎性結合組織のため，僧帽筋を下の面から分離することは容易である．付着の範囲においてのみ，僧帽筋と棘下筋の筋膜は交わる．このように，棘下筋筋膜へ生じる僧帽筋筋膜の牽引（ストレス）が，棘下筋筋膜の線維強化を引き起こす．

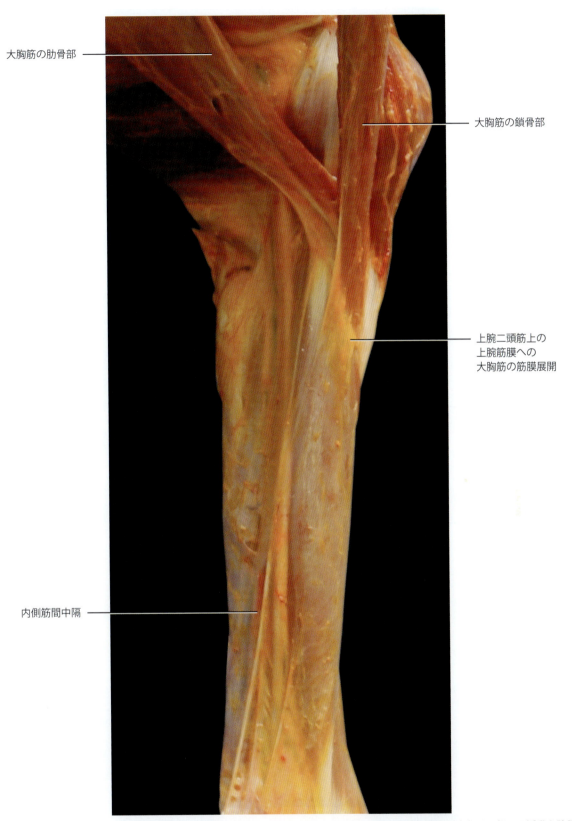

図7.27　上腕の前内側面像．大胸筋の鎖骨部と肋骨部はそれらの近位挿入から分離されて，上腕筋膜の前方部分で起こる活動を強調するために伸張されている．

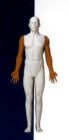

上肢の筋膜

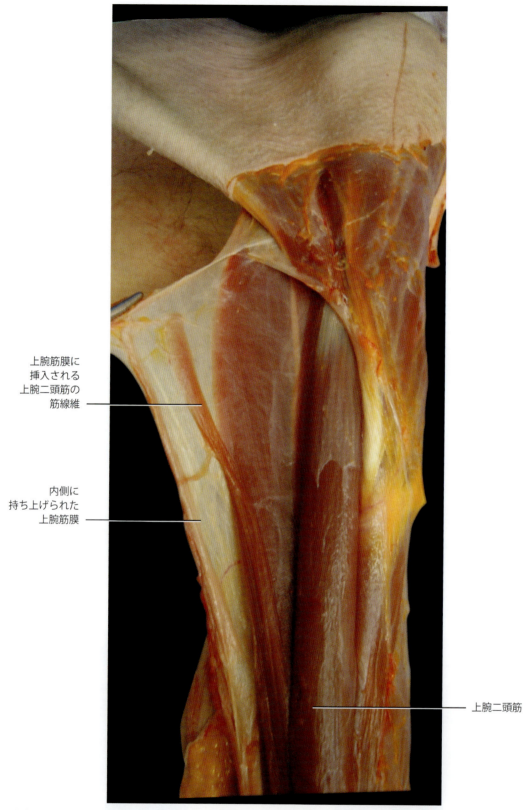

上腕筋膜に挿入される上腕二頭筋の筋線維

内側に持ち上げられた上腕筋膜

上腕二頭筋

図 7.28　上腕の前面像．上腕筋膜は下にある筋から分離されて，上腕二頭筋とのその関係を示すために，内側に持ち上げられている．自身の筋外膜のため，この筋は，通常，上腕筋膜の下で滑走できる．また，上腕筋膜に筋膜展開をもつ．上腕二頭筋が収縮するたびに，上腕筋膜の前内側部分は尾側に引っ張られる．

252

クリニカルパール 7.6　皮膚知覚帯（デルマトーム）または筋膜知覚帯（ファシアトーム）？

浅筋膜は皮神経によって，そして深筋膜は運動神経によって神経支配されている．これは，浅筋膜の神経支配が皮膚知覚帯に続き，深筋膜の神経支配が末梢運動神経に続くことを意味する．

皮膚知覚帯によって起こる症状（たとえば，疼痛や発疹）は，浅筋膜にかかわる病理を示す可能性がある．しかし，関連痛においては，通常，皮膚知覚帯とかかわりをもたず，ときおり，深神経の配列に続くだけである．そして，この種の代表的な関連痛は，筋筋膜疼痛症候群である．この疼痛は，1つの分節から他へと移動する可能性があり（たとえば，頸から上腕へ），近位または遠位へ放散する可能性がある．この症状については，正確な領域に分布する経絡線を用いる鍼療法により体系化されているが，決して物理的には示されていない（Lebarbier., 1980）．最近では，LangevinとYandow（2002）が，鍼の経絡が筋間および筋内の結合組織面に一致すると仮定して，治療に用いる鍼の回転が皮下組織に「渦巻き」を起こし，さらには線維芽細胞を広げて膜状（葉状）仮足の形成を起こす原因となると仮定した．のちにLangevinら（2006）は，結合組織が身体に広がる機械感覚性の信号を送っているネットワークと通信システムとして機能すると仮定した．フランスの教育機関では，同じ運動活動を行う筋群がもつ機能的関連の存在を，「筋鎖」という名称で仮定している（Busquet., 1995）．詳しく解説された筋筋膜トリガーポイント（Travell & Simons., 1983）もまた，疼痛の局部とその発生源がもつ関連の存在について，それぞれがかなり遠い部位に位置していると示した．Stecco（1996）は，深筋膜と筋（配列）のあいだにある特定の関係を説明する生体力学的モデルを報告した．そして，これらの配列が運動ならびに筋力伝達の組織に直接関係していると仮定している．Myers（2001）は，身体全体を交差させていて，頭部から足趾，中枢から末梢（筋膜のつながり）へと連結している筋膜の接続について解説した．これらの研究者は異なる理論をもっているにもかかわらず，この「接続」における空間構成については全員が同じ見解をもつ．解剖のおかげで，われわれはこれらの「接続」における解剖基本を確証でき，そして，これらが深筋膜と筋膜展開の特定の組織でみられると主張することができる．筋膜の接続は，同じ方向の運動にかかわる異なる筋の解剖学的連続を生じさせ，そして筋膜内の力線は，たとえば，上肢（ファシアトーム）に沿って正確に広がる疼痛の原因を説明できる．

28）．これらの筋線維の収縮は，特定の方向で深筋膜を引っ張る．これらの緊張がより強いか，より頻繁に起こる部位で，深筋膜はより厚くなる．そのため，特殊な線維補強が深筋膜の中にみられる．これは，筋挿入における機械的作用の肉眼的証拠を示す．

上腕筋膜の平均的な厚みは863μm（SD ± 77μm）で，後方領域よりも前方領域においてより薄い．そして上顆に付着をもつ肘を除き，下にある筋から容易に分離可能である（図 7.29）．近位では腋窩筋膜と，大胸筋筋膜，三角筋筋膜および広背筋筋膜と連続的である．遠位では，前腕筋膜と連続的である．内側と外側の筋間中隔は上腕筋膜から生じる．そして，上腕の筋を前方と後方の区画に分ける．

内側筋間中隔（図 7.30 〜 32）は，近位では烏口腕筋によって，また遠位では，とくに円回内筋のそばにある内側上顆付着部の筋群（上腕骨の内側上顆に位置する筋）によって伸張される．ときどき，円回内筋は烏口腕筋の遠位挿入に交わる．外側筋間中隔（図 7.33, 34）は，1.0mmの平均的な厚みをもつ．この中隔は，近位では三角筋（外側および後方部分）によって，そして遠位では腕橈骨筋と，中隔に挿入する長橈側手根伸筋と短橈側手根伸筋によって引っ張られる．Tubbsら（2009）は，輪状靱帯と融合する中隔の遠位部が，橈骨頭と肘関節包を一周するように囲むと解説した．肘へ近位に 10cm の場所で，外側筋間中隔は，腕の後方区画と前方区画を通る橈骨神経によって交差する．また，内側と外側の筋間中隔も，前方で上腕筋における若干の筋線維挿入を提供し，後方では上腕三頭筋の筋線維挿入を提供する．

肘では，上腕筋膜は前方支帯および後方支帯によって補強される（図 7.35 〜 38）．肘支帯は，研究者から注目されることはなかったが，これらは常に存在する．この支帯は，斜方向に存在する特定の筋膜展開によって構成される肘周辺の深筋膜の線維強化を行う．肘の前面では，前方肘支帯の主成分は，上腕二頭筋腱膜である．上腕二頭筋腱膜は，遠位の上腕二頭筋腱から生じて，前腕筋膜に混ざりあう線維層板（図 7.39, 40）である．この展開には，2つの構成要素が含まれる．

- 主要構成要素は，斜め下方と内側に伸びている線維束によって形成される．これらの弓形の線維は，まず最初に分離されるが，次第に前腕筋膜で結合する．この

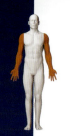

上肢の筋膜

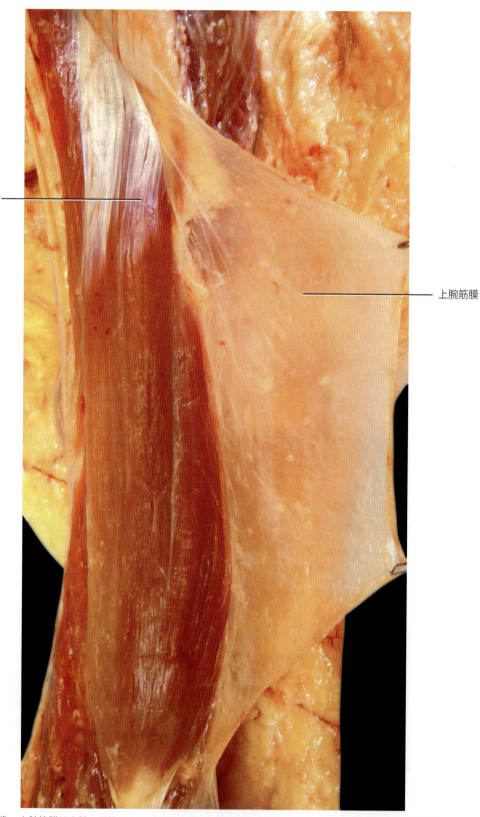

自身の
筋外膜によって
包囲される
上腕二頭筋

上腕筋膜

図 7.29 上腕の前面像．上腕筋膜は上腕二頭筋から分離され，外側に持ち上げられている．上腕筋膜がもつ線維の外見にも注目．

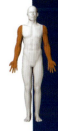

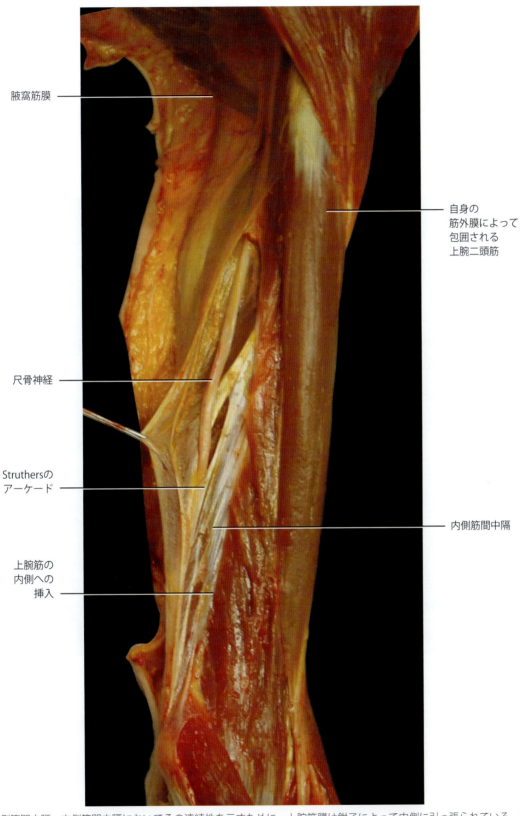

図 7.30　内側筋間中隔．内側筋間中隔においてその連続性を示すために，上腕筋膜は鉗子によって内側に引っ張られている．尺骨神経と内側筋間中隔の関係性にも注目．

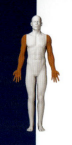

上肢の筋膜

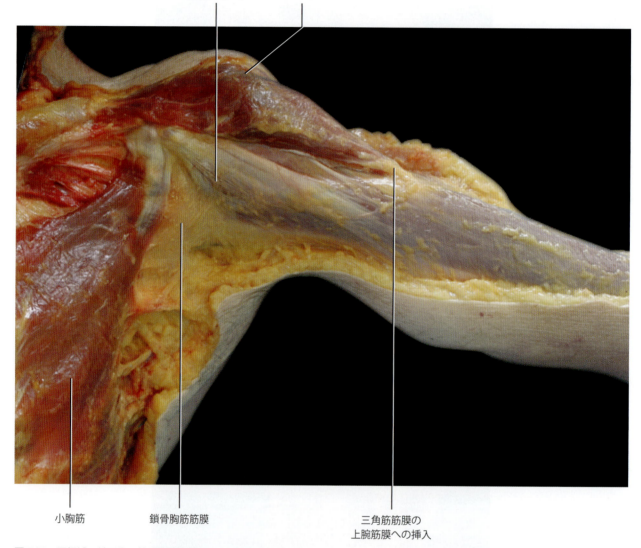

図7.31 肩領域の前面像．鎖骨胸筋筋膜を示すために大胸筋が除去されている．この筋膜は，烏口腕筋筋膜とともに上腕まで続く．

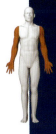

上肢の筋膜

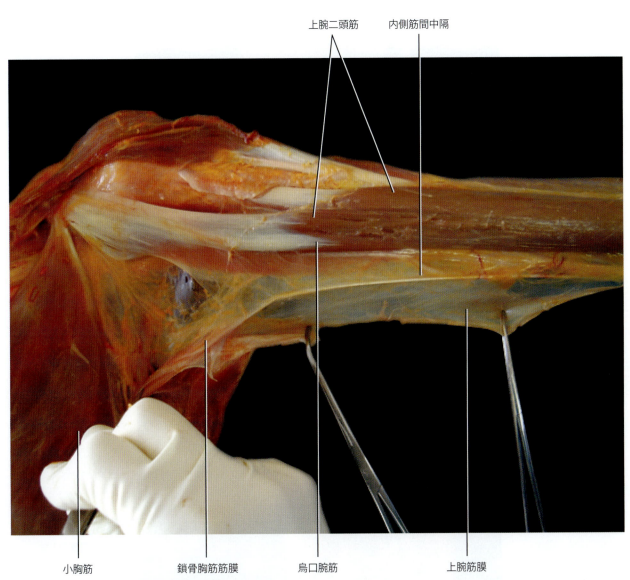

図 7.32 肩領域の前面像．鎖骨胸筋筋膜は脂肪組織を除去され，内側へ引っ張られている．上腕筋膜と内側筋間中隔でその連続に注目．

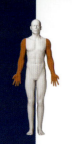

上肢の筋膜

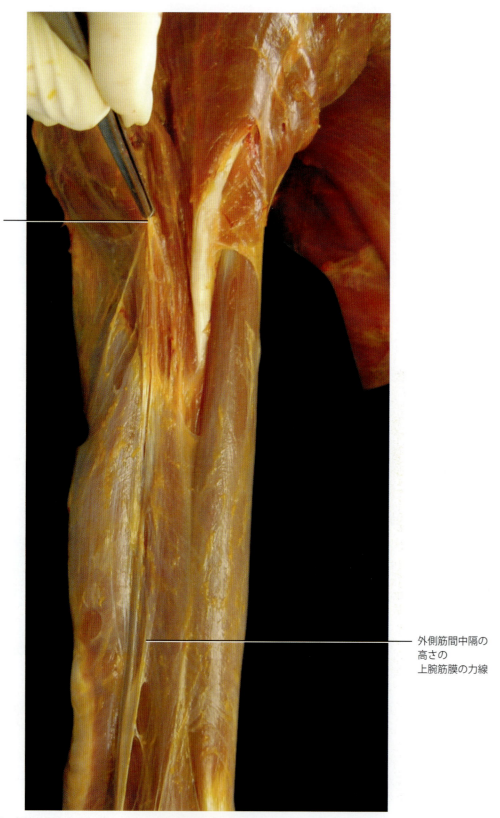

三角筋の外側線維を引っ張っている鉗子

外側筋間中隔の高さの上腕筋膜の力線

図7.33 　上腕の外面像．収縮を擬態するために，三角筋の外側部分が鉗子で引っ張られている．これによって，外側筋間中隔の高さの上腕筋膜への力線がより明白になる．

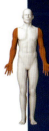

上肢の筋膜

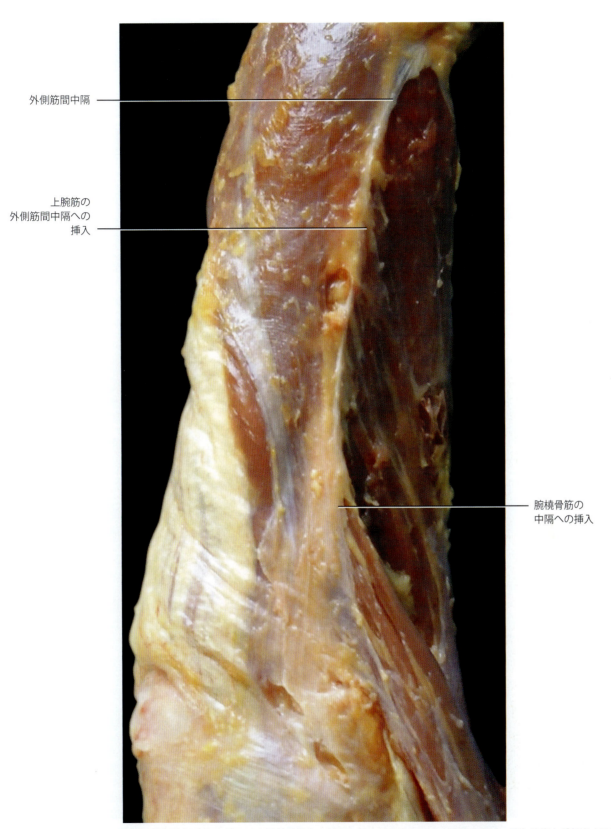

外側筋間中隔

上腕筋の
外側筋間中隔への
挿入

腕橈骨筋の
中隔への挿入

図 7.34 上腕の遠位の外面像．外側筋間中隔の前面への腕橈骨筋と上腕筋の挿入は明白である．筋間中隔は，異なる筋力が収束する要素として考えられる．

259

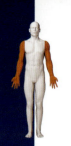

上肢の筋膜

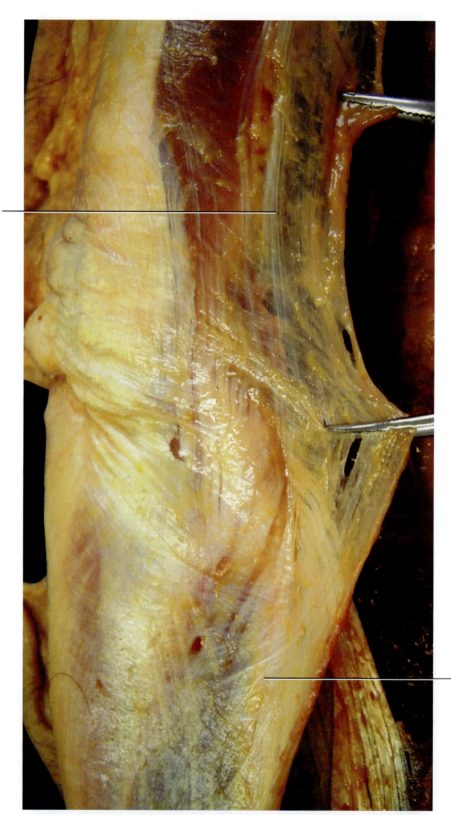

上腕筋膜内側の縦走線維束

前腕筋膜内側の斜走線維束

図 7.35 肘の後面像．上腕筋膜と前腕筋膜のあいだにおける連続，筋膜の中における線維束のさまざまな方向に注目．これらは，肘の後方支帯を形成する．

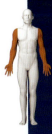

上肢の筋膜

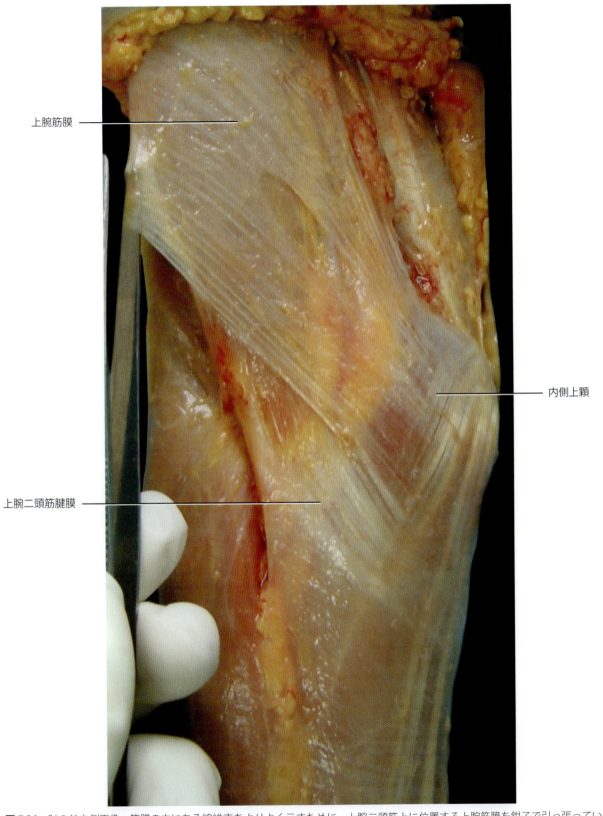

上腕筋膜

上腕二頭筋腱膜

内側上顆

図 7.36 肘の前内側面像．筋膜の中にある線維束をよりよく示すために，上腕二頭筋上に位置する上腕筋膜を鉗子で引っ張っている．これらが，肘支帯の構成部分である．内側上顆が，異なる力が収束する点であることは明白である．

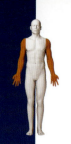

上肢の筋膜

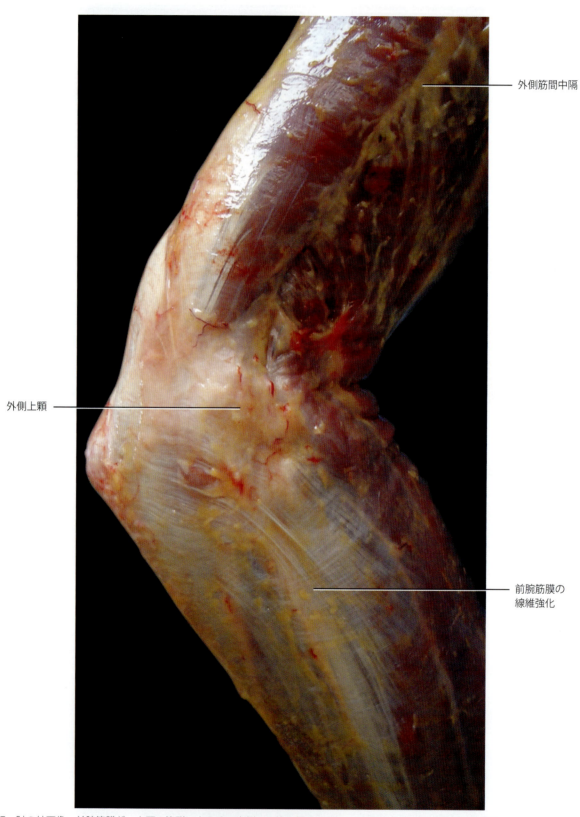

外側筋間中隔

外側上顆

前腕筋膜の線維強化

図7.37 肘の外面像．前腕筋膜が，上顆の筋群によるその内側への筋の挿入のため，上顆周辺で肥厚することに注目．

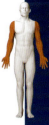

上肢の筋膜

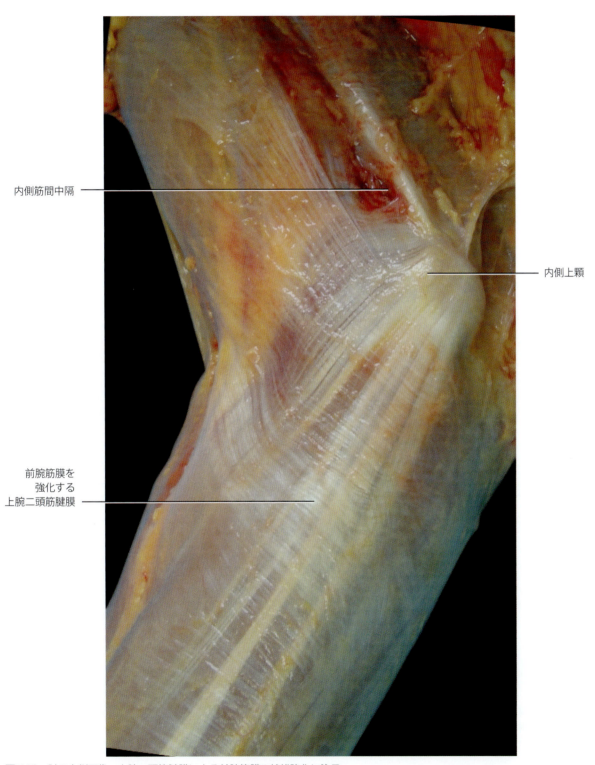

内側筋間中隔

内側上顆

前腕筋膜を
強化する
上腕二頭筋腱膜

図7.38　肘の内側面像．上腕二頭筋腱膜による前腕筋膜の線維強化に注目．

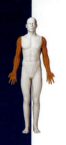

上肢の筋膜

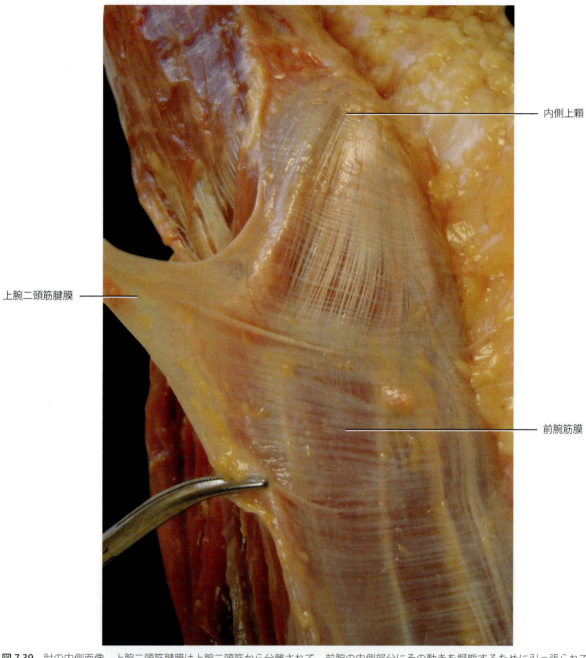

内側上顆

上腕二頭筋腱膜

前腕筋膜

図 7.39　肘の内側面像．上腕二頭筋腱膜は上腕二頭筋から分離されて，前腕の内側部分にその動きを擬態するために引っ張られている．前腕筋膜にはこの内側から，円回内筋と橈側手根屈筋の多くの筋線維が挿入している．

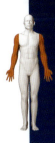

上肢の筋膜

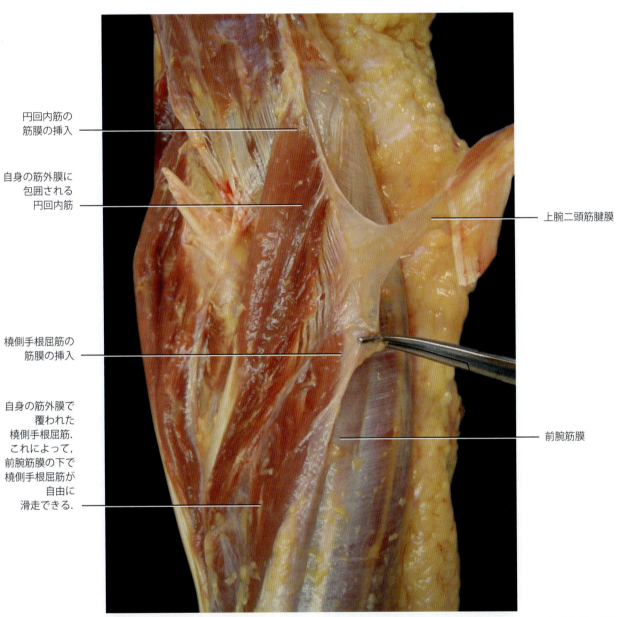

- 円回内筋の筋膜の挿入
- 自身の筋外膜に包囲される円回内筋
- 橈側手根屈筋の筋膜の挿入
- 自身の筋外膜で覆われた橈側手根屈筋．これによって，前腕筋膜の下で橈側手根屈筋が自由に滑走できる．
- 上腕二頭筋腱膜
- 前腕筋膜

図7.40 肘の前内側面像．前腕筋膜は，円回内筋と橈側手根屈筋の関係性を示すために外側へ持ち上げられている．これらの筋の近位部は，前腕筋膜の内側に挿入され，また，遠位部は筋外膜の存在によって前腕筋膜の下を自由に滑走可能である．

265

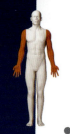

筋膜を内側上顆の筋群から分離することで，この領域で筋膜に直接挿入する多くの筋線維と筋間中隔があらわになる．

- 第2の構成要素は，縦走方向に配置されて，前腕の正中線と平行に走るコラーゲン線維束によって形成される．この構成要素は，主要構成要素よりも薄い．この線維展開は，おもに上腕二頭筋腱を最初に滑走し，橈側手根屈筋と腕橈骨筋のあいだの前腕筋膜に達する．これらの同じ筋の多くの線維は，この線維展開から生じる．

もし上腕二頭筋腱が上腕二頭筋腱膜（線維腱膜）を近位に牽引すれば，これは同時に筋収縮を刺激し，2つの力線が姿を現す．1つは弓形線維に対応する内側方向で現れ，もう1つは前腕の中央部分に沿って縦走方向で現れる．逆もまた同じであるが，自らの収縮を刺激する橈側手根屈筋に牽引が加わると，上腕二頭筋腱膜を経て上腕筋膜へ達する力線が生じる．

後方肘支帯の主要構成要素は，前腕筋膜への上腕三頭筋の展開である（図7.41，42）．Windischら（2006）は，上腕三頭筋外側頭から生じて，尺骨と前腕筋膜の後面に到達するために肘頭へ交差する筋膜展開について論証している．この展開は，平均2.3～7.2cmの長さ（平均：4.04cm）がある．Keenerら（2010）は，すべての検体において，肘筋筋膜に結合をもつ上腕三頭筋外側頭の個別に存在する第2の筋膜展開を発見した．この縦走展開は，平均16.8mm（腱中心の幅のおよそ70％）の幅がある．BoltéとMartin（1935）は，上腕三頭筋内側頭から生じて，前腕筋膜と結合するために遠位へ延長するもう1つの腱の展開について論証を行った．上腕骨の内側上顆から肘頭へ伸びるオズボーン靱帯は，後方肘支帯の構成にも関与している．この靱帯は，真の靱帯に比べてより幅広い深筋膜の強化であり，この補強は解剖用遺体の80％において確認できる．

外側の上腕三頭筋が結合する部分で前腕筋膜を切断し持ち上げると，肘筋，尺側手根伸筋および小指伸筋が視覚可能となる．尺側手根伸筋と小指伸筋は，自身の筋膜に数多く挿入し，その一方で肘筋は自らの重層筋膜に一切挿入しない（図7.43，44）．しかし，肘筋は肘関節包に多く挿入し，これらの挿入は，肘伸張の際，関節包の伸張を助ける可能性があり，これにより関節面のあいだにある関節包は障害を受けることはない．尺側手根伸筋，

クリニカルパール7.7　橈骨神経の絞扼性神経障害

橈骨神経の圧迫は，神経の解剖学的経路のどの点でも起こる可能性があり，さまざまな病因を有する可能性がある．この圧迫が最も頻繁に起こるのは回外筋（Frohseのアーケード）の領域の近位前腕で，後方骨間枝とも深いかかわりがある．これまで，反復性回内運動や回外運動がFrohseのアーケードに線維症を起こす場合があると仮定され，絞扼をもたらす大きな可能性に至った．しかしながら，通常，症状は，上腕骨の骨折に関連する外側筋間中隔に交差する神経の部位でも起こることがある．絞扼は，外側部分における肘の近位，上腕三頭筋外側頭領域の線維性アーケード付近の上腕筋と腕橈骨筋（Cabrera & McCue., 1986）で起こることもあれば，手関節の橈側面の遠位に起こることもある．橈骨神経における絞扼は，その運動を制限し，上肢における運動によっては神経に緊張を与えることもある．研究によって，橈骨神経は通常，それらを取り囲む結合組織に関して移動することが証明されている（Wilgis & Murphy., 1986）．この周囲の結合組織に高密度化がある場合，神経伝導は変異を起こす．Butler（1991）は，制限された縦走運動をもつ神経の可動性は，「神経モビライゼーション技術」とよばれる手技を用いてしばしば修復可能だと主張している．正常な神経可動性を復元して，患者の症状を緩和するために，神経鞘と深筋膜が強い関係性（第3章を参照）をもつことを覚えておくことをわれわれは提案したい．

一側の肘筋，そして他側の小指伸筋のあいだには，後前腕筋膜の内部表面から生じる線維中隔が存在する．この中隔は，同じ筋の多数の線維の源となる．もし，上腕三頭筋腱に対して自身の収縮を擬態する牽引が加わると，後前腕筋膜において力線が発達する．そしてこれらの力線は，尺側手根伸筋へと平行に通る．仮に，尺側手根伸筋と小指伸筋の線維が遠位方向で牽引されれば，後上腕筋膜にて力線が現れる．

解剖学および機能的観点の両方から，肘を囲む異なる要素を引き離すことは難しい．Van der Wal（2009）は，肘の靱帯は解剖学者の想像によって生み出された靱帯であると主張した．たとえば，組織が結合組織器官全体の複合体であることから，実際の側副靱帯や輪状靱帯は存在しないことになる．大部分の解剖学書では，筋の起始と停止は骨挿入に関してのみ述べられている．1985年にBiggsとElliottは，防腐処置された検体の139の四肢を解剖し，外側上顆領域で伸筋群の付着部を明らかに

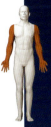

上肢の筋膜

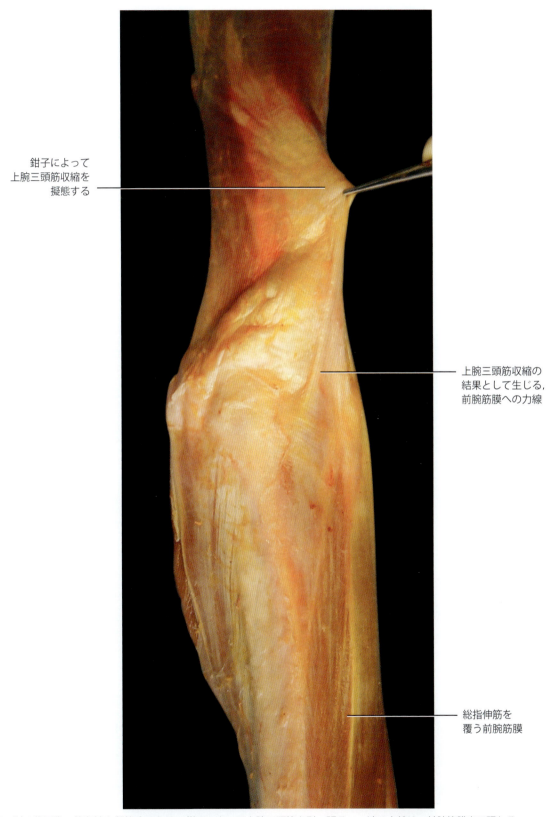

鉗子によって
上腕三頭筋収縮を
擬態する

上腕三頭筋収縮の
結果として生じる,
前腕筋膜への力線

総指伸筋を
覆う前腕筋膜

図7.41　肘の後面像．筋収縮を擬態するため，鉗子によって上腕三頭筋を引っ張る．一連の力線は，前腕筋膜まで現れる．

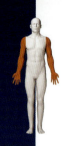

上肢の筋膜

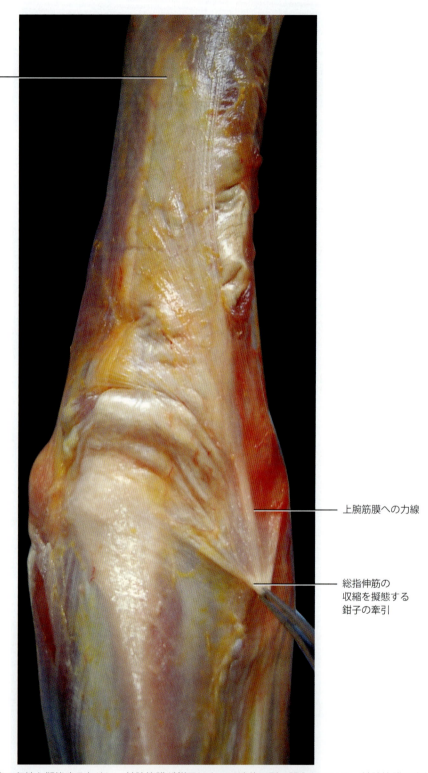

上腕三頭筋腱を覆う
（また，部分的に
上腕三頭筋腱に付着する）
上腕筋膜

上腕筋膜への力線

総指伸筋の
収縮を擬態する
鉗子の牽引

図7.42 肘の後面像．総指伸筋の収縮を擬態するために，前腕筋膜が鉗子によって遠位へ引っ張られている．前腕筋膜の内側から，多くの筋線維でこの筋は始まる．一連の力線は，上腕筋膜まで現れる．

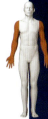

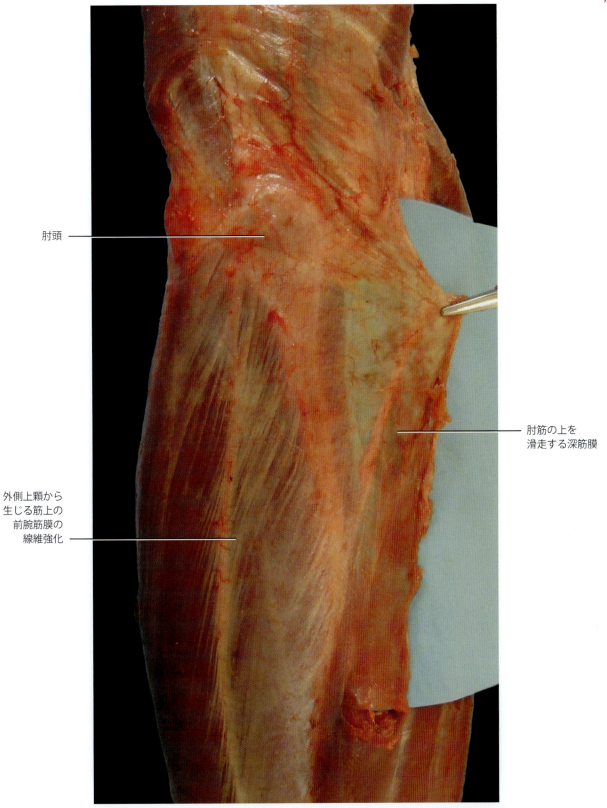

肘頭

肘筋の上を
滑走する深筋膜

外側上顆から
生じる筋上の
前腕筋膜の
線維強化

図7.43 肘の後面像．深筋膜は上腕から前腕へつながる連続層である．しかし，肘の高さで，この筋膜と下にある構造との関係は変化する．筋膜は肘頭と上顆に付着する．それは，肘筋の上を滑走し，上顆で多くの筋線維に挿入を与え，筋面へと付着する．収縮が起こった際にこれらの筋付着は，この切開によってはっきりと見えるようになった前腕筋膜を伸張する．

上肢の筋膜

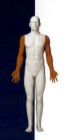

上肢の筋膜

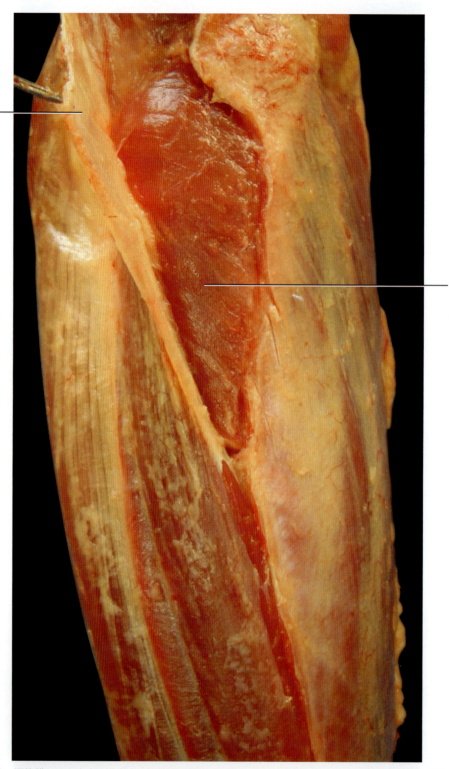

肘筋から分離されて持ち上げられた深筋膜

自身の筋外膜による肘筋

図7.44　肘の後面像．深筋膜の下を自由に滑走する筋外膜が肘筋を完全に包んでいることから，深筋膜は容易に肘筋から分離できる．肘筋上を滑走している深筋膜は，前腕筋膜へ上腕筋膜を結合する．

クリニカルパール7.8　外側上顆炎

外側上顆炎は，一般的に肘の外側に疼痛を有する患者に診断される病理である．手首の反復，または過剰運動，とりわけ肘関節伸展が原因で症状の悪化や炎症を生じる．通常，患者は外側上顆に敏感になり，手関節背屈への抵抗運動が疼痛を悪化させる．そしてこれは，頻繁な回内・回外運動に関連する過用損傷だと考えられている．この病理の有病率は一般人口の約1.0～1.5%で，一般的には利き腕によく発症する．また，症状を抱える人は就業人口の23%に達する（Papa., 2012）．

この病理は，一般的にテニス肘，もしくは外側上顆炎とよばれている．NirschlとAshman（2003）によると，慢性外側上顆炎の600例以上の病理組織学検査によって，線維芽細胞組織，血管過形成，無秩序で構造化されていないコラーゲン，そして炎症細胞の不足からなる変性過程を表したので，「外側肘腱症」（腱炎よりはむしろ）という用語が好ましい．腕橈関節の軟骨軟化症や滑膜周辺のインピンジメントなどの関節内病理と，輪状靱帯にかかわる症状も，この病理に関係する．他の可能性として，橈骨神経や前皮神経における圧迫および／または絞扼，短橈側手根伸筋の外傷性骨膜炎，橈骨上腕骨滑液嚢炎などがあげられる．これらの症状は，それ自体もしくは上顆炎に関連して現れる可能性がある．Van der Wal（2009）の理論を考慮すると，すべてのこれらの他の病理学的所見との関連について，よりよく理解することができる．実際に，筋，関節包，筋膜，靱帯その他は，肘の正しい運動を保証するために，一緒に作用しなければならない．もし1つの要素に変異が起これば，他のすべてに影響を及ぼす．したがって，それがすべての複雑な要素と，とりわけ深筋膜（すべての要素を結合する解剖学的構造）とのかかわりを考慮すると，外側上顆炎の治療はより効果的かもしれない．

した．そして，29の検体においてのみ，外側上顆に直接付着する短橈側手根伸筋を確認した．すべての他の四肢で，短橈側手根伸筋は，長橈側手根伸筋，総指伸筋，回外筋，外側側副靱帯，輪状靱帯（もし肘の靱帯が実際に存在すれば），肘の関節包および深筋膜に付着していたことが確認されている．したがって，結合組織と筋組織は一体となって考慮されなければならない．この組織の関連性が，関節におけるすべての部分で骨同士をつなげる真の腱付着部を作り出している．Van der Walは，結合組織と筋は平行に構成されず，どちらかというと連鎖的に存在して，いわゆる靱帯をすべての位置で機能的にさせていると定義した．筋と結合組織に対する構築学的な説明は以下のとおりである．筋と結合組織は直列に配向され，これらの動的実体へ力を伝達する．そして，これは結合組織が特定の関節位置のみに力を伝播させる場所に該当し，腱と平行して配向している靱帯のような「受動的な」力-誘導構造の古典的概念よりも適当である．

Van der Walは，肘領域における固有受容器の研究も行った．そして，受容器の機能を考慮したうえで，一般的に関節受容器，筋受容器とよばれる受容器のあいだにおける区別が人工的なものであることを発見した．機械受容器（いわゆる筋受容体）は，力の環境構成にて配置されているが，これは例として，筋，関節包および靱帯などの古典的解剖構造というより，筋と結合組織の構造をもつ受容器だと考えられる．ラットの外側の肘領域では，機械感覚性基質のスペクトルが，深筋膜とそれらの筋束（深筋膜と筋束はともに直列に配向される）のあいだの移行性領域で起こる．固有感覚のための受容体は，張力負荷が肘関節に伝達されるそれらの領域に集中する．筋とコラーゲン性結合組織が関節の完全性と安定性を維持するために連続して機能する場合，これらの構造を関節受容器や筋受容体に分けることはできない．

前腕の深筋膜：前腕筋膜

前腕筋膜は，厚く（平均的な厚み0.75mm），異なる方向へ向かう多くの線維束で構成される結合組織の白っぽい層である（図7.45, 46）．この筋膜は「マフ（筒）」として屈筋と深筋の区画を覆い，それらのあいだにいくつかの中隔を送る．このようにして，前腕筋膜は，前方，外方および後方の3つの区画を形成する．2枚の中隔は前方および後方区画において，前腕の筋の浅層から深層を分離する（図7.47, 48）．

前腕の近位部において，多くの筋線維は前腕筋膜の深層の面に挿入する（図7.49, 50）．また，四肢の遠位部では，前腕筋膜は下にある筋から容易に分離されるが，橈骨と尺骨の茎状突起に強く付着している．

前腕の深筋膜は，かなり血管新生化されている．Taoら（2000）は，深筋膜の血管の数が，浅筋膜の数よりも

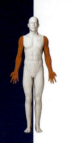

上肢の筋膜

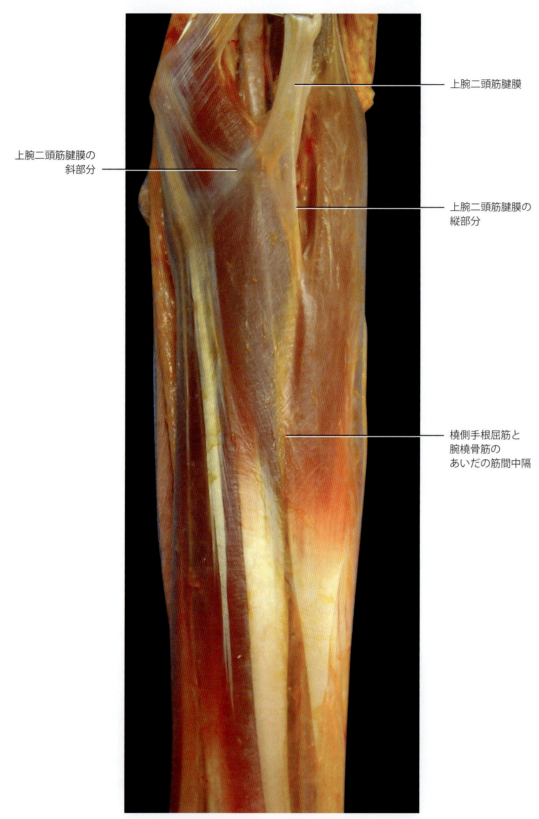

上腕二頭筋腱膜

上腕二頭筋腱膜の斜部分

上腕二頭筋腱膜の縦部分

橈側手根屈筋と腕橈骨筋のあいだの筋間中隔

図7.45 前腕の前面像．この被験者において前腕筋膜はより薄い．しかし，上腕二頭筋腱膜の線維強化は明らかである．上腕二頭筋腱膜が斜走線維束だけでなく，縦走線維束をもつことにも注目．この縦走線維束は，橈側手根屈筋と腕橈骨筋のあいだにある筋間中隔上の前腕筋膜を引っ張っている．

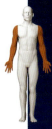
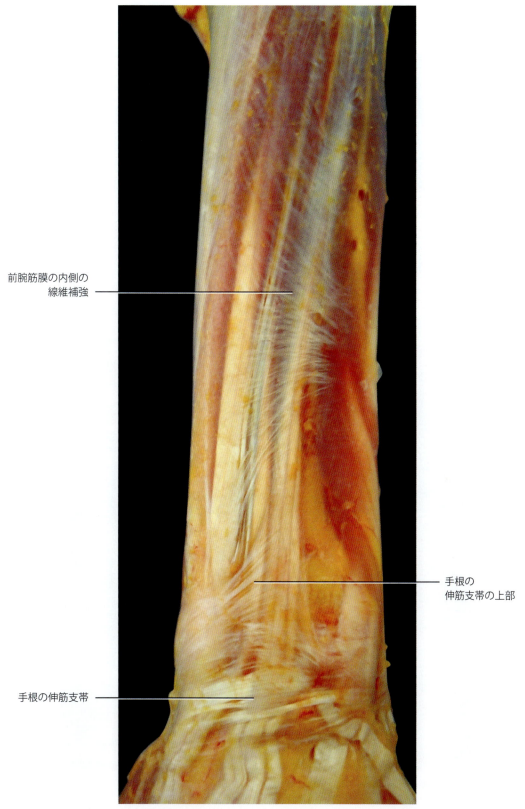

図 7.46 前腕の後面像．前腕筋膜における線維補強に注目．手根の伸筋支帯は，横走および斜走両方における筋膜強化と考えられる．斜走強化は，前腕筋膜の中間に存在する斜走線維束に続く．

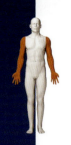

上肢の筋膜

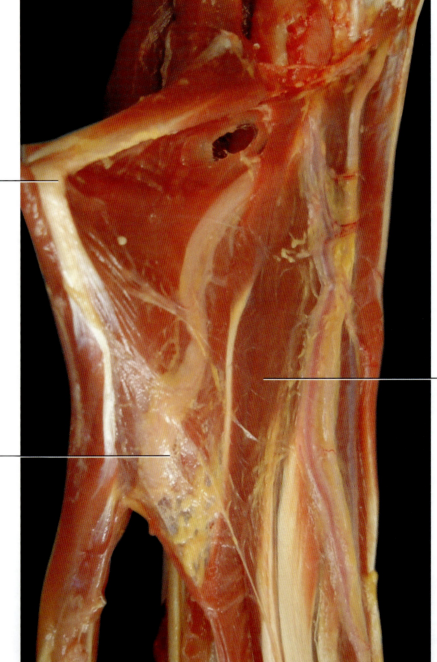

持ち上げられた
前腕の浅層筋面

さまざまな筋を
接続する
橋として
機能する深筋膜

前腕の
深層筋面

図 7.47　前腕前方部における浅層と深層の筋面を結合させる深筋膜を示した図.

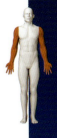

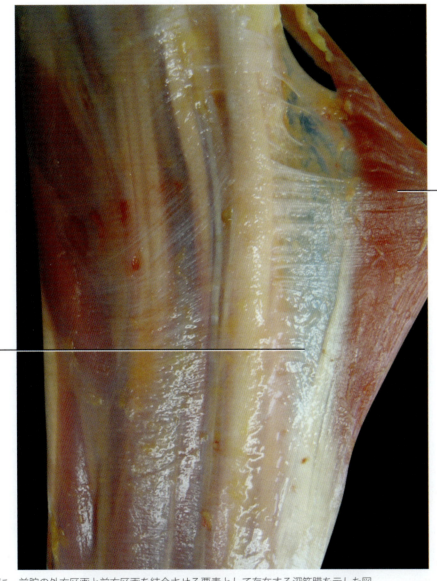

外方に
引っ張られた
腕橈骨筋

さまざまな筋を
結合する
橋として
機能する深筋膜

図 7.48 橋のように，前腕の外方区画と前方区画を結合させる要素として存在する深筋膜を示した図．

上肢の筋膜

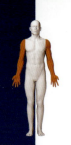

上肢の筋膜

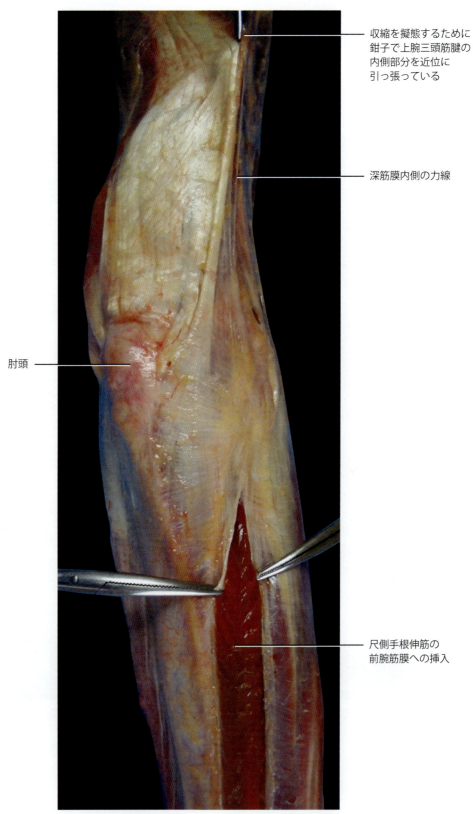

収縮を擬態するために
鉗子で上腕三頭筋腱の
内側部分を近位に
引っ張っている

深筋膜内側の力線

肘頭

尺側手根伸筋の
前腕筋膜への挿入

図 7.49　前腕の後面像．上腕三頭筋は，前腕筋膜に筋筋膜挿入している．前腕筋膜の内側へ尺側手根伸筋が挿入する場所で，この挿入は終わる．

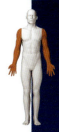

上肢の筋膜

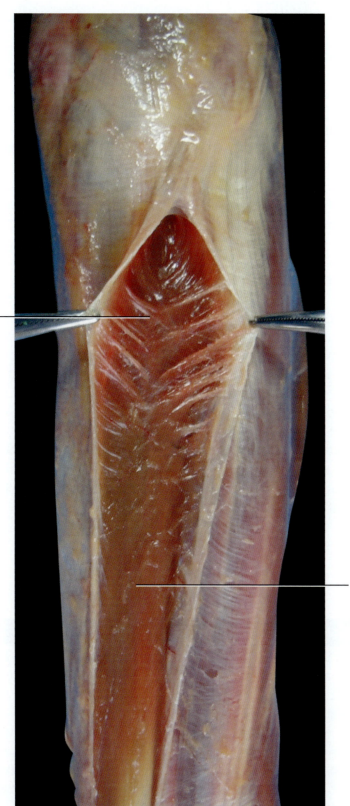

尺側手根伸筋の
前腕筋膜への筋膜挿入

（自身の筋外膜によって）
前腕筋膜の下を滑走できる
尺側手根伸筋

図7.50 前腕の後面像．前腕筋膜は，深筋膜でこの筋の関係を示すために尺側手根伸筋に沿って切除されている．この領域の筋群の典型として，前腕筋膜の近位で内側に挿入される多くの筋線維がある．このように，尺側手根伸筋は収縮のたびに筋膜を伸張する．遠位では，遠位部で筋を包囲する筋外膜の存在によって，前腕筋膜の下で滑走可能である．

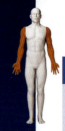

クリニカルパール 7.9　尺骨神経の絞扼性神経障害

　尺骨神経は，その経路に沿った多くの排出口にて圧迫されることがある．最も頻繁な部位は肘で，ここで尺骨神経が尺骨神経溝領域で神経経路沿いに圧迫を起こすことがある（肘部管症候群）．肘部管症候群は，2番目に多い一般的な末梢神経圧迫症候群である．患者は，通常，運動虚弱，筋萎縮および尺側領域の感覚変化を訴える．臨床診断は，神経伝導検査によって確認可能である．肘部管の屋根は，尺側手根屈筋の2頭を覆う深筋膜と，オズボーン靱帯（孤立して存在する構造というより，筋膜強化として考えるほうが適切）によって形成される（Macchi et al., 2014）．肘部管の床は，肘の関節包と内側側副靱帯の後方および横行部分によって形成される．そして，肘部管の壁は内側上顆と肘頭によって形成される．この高さでの深筋膜の過剰な緊張によって，肘部管の直径を縮め，肘部管症候群の原因となることは明白である．

　尺側の圧迫の第2の部位は，いわゆる「Struthersのアーケード」とよばれる（Nakajima et al., 2009）．このアーケードの存在および，この構造が近位尺骨の神経絞扼のいくつかに関係しているか否かについて重要な論争が存在する．Struthersのアーケードとは，その内側縁が上腕筋膜と内側の上腕靱帯で形成された管のことで，上腕筋膜への烏口腕筋腱の筋膜拡張である．このアーケードの前縁は内側筋間中隔によって，外側縁は筋線維と上腕三頭筋の内側頭によって形成される．このアーケードは，内側上顆に向かって近位に8cmの長さである．Tubbsら（2011）は，15体（30側）の解剖用遺体を解剖し，尺骨神経の経路とこの領域における軟部組織との関係について分析を行った．彼らは，尺骨神経を交差させて下内側の上腕における肥厚を確認した．そして，これが86.7％の側において，StruthersのアーケードXと整合していると報告した．57.7％の側では，Struthersのアーケードは上腕筋膜の肥厚から存在を確認でき，これらはⅠ型アーケードと分類された．19.2％の側では，内部の上腕靱帯によってアーケードが生じ，これらはⅡ型アーケードと分類された．さらに，23.1％の側では厚みのある内側筋間中隔で生じ，これらはⅢ型アーケードと分類された．この研究から，上腕筋膜が部分的に厚みをもつこと，そしてこの厚みが尺骨神経に圧迫をもたらすと断言することができる．

　最終的に，尺骨神経はギヨン管で圧迫される（ギヨン管症候群）．この管は，豆状骨，有鉤骨鉤，横手根靱帯（床を形成），および手根屈筋支帯（屋根を形成）によって形成される．より重要な臨床徴候は，小指の先端と尺側の指の1.5本領域で生じる感覚消失および／または骨間筋と母指内転筋の検査で認められる虚弱などの運動徴候である．この症候群は，小指球（循環），神経節，有鉤骨骨折，尺骨動脈血栓症または動脈瘤における長期間の圧迫に起因する．手根の屈筋支帯の過剰な緊張によって，この症候群が起きることもありうる．母指球と小指球の多くの筋線維は，手根屈筋支帯から生じて，収縮させると即座に支帯を伸張させる．この支帯は前腕筋膜の強化に役立つ．さらにはこの筋膜の高密度化が，ギヨン管症候群を引き起こすこともありうる．

クリニカルパール 7.10　ドゥ・ケルヴァン症候群

　この症候群は，短母指伸筋と長母指内転筋の腱を囲む鞘や管で生じる腱滑膜炎である．組織学的な標本の評価において，慢性の変性過程と整合した肥厚，粘液様変性を示す．症状は，手首の母指側の疼痛，圧痛および腫脹，そして物を握ることの困難さである．この臨床的診断には，Finkelstein's test（フィンケルシュタインテスト）が用いられる．このテストを行う際，検査医師は患者の母指を握り，手を鋭く尺側偏位させる．もし遠位橈側に沿って激痛が認められれば，ドゥ・ケルヴァン症候群が疑われる．ドゥ・ケルヴァン症候群の原因は特発性だが，一般的には母指の反復運動が多い人に共通する過用損傷と考えられている．この症状への糖質コルチコイド注射の有効性についての限定的な証拠がある．その他の治療法も有効性を示さなかったが，プラセボ対照臨床試験では評価されなかった．ドゥ・ケルヴァン症候群の処置は，科学的データよりも慣例で定義され行われている．

　Alvarez-Nemegyei（2004）は，ドゥ・ケルヴァン腱障害が，厚くなる支帯に起因する腱インピンジメントだと報告した．肥厚によって腱は適切に滑走できず，血管分布が結果として生じる腱変性で変えられるということである．手首の支帯は，前腕筋膜の強化である．したがって，前腕筋膜で起こるどんな変性も手首の支帯に影響を及ぼし，腱インピンジメントの原因になりうる．

多いことを発見した．前腕では，深筋膜血管系は，筋膜皮弁を経由して血液供給を行う主経路である．

掌側の前腕下部 1/3 では，前腕筋膜は長掌筋腱によって突き通される．そして，手掌筋膜と結合する手前で遠位に，表面的に前腕筋膜に向かって走る．遠位に，前腕筋膜は手関節と手掌の背部筋膜に続き，そのまま，外側と内側の母指球筋膜と小指球筋膜にそれぞれ続く．中央で，この筋膜は手掌腱膜の深層を形成する．

橈側手根屈筋と尺側手根屈筋は前腕筋膜の下に位置する．しかし，遠位では，これらの傍腱組織は前腕筋膜と融合している．そのため，前腕筋膜は手首でそれらを包囲するようにみえる．約85％の調査例で，尺側手根伸筋が小指球の筋膜へ遠位で腱展開していた（図 7.51, 52）．この展開は，第5中手骨の外側領域で発達し，小指対立筋の上に横たわる筋膜を補強する．また，この展開は狭く，線維帯は第5中手骨の遠位 1/3 に沿って配置され，扇形の形状に広がり，中手指節関節を覆う筋膜の中へ挿入される．尺側手根伸筋の腱に張力がかけられると，この線維帯へ牽引が明らかに伝播する．

手首の前腕筋膜は，屈筋支帯と伸筋支帯によって補強され，一部の研究者はこれを輪状靱帯とよぶ（図 7.53, 54）．この筋膜はさまざまな交差方向（内方 - 外方と外方 - 内方）を伴う強い線維束で形成され，多重層に配置されている．これらの筋膜の平均的な厚みは，1.19mm である．屈筋支帯は，母指球と小指球の多くの筋線維へ挿入する．そして支帯を伸張し，収縮が起こるたびに前腕筋膜が尾側方向に広がる．手根支帯は十分に神経支配され，末梢運動協調性と固有感覚において重要な役割を果たす（Stecco et al., 2010）．

手首の屈筋支帯は，横手根靱帯と区別されなければならない（図 7.55, 56）．支帯は，深筋膜の強化である．横手根靱帯は，22～26mm の幅と，平均的な厚み 2mm の真の靱帯である．この靱帯は，舟状骨と大菱形骨に，有鉤骨と豆状骨を結合させ，手根骨の正面に位置する深溝を線維骨性のトンネル（手根管）に転換する．手根管には，指の屈筋腱と正中神経が含まれる．手根の屈筋支帯はその屋根を形成し，また横手根靱帯は，尺骨動脈と尺骨神経が通過するギヨン管の底を形成する．手根管症候群が支帯でなく横靱帯に関連することから，この仕様は臨床診療において重要である．もし，低侵襲性手術において靱帯のみを切除し支帯を維持できれば，手根管解

離後に患者がよく経験する固有受容器の損傷や減弱は最小になる．

手掌の深筋膜：手掌筋膜複合体

手の手掌筋膜複合体は，次の5つの構成要素をもつ．手掌腱膜，深手掌筋膜，内転筋筋膜，母指球と小指球の筋膜，およびこれらすべてを結合する中隔．

手掌腱膜[1]は，組織学的検査によって区別可能な2つの副層で構成される．浅層はすべてが縦方向に配向されるコラーゲン線維で形成され，深層は横方向のコラーゲン線維で形成される．第1の層は浅筋膜の局所的な特殊化だと考えられていて，深横層は，手掌の深筋膜と前腕筋膜の遠位相当の局所的な特殊化を階層化する．長掌筋は，手掌腱膜の固有張筋で，母指球筋と小指球筋の多くの筋線維はこの腱膜へと挿入する．短掌筋は，完全に手掌腱膜から生じる．人口の約15％において，長掌筋は存在しない（図 7.57, 58）．その場合，手掌腱膜の肉眼的な外見は決定的な不調和を表す．このことは，長掌筋の機械的緊張が，浅層の線維の縦走配列を決定するのに積極的な役割を果たすことを示唆する．縦走線維は，第2～5指に向かって伸びる4つの帯を構成する．手掌の遠位部の高さでは，多数の帯が皮膚へ挿入するまで通過し，その一方で，他はわきへ外れて手掌の指間靱帯へと続く．わずかな帯は，皮膚と近位指節骨の上にある線維屈筋鞘がある指へと遠位に続く．横走線維はより薄く，近位でまばらとなるが，遠位ではその数と厚みを増やして最終的に強い横靱帯を形成する．

手掌腱膜の下で，屈筋腱の線維鞘と，もう1つの深筋膜層に該当する深手掌筋膜（または骨間筋膜）がみられる．深手掌筋膜は，虫様筋の下に横たわり，同時に骨間筋の上に位置する．この筋膜は手首に向かうにつれて，手根関節の関節包の靱帯内で薄くなる．指では，中手指節関節の関節包内で薄くなる．深手掌筋膜は，遠位で横走コラーゲン線維によって補強され，深横中手靱帯を形成する．この靱帯は，手の機能における中心位置を占め，手に渡って中手骨に付着する．それは，多くの中隔によっ

---

[1]：これは一般的名称である．しかし，手掌腱膜は腱膜特徴をもっていて，単なる扁平腱ではない．実際，それはさまざまな方向に配置される線維をもち，異なる筋がここへ挿入する．

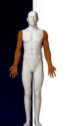

上肢の筋膜

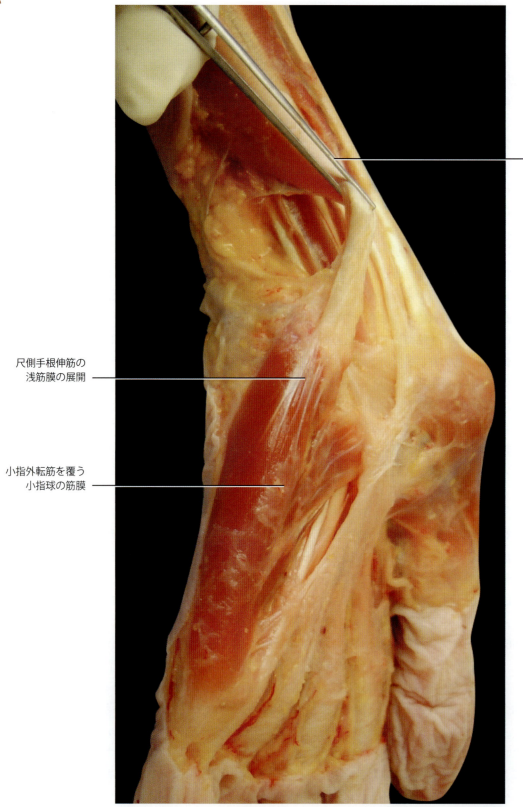

尺側手根伸筋腱
（鉗子で
伸張されている）

尺側手根伸筋の
浅筋膜の展開

小指外転筋を覆う
小指球の筋膜

図7.51 手の前内側面像．尺側手根伸筋は，2つの筋膜展開をもつ．1つは，小指外転筋を覆う筋膜へ挿入する浅在性のもので，もう1つは，小指対立筋を覆う筋膜へ挿入する深在性のもの（**図7.52**）である．これによって，尺側手根伸筋の収縮が小指球のすべての筋膜を引っ張ることができる．

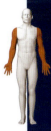

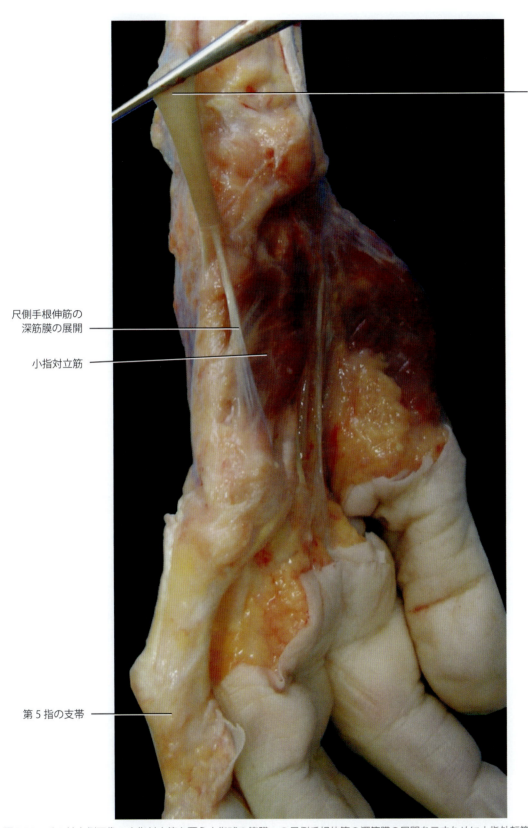

尺側手根伸筋腱
(鉗子で伸張されている)

尺側手根伸筋の
深筋膜の展開

小指対立筋

第5指の支帯

図7.52　手の前内側面像．小指対立筋を覆う小指球の筋膜への尺側手根伸筋の深筋膜の展開を示すために小指外転筋は除去されている．

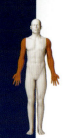

上肢の筋膜

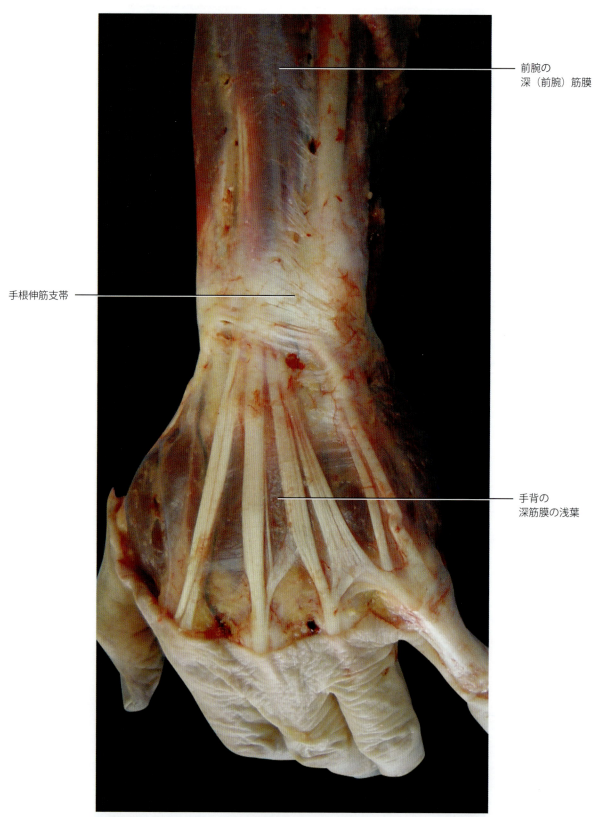

前腕の深（前腕）筋膜

手根伸筋支帯

手背の深筋膜の浅葉

図7.53　手の後面像．長指伸筋腱を包囲する深筋膜（深筋膜の浅葉）を示すために，皮下組織が除去されている．手根伸筋支帯が，前腕筋膜と手の深筋膜の両方に結合する点に注目．

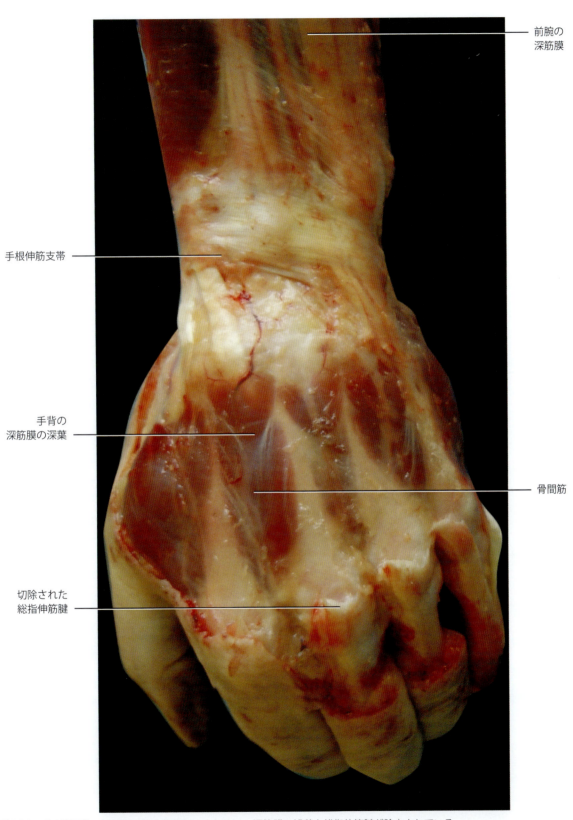

図 7.54 手の後面像. 骨間筋を覆う深葉を示すために，深筋膜の浅葉と総指伸筋腱が除去されている.

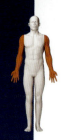

上肢の筋膜

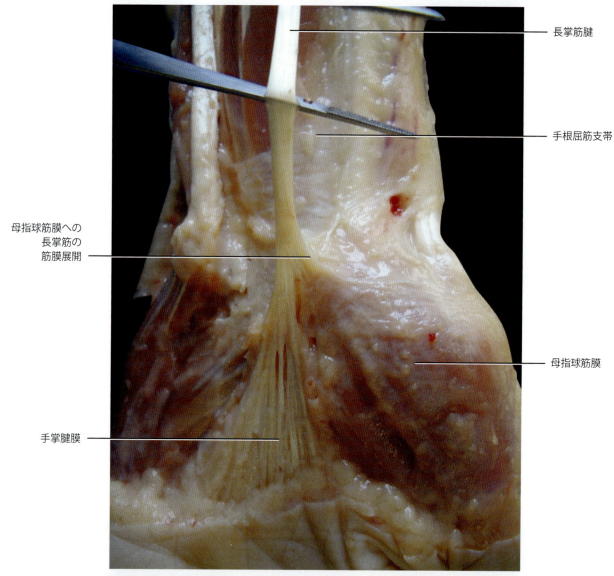

長掌筋腱

手根屈筋支帯

母指球筋膜への
長掌筋の
筋膜展開

母指球筋膜

手掌腱膜

図 7.55 手首の前面像. 母指球筋膜への筋膜展開と，手掌腱膜の縦走線維対するその緊張効果を示すために，長掌筋腱が持ち上げられている.

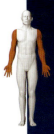

上肢の筋膜

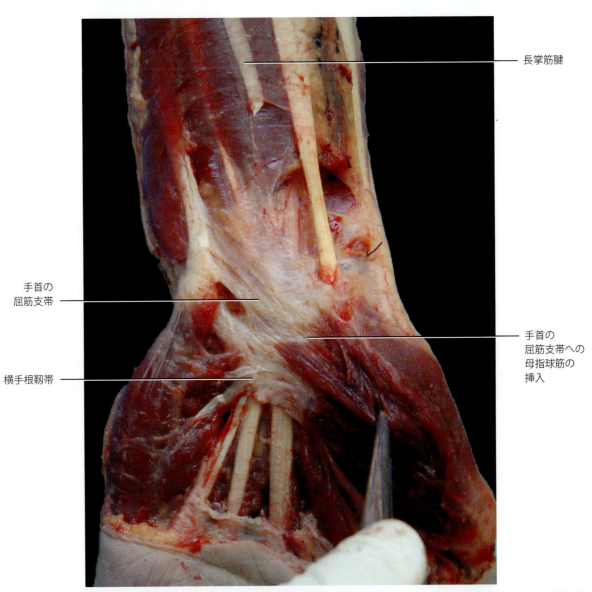

長掌筋腱

手首の
屈筋支帯

横手根靱帯

手首の
屈筋支帯への
母指球筋の
挿入

図7.56　手首の屈筋支帯へ向かう母指球筋の挿入を示すために，手掌腱膜と長掌筋腱が除去されている．屈筋支帯は斜走線維束で形成され，横手根靱帯はより深層に存在して横走線維束で形成されているという違いが存在する．

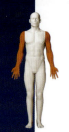

上肢の筋膜

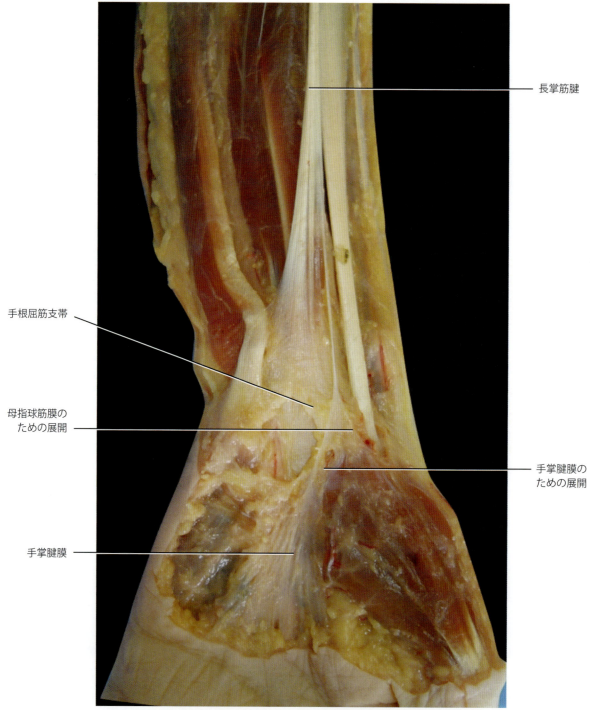

長掌筋腱

手根屈筋支帯

母指球筋膜のための展開

手掌腱膜のための展開

手掌腱膜

図 7.57 手首の前面像．この検体の長掌筋腱は扇のように開いていて，手掌腱膜へ向かって非常に薄く挿入するが，その一方で，筋腱の大部分は手根屈筋支帯へと挿入している．

286

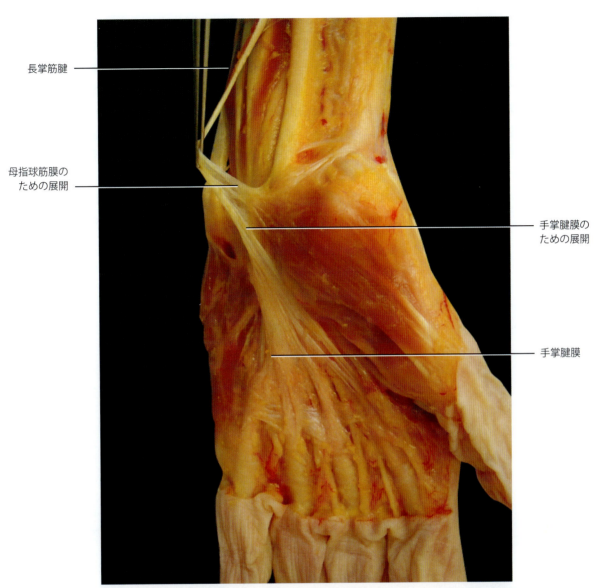

図7.58 手の前外側面像．母指球筋膜への筋膜展開を示すために，長掌筋腱が持ち上げられている．

て，手掌腱膜の縦走線維と横走線維の両方へ結合される．とくに，2つの縦中隔（手掌腱膜の辺縁中隔）によって手掌腱膜に結合されて，遠位ではLegueuとJuvara（1892）が初めて述べた7つの垂直中隔によって手掌腱膜へ結合する．中間の中隔は長方形で，それぞれが浅縁を伴って手掌腱膜に付着する．そして深縁は，深手掌筋膜，または内転筋筋膜へと付着する．中隔は，近位では自由鎌状縁をもち，中隔が指の深筋膜へつながる場所では遠位での制限をもつ．中隔は，手の中央区画を8つの小区画に分ける．この小区画のうち4つには第2〜5指のため屈筋腱が含まれ，その他には虫様筋と関連する指の血管と神経が含まれる．

手掌腱膜は，その厚く短い垂直皮膚によって，皮膚に強く付着する．それは，手の遠位部でともに接近した間隔で配置される．皮膚への接線の圧迫は，いかなる方向であっても，皮膚支帯を通して手掌筋膜へ力線を伝達し，また同様に中隔経由で力線を手の骨へ伝える．このシステムは，手掌腱膜が長掌筋の収縮か中手指節関節の伸展，またはその両方が生じる際に活性化される．腱膜がリラックスしているとき，皮膚は左右，そして遠位近位方向で運動を起こすことができる．

母指球と小指球の筋膜は，それらの下の筋と強く付着している筋外膜である．そしてこの領域では，特定の筋膜層を分離することはできない．LingとKumar（2009）

は，母指球筋と小指球筋の上に横たわっている．頑丈ではっきりした筋膜の欠如を確認した．疎性結合組織は，個々の母指球筋と小指球筋のあいだに存在する．これらの筋膜は，近位で手首の屈筋支帯まで続く．母指球筋と小指球筋の多くの線維は，手首の屈筋支帯へ挿入し，これを斜尾方向へ伸張する．このことから，この支帯を補強する線維束の多くは同じ方向へ配向され，これと同時に，母指球筋と小指球筋の筋線維がこの支帯へと挿入すると確証できる．母指球筋と小指球筋の筋膜は，手背筋膜へと外側そして内側に続く（図7.59, 60）．Platzer（1978）とKanayaら（2002）は，小指外転筋について述べた．この筋は，第5指の手背筋膜に腱展開をもたらす．この展開は，筋の最も多くの背側部から生じ，中手指節関節で，またはさらに遠位に指節骨のほうへと第5指の背側筋膜に併合するためにアーチを描く．小指外転筋に加えられる緊張は，この筋の線維帯へ伝播され，またここから第5指の手背筋膜へと伝播する．

母指内転筋は，自らの繊細な筋膜である内転筋筋膜によって覆われる．内転筋筋膜は第3中手骨から放射状に伸びて，第1中手骨と長母指屈筋腱の尺側に挿入する．

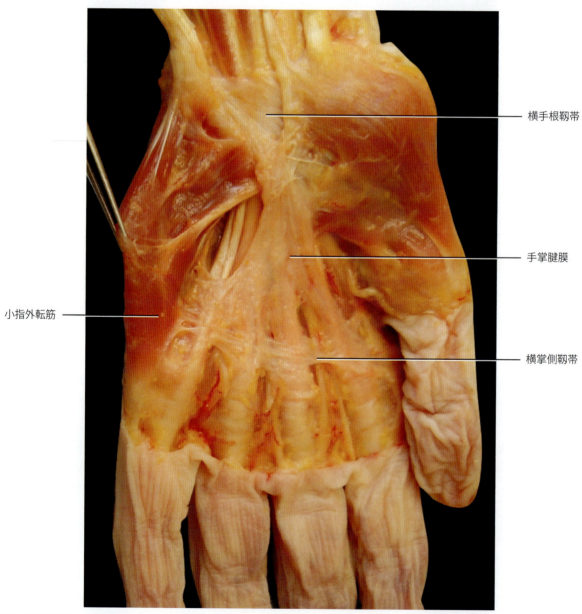

図7.59 手の前面像．横掌側靱帯と，手掌腱膜への母指球筋と小指球筋の挿入を示すために，手掌腱膜の浅層が除去されている．

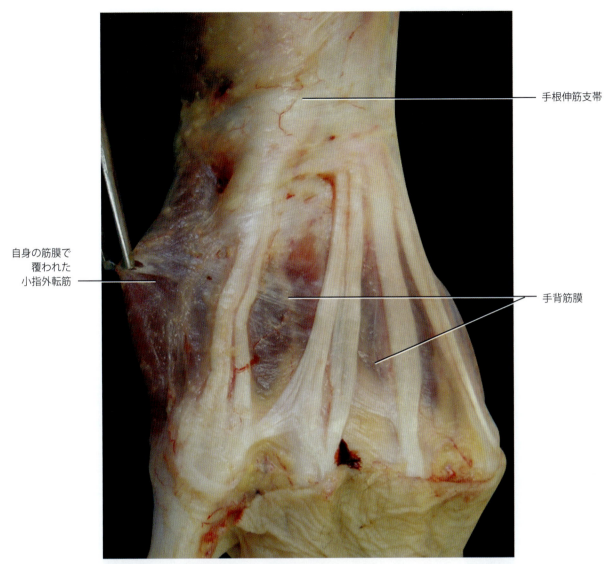

図7.60 手の背側面像．手背筋膜と手根伸筋支帯を伴う小指外転筋の連続性に注目．

また，この筋膜は，母指内転筋の遠位辺縁で第1背側骨間筋を覆う筋膜まで続く．母指内転筋のいくつかの筋線維は，この筋膜から生じる．

手背筋膜

手背には，2つの深筋膜がある（**図7.61, 62**）．浅葉は，すべての伸筋腱を覆いながら近位で手根伸筋支帯に結合し，遠位では指の手背筋膜に続く．深葉は，背側骨間筋の上に位置し，それぞれの中手骨の骨膜と融合する．これら2つの筋膜はより薄いが，それぞれが腱膜の特徴をもつ．それらのあいだにある疎性結合組織は，下にある面に関して伸筋腱の滑走を可能にする．浅葉と腱間結合のあいだの付着が，浅葉と伸筋腱のあいだの強い機能的相互関係を保証する．Landsmeer（1949）は，手背筋膜が伸筋群の結合と調整に必要な形態学的基礎を表すと説明した．

指の深筋膜

指に，浅筋膜は存在しない．指の皮膚は，皮膚の位置を変えずに手の屈曲を可能にする線維性要素によって，深筋膜に固定されている．皮膚は，顕著なしわ（皮下脂肪／皮膚のヒダ）のより深層の面に，緩く付着している．そしてこれは，多くの頑丈なアンカーポイントを有するしわの隣接側の皮膚と対照的である．

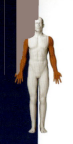

上肢の筋膜

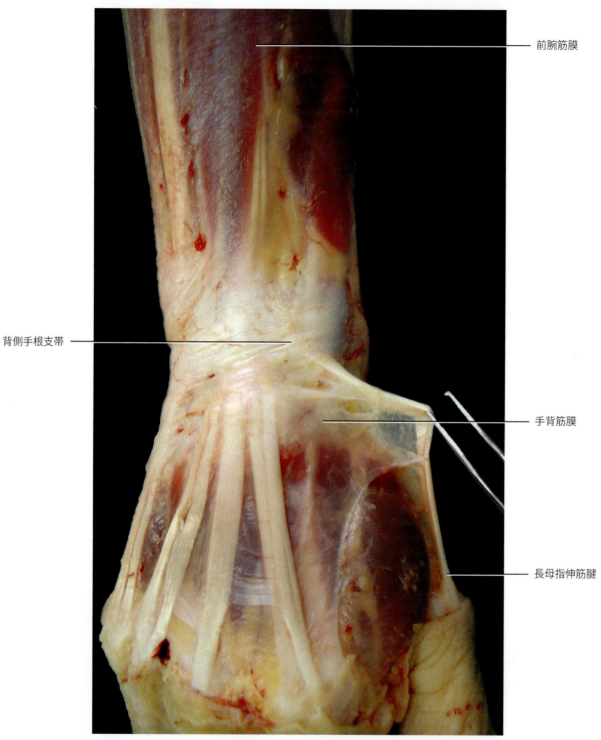

前腕筋膜
背側手根支帯
手背筋膜
長母指伸筋腱

図 7.61　手の後面像．長母指伸筋腱が持ち上げられ，この筋腱が手背筋膜で包まれていることを示している．

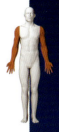

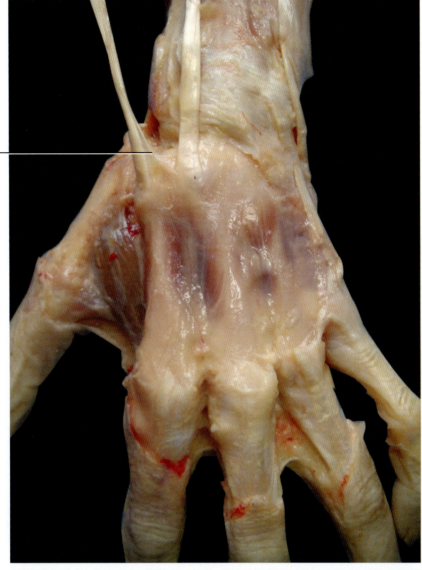

長橈側手根伸筋腱の筋膜展開

図 7.62 手の後面像．指伸筋腱が除去されている．手背筋膜の深葉へ起きる筋膜展開を示すために，長橈側手根伸筋が伸張されている．

指で，深筋膜は支帯によって各関節周囲で補強されている．Rayanら（1997）は，伸筋支帯システムについて解説し，それが外来筋と内在筋の筋腱構造と統合されていると示した．このシステムは，横走方向，矢状方向，斜方の線維をもつ．横行矢状線維は，掌側板とともに，中手骨頭を囲む閉じた円柱状の管を形成する．そして矢状帯は，指伸筋腱と浅骨間筋腱を両側で包む．斜走線維は，矢状帯の遠位に三角形層板を形成する．これらの支帯構造における役割についての議論では，これらが種々の機能的要求に応じる組織複合体の一部にすぎないという点を念頭におく必要がある．この三次元複合体は，手の機械的機能を助けるためにデザインされた，線維骨格だと考えることができる．Landsmeerは，斜方靱帯が2つの末節骨の運動を同期させるために重要な役割をもち，最大屈曲する末節骨の伸展を惹起することを証明した（Bendz., 1985）．

引用文献

Abu-Hijleh, M.F., Roshier, A.L., Al-Shboul, Q., Dharap, A.S., Harris, P.F., 2006. The membranous layer of superficial fascia: Evidence for its widespread distribution in the body. Surg. Radiol. Anat. 28 (6), 606–619.

Alvarez-Nemegyei, J., Canoso, J.J., 2004. Evidence-based soft tissue rheumatology: Epicondylitis and hand stenosing tendinopathy. J. Clin. Rheumatol. 10 (1), 33–40.

Bektas, U., Ay, S., Yilmaz, C., Tekdemir, I., Elhan, A., 2003. Spinoglenoid septum: A new anatomic finding. J. Shoulder Elbow Surg. 12 (5), 491–492.

Belzile, E., Cloutier, D., 2001. Entrapment of the lateral antebrachial cutaneous nerve exiting through the forearm fascia. J. Hand Surg. Am 26 (1), 64–67.

Bendz, P., 1985. The functional significance of the oblique retinacular ligament of Landsmeer. A review and new proposals. J. Hand Surg. Br 10 (1), 25–29.

Bidic, S.M., Hatef, D.A., Rohrich, R.J., 2010. Dorsal hand anatomy relevant to volumetric rejuvenation. Plast. Reconstr. Surg. 126 (1), 163–168.

Bolté, R., Martin, C.R., 1935. Sur quelques faisceaux tenseurs des aponévroses. Ann. Anat. Pathol. 12, 1–8.

Busquet, L., 1995. Les Chaînes Musculaires, Tome II, Frison Roche, Paris.

Butler, D.S., 1991. Mobilisation of the Nervous System, first edition. Churchill Livingstone, Melbourne, Australia.

Cabrera, J.M., McCue, F.C., 1986. Nonosseous athletic injuries of the elbow, forearm and hand. Clin. Sports Med. 5 (4), 681–700.

Chafik, D., Galatz, L.M., Keener, J.D., Kim, H.M., Yamaguchi, K., 2012. Teres minor muscle and related anatomy. J. Shoulder Elbow Surg. 22 (1), 108–114.

Davidson, J.J., Bassett, F.H., 3rd., Nunley, J.A., 1998. Musculocutaneous nerve entrapment revisited. J. Shoulder Elbow Surg. 7 (3), 250–255.

Duparc, F., Coquerel, D., Ozeel, J., Noyon, M., Gerometta, A., Michot, C., 2010. Anatomical basis of the suprascapular nerve entrapment, and clinical relevance of the supraspinatus fascia. Surg. Radiol. Anat. 32 (2), 277–284.

Fourie, W.J., Robb, K.A., 2009. Physiotherapy management of axillary web syndrome following breast cancer treatment: Discussing the use of soft tissue techniques. Physiotherapy 95 (4), 314–320.

Friend, J., Francis, S., McCulloch, J., Ecker, J., Breidahl, W., McMenamin, P., 2010. Teres minor innervation in the context of isolated muscle atrophy. Surg. Radiol. Anat. 32 (3), 243–249.

Gleason, P.D., Beall, D.P., Sanders, T.G., et al., 2006. The transverse humeral ligament: A separate anatomical structure or a continuation of the osseous attachment of the rotator cuff? Am. J. Sports Med. 34 (4), 72–77.

Kanaya, K., Wada, T., Isogai, S., 2002. Variations in insertion of the abductor digiti minimi: An anatomic study. J. Hand Surg. Am 27 (2), 325–328.

Keener, J.D., Chafik, D., Kim, H.M., Galatz, L.M., Yamaguchi, K., 2010. Insertional anatomy of the triceps brachii tendon. J. Shoulder Elbow Surg. 19 (3), 399–405.

Langevin, H.M., 2006. Connective tissue: a body-wide signalling network? Med. Hypotheses 66 (6), 1074–1077.

Langevin, H.M., Yandow, J.A., 2002. Relationship of acupuncture points and meridians to connective tissue planes. Anat. Rec. 269 (6), 257–265.

Lebarbier, A., 1980. Principes élémentaires d'acupuncture, Maisonneuve éd.

Legueu, F., Juvara, E., 1892. Des aponévroses de la paume de la main. Bull Soc. Anat. Paris. 67 (5), 383–400.

Lester, B., Jeong, G.K., Weiland, A.J., Wickiewicz, T.L., 1999. Quadrilateral space syndrome: diagnosis, pathology, and treatment. Am. J. Orthop. 28 (12), 718–725.

Ling, M.Z., Kumar, V.P., 2009. Myofascial compartments of the hand in relation to compartment syndrome: A cadaveric study. Plast. Reconstr. Surg. 123 (2), 613–616.

Lockwood, T., 1995. Brachioplasty with superficial fascial system suspension – variation of the subcutaneous tissue with aging. Plast. Reconstr. Surg. 96 (4), 912–920.

Macchi, V., Tiengo, C., Porzionato, A., et al., 2014. The cubital tunnel: a radiologic and histotopographic study. J. Anat. 225 (2), 262–269.

Myers, T.W., 2001. Anatomy Trains. Churchill Livingstone, Oxford, pp. 171–194.

Nakajima, M., Ono, N., Kojima, T., Kusunose, K., 2009. Ulnar entrapment neuropathy along the medial intermuscular septum in the midarm. Muscle Nerve 39 (5), 707–710.

Nirschl, R.P., Ashman, E.S., 2003. Elbow tendinopathy: tennis elbow. Clin. Sports Med. 22 (4), 813–836.

Papa, J.A., 2012. Two cases of work-related lateral epicondylopathy treated with Graston Technique® and conservative rehabilitation. J. Can. Chiropr. Assoc. 56 (3), 192–200.

Pecina, M.M., Krmpotic-Nemanic, J., Markiewitz, A.D., 1997. Tunnel Syndromes, second ed. CRC Press, Boca Raton, pp. 57–59.

Platzer, W., 1978. Locomotor system. In: Kahle, W., Leonhardt, H., Platzer, W. (Eds.), Color Atlas and Textbook of Human Anatomy, first ed. Georg Thieme Publishers, Stuttgart, pp. 148–164.

Rayan, G.M., Murray, D., Chung, K.W., Rohrer, M., 1997. The extensor retinacular system at the metacarpophalangeal joint: Anatomical and histological study. J. Hand Surg. Br 22 (5), 585–590.

Rispoli, D.M., Athwal, G.S., Sperling, J.W., Cofield, R.H., 2009. The anatomy of the deltoid insertion. J.

Shoulder Elbow Surg. 18 (3), 386–390.

Shahnavaz, A., Sader, C., Henry, E., et al., 2010. Double fat plane of the radial forearm free flap and its implications for the microvascular surgeon. J. Otolaryngol. Head. Neck. Surg. 39 (3), 288–291.

Singer, E., 1935. Fasciae of the human body and their relations to the organs they envelop. Williams & Wilkinns Company, Baltimore, pp. 19–21.

Stecco, C., Macchi, V., Lancerotto, L., Tiengo, C., Porzionato, A., De Caro, R., 2010. Comparison of transverse carpal ligament and flexor retinaculum terminology for the wrist. J. Hand Surg. Am 35 (5), 746–753.

Stecco, C., Porzionato, A., Macchi, V., et al., 2008. The expansions of the pectoral girdle muscles onto the brachial fascia: morphological aspects and spatial disposition. Cells Tissues Organs 188 (3), 320–329.

Stecco, L., 1996. La Manipolazione Neuroconnettivale. Marrapese, Roma, pp. 45–62.

Tao, K.Z., Chen, E.Y., Ji, R.M., Dang, R.S., 2000. Anatomical study on arteries of fasciae in the forearm fasciocutaneous flap. Clin. Anat. 13 (1), 1–5.

Travell, J., Simons, D.G., 1983. Myofascial pain and dysfunction. The trigger point manual. Williams & Wilkins, Baltimore, pp. 195–505.

Tubbs, R.S., Apaydin, N., Uz, A., et al., 2009. Anatomy of the lateral intermuscular septum of the arm and its relationships to the radial nerve and its proximal branches. J. Neurosurg. 111 (2), 336–339.

Tubbs, R.S., Deep, A., Shoja, M.M., Mortazavi, M.M., Loukas, M., Cohen-Gadol, A.A., 2011. The arcade of Struthers: An anatomical study with potential neurosurgical significance. Surg. Neurol. Int. 184 (2), 1–10.

Van der Wal, J., 2009. The architecture of the connective tissue in the musculoskeletal system – an often overlooked functional parameter as to proprioception in the locomotor apparatus. In: Huijing, P.A., et al. (Eds.), Fascia Research II. Second International Fascia Research Congress, Elsevier Munich, pp. 21–35.

Wilgis, E.F., Murphy, R., 1986. The significance of longitudinal excursion in peripheral nerves. Hand Clin. 2 (4), 761–766.

Windisch, G., Tesch, N.P., Grechenig, W., Peicha, G., 2006. The triceps brachii muscle and its insertion on the olecranon. Med. Sci. Monit. 12 (8), BR290–BR294.

参考文献

Assmus, H., Antoniadis, G., Bischoff, C., et al., 2011. Cubital tunnel syndrome: A review and management guidelines. Cent. Eur. Neurosurg. 72 (2), 90–98.

Ay, S., Akinci, M., Sayin, M., Bektas, U., Tekdemir, I., Elhan, A., 2007. The axillary sheath and single-injection axillary block. Clin. Anat. 20 (1), 57–63.

Benninghoff, A., Goerttler, K., 1978. Lehrbuch der Anatomie des Menschen, second ed. Urban & Schwarzenberg, München-Berlin-Wien, pp. 475–477.

Bojsen Moller, F., Schmidt, L., 1974. The palmar aponeurosis and the central spaces of the hand. J. Anat. 117 (1), 55–68.

Briggs, C.A., Elliott, B.G., 1985. Lateral epicondylitis. A review of structures associated with tennis elbow. Anat. Clin. 7 (3), 149–153.

Chiarugi, G., Bucciante, L., 1975. Istituzioni di Anatomia del l'uomo, eleventh ed. Vallardi-Piccin, Padova, pp. 596–599.

Colas, F., Nevoux, J., Gagey, O., 2004. The subscapular and subcoracoid bursae: Descriptive and functional anatomy. J. Shoulder Elbow Surg. 13 (4), 454–458.

Hammer, W.I., 2007. Functional Soft-Tissue Examination and Treatment by Manual Methods, third ed. Jones & Bartlett, Sudbury, MA, pp. 163–211.

Holland, A.J., McGrouther, D.A., 1997. Dupuytren's disease and the relationship between the transverse and longitudinal fibers of the palmar fascia: A dissection study. Clin. Anat. 10 (2), 97–103.

Jelev, L., Surchev, L., 2007. Study of variant anatomical structures (bony canals, fibrous bands, and muscles) in relation to potential supraclavicular nerve entrapment. Clin. Anat. 20 (3), 278–285.

Johson, R.K., Spinner, M., Shrewsbury, M.M., 1979. Median nerve entrapment syndrome in th proximal forearm. J. Hand Surg. Am 4 (1), 48–51.

Landsmeer, J.M., 1949. The anatomy of the dorsal aponeurosis of the human finger and its functional significance. Anat. Rec. 104 (1), 31–44.

Marshall, R., 2001. Living Anatomy: Structure as a Mirror of Function. Melbourne University Press, Melbourne, pp. 274–275.

Martin, S.D., Warren, R.F., Martin, T.L., Kennedy, K., O'Brien, S.J., Wickiewicz, T.L., 1997. Suprascapular neuropathy. Results of non-operative treatment. J. Bone Joint Surg. Am. 79 (8), 1159–1165.

Millesi, H., Schmidhammer, R., 2006. Fascial spaces and recurrent surgery for thoracic outlet syndrome. Handchir. Mikrochir. Plast. Chir. 38 (1), 14–19.

Palmieri, G., Panu, R., Asole, A., Farina, V., Sanna, L., Gabbi, C., 1986. Macroscopic organization and sensitive innervation of the tendinous intersection and the lacertus fibrosus of the biceps brachii muscle in the ass and horse. Arch. Anat. Histol. Embryol. 69, 73–82.

Poirier, P., Charpy, A., 1911. Traité d'Anatomie Humaine. Masson, Paris, pp. 730–733.

Rouvière, H., Delmas, A., 2002. Anatomie humaine, vol. 3, fifteenth ed. Masson, Paris, pp. 92–103.

Sappey, P.C., 1863. Traité d'Anatomie Descriptive. Masson, Paris, p. 62.

Seitz, W.H. Jr., Matsuoka, H., McAdoo, J., Sherman, G., Stickney, D.P., 2007. Acute compression of the median nerve at the elbow by the lacertus fibrosus. J. Shoulder Elbow Surg. 16 (1), 91–94.

Spinner, M., Spinner, R.J., 1998. Management of nerve compression lesions of the upper extremity. In: Omer, G.E., Spinner, M., Van Beek, A.L. (Eds.), Managemen of Peripheral Nerve Problems, second ed. WB Saunders, Philadelphia, pp. 501–533.

Standring, S., Ellis, H., Healy, J., Johnson, D., Williams, A., 2005. Gray's Anatomy, thirty-ninth ed. Churchill Livingstone, London, pp. 851–852.

Stecco, A., Macchi, V., Stecco, C., et al., 2009. Anatomical study of myofascial continuity in the anterior region of the upper limb. J. Bodyw. Mov. Ther. 13 (1), 53–62.

Stecco, C., Gagey, O., Belloni, A., et al., 2007. Anatomy of the deep fascia of the upper limb. Second part : study of innervation. Morphologie 91 (292), 38–43.

Stecco, C., Gagey, O., Macchi, V., et al., 2007. Tendinous muscular insertions onto the deep fascia of the upper limb. First part: anatomical study. Morphologie 91 (292), 29–37.

Stecco, C., Lancerotto, L., Porzionato, A., et al., 2009. The palmaris longus muscle and its relations with the antebrachial fascia and the palmar aponeurosis. Clin. Anat. 22 (2), 221–229.

Stecco, C., Porzionato, A., Macchi, V., et al., 2006. Histological characteristics of the deep fascia of the upper limb. Ital. J. Anat. Embryol. 111 (2), 105–110.

Testut, J.L., Jacob, O., 1905. Précis d'anatomie topographique avec applications medico-chirurgicales, vol. 3. Gaston Doin et Cie, Paris, p. 302.

Tetro, A.M., Evanoff, B.A., Hollstien, S.B., Gelberman, R.H., 1998. A new provocative test for carpal tunnel syndrome: assessment of wrist flexion and nerve compression. J. Bone Joint Surg. Br. 80 (3), 493–498.

Thompson, G.E., Rorie, D.K., 1983. Functional anatomy of the brachial plexus sheaths. Anesthesiology 59 (2), 117–122.

Williams, G.R., Jr., Shakil, M., Klimkiewicz, J., Iannotti, J.P., 1999. Anatomy of the scapulothoracic articulation. Clin. Orthop. Relat. Res. (359), 237–246.

Yazar, F., Kirici, Y., Oran, H., 1998. Accessory insertions of the pectoralis major muscle to the brachial fascia: A case report. Kaibogeku. Zassli. 73 (6), 637–639.

8 下肢の筋膜

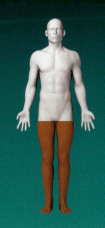

下肢の浅筋膜

浅筋膜は，線維弾性組織（図8.1，2）のより薄い層として，下肢全体を通して存在する．とくに女性において，殿部範囲での浅筋膜は脂肪を多く含み，坐骨結節のうえでは硬く弾力的になる（図8.3）．肛門周囲で，浅筋膜は，外肛門括約筋を構成するいくつかの筋線維を含む．下肢の他の領域における浅筋膜の中にも筋線維は存在する．しかし，これらは肛門の線維のような特定の機能のために組織化はされない．Cichowitzら（2009）は，たとえば，足底面の皮下組織において，若干の筋線維があることを確認した．

浅筋膜は，関節周囲で深筋膜に，腸骨稜の上，大腿前部の正中線に沿って，そして下腿の腓腹筋のあいだにある中隔上に付着する．膝の前にて，浅筋膜は部分的に深筋膜に付着し，仮想空間としての膝蓋前嚢を作る（図8.4）．Dyeら（2003）は，膝蓋前嚢と筋膜層のあいだにおける特別な関係について分析を行い，三層構造の膝蓋前嚢を発見した．この嚢は，膝蓋骨前皮下滑液包（皮膚と浅筋膜のあいだに配置），膝蓋骨前筋膜下滑液包（浅筋膜と深筋膜のあいだに配置），および膝蓋骨前腱膜下滑液包（深筋膜と大腿四頭筋腱のあいだに配置）で構成される．さらに，Canosoら（1983）は，膝蓋骨前滑液包の範囲内で遊離体液がみつけられず，真の滑膜裏層は確認されなかった．実際に，膝滑液包は筋膜の特化として考えられる．ヒアルロン酸（HA）産生は，滑膜における特殊な解剖実体というより，線維芽細胞に似た細胞によって起こる．また，これは，踵骨の背側（踵骨皮下包），そして仙骨上で，滑液包に類似する（図8.5）．これらの滑液包はごく少量の液体を含んでいるが，同時に炎症を起こすと，液体でいっぱいになることもある．

すべての主要な表在性の血管と神経は，浅筋膜に流れ込む（図8.6，7）．Caggiati（2000）によって初めて，大伏在静脈が筋膜層で包まれ，静脈壁を開いた状態に保ち，血管を保護していることが解説された．また彼は，この「伏在筋膜」を浅筋膜だとは識別しなかった．われわれの解剖において，すべての主要な表在性の血管と神経が浅筋膜によって包まれていることが明らかとなっている．そして，これは，以下に記すように，特定区画を構成する浅筋膜として存在する．これらの区画は明確に周囲との境界線を引き，皮下組織の範囲における自らの経路全体に対する血管と神経に沿って存在する．伏在静脈を含む浅筋膜は，深層皮膚支帯によって深筋膜へと結合され，そして貫通静脈がある部分を除いて，深筋膜から伏在静脈区画を容易に分けることを可能にしている．伏在支流は真皮のより浅い面を通り，浅脂肪組織（superficial adipose tissue：SAT）におけるさまざまな中隔に沿うが，いかなる筋膜の覆いも不足している．

Caggiati（2000）は，その筋膜区画のなかで大伏在静脈の特殊な関係について述べた．

> 切断した標本の実体顕微鏡によって，大伏在静脈の外膜から厚い鎖が生じ，これが区画の反対面へ固定させることが明確となった．これらの鎖は，高エコー輝度のため，超音波検査においても容易に確認できる．さらに，これらは伏在静脈から直接生じる織り交ざった結合線維によって構成されている．連続的に切断した標本を評価したところ，これらの鎖が2つの持続性層板を形成することもわかった．これはとくに真皮の結合フレームワークの平面配置を維持しようとするなら，2重層のような靱帯が解剖もしくは外科的な準備の際に明確となるだろう．

Schweighoferら（2010）は，小伏在静脈について同じ構造を解説している．これは，下肢におけるすべての主要な浅静脈が，浅筋膜の分離によって（それらの全長

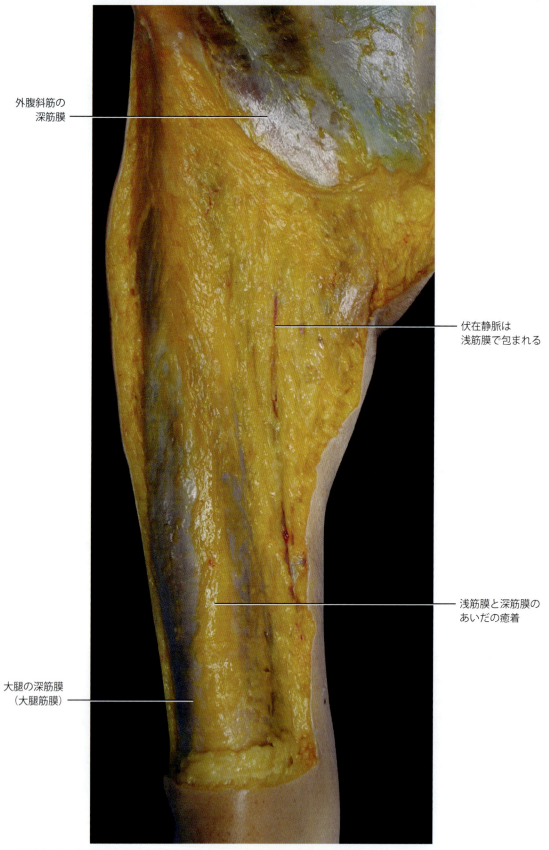

図 8.1 大腿の前方領域．浅筋膜は，大腿の正中線と内側部に沿って確実に深筋膜に付着する．一方で，大腿の外側部においては浅筋膜を深筋膜から分離することが容易である．

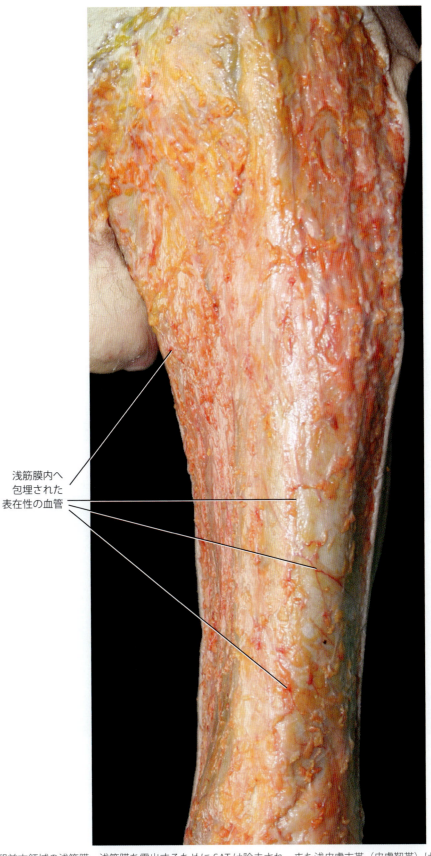

図 8.2　大腿前方領域の浅筋膜．浅筋膜を露出するために SAT は除去され，また浅皮膚支帯（皮膚靱帯）は切除されている．

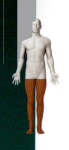

下肢の筋膜

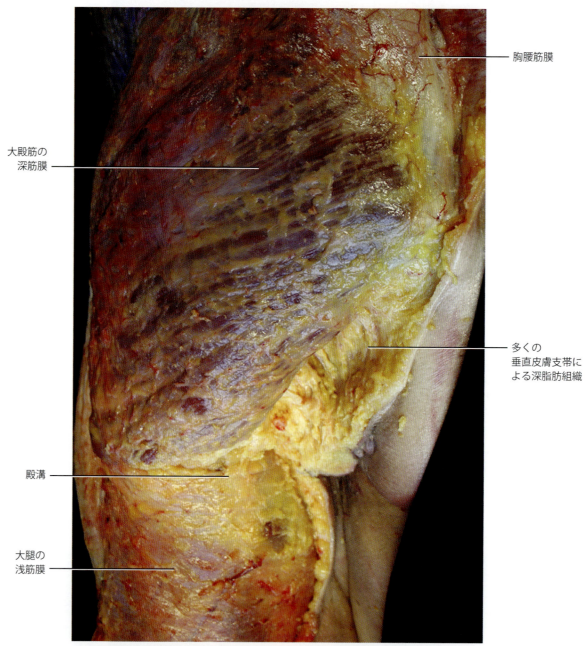

胸腰筋膜

大殿筋の深筋膜

多くの垂直皮膚支帯による深脂肪組織

殿溝

大腿の浅筋膜

図8.3 殿部領域．仙骨から大転子を通る線に沿って，多くの浅皮膚支帯と深皮膚支帯が存在する．これらは，深筋膜，浅筋膜および皮膚に確実に固く接続され，この接続は殿部区画（殿溝）の遠位縁を取り囲む．

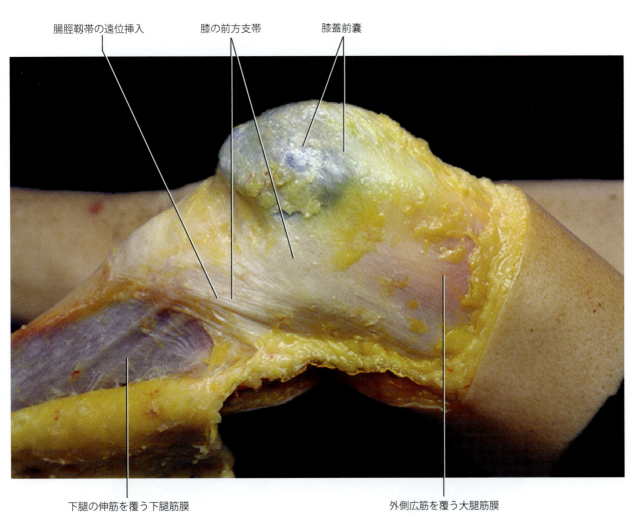

図 8.4　浅筋膜と深筋膜のあいだの膝蓋前囊．滑液包をはっきり示すために，解剖前に青色樹脂を注入した．

ラベル：
- 腸脛靱帯の遠位挿入
- 膝の前方支帯
- 膝蓋前囊
- 下腿の伸筋を覆う下腿筋膜
- 外側広筋を覆う大腿筋膜

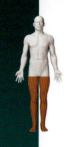

下肢の筋膜

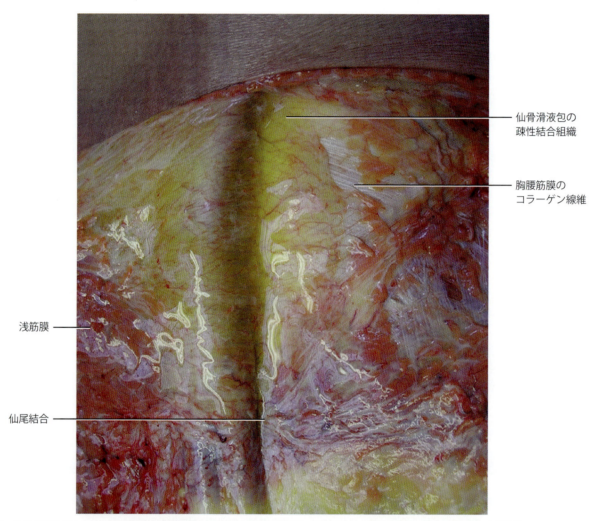

仙骨滑液包の
疎性結合組織

胸腰筋膜の
コラーゲン線維

浅筋膜

仙尾結合

図8.5 仙骨の近位部上における浅筋膜と深筋膜のあいだの疎性結合組織．外観上は，皮下滑液包（仙骨滑液包）と類似している．

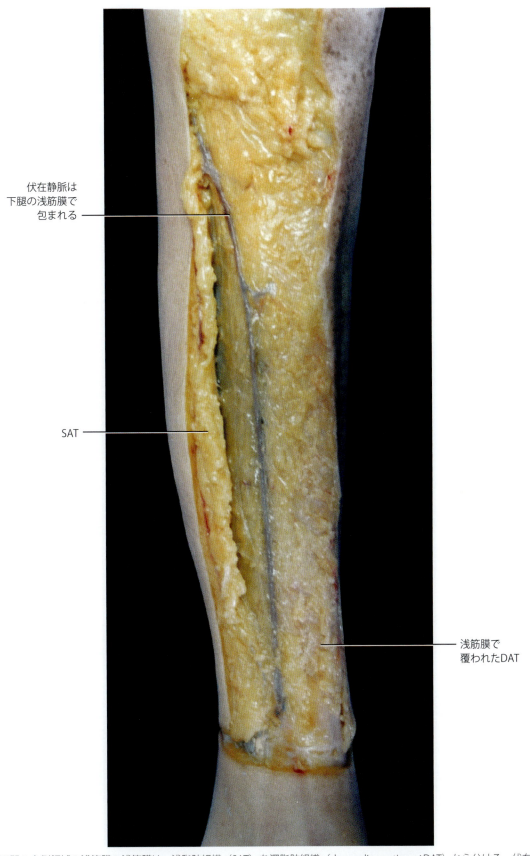

図8.6 下腿の内側領域の浅筋膜．浅筋膜は，浅脂肪組織（SAT）を深脂肪組織（deep adipose tissue：DAT）から分ける．伏在静脈には，それが強調して見えるように樹脂を注入した．

下肢の筋膜

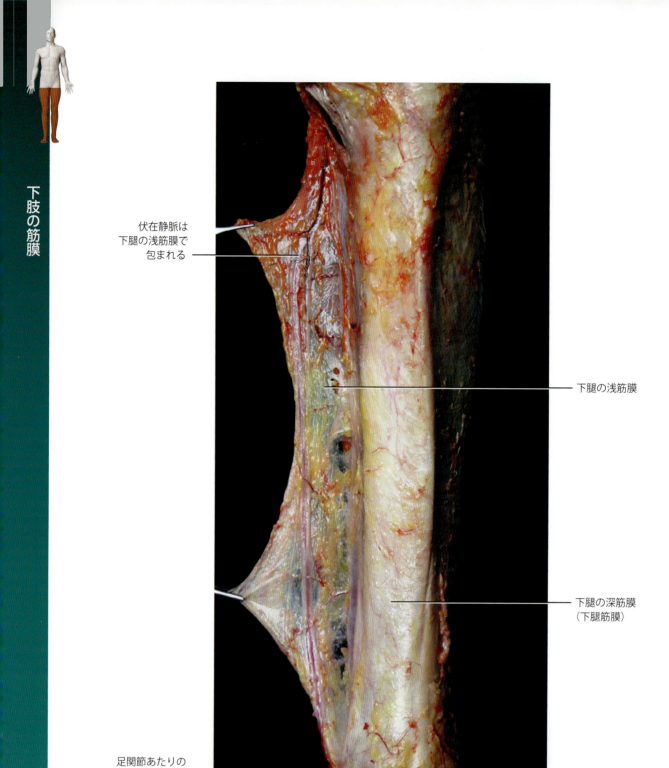

伏在静脈は
下腿の浅筋膜で
包まれる

下腿の浅筋膜

下腿の深筋膜
（下腿筋膜）

足関節あたりの
浅筋膜と
深筋膜のあいだの癒着

図 8.7 下腿の内側領域の浅筋膜と深筋膜．浅筋膜は深筋膜から分離され，内側に持ち上げられている．この検体における DAT はわずかだが，2 つの筋膜層を滑走するには十分な量である．伏在静脈は，浅筋膜に包埋されている．

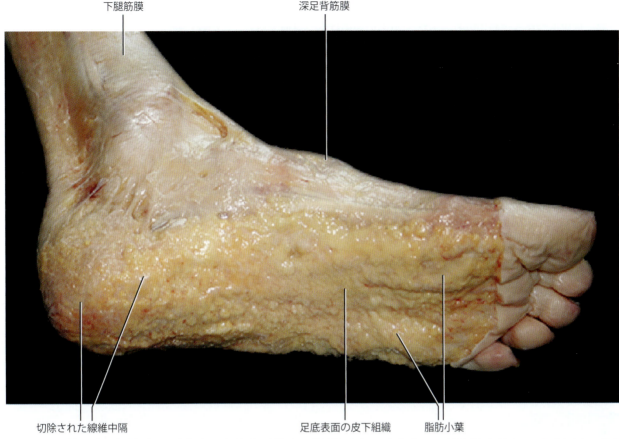

図 8.8 足底表面の皮下脂肪組織．足底筋膜は，深筋膜に付着する浅筋膜からなる．したがって，足底表面には SAT のみが存在し，足底筋膜と皮膚を確実に接続する多くの垂直および強い皮膚支帯からなる．脂肪組織（黄色要素）はこれらの中隔（白要素）のあいだに配置され，蜂の巣に似た構造をもつ．この配置は，この区域にその特定の機械的特徴を与える．

に対して）包囲されるという所見を確実にした．

SAT は，下肢全体にわたって比較的厚い．しかし，脛骨稜上と足関節の遠位部分においては，SAT はより薄い．足部（図 8.8）の一番下には多数の脂肪パッドが存在し，これらの脂肪パッドは「クッション」または「緩衝装置」として作用する．踵脂肪体は，足部における最も大きな脂肪パッドで，踵骨のすぐ下の踵に位置する．また，この脂肪パッドは，脂肪組織と結合組織の複雑な構造である．これらは頑丈な垂直線維中隔をもち，この中隔は皮膚を伴って，踵と足底筋膜を接続する．Snow と Bohne（2006）は，足部の SAT で 2 種類の支帯を確認した．1 つは足底筋膜と踵骨隆起から生じる多数の小支帯で，もう 1 つは踵骨のみから生じるわずかな数の大支帯である．また，Kimani（1984）は，これらの支帯で弾性（エラスチン）線維が豊富に含まれることを示した．それは弾性線維が皮下組織の膨張性を調整する可能

性があることを示唆する．たとえば，圧迫によるストレスが起こり，それに続いて正常な静止張力状態に戻るときなどがあげられる．コラーゲン線維は，皮下組織なら

> **クリニカルパール 8.1 伏在静脈周囲で浅筋膜の可能性がある役割**
>
> 日々の臨床診療と静脈瘤の病理生理学において，伏在静脈と浅筋膜のあいだの解剖学的関係には，重要な役割がある可能性がある．最初に，浅筋膜の緊張は，伏在静脈の直径に強い影響を与え，続いて，血流調整が行われる．次に，浅筋膜は伏在静脈の過度な病理的肥大を防ぐことができる可能性があり，一種の機械式シールドとして作用する．これらの解剖学的所見は，原発性静脈瘤症において伏在支流のより大きな膨張と蛇行がなぜ起きるのかについて説明できる．最後に，浅筋膜は，伏在静脈の正しい同定や除去の主要なマーカーとして考えることができる．

びに真皮の膨張の制限を厳密に抑える．これらは，足底腱膜と皮膚をつなぎとめている．また，これらの中隔は，皮下脂肪組織を分離された区画に分け，それぞれの区画は脂肪を含む．線維弾性組織と脂肪がもつこれらの三次元ネットワークによって，下にある面と皮膚とのあいだに頑丈な固定が生まれ，またその一方で，同時に，負荷反応を最適化する．たとえば，歩行または走行サイクルの際に発生する衝撃を緩和して，圧力の平滑な分布の達成を可能にする．脂肪パッドは重要な神経と血液供給を含むことがわかっており，これらはとくにパチニ小体と自由神経終末において顕著である．踵の脂肪パッドは，女性よりも男性において厚みを増す．

深脂肪組織（deep adipose tissue：DAT）の厚みは，下肢においてさまざまである．仙骨，膝，脛骨稜および足関節（図8.9, 10）周辺にDATはほとんど存在せず，これにより浅筋膜と深筋膜のあいだに癒着が生じる．そのため，これらの骨標識点は，肥満している人であっても十分に触診可能である．

下肢の深筋膜

下肢の深筋膜は，平均的な厚みが1mmで，結合組織の強い，白い層板として現れる．この筋膜は，内転筋を覆う大腿の前内側部の高さでより薄い（図8.11, 12）．支帯による補強が生じる膝と足関節周辺でこの筋膜は厚くなり，そして大腿外側領域でより厚くなる．また，縦走線維帯〔腸脛靱帯（iliotibial tract：ITT）〕は大腿筋膜を補強する（図8.13）．下肢の深筋膜は，サポートストッキングとして存在すると考えることができる．下肢の深筋膜はユニークな線維膜として，足，下腿および大腿すべてを包囲する．そして，骨盤（たとえば，大殿筋と大腿筋膜張筋）と腹直筋，外腹斜筋，内腹斜筋および横腹筋の挿入によって近位へ伸張される．これらすべての筋群は，下肢の深筋膜に筋膜挿入する．

下肢の深筋膜に用いる用語は，位置によって異なる．大腿では「大腿筋膜」とよばれ，下腿では「下腿筋膜」，足部では「足底筋膜」と「足背筋膜」というそれぞれの用語が用いられる．これらは単に地形学上の用語で，深筋膜を識別する定義された境界ではない．

深筋膜は，下にある筋の筋外膜（または筋上膜）と，深筋膜から筋外膜を分離するヒアルロン酸（HA）を豊富に含んだ疎性結合組織によって，容易に下の筋と分離可能である．この疎性結合組織は，柔軟なゲル様物質の外観を呈し，深筋膜の下に位置する筋群の滑走を可能にする．若干の領域，たとえば大腿の遠位部や下腿の近位部で，筋は線維展開または筋間中隔によって腱膜筋膜と関係がある．筋間中隔は腱膜筋膜の内側から生じ，骨へと挿入する．これらは異なる筋を特定の区画に分け，さらに多くの筋線維に挿入される．

膝と足関節あたり，脛骨稜沿い，そして踵周囲に位置する深筋膜は，より深層の構造に特殊な付着をもつ．これらの領域で，筋膜は骨膜まで続く．これらの点は，大きな負荷が集中する領域となり，硬部および軟部組織のあいだに出合う場所を表す．このため，これらの領域の筋膜は，腱または靱帯の付着部と類似した特徴をしばしばもつ．ときどき，足底筋膜の踵挿入の場合のように，線維軟骨異形成を確認することもできる．

深部滑液包は，たとえばITTと大腿の外顆のあいだ，大転子の近く（図8.14），および踵とアキレス腱（踵骨腱の滑液包）のあいだなど，多くの摩擦が起きる場所に存在する．Dunnら（2003）とWoodleyら（2008）は，これらの深部滑液包が，多くの解剖学的破格を示すことを証明した．これらは，数，位置，そして組織学的形状に多様性をもつとされている．これらの所見から，これらの滑液包が真の滑膜構造というよりも，むしろ深筋膜

クリニカルパール8.2　大転子疼痛症候群

大転子疼痛症候群（Greater trochanteric pain syndrome：GTPS）は，股関節の外側面に重なる慢性疼痛を表すのに用いる用語である．有病率は，女性と腰痛患者，変形性関節炎，ITT圧痛および肥満患者でより高い．大転子疼痛症候群の患者は，通常，大腿の後外側面に広がる疼痛，下腿の知覚異常およびITT上の圧痛に悩まされる．以前はGTPSの病因は，大殿下滑液包の炎症（すなわち，滑液包炎）によると考えられていた．近年では，MRIと超音波検査から，ほとんどのGTPSのケースで，近くの筋や筋膜の損傷が確認されており，炎症した滑液包が原因になることはめったにないことが示されている（Silva et al., 2008）．とくにわれわれは，GTPSの多くは，滑液包を骨まで圧迫し，摩擦を増加させる大殿筋の過剰緊張によるものだと考える．胸腰筋膜，大殿筋およびITTのあいだの筋膜接続は，GTPSにおける疼痛の広がりについて容易に説明できる．

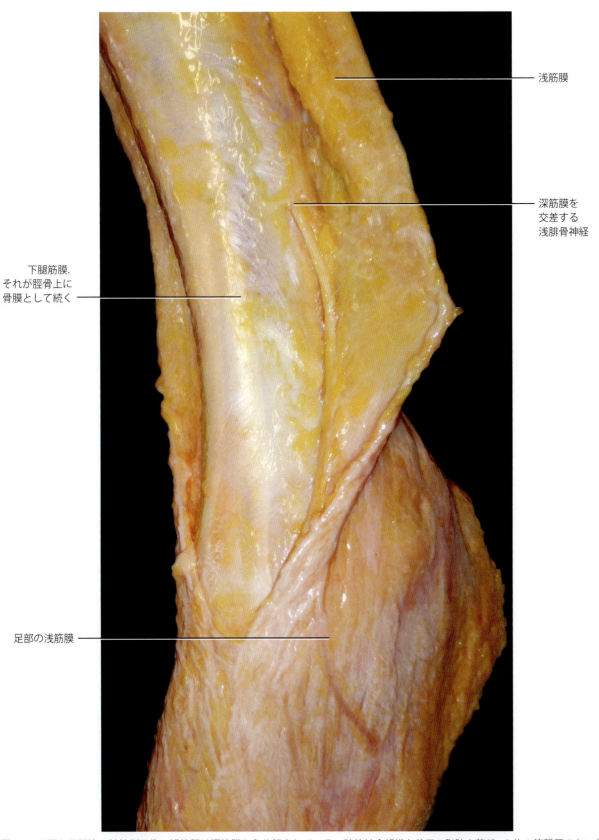

図8.9 下腿と足関節の前外側面像．浅筋膜は深筋膜から分離されている．疎性結合組織と若干の脂肪小葉が，2枚の筋膜層のあいだに存在する．この検体は，非常に線維性の深筋膜をもつ．

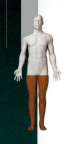

下肢の筋膜

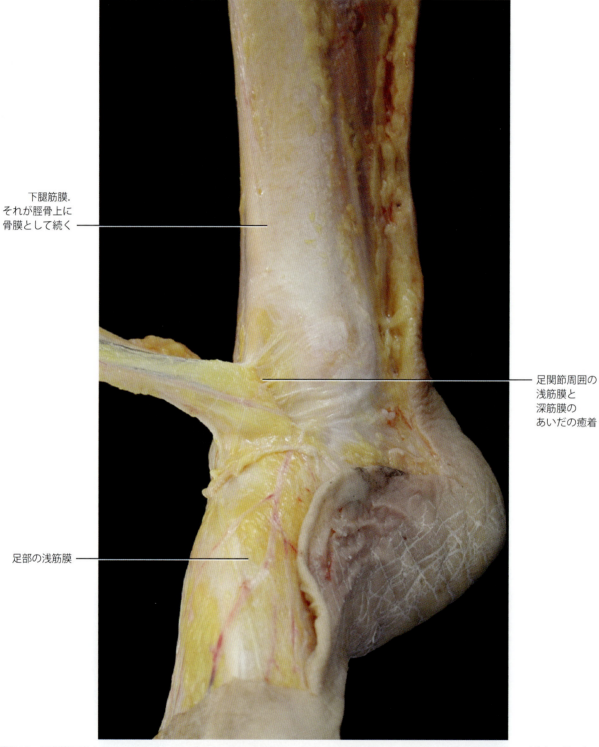

下腿筋膜．それが脛骨上に骨膜として続く

足関節周囲の浅筋膜と深筋膜のあいだの癒着

足部の浅筋膜

図8.10 足関節の高さでの，浅筋膜と深筋膜のあいだの癒着部位．足部の浅筋膜の中に，表在性の血管が確認できる（赤色で注入）．

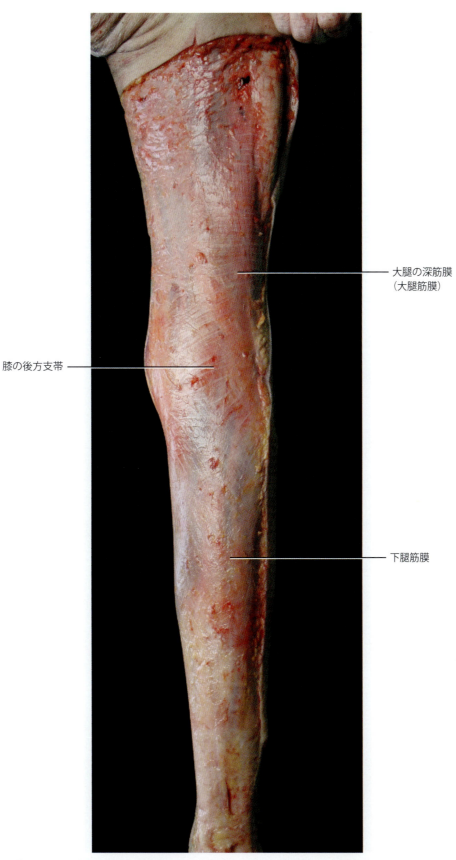

図 8.11 下肢の深筋膜の後面像．大腿筋膜と下腿筋膜のあいだの連続に注目．深筋膜は，均一な構造ではない．それは，さまざまな方向における多数の線維束で形成される．そして，とくに膝窩部（膝の後方支帯）で明らかである．

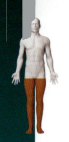

下肢の筋膜

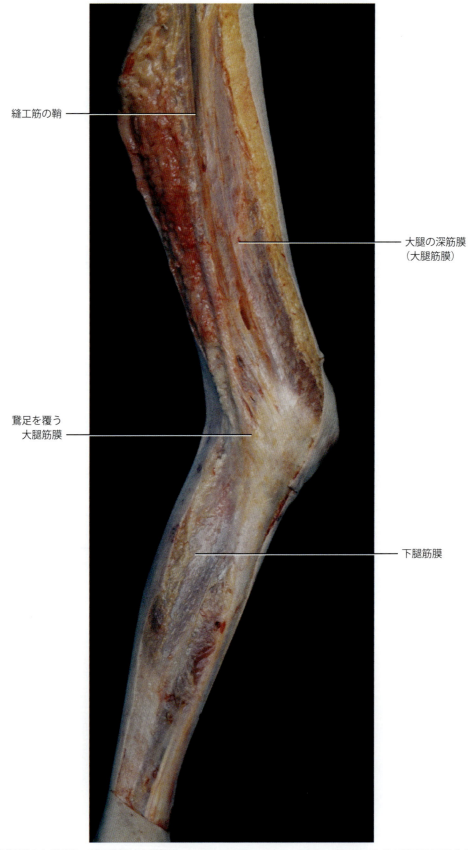

縫工筋の鞘

大腿の深筋膜
（大腿筋膜）

鵞足を覆う
大腿筋膜

下腿筋膜

図 8.12 下肢の深筋膜の内側面像．縫工筋鞘は大腿筋膜と連続的である．しかし，同時に縫工筋のための特定区画を作る．下腿筋膜は，鵞足の筋群の筋膜展開によって，近位に伸張される．

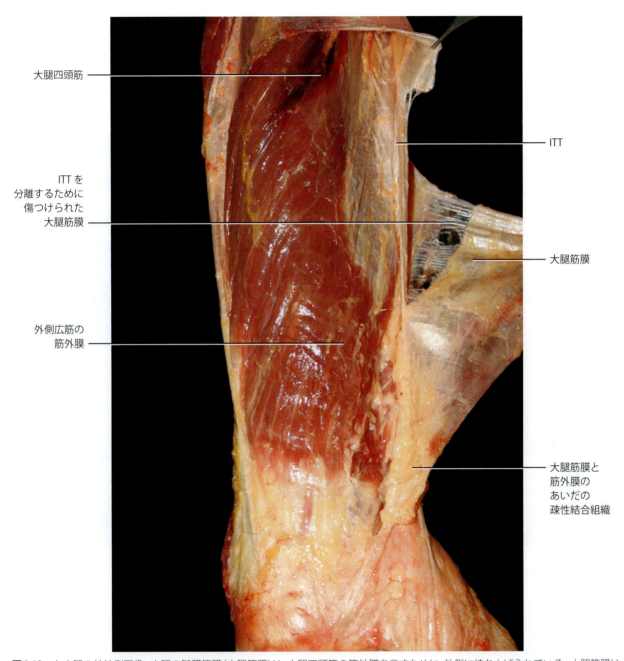

図8.13 左大腿の前外側面像．大腿の腱膜筋膜（大腿筋膜）は，大腿四頭筋の筋外膜を示すために，外側に持ち上げられている．大腿筋膜は，牽引に対して強く抵抗力をもつ白い線維膜の外観を呈する．大腿筋膜は，大腿四頭筋と筋外膜のあいだに疎性結合組織があるため，容易に下の筋から分離することができる．疎性結合組織は，柔軟なゲル様物質の外観を呈する．この解剖では，腸脛靭帯（ITT）を分離するために，大腿筋膜に傷をつける必要があった．ITTは，大腿筋膜を強化するためだけに存在する．

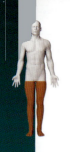

下肢の筋膜

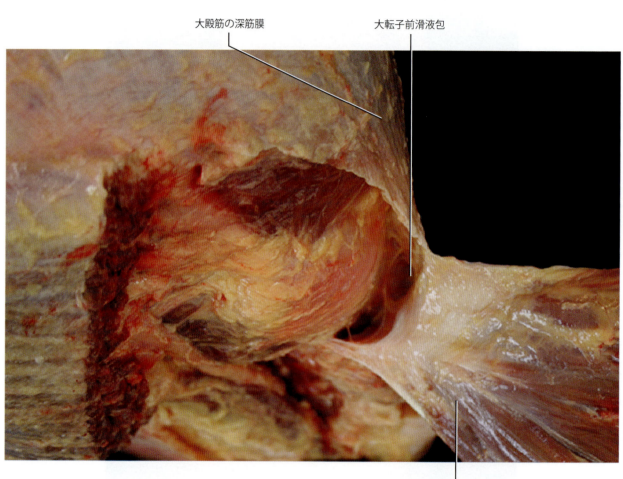

大殿筋の深筋膜　　大転子前滑液包

外側に持ち上げられた
大殿筋の一部

図 8.14　大転子皮下包．この包は大腿骨に隣接し，また大腿骨の大転子と大腿骨幹部へ向かう大殿筋と中殿筋における挿入のあいだにも位置している．それは緩衝装置として働き，また隣接する筋運動の際の潤滑油としても作用する．

クリニカルパール 8.3　膝痛における大殿筋の役割

　解剖によって，大殿筋がその力を大腿骨の粗線だけではなく，大腿筋膜で構成されるより大きな表面，腸脛靱帯（iliotibial tract：ITT）および外側筋間中隔にも伝達することがはっきりと確認できた．ITT は膝の外側安定化で一役を担う．大殿筋の収縮は，常に ITT と大腿筋膜すべてに影響を及ぼす．そしてそれは，なぜ大殿筋の過度な緊張が，腸脛靱帯症候群（iliotibial band syndrome：ITBS）や，より一般的な膝痛の原因となるかを説明することが可能である．医師が ITBS や膝痛に直面した際は，ITT の主要張筋に該当する大殿筋と大腿筋膜張筋を調べることを勧めたい．Chen ら（2006）は，MRI を用いて，殿部の拘縮が ITT の後内側変位を引き起こし，また ITBS を治療するには股関節筋群の生体力学が正しく配置されたときにのみ成果をもたらすと論証した．さらに，Vleeming ら（1995）が確証したとおり，大殿筋は胸腰筋膜に向かって重要な挿入をもつ．Vleeming らは，大殿筋が胸腰筋膜を経由して，腰部傍脊柱筋群に解剖的な連結をもつと示し，これによって腰椎骨盤領域から下肢への負荷伝達が可能だと述べた．われわれの所見からも彼の成果は裏づけられ，ITT と胸腰筋膜へ向かう大殿筋の挿入によって，この筋が，腰，骨盤および下肢の機械的調整にとって重要であることを確証できる．したがって，大殿筋の筋膜挿入は，胸腰筋膜から膝へ伝達される力についてと，結果として起こる大腿と下腿の外方領域でのある種の関連痛についての説明づけを可能とする．

の特化として考えることが適切だと示唆される．深部滑液包の数と形状は，各領域に起こる機械的負荷の量によって，おそらく大きく影響されるであろう．前述のように，線維芽細胞に似た細胞は摩擦で慢性増加する際，より多くのヒアルロン酸（HA）を産生する．HA は有益な潤滑油であることが知られている．したがって，HA の増加は，疼痛を引き起こすかもしれない慢性摩擦を減少する助けになることは考えられる．

　深筋膜も，周囲を取り囲む組織で起こる牽引から自らを保護するために，大血管と神経のための鞘を形成する（図 8.15, 16）．これらの筋膜鞘は，複数の線維膜と疎性結合組織によって形成され，伸縮自在の機序を作りあげている．この機序が変えられれば，その結果として圧縮症候群が起こりうる．

殿部筋膜

　殿部筋膜は，大殿筋と大腿筋膜張筋を取り囲んでいる（図 8.17 ～ 21）．この筋膜は大殿筋上で非常に薄く，多数の筋内の中隔によって大殿筋上に付着する．また，この筋膜の内側から生じる多くの筋線維もある．そのような特徴は，筋外膜の典型で，大腿筋膜（腱膜筋膜）がもつ特徴とはかなり異なる．殿部筋膜は，中殿筋と大殿筋のあいだにおいて滑走を行う完璧な面を作り，中殿筋と大殿筋が異なる配向をもっているにもかかわらず，これら 2 つの筋線維が独立して活動することを可能にしている．外側では，大殿筋を囲んでいる筋膜の 2 枚の層は，中殿筋へつながるように結合し，ふたたび分かれて大腿筋膜張筋を囲む．大殿筋が中殿筋を覆わない部位においては，この筋膜は非常に厚い線維になって，中殿筋の多数の筋線維から付着を受ける．大腿筋膜張筋は，その区画内で収縮が可能である．若干の疎性結合組織は，この筋と深筋膜のあいだに存在する．

　近位では，殿部筋膜の浅層は胸腰筋膜の後方層板の浅層と結合し，その一方で深層は腸骨稜の骨膜へと続く．遠位では，両方の層が大腿筋膜と ITT に結合し，これらの層は大殿筋とともに大腿筋膜のおもな近位張筋となる（図 8.19）．内側では，これらの層は仙骨と尾骨の骨膜に付着する．このように，殿部筋膜と大殿筋は，大腿筋膜を伴う胸腰筋膜に接続する．この配置は，体幹と下肢の調整において重要である．殿部の深筋膜は，重層浅筋膜に，そして多くの垂直中隔による皮膚へ強く接続する．これらの中隔は，殿溝（図 8.3）の高さで非常に強くなる．

中殿筋筋膜

　中殿筋筋膜は頑丈な付着，そしてより薄い結合組織層からなる．そしてこの構成により，中殿筋と大殿筋のあいだにおける滑走の完璧な面が形成される．加えて，これら 2 つの筋・筋膜の面のあいだに脂肪組織が存在する．遠位では，中殿筋筋膜の一部が大殿筋筋膜に結合してITT を形成し，一部は大腿骨の骨膜へと伸びる．近位では，中殿筋の筋膜は腸骨へ付着し，内側では仙骨に付着する．大殿筋が中殿筋を覆わない部位で，中殿筋筋膜はより厚みを増し線維性を高める．中殿筋筋膜の内側面

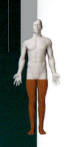

下肢の筋膜

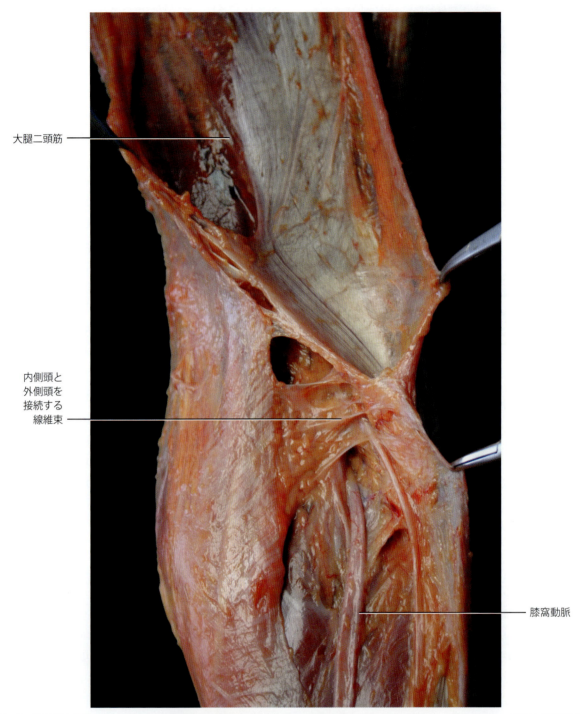

大腿二頭筋

内側頭と
外側頭を
接続する
線維束

膝窩動脈

図 8.15　膝窩部の筋膜ネットワーク．筋膜結合の複雑さを示すため，大腿筋膜を切除して内側に引っ張っている．若干の線維束が腓腹筋の内側頭と外側頭の筋膜を接続させ，膝窩の血管のために屋根を作る．これらの束は，圧迫症候群を引き起こす場合がある．

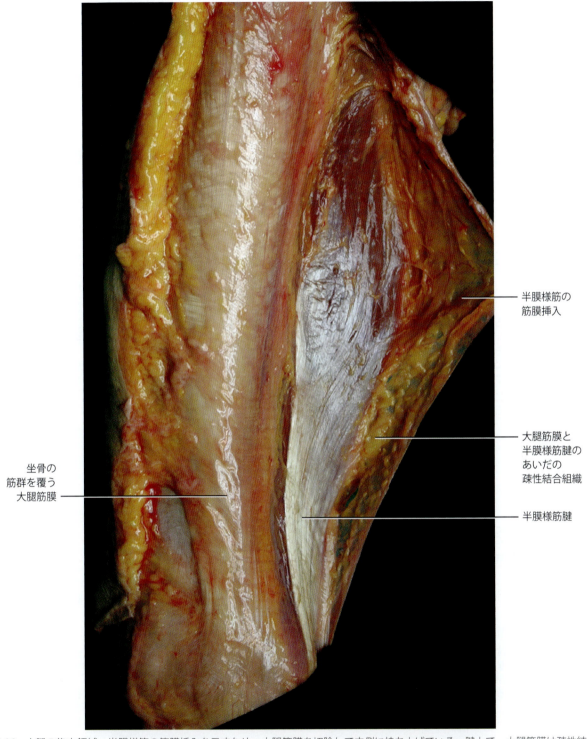

図 8.16 大腿の後方領域．半膜様筋の筋膜挿入を示すため，大腿筋膜を切除して内側に持ち上げている．腱上で，大腿筋膜は疎性結合組織により滑走可能である．

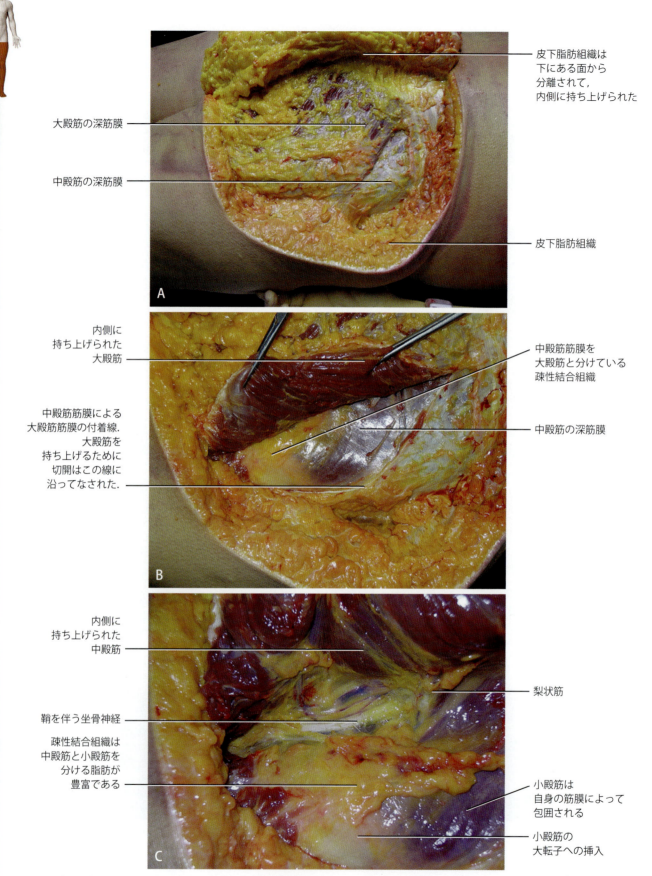

図8.17（A～C） 殿部領域の筋膜筋面．筋膜面は，疎性結合組織によって部分的に切り離される．これは，さまざまな筋の自律収縮と筋に接する筋膜の伸張を起こし，筋緊張の正しい固有感覚を可能とする．

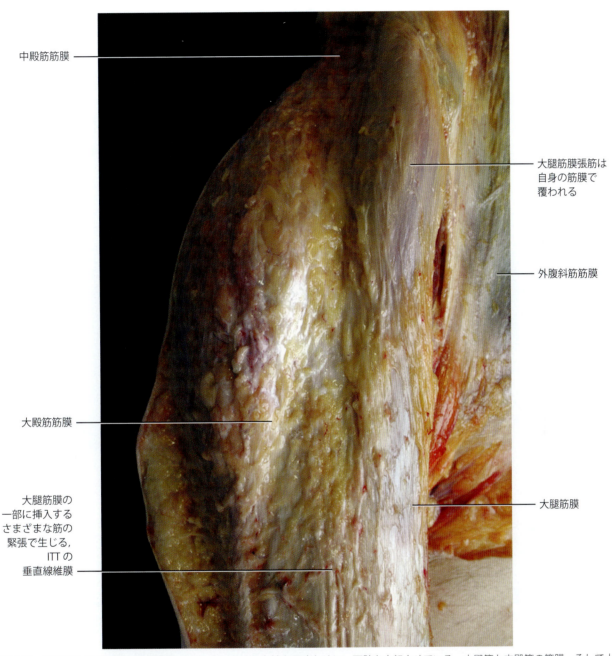

図 8.18 股関節の外側領域．腸脛靭帯（ITT）内における力線を示すために，下肢を内転させている．大殿筋と中殿筋の筋膜，そして大腿筋膜による大腿筋膜張筋の筋膜の連続性に注目．ITT は，大腿筋膜のこの部分に作用するさまざまな筋力によって作られる大腿筋膜の外側強化である．

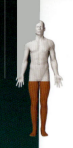

下肢の筋膜

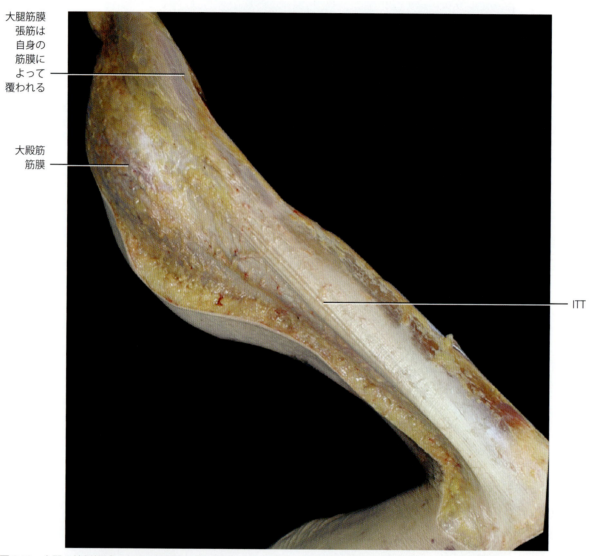

大腿筋膜張筋は自身の筋膜によって覆われる

大殿筋筋膜

ITT

図8.19　大腿の外側領域．大腿の外側面に腸脛靱帯（ITT）がはっきりと視覚可能である．しかし，この靱帯が大腿筋膜まで続くので，その内側縁と外側縁を区別することはできない．そして，ちょうど縦方向の強化として存在する．

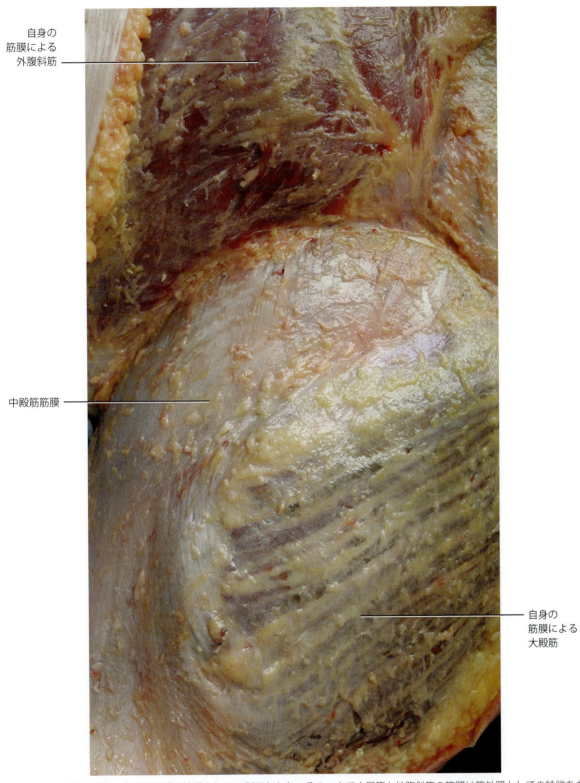

図 8.20　殿部の後外側面像．中殿筋筋膜は腱膜としての側面をもち，その一方で大殿筋と外腹斜筋の筋膜は筋外膜としての特徴をもつ．

- 自身の筋膜による外腹斜筋
- 中殿筋筋膜
- 自身の筋膜による大殿筋

下肢の筋膜

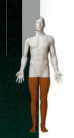

下肢の筋膜

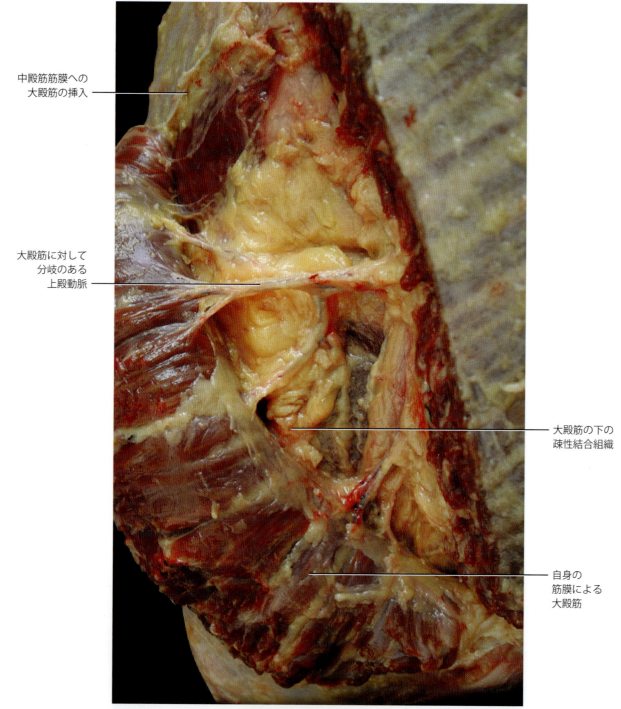

中殿筋筋膜への
大殿筋の挿入

大殿筋に対して
分岐のある
上殿動脈

大殿筋の下の
疎性結合組織

自身の
筋膜による
大殿筋

図 8.21 殿部の後面像．上殿動脈を示すために，大殿筋は切除され外側に持ち上げられている．疎性結合組織には脂肪が豊富なことに注目．この構成が動脈周辺のクッションを作り，筋収縮の際に動脈を保護している．

を見ると，中殿筋の多くの筋線維が付着する．

梨状筋筋膜

梨状筋筋膜は非常に薄い線維膜からなる．そして，それは下にある筋に強く付着する．梨状筋筋膜は，仙骨の正面と大坐骨孔の側面に，内側で付着している．それは，小殿筋を覆うように外側へと伸びて，最終的には腸骨の骨膜に結合する．梨状筋筋膜は，仙骨孔から生じる仙骨神経に関連し，これを鞘で覆う．それは，坐骨神経の鞘とも関連をもつ．

坐骨神経を包む鞘の構造と断層撮影の特徴については，これまであまりわかっていない．Andersonら(2012)は，肉眼的解剖，超音波および組織学的検査を用いて，この鞘を研究した．そして，神経上膜を囲む薄くて透明で脆い組織層を特定した．超音波検査では，この層は坐骨神経の表面から分離された高エコー層として特定された．組織学的には，鞘は多層の環状筋膜とみなされた．われわれが行った解剖によって，坐骨神経は梨状筋筋膜（図8.22）の連続である異なった筋膜層によって包囲されることを確認した．通常，この鞘は膝窩部まで神経に沿うが，ときどき，大腿の近位部分で終わることもある．

閉鎖筋膜

内閉鎖筋と双子筋は，同様のより薄い筋膜によって包まれている．この筋膜は各筋を切り離す2枚の筋間中隔をもつ．閉鎖筋膜は，腸骨筋膜の連続として骨盤から生じる．それから内閉鎖筋に続いて，段階的に腸骨筋膜と分離して，小坐骨孔を経由して骨盤腔を出る．それは殿部に続き，この筋膜は上双子筋と下双子筋を覆いながら連続し，仙結節靱帯に付着する．遠位では，閉鎖筋膜は大腿方形筋上へと続く．この筋膜層上に位置する脂肪細胞を豊富に含んだ疎性結合組織は，坐骨神経と同様に，これらの筋と上に横たわる構造のあいだの完璧な滑走面を可能にしている．

骨盤では，閉鎖筋膜は外陰部（アルコック）管を形成する．この管は，内陰部動静脈と陰部神経を含む．この筋膜管は，内閉鎖筋の前面に沿って位置する．この筋膜の線維症によって，陰部神経におけるまれな絞扼神経障害を引き起こすことがあり，この障害はアルコック管症候群とよばれている．

腸骨恥骨筋膜

腸骨筋，腰筋および腹部筋膜は，第5章と第6章で記した．大腿上では，腸骨筋筋膜と腰筋筋膜が，腸骨恥骨筋膜と称される単一シートを形成する（図8.23）．この筋膜は，腸腰筋の遠位部分を覆い，それと恥骨筋を接続する．外側腸骨の血管が大腿に移る部位で，腸骨恥骨筋膜はこの血管の後ろを通って下降し，大腿鞘の後壁を形成する．この鞘の先端部分は大腿筋膜の一部分に該当す

クリニカルパール8.4　梨状筋症候群

梨状筋症候群は，現時点においても論議の余地があり，坐骨痛におけるまれな原因とされている（Halpin et al., 2009；Miller et al., 2012）．Millerらが提案した梨状筋症候群の分類の基準は以下のとおりである．

- 腰部と下肢痛は，着座，階段を上る動作，そして／または下腿を交差させる姿勢によって悪化する．
- 坐骨切痕領域（梨状筋）の触診による疼痛と圧痛，そして梨状筋の緊張増加に伴う疼痛．
- 電気生理学的試験における坐骨神経の軸索損失の証拠は存在しない．
- 異常な画像診断や坐骨神経痛（たとえば，神経根障害，腫瘍など）の特徴を示す他の疾患の欠如．

- X線撮影画像診断（透視検査または超音波）および／またはEMGガイダンスのもとで行った梨状筋への診断注射による腰部と下肢痛の60％以上の減少．

通常，坐骨神経は梨状筋の下を通るが，多くの解剖学的破格が存在する．場合によっては，坐骨神経は梨状筋を通って移動するほか，梨状筋上を越えるように通ることもある．また，2つに枝分かれをして梨状筋周囲を直接通る場合もある．これまで，坐骨神経と梨状筋の局所解剖学の関係性や梨状筋症候群の発生率の関連について論証は行われていない．坐骨鞘が梨状筋筋膜に連続することから，この筋膜における張力上昇は坐骨鞘における正常な機能を変異させると考えられ，これが神経圧迫に似た症状を引き起こす．

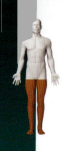

下肢の筋膜

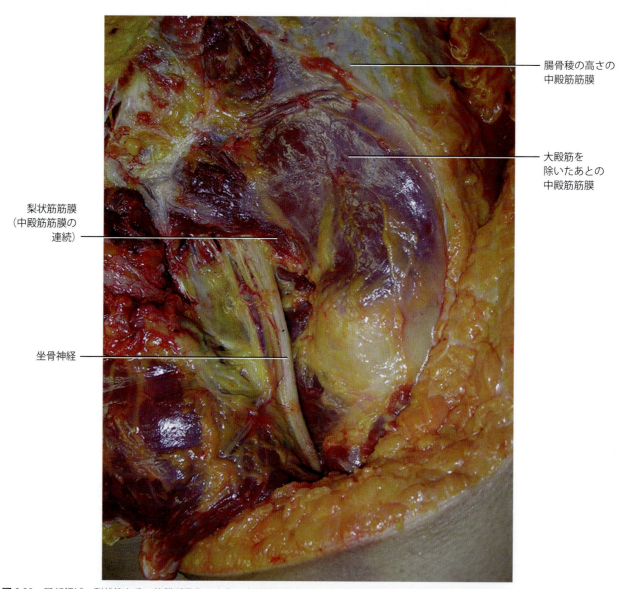

腸骨稜の高さの中殿筋筋膜

大殿筋を除いたあとの中殿筋筋膜

梨状筋筋膜（中殿筋筋膜の連続）

坐骨神経

図8.22 殿部領域．梨状筋とその筋膜が見えるように大殿筋は除去されている．坐骨神経とのそれらの関係性に注目．

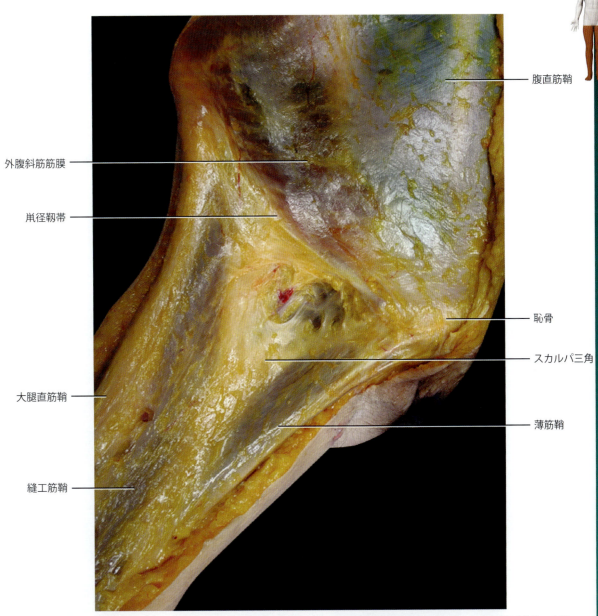

図8.23 鼠径部の前方領域．腹部および肢の深筋膜のあいだの連続を示すために，皮下組織は除去されている．腹直筋鞘は恥骨へと遠位に挿入し，またこの場所で薄筋の鞘が生じる．鼠径靱帯は，大腿筋膜と外腹斜筋筋膜の両方に挿入を与える．縫工筋と薄筋の鞘は，大腿筋膜と連続的である．

る篩状筋膜で形成される（大腿筋膜と腸脛靱帯について記した次項を参照）．遠位で，腸腰筋は小転子と自らの筋膜に挿入し，大腿直筋を覆う大腿筋膜の一部へと続く（図8.24，25）．そのため，腸骨恥骨筋膜は，股関節の屈筋群（腸腰筋と恥骨筋）へと接続し，膝前方推進[1]に関与する大腿直筋へと続く．腸腰筋は，腸恥包（または腸腰包）によって股関節から分離されている．Van Dykeら（1987）によると，この包は15％の人で股関節と伝達し合う．

大腿筋膜と腸脛靱帯

大腿筋膜は，大腿の深部腱膜筋膜である．後側で，この筋膜は大殿筋と中殿筋の筋膜展開の合流によって形成される．外側では，大腿筋膜張筋によって，そして前側

---

[1]: 下肢における運動の前方向が股関節屈曲と膝伸張に該当することから，われわれは「前方推進」という用語を好む．これら2つの運動は拮抗性にみえるが，両方とも前身に対応し，大腿前部の深筋膜の縦走線維束によって調整されている．

下肢の筋膜

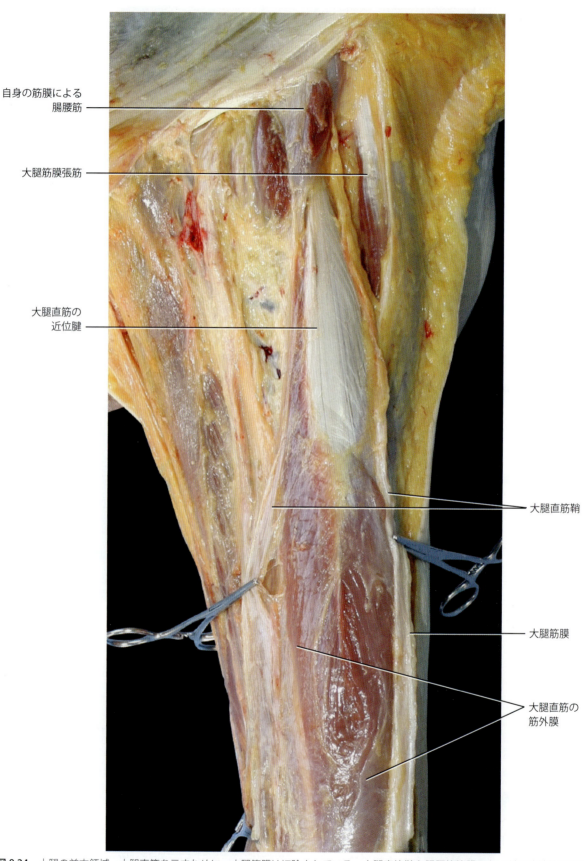

図 8.24　大腿の前方領域．大腿直筋を示すために，大腿筋膜は切除されている．大腿直筋鞘と腸腰筋筋膜のあいだの連続性に注目．大腿筋膜は，大腿直筋と大腿筋膜張筋を接続する．股関節の前方突進にかかわる筋はすべて，筋膜によって結合される．

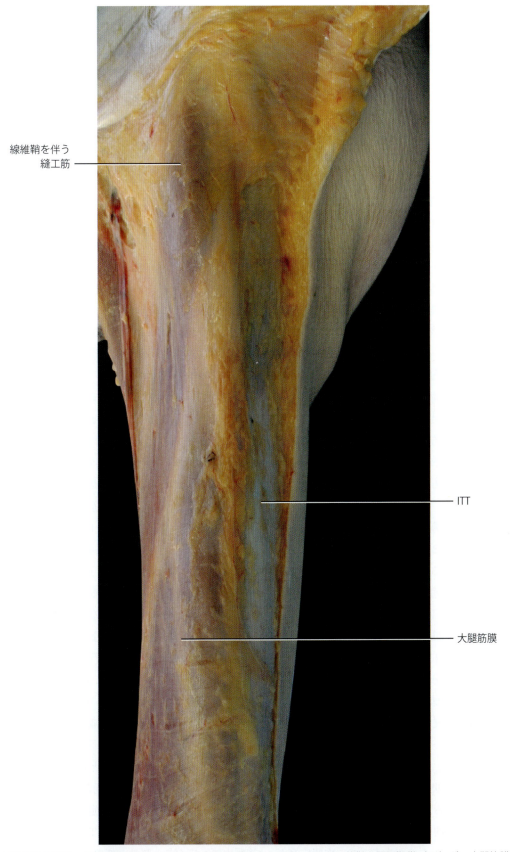

図 8.25　大腿の前方領域．大腿筋膜を示すために，皮下組織が除去されている．縫工筋鞘と腸脛靱帯（ITT）が，大腿筋膜と連続していることに注目．

では腸腰筋の展開と腹筋筋膜で形成される．

　大腿筋膜は，下肢の頑丈な覆いを形成し，腸脛靱帯（iliotibial tract：ITT）が存在する外側にて最も頑丈となる（図8.26，27）．大腿の内側で，大腿筋膜はより薄い．また，腸骨恥骨窩の上で，大腿筋膜は血管と神経（たとえば，大伏在静脈）によって貫通される．この筋膜領域は，非常に多孔性であり，篩状筋膜とよばれている．大腿筋膜は1mmの平均的な厚みをもち，通常，疎性結合組織の存在によって下にある筋から容易に分離できる．遠位では，内側広筋と外側広筋の一部が，大腿筋膜の内側へと直接挿入する（図8.28，29）．

　大腿には，2つの主要な内側および外側筋間中隔が存在する（図8.27）．これらの中隔は，上下の延長を伴って粗線全長に付着する．外側の中隔はより強く，近位では大殿筋がもつ多くの線維と大腿二頭筋短頭からの付着をもつ．遠位では，この中隔は外側広筋線維に付着する．内側筋間中隔はより薄く，内側広筋を内転筋と恥骨筋から分離させる．加えて，内転筋とハムストリングスのあいだに，明白ではない中間が存在する．したがって，大腿における3つの筋区画が構成される．つまり，前方，内方および後方区画である．各区画は，特定の神経により神経支配されている．前方区画は大腿神経で，後方区画は坐骨神経，そして内方区画は閉鎖神経により構成される．

　大腿筋膜は，縫工筋と薄筋のために，ほぼ2つの自律鞘を形成する（図8.30，31）．縫工筋は，筋膜鞘と筋の筋外膜のあいだに存在する相当量の疎性結合組織によって，自らの鞘内（縫工筋鞘）で完全に滑走することができる．Burnetら（2004）によると，縫工筋を取り囲む筋膜は，大腿筋膜と内側筋間中隔の両方に融合する．遠位で，縫工筋は下腿筋膜に筋膜展開する．したがって，縫工筋鞘は，この筋の部分的な自律を可能にし，同時に筋膜連続を維持する．同様に，薄筋は自らの筋膜鞘（薄筋鞘）によって囲まれ，そして，この構造が薄筋に自律性を与える．また同時に，他の筋膜との連続を維持している．

　大腿筋膜も，大腿の中央1/3の腱膜管である内転筋管（ハンター管）を形成する．この管は，大腿三角の頂点から大内転筋の開口部（内転筋腱裂孔）へ及ぶ．それは，大腿の前および内方区画のあいだを走って，内側広筋から伸びる大腿筋膜によって覆われる．大腿血管は，長内転筋と大内転筋に交差する．一般的に，大腿筋膜におけるこの部分は広筋内転筋膜（別名，広筋内転筋板または広筋内転筋腱板）とよばれる．Tubbsら（2007）は，内転筋腱裂孔において目立った大腿動脈の圧迫が確認できることから，臨床医はこの血管における潜在性圧迫を，上に重なる広筋内転筋膜のより近位で研究すべきだと提案した．彼らはまた，広筋内転筋膜が大内転筋と内側広筋のあいだの機能的な共同作用を引き起こすと仮定している．

　大腿筋膜は，2つまたは3つの線維層によって形成される腱膜筋膜である．大腿筋膜におけるコラーゲン線維の空間定位は，それぞれの層によって異なる．通常は，縦走線維と斜走線維が広く認められ，その一方で，横走線維の配向はまれである（図8.32〜35）．これによって筋の量の変動に筋膜を適応させ，一方でベルトのように股関節，膝関節および足関節を接続する．より重要な縦走線維は外側に位置し，これらは非常に厚く抵抗性をもつことから，それを長所として，ITTという名称がつけられている．多くの解剖学書で解説されている内容とは異なり，実は，この靱帯は自律性構造ではない．どちらかというと，ITTは大腿を完全に取り囲む筋膜ストッキング全体の一部で，外側筋間中隔に広く結合され，さらには大腿骨の下部に固定されている（図8.13，19，26）．ITTとそれに関連する筋の動作は，股関節の屈曲と外転である．加えて，ITTは外側の膝の安定化に関与する．ITTも，大腿筋膜張筋と大殿筋のための遠位の腱挿入としても機能する．遠位で，ITTは脛骨の外側顆に付着し，膝蓋の下を通る斜走筋膜展開を与え，前膝支帯の形成に関与する．この付着によって，内外側方向の下腿筋膜の伸張が可能となる．加えて，この接続は，膝蓋配列不良をもつ患者に行った転子範囲におけるITT拘縮の外科的リリースによって，配列の適合角度と外側膝蓋大腿の角度に著しい改善をもたらしたというWuとShih（2004）の報告や成果を確かなものにする．また，彼らは，ITTが膝蓋ストッキングに影響し，外側膝蓋の支持構造を支配すると結論づけた（これは，われわれのアイデアに確証を与える）．最終的に，Vieiraら（2007）によって，膝の外側安定器や装具として存在するITTの重要性が強調された．ITTも，大腿における外側筋間中隔へ広がり，脛骨上部のガーディ結節（外側結節）に終末する付着をもつ（Fairclough et al., 2007）．

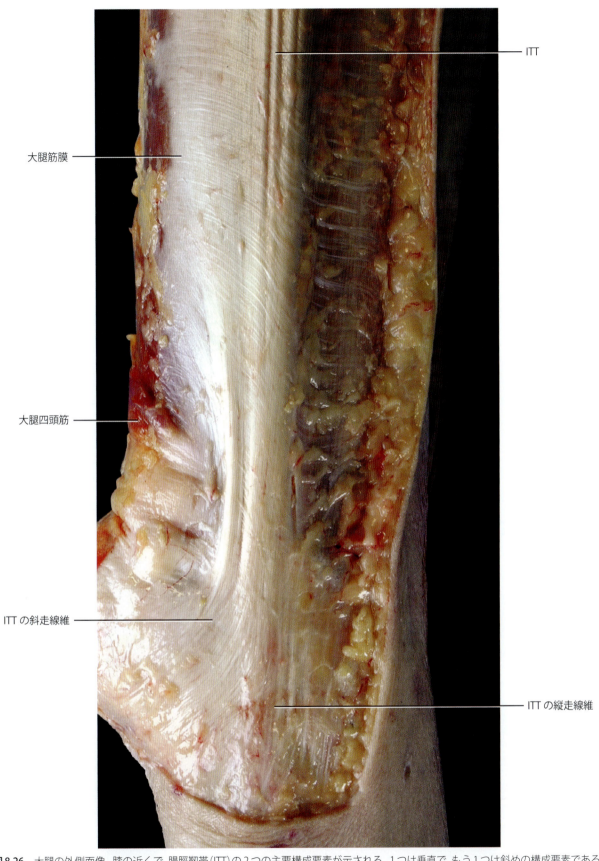

図8.26 大腿の外側面像．膝の近くで，腸脛靱帯（ITT）の2つの主要構成要素が示される．1つは垂直で，もう1つは斜めの構成要素である．斜走構成要素は，前膝支帯の形成において共同して働き，鵞足の筋群の筋膜展開と結びつく．

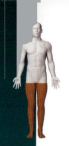

下肢の筋膜

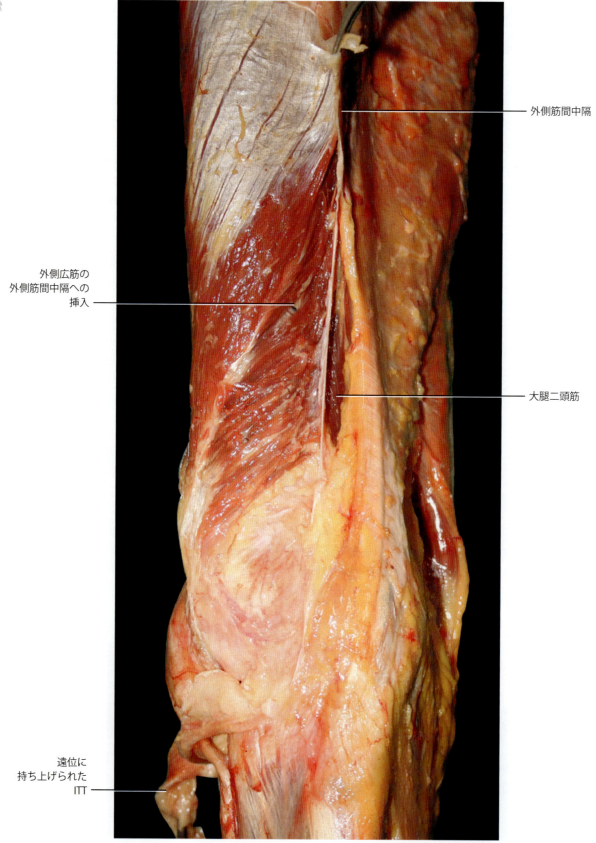

外側筋間中隔

外側広筋の
外側筋間中隔への
挿入

大腿二頭筋

遠位に
持ち上げられた
ITT

図 8.27 大腿の外側面像．外側広筋と，それがもつ外側筋間中隔への挿入を示すために大腿筋膜が除去されている．大腿二頭筋もまた，この中隔から生じる多くの線維をもつ．外側筋間中隔は，腸脛靱帯（ITT）のすぐ下部に位置する大腿筋膜の内側から生じる．

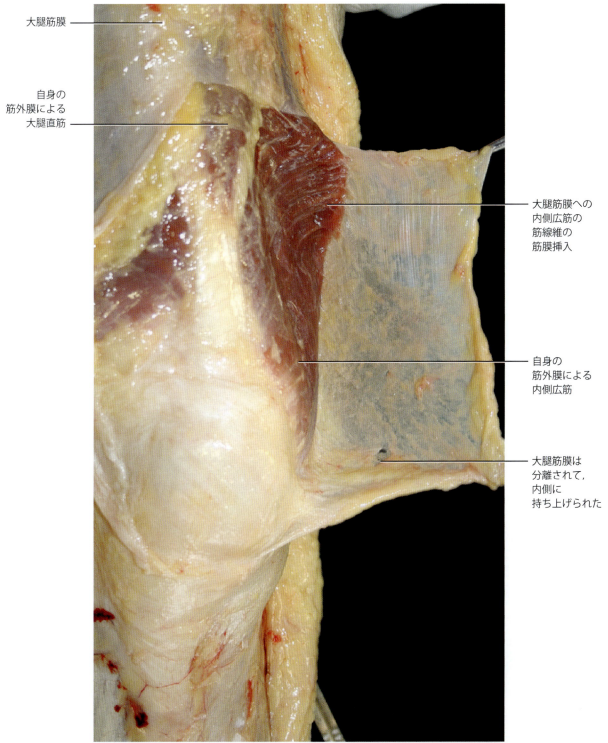

図 8.28 膝の前面像．大腿筋膜は下部にある筋から引き離され，内側に持ち上げられている．内側広筋は大腿筋膜へ挿入するわずかな線維をもち，その一方で遠位では大腿筋膜に関係する自律滑走を自由に行う（これは筋外膜の存在による）．

下肢の筋膜

327

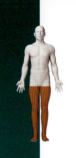

下肢の筋膜

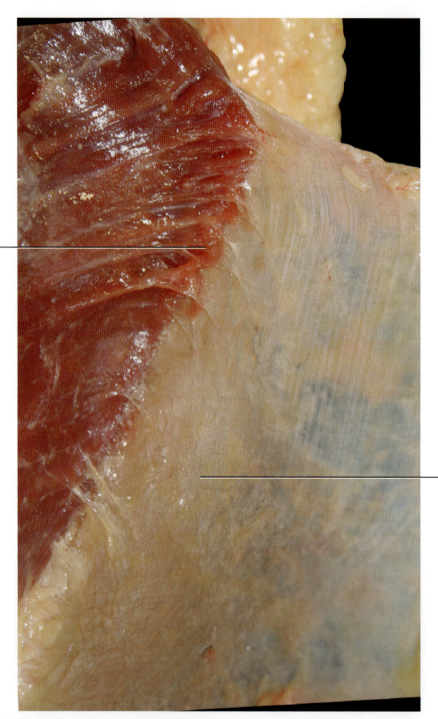

図8.29　大腿筋膜の内側に向かう，内側広筋における筋膜挿入の拡大写真．

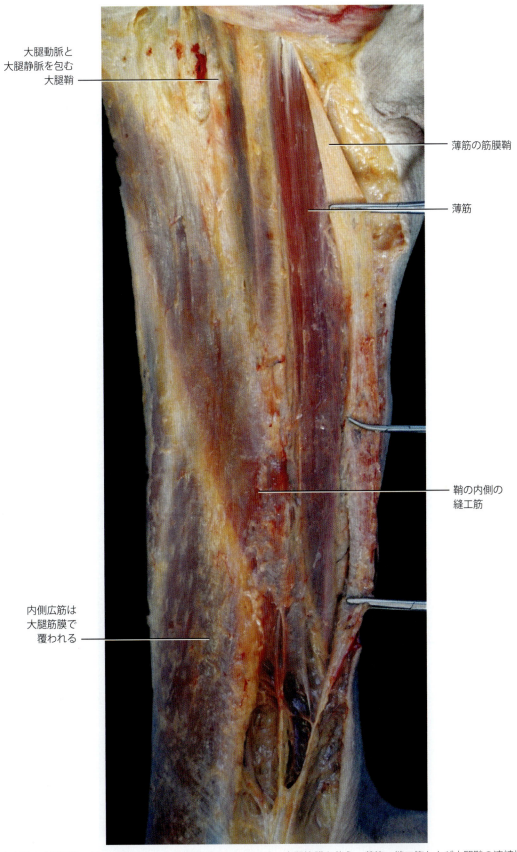

図8.30 右大腿の内側面像．筋を示すために，薄筋鞘が開かれている．大腿筋膜を伴う，薄筋，縫工筋および大腿鞘の連続性に注目．

大腿動脈と大腿静脈を包む大腿鞘

薄筋の筋膜鞘

薄筋

鞘の内側の縫工筋

内側広筋は大腿筋膜で覆われる

下肢の筋膜

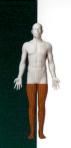

下肢の筋膜

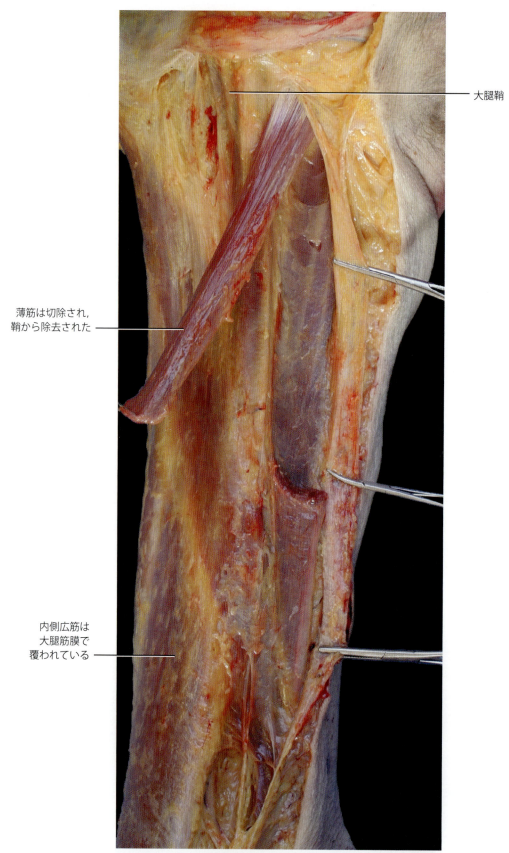

大腿鞘

薄筋は切除され，鞘から除去された

内側広筋は大腿筋膜で覆われている

図 8.31 右大腿の内側面像．薄筋の鞘を示すために，薄筋が部分的に除去されている．薄筋は二関節筋で，その鞘によって深部の単関節筋とは分離されている．

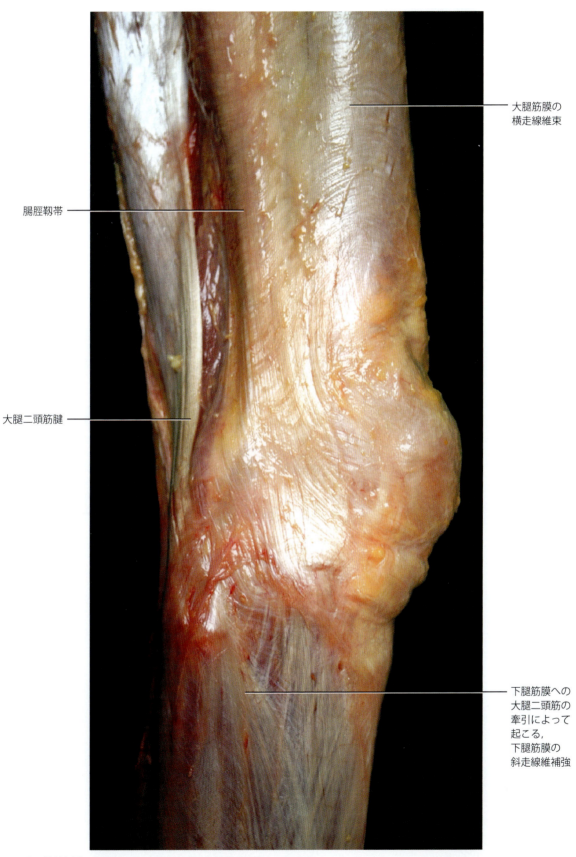

図 8.32　膝の外側領域．深筋膜におけるさまざまな補強が明らかに見える．

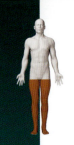

下肢の筋膜

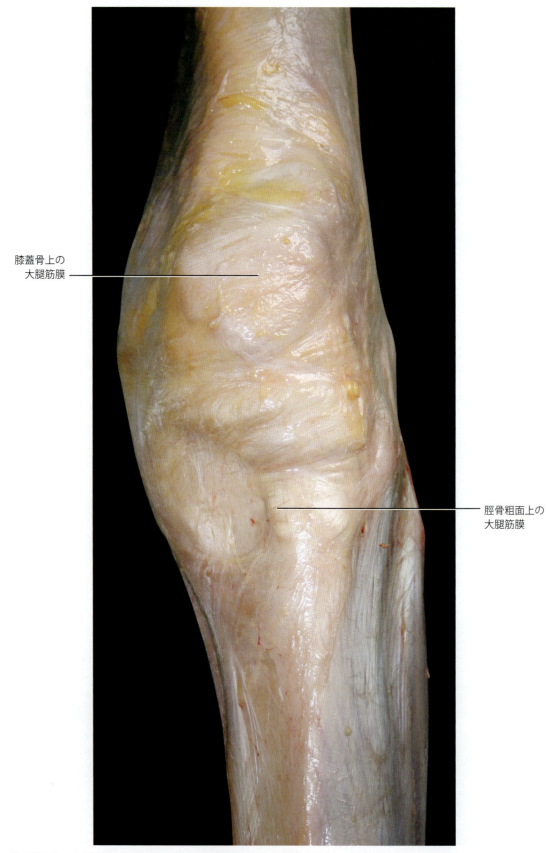

膝蓋骨上の
大腿筋膜

脛骨粗面上の
大腿筋膜

図 8.33　膝の前面像．大腿筋膜と下腿筋膜は膝を交差するユニークな構造を形成し，膝蓋腱と大腿四頭筋腱を覆っている．

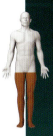

下肢の筋膜

内側広筋を覆う大腿筋膜

下腿筋膜

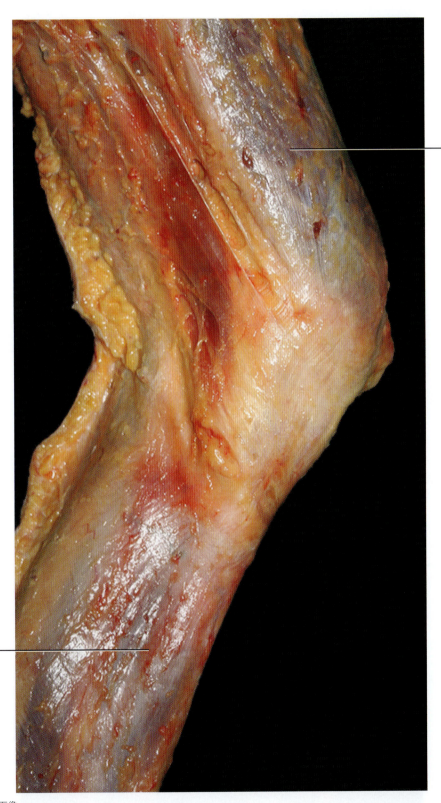

図8.34 膝の内側面像.

333

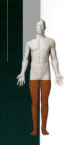

下肢の筋膜

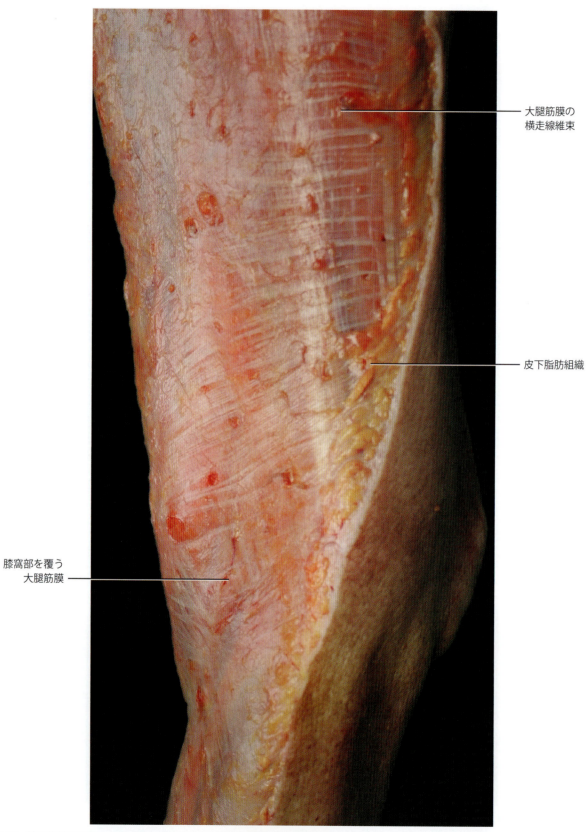

大腿筋膜の横走線維束

皮下脂肪組織

膝窩部を覆う大腿筋膜

図8.35 膝の後外側面像．さまざまな線維束が大腿筋膜を補強している様子が明白である．

大腿筋膜（膝支帯）における特殊な斜方強化は，前部と後部の両方で確認することができる（図8.36〜41）．前膝支帯は，2つまたは3つの線維層で形成され，おのおのが疎性結合組織のより薄い層によって分離される．最も浅い層は，膝蓋の前を通り，下腿筋膜まで続く大腿筋膜によって形成される．その下で，斜方配向をもつ広筋（内側と外側）の展開が存在する．深層は，大腿直筋と中間広筋の縦走展開によって形成される．この層は，部分的に膝蓋の骨膜へ付着し，部分的に下腿筋膜まで続く．Wangwinyuviratら（2009）は，膝蓋の近位縁において，大腿四頭筋腱の全体が平均8.54mmの平均的な厚みをもつことを発見した．これらの線維の何％（7.87mm）かだけが近位膝蓋縁に挿入し，その他の線維（0.68mm）は前膝蓋面を通り抜けることもわかった．また組織学的分析によって，膝蓋上へ連続する線維は，大腿直筋腱における縦走線維の遠位への伸張だということも明らかにされている．本研究で，大腿直筋腱のわずかな線維が膝蓋上を通り抜け，大腿四頭筋と膝蓋腱に接続することが証明された．

Thawaitら（2012）は，前膝支帯の内側部にとくに注目して研究を行った．彼らの研究によって，支帯が以下に記される3つの層でなることが確認された．

- 第1層（浅層）：深下腿筋膜と連続をもつ層．
- 第2層（中間層）：内側側副靱帯の浅部から展開を受ける層．
- 第3層（深層）：関節包と連続をもつ層．

第1層と第2層は膝の内側における前面沿いでともに融合し，第2層と第3層は関節の後面に沿って融合する．前膝蓋支帯の外側部分もまた，次のようないくつかの筋膜層によって形成される．ITTの展開，外側広筋の筋膜展開および関節包靱帯である．

MR画像で膝支帯を調べると，この支帯は平均的な厚みが0.8〜1mmで，低信号強度帯としてみえる．前方の膝痛や膝蓋大腿の配列不良を抱える患者に検査を行うと，多くのケースにおいて前膝支帯の内側と外側のあいだに厚みの差が目立つ．外側膝蓋支帯は，膝蓋骨の外側傾斜の異常，膝蓋大腿関節の外側面の過剰圧迫（外側過緊張症候群として知られる），摩擦関連の上外側のホッファの脂肪パッド浮腫，および初期の膝蓋大腿骨関節症を生じる場合がある．また，支帯で起こりうる他の変異には，線維症，肥厚，支帯の弱化，支帯付着で起こる骨増殖の変化，および支帯層の骨化があげられる．Thawaitら（2012）は，一側の支帯の厚みを増加させる負荷の変化が，対側の支帯減弱とともに起こることを示した．

膝の後面には，特殊な筋膜補強が存在する．ほとんどの研究者が後膝支帯について論証を行わないが，少数の研究者（Terry & LaPrade., 1996）によって，膝の弓

クリニカルパール 8.5　腸脛靱帯症候群

腸脛靱帯（ITT）は，膝に骨盤の筋を接続する．この靱帯は，膝の伸展と部分的屈曲の両方において膝を安定させ，また歩行や走行の際に常に使われる．わずかに屈曲された膝を伴って前方へ傾く際に，これは重力に対する膝の主要なサポートとなる．大殿筋の多くの線維は，ITTに，そして，外側筋間中隔（ITTと連続的）の後面に挿入される．他の大殿筋線維は斜方向をもち，これによってITTが外側広筋上の筋膜へ結合する．外側広筋の多くの線維も，外側筋間中隔の前面に挿入され，最終的には前膝支帯で膝に結合する．このように，ITTは外側筋間中隔とともに，大殿筋と外側広筋の両方における動作を調整する．

腸脛靱帯症候群（Iliotibial band syndrome：ITBS）は，一般的な大腿損傷で，通常は走行が原因で生じるが，サイクリングやハイキングが原因で生じることもある．ITBSが抱える他のリスク要因には，過剰回内，脚長差，あるいはO脚などの歩行異常が含まれる．また，大腿骨外側顆付近の遠位で，ガーディ結節（外側結節）付近のITTに生じる過用症候群（overuse syndrome）と考えられ，ITTと大腿骨外側上顆のあいだの過剰な摩擦（たとえば，ITTや深部の関節包を「炎症」させる摩擦）に関係していると考えられている．しかしFaircloughら（2007）は，ITTは膝が屈曲と伸展を行う際，上顆上を前進や後退することで摩擦力を起こすことはできないと示唆する．彼らによると，上顆を交差するITBの運動知覚は，前方線維と後方線維の緊張変化による錯覚としている．また，脂肪において高度に血管化され，および神経分布された層の圧縮上昇と，上顆からITTを分離する疎性結合組織が原因でITBSが起こるとした．したがって，ITBSの病因は，大腿筋膜張筋または大殿筋における張力上昇に起因するITTの慢性的な緊張増加に関係すると考えられる．ITTの緊張を確認するために，オーバーテスト（Ober test）が役立つことがありうる．しかし，われわれは，ITTのおもな張筋として存在する大殿筋と大腿筋膜張筋を確認することも提案する．Chenら（2006）はMRIを用いて，殿部拘縮がITTの後内変位を引き起こすと論証した．ITBSは，股関節の筋機能の生体力学が適切に配置されたときにのみ，その障害を解決することができる．

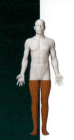

下肢の筋膜

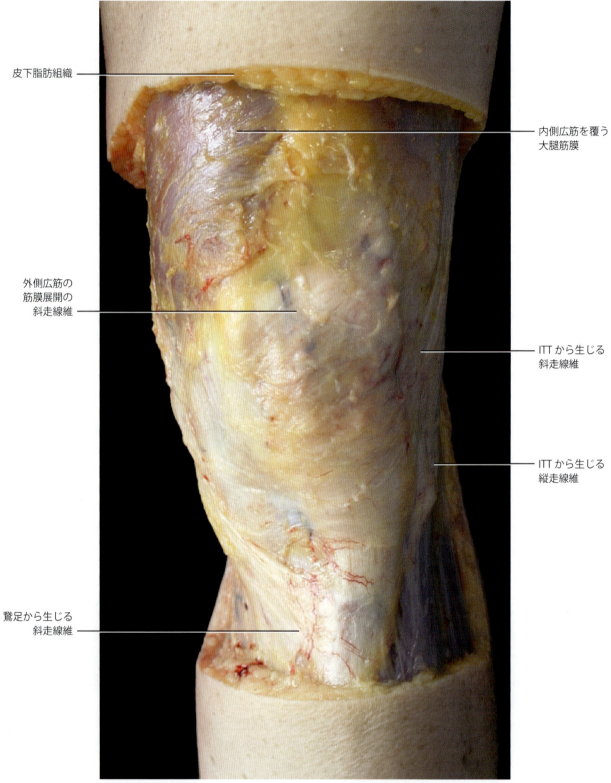

- 皮下脂肪組織
- 内側広筋を覆う大腿筋膜
- 外側広筋の筋膜展開の斜走線維
- ITTから生じる斜走線維
- ITTから生じる縦走線維
- 鵞足から生じる斜走線維

図 8.36 膝の前面像．深筋膜のコラーゲン線維束は多くの配向をもち，前膝支帯を形成する．

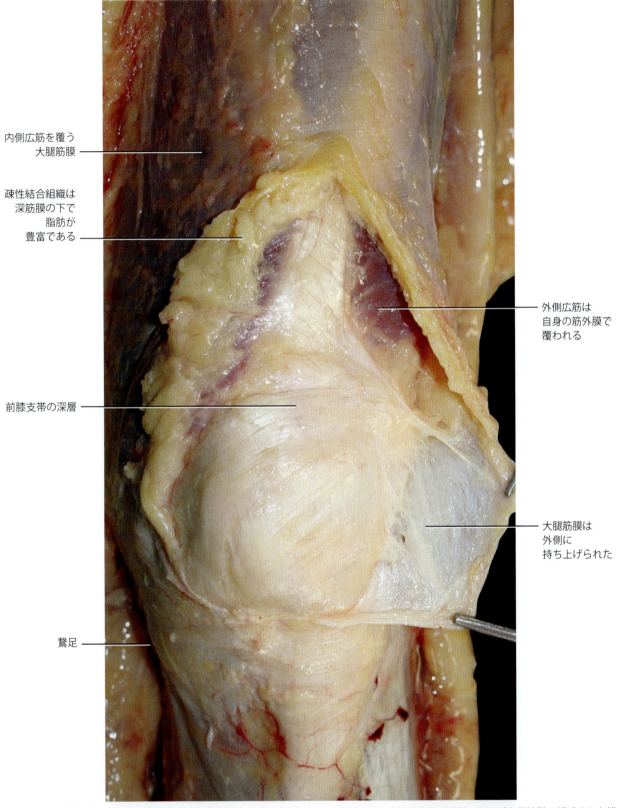

図 8.37　膝の前面像．前膝支帯は，2つの線維層からなる．2つの広筋の斜走腱展開で構成される深層，および大腿筋膜で構成された浅層である．支帯の形成には関節包が共働してかかわることもあり，この場合はこれが3つ目の線維層となる．

- 内側広筋を覆う大腿筋膜
- 疎性結合組織は深筋膜の下で脂肪が豊富である
- 前膝支帯の深層
- 鵞足
- 外側広筋は自身の筋外膜で覆われる
- 大腿筋膜は外側に持ち上げられた

下肢の筋膜

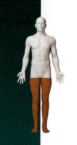

下肢の筋膜

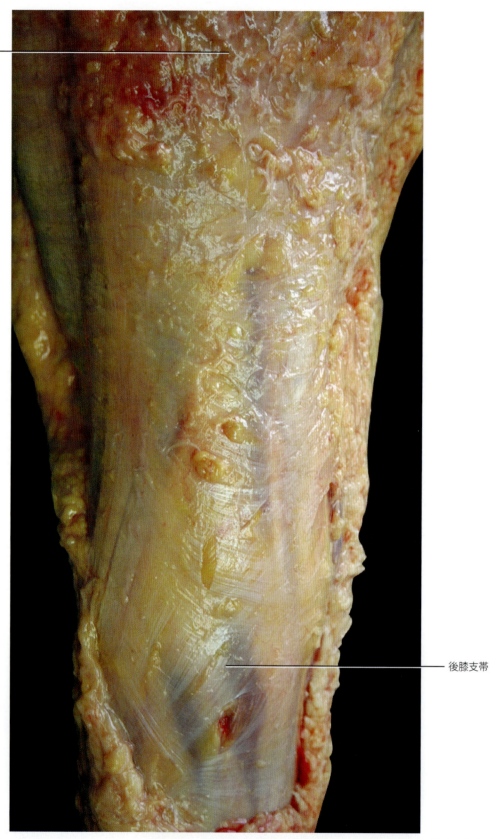

DATの脂肪小葉と皮膚支帯

後膝支帯

図8.38 膝の後面像．深脂肪組織（deep adipose tissue：DAT）がもつ蜂巣状構造が明らかに見える．膝窩部で，深筋膜は後膝支帯を形成する斜走線維束によって補強される．

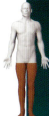

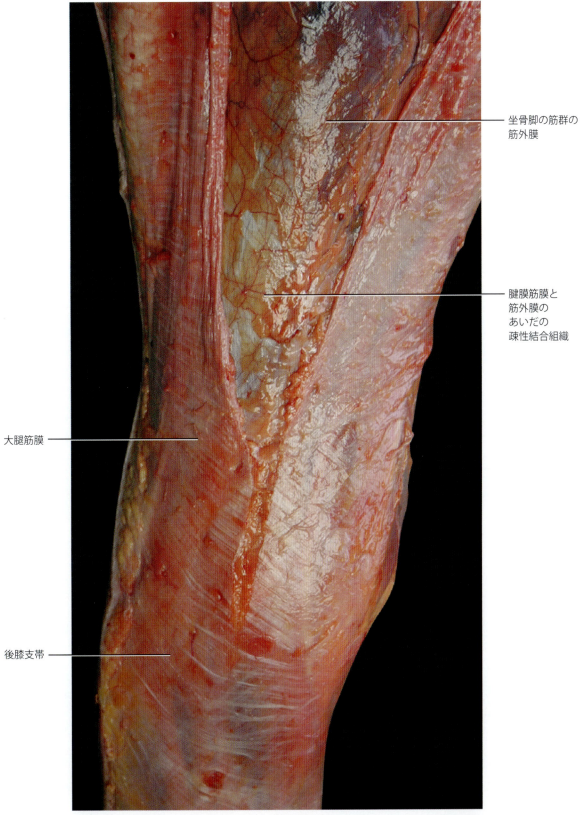

坐骨脚の筋群の筋外膜

腱膜筋膜と筋外膜のあいだの疎性結合組織

大腿筋膜

後膝支帯

図 8.39 膝の後面像．腱膜筋膜（大腿筋膜）と筋外膜のあいだの疎性結合組織に注目．このように，大腿筋膜は股関節と関節のあいだの橋のように作用することができる．

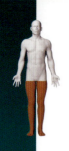

下肢の筋膜

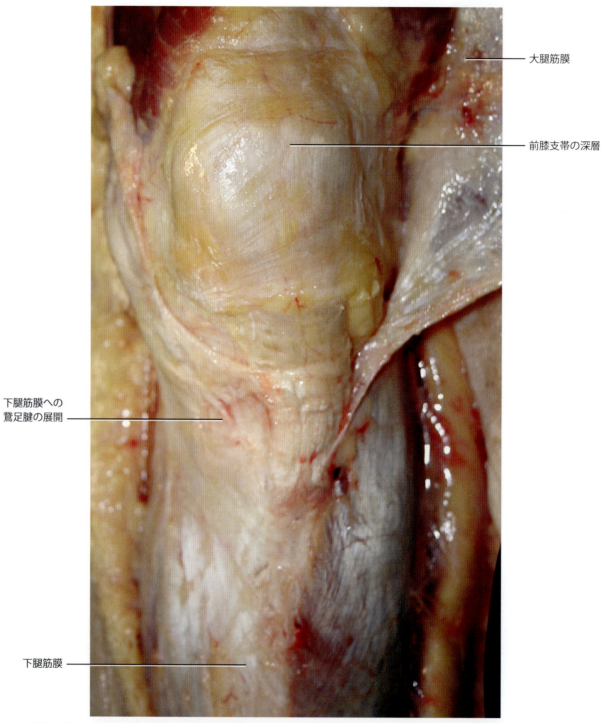

大腿筋膜

前膝支帯の深層

下腿筋膜への鵞足腱の展開

下腿筋膜

図 8.40　前膝支帯．

下肢の筋膜

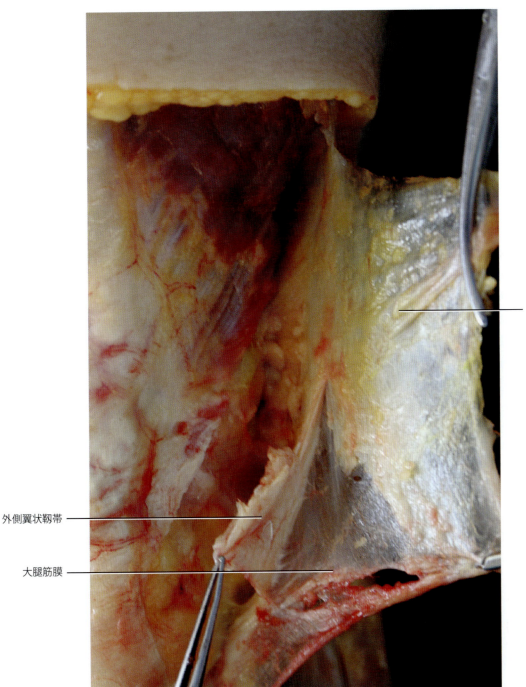

深筋膜を補強する前膝支帯

外側翼状靱帯

大腿筋膜

図8.41 膝蓋の前で，大腿筋膜は前膝支帯によって補強される．翼状靱帯は，深筋膜に強く付着する．

状靱帯複合体について語られた．この複合体は，後膝支帯におけるより深層の部分だとされ，縫工筋，膝窩筋，半膜様筋および大腿二頭筋によって形成されると考えられている．Tubbsら（2006）は，大腿二頭筋腱には内側と外側の両方に滑面があり，それぞれ前方と後方の構成要素をもちながら，大腿骨の外側顆だけでなく膝窩筋腱と弓状膝窩靱帯にも付着していることを発見した．彼らは，これらの筋膜展開が，大腿二頭筋と膝窩筋のあいだにおける共同作用を連結させる役割をもつと仮定している．ウサギにおいて，大腿二頭筋の筋膜張筋がもつ機能は非常に重要である．Crumら（2003）は，ウサギの大腿二頭筋の遠位挿入を分析し，この筋が腓骨にまった

く付着せず，下腿の前方区画筋膜のみに付着があることを発見した．この構造によって，ウサギの跳ねる能力や飛び越える能力が生まれると考えられる．

内側において，縫工筋，薄筋および半腱様筋の筋膜展開は浅鷲足を形成する．また，半膜様筋の筋膜展開は深鷲足を形成する（図8.42〜47）．Mochizukiら（2004）によると，薄筋と半腱様筋の腱における遠位部分は，常に縦の筋膜展開をもち，下腿筋膜と融合する．半膜様筋は，腓腹筋の内側頭を覆う下腿筋膜に融合する斜めの筋膜展開をもつ．Mochizukiらは，縫工筋，薄筋，半腱様筋，半膜様筋，および腓腹筋で生じる相当な緊張によって，これらの筋膜展開は複雑な筋膜張筋として作用する可能性があって，直立姿勢の際の膝関節の内側安定に重要な役割をもつと提案した．

最終的には，大腿筋膜の後方部分は腓腹筋の筋膜挿入によって尾側に伸張され，これに対して前方部分は，下腿筋膜への前脛骨筋の挿入によって尾側に伸張される．このケースにおいて，挿入は直接に大腿筋膜ではなく，大腿筋膜と連続的な下腿筋膜へ向かって挿入する．2つの構造のあいだの境界が教説的であるという認識を，われわれは常にもつべきである．

下腿筋膜

下腿の筋群は，下腿筋膜の鞘で覆われている（図8.48〜51）．この筋は大腿筋膜と足部の深筋膜と連続的である．また，脛骨稜，脛骨顆，腓骨頭，および内側顆と外側顆の骨膜と融合する．下腿筋膜は平均900μmの厚みをもち，下腿の上部と前部でより厚くなり密度を増す．外側では大腿二頭筋とITTの筋膜展開で補強され，前側では大腿四頭筋の筋膜膨展開，そして，内側では，縫工筋，薄筋，半腱様筋および半膜様筋の腱によって補強される．近位では，下腿筋膜は自らの深層面から，前脛骨筋と長趾伸筋まで付着する（図8.52, 53）．

De Maeseneerら（2000）は，膝の内側面の下腿筋膜が内側側副靱帯の浅層に付着し，また後方部では膝関節包に付着することを発見した．下腿の遠位1/3では，下腿筋膜は疎性結合組織によって周囲を囲む筋群とそれらの腱から完全に分離される．足関節周辺で，下腿筋膜は支帯の横走線維と斜走線維によって強化される．そして後方部の下腿筋膜はより薄く，下の筋から容易に分離される．また，膝窩部で筋膜は小伏在静脈によって貫通される．

下腿筋膜は，2つの頑丈な筋間中隔を形成する．それは前腓側中隔と後腓側中隔である．これらの中隔は，下腿の外方区画を結合して，長腓骨筋と短腓骨筋を，前方・後方下腿区画の筋群から分離させる．さらに，下腿筋膜は，深横筋筋膜ともよばれる横筋間中隔を形成しており，この中隔によって浅層と深層の後部下腿筋群が分離される．深横筋筋膜は，ヒラメ筋の多くの筋線維に挿入される．下腿で，これらの中隔によって形成される各区画は，特定な神経によって支配される．深腓骨神経による前方区画，浅腓骨神経による外方区画，脛骨神経による後方区画である．

足関節付近の支帯は，明らかに識別可能であるが，下腿筋膜や足部の深筋膜から分離することは不可能である（Stecco et al., 2010）．このように，それらの骨と筋挿入および腱に対する関係で，おもな束を確認することはできるにもかかわらず，それらの正確な境界を述べることは難しい．人によっては，支帯の特徴をもった他の筋膜区画が確認されることもあるが，通常は4つのおもな支帯が識別可能である．

上伸筋支帯は，脛足根関節の近位約3cmに下腿筋膜の肥厚した横走線維として現れる（図8.54, 55）．この支帯は，内側で脛骨の前面に付着し，自らの骨膜と外側腓骨に結合している．支帯がもつ解剖学的ランドマークは，遠位にてより明確に確認できる．しかしながら，近位における支帯は下腿筋膜へ向かうにつれて次第に細くなり，すべての被験者で，支帯の近位縁を確認することが不可能となる．脛足根関節からおよそ9cmの近位縁でなら，支帯はまだ確認可能である．上伸筋支帯は，被験者のあいだで厚みと配向に大きな違いが生じる．横走に配向される線維が最も多いパターンだが，斜めや内側に向かって上向きに配向する線維も存在する．前脛骨筋，長趾伸筋および長母趾伸筋の腱は，上伸筋支帯の下を滑走する．

下伸筋支帯は，足関節の支帯において最も容易に識別できる（図8.54〜56）．Y形の形状をもち，Yの上部分のような2つの枝が内側に向かうという特徴は最も知られている．Yの基部は，遠位脛腓関節へ向かって遠位におよそ1.5cmの長さをもち，距骨の掌側表面と足関節の関節包に付着している．支帯の外側の分岐は，2つの

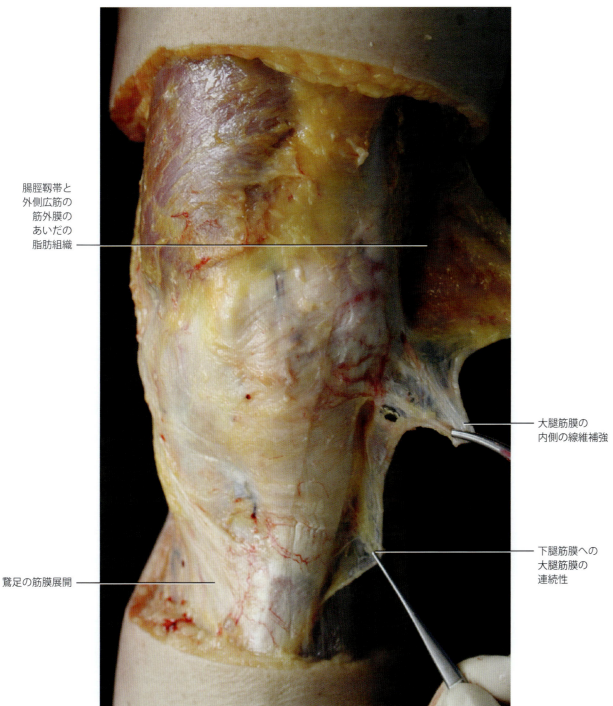

図8.42　膝の前面像．大腿筋膜は，下腿筋膜まで続く．広筋が収縮すると大腿筋膜は前膝支帯を伸張し，続いて下腿筋膜にも伸張が起きる．

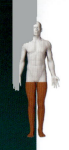

下肢の筋膜

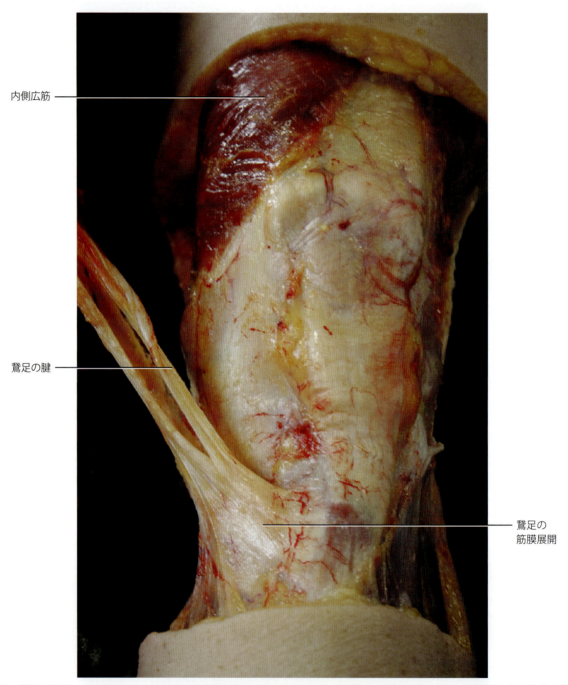

内側広筋

鵞足の腱

鵞足の筋膜展開

図 8.43 鵞足の筋が，その近位挿入から分離して伸張されている．これらは，下腿筋膜に筋膜展開をする．鵞足筋と腸脛靱帯は前額面で膝を安定させているので，膝がこの面で動くことはない．

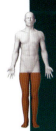

下肢の筋膜

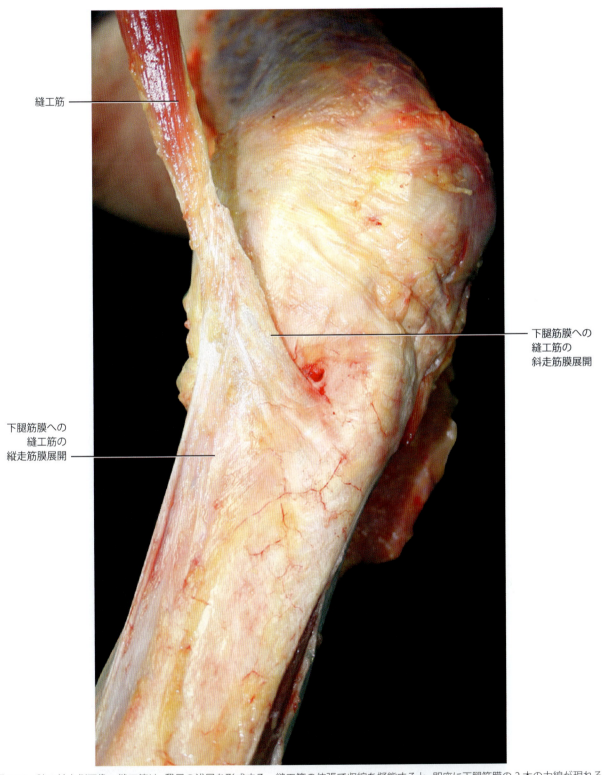

縫工筋

下腿筋膜への
縫工筋の
斜走筋膜展開

下腿筋膜への
縫工筋の
縦走筋膜展開

図 8.44 膝の前内側面像．縫工筋は，鵞足の浅層を形成する．縫工筋の伸張で収縮を擬態すると，即座に下腿筋膜の2本の力線が現れる．縦の力線と，斜めの力線．この力線は，縫工筋の筋膜展開によって生じる．縫工筋腱は斜めのコースを通って，腸脛靱帯の斜走展開と結びつくために正中線を横切る展開をする．このように，大腿筋膜張筋と縫工筋は，運動の際に股関節と膝関節を強く接続する．

345

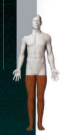

下肢の筋膜

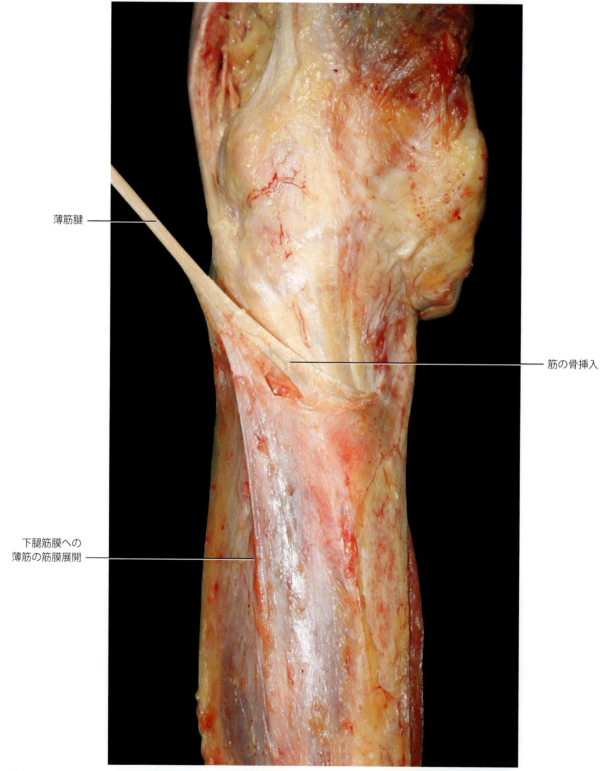

薄筋腱

筋の骨挿入

下腿筋膜への
薄筋の筋膜展開

図 8.45　膝の前内側面像．薄筋は，縫工筋に対してより深層に存在する．それは，下腿筋膜の内側部分に展開を与える．

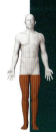

下肢の筋膜

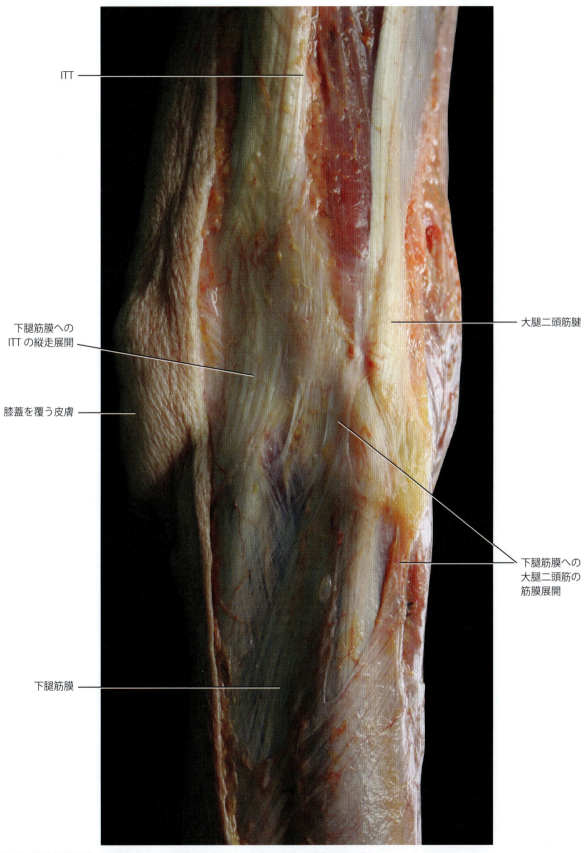

図 8.46　膝の外側面像．下腿筋膜への腸脛靱帯（ITT）と大腿二頭筋の縦走展開に注目．

347

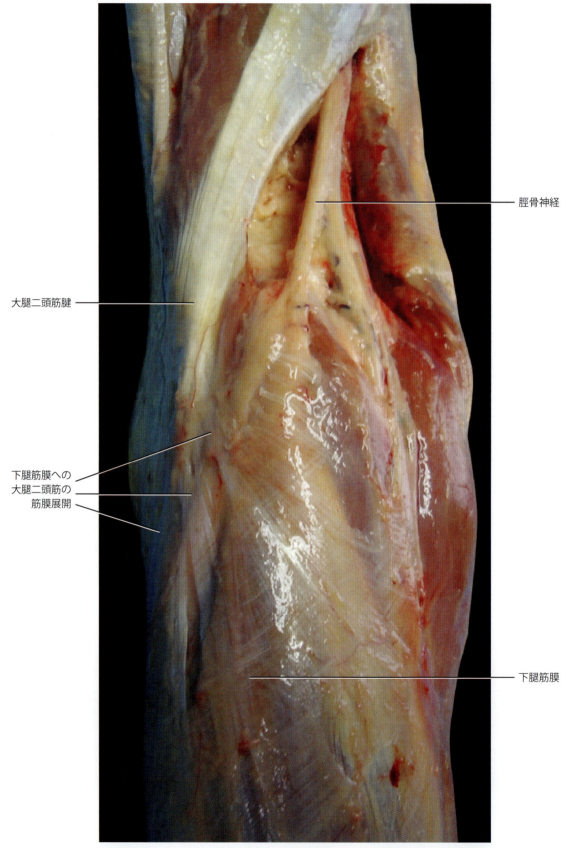

図 8.47 膝の後方領域．大腿二頭筋は，下腿筋膜にいくつかの筋膜展開をする．1つの縦走展開と，2つの斜走展開．縦走展開は，下腿筋膜の外側部分を伸張し，他の2つは下腿筋膜の後方領域を伸張する．このように，大腿二頭筋の収縮は，すべての腓骨鞘を伸張する．

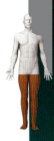

下肢の筋膜

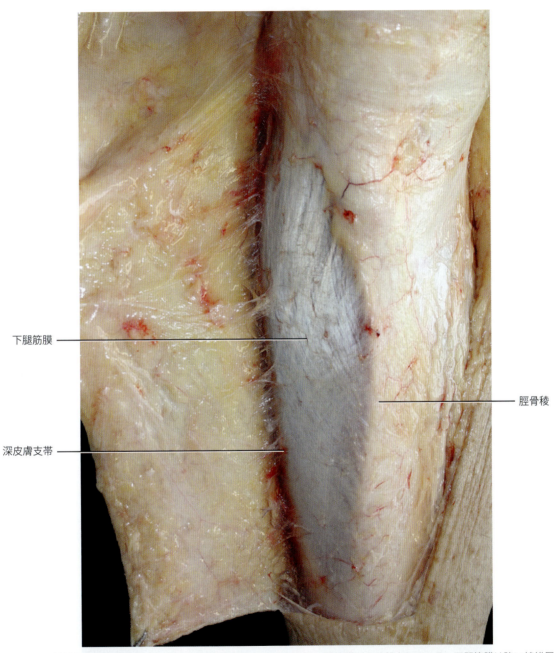

図 8.48　下腿の前外側面像．浅筋膜は，皮膚と浅脂肪組織（SAT）とともに深筋膜から分離されている．下腿筋膜は強い線維層の外観を呈し，すべての筋と骨を覆う．また脛骨稜の上で，それは骨膜に付着する．

（ラベル：下腿筋膜，深皮膚支帯，脛骨稜）

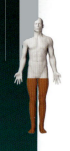

下肢の筋膜

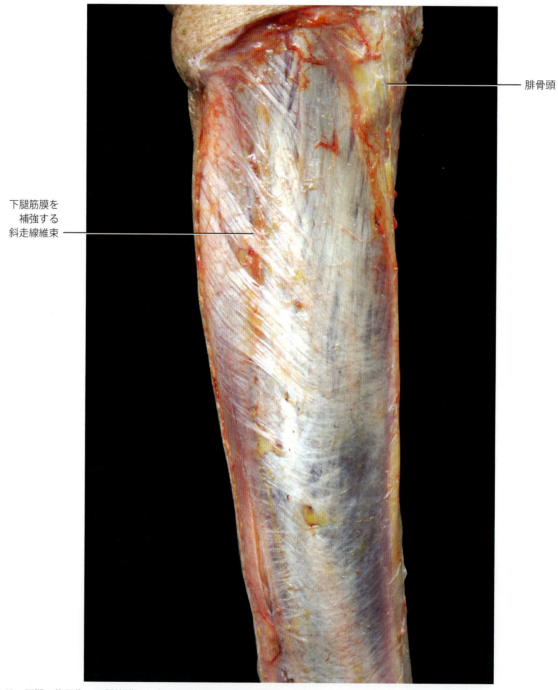

腓骨頭

下腿筋膜を
補強する
斜走線維束

図 8.49　下腿の後面像．下腿筋膜は，多くの線維束によって補強されている．

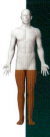

下肢の筋膜

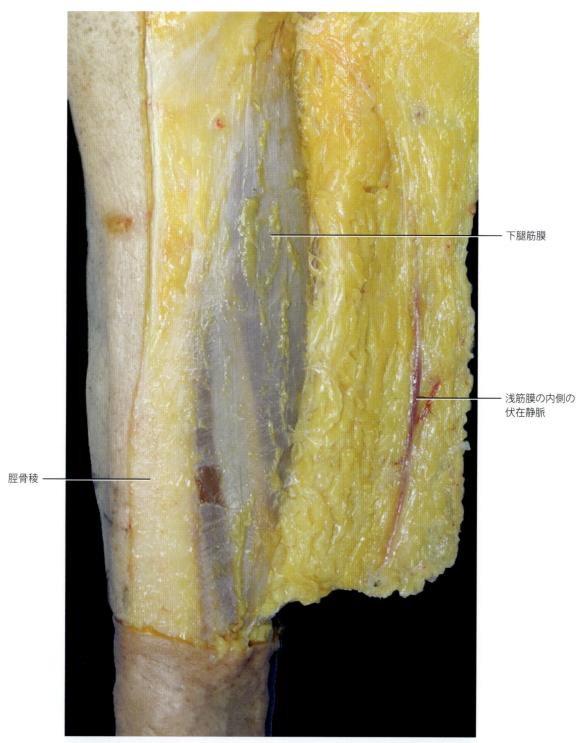

図 8.50　下腿の前内方領域の深筋膜（下腿筋膜）．

下腿筋膜

浅筋膜の内側の伏在静脈

脛骨稜

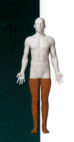

下肢の筋膜

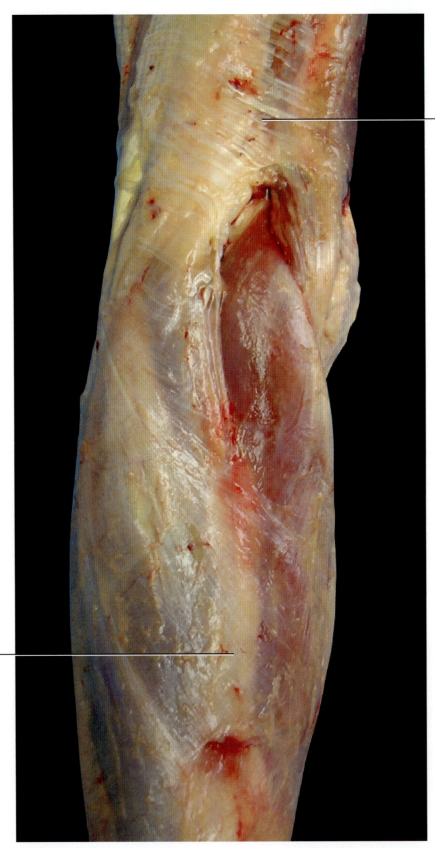

大腿筋膜を補強する線維束

下腿三頭筋を覆う下腿筋膜

図 8.51　下腿の後方領域の深筋膜（腱膜筋膜）.

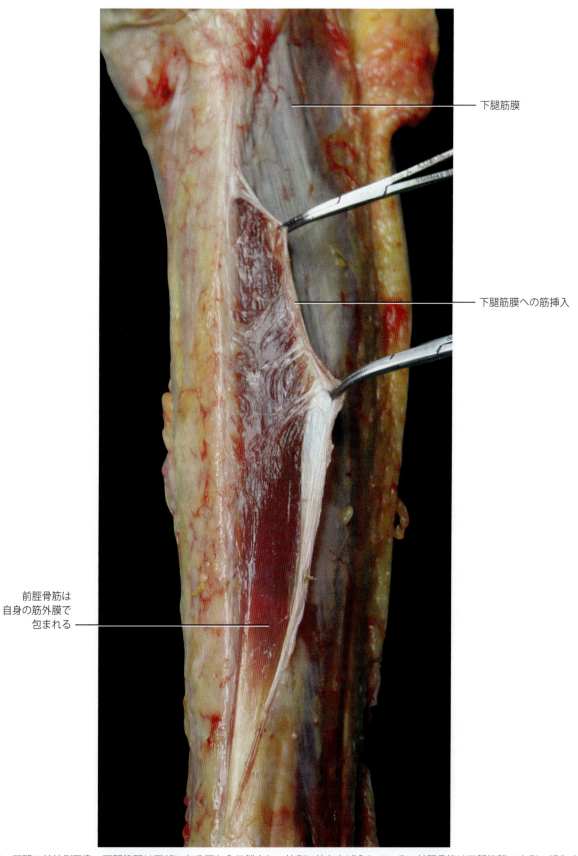

図8.52 下腿の前外側面像．下腿筋膜は下部にある面から分離され，外側に持ち上げられている．前脛骨筋は下腿筋膜の内側へ挿入する多くの筋線維をもち，その一方で，この遠位部分は筋外膜で包まれて，下腿筋膜の下を十分に滑走できる．

下肢の筋膜

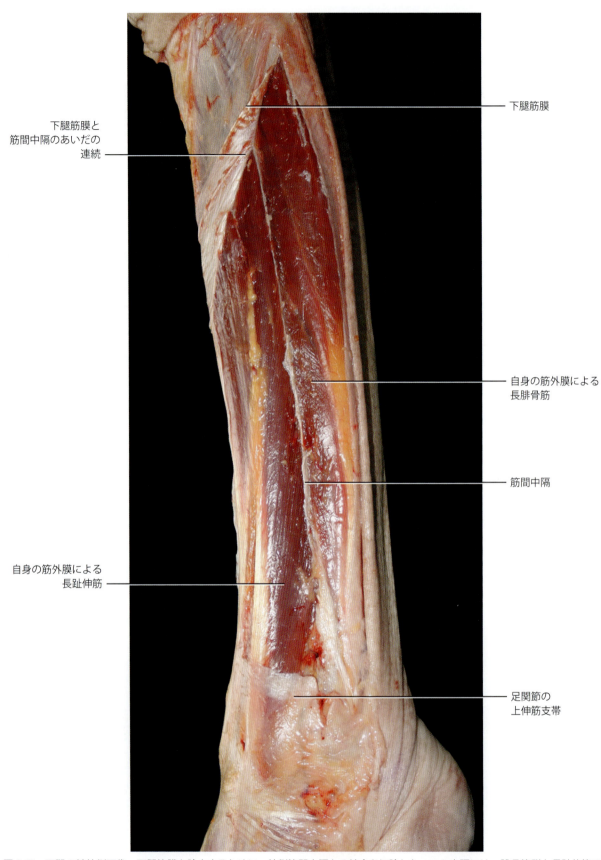

図 8.53　下腿の前外側面像．下腿筋膜を除去するために，外側筋間中隔との結合を切除した．この中隔には，腓骨筋群と長趾伸筋の多くの筋線維が挿入される．

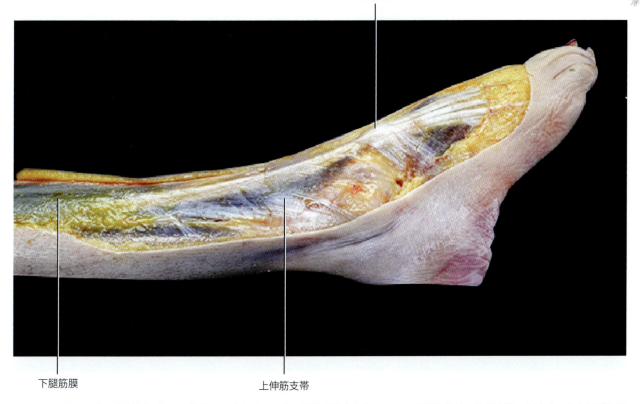

図 8.54 下腿と足部の前外側面像．深筋膜を示すために，皮下組織が除去されている．下腿筋膜は，足背筋膜へと続く．また足関節周囲には，いくつかの線維補強（足根支帯）が存在する．これらの補強は，深筋膜上にて作用する機械的な力の指示に従う．

異なった部分をもつ．1つは浅層で，これは踵骨の前外側部分に付着するために下腓骨筋支帯へ結合し，もう1つの深層は，足根洞へ挿入する．内側においてはYの2つの枝が次のように分岐する．1つは脛骨内果（上内側の分岐）へ付着するため上向きに伸び，もう1つは屈筋支帯の浅部分に結合するため下向きに伸び，さらに足底腱膜（下内側の分岐）の縁へ付着する．上内側分岐は，長母趾伸筋，血管および神経の上を通過する．それから，その線維は前脛骨筋を取り囲むように分裂する．下内側分岐もまた，母趾外転筋の一群の線維によっても挿入され，そして，この筋のより近くで厚くなる．短趾伸筋と短母趾伸筋の多くの筋線維は，下伸筋支帯の内側から生じる．

屈筋支帯は，足根管を形成するために，内果から内側の踵骨表面に及ぶ．足根管には，長趾屈筋腱，長母趾屈筋腱，後脛骨筋腱，後脛骨の血管および脛骨神経が通過する．屈筋支帯の前縁はより厚く，母趾外転筋が挿入する場所で線維輪を形成する（図 8.57）．後方では，屈筋支帯はアキレス腱を包み，そのまま上腓骨筋支帯へと結合している．屈筋支帯の深層は，足底方形筋に付着を提供する．

上腓骨筋支帯と下腓骨筋支帯は，足関節の外側の線維帯である．そして，長腓骨筋と短腓骨筋の腱を結合する．上腓骨筋支帯は，遠位と後方へ，外果から外側の踵骨面へと伸びている四辺形の層板として現れる（図 8.58）．この支帯は後部で，浅層と深層という2つの層に分かれる．浅層はアキレス腱を包みながら，屈筋支帯へ続く．これに関する解剖学的境界については，とくに上方部分，すなわち下腿筋膜へ向かうにつれて細くなるところでは明確な定義がない．上腓骨筋支帯の深層は，アキレス腱と長母趾屈筋のあいだを通る．それは，下腿筋膜の深層の強化を意味する．下腓骨筋支帯は，下伸筋支帯の外側分岐の浅層と連続的である．この支帯は，長腓骨筋と短腓骨筋の腱上を通る垂直線維帯の外観を呈する（図 8.59）．支帯における一部の線維は踵骨に付着して，2つの腱のあいだに中隔を形成する．

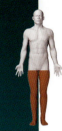

下肢の筋膜

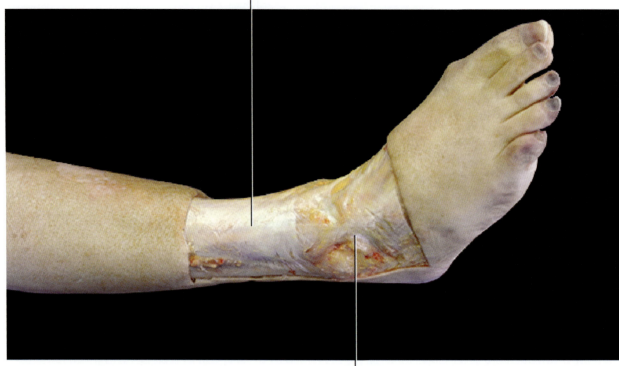

上伸筋支帯

下伸筋支帯

図 8.55　右足関節の前外側面像．図 8.54 と比較して，上伸筋支帯の異なる側面に注目．ここでは支帯はより厚く，コラーゲン線維束は横走の配向をもつ．他の図表で紹介される上伸筋支帯はより薄く，斜走の線維配向をもつ．

クリニカルパール 8.6　コンパートメント症候群

コンパートメント（区画）症候群とは，閉鎖された解剖学的空間の圧上昇が，自らの空間内で組織の循環と機能を損なう臨床症状である．循環が損なわれると，筋や神経に一時的または永続的な損害が生じることがある．コンパートメント症候群には，急性と慢性の 2 種類が存在する．

急性コンパートメント症候群は，外傷が比較的軽度の場合もあるが，通常は閉鎖性の下腿骨折や挫傷などの外傷が原因で起こる．急性型は，迅速な診断と治療（筋膜切開）を必要とする救急医療に含まれる．弾性に乏しい腱膜筋膜は，区画における筋量の過剰な増加に抵抗し，内圧力は急速に，そして過度に上昇する．これは，静脈還流，続いて動脈の流れに変異をもたらす．

慢性コンパートメント症候群は，区画内の筋の一時的な虚血によって起こる再発性の疼痛や障害といった特徴があり，運動によって誘発された状態である．症状は，それをもたらす活動が停止すると鎮静するが，活動が再開されるとふたたび起こり始める．慢性労作性のコンパートメント症候群は誰にでも起こりうるが，どちらかというと，反復運動がかかわるスポーツを行う運動選手に起こりやすい．この症状に最も関係する筋膜区画は下腿の前方区画である．それはランナーにおいて最も頻度が高い．しかしながら，腱膜筋膜で形成される区画はすべて影響を受けることがある．その例として，Orava ら（1998）は，9 人の被験者の前大腿区画におけるコンパートメント症候群について論証した〔パワーリフター 4 人，ボディビルダー 3 人，持久歩行者 1 人，サイクリスト 1 人．9 人のうち 4 人は，筋肉増強剤（蛋白同化ステロイド）の使用を認めた〕．Leppilahti ら（2002）は，大腿における急性両側性運動によって誘発された内側のコンパートメント症候群について論証している．慢性コンパートメント症候群において，区画鞘内で徐々に上昇する圧迫があることも示されている．おそらく，これは筋量が過度に増えたことによって起こる現象と考えてよいだろう（たとえば，この症候群は男性のスポーツ選手に起こる典型的な状態で，とくに筋肉増強剤を使う人に起こりやすい）．他の原因として，腱膜筋膜の硬化が増すことが考えられ，この硬化によって活動の際の筋量変化の適応が不可能となる．したがって，圧上昇は，表面における変異（硬化した腱膜）や含有量（増加した筋の塊）の組合せによる場合がある．

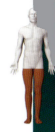

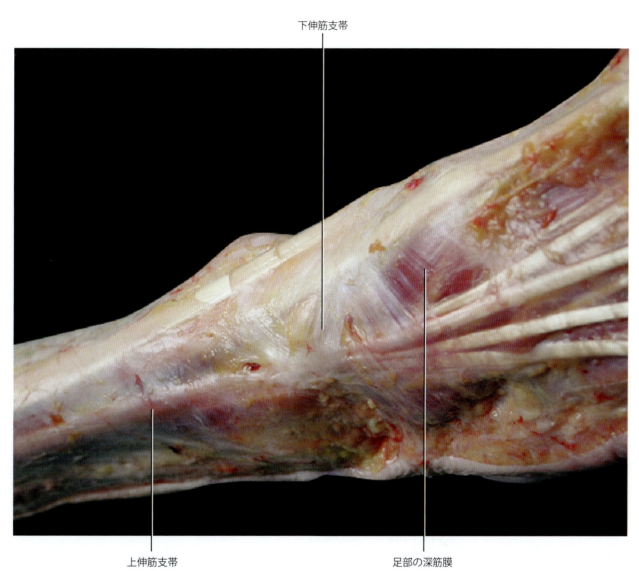

下伸筋支帯

上伸筋支帯　　　　　　　　　　　　　　　足部の深筋膜

図 8.56　足関節の前面像．この下伸筋支帯は，さまざまな方向に配置されたコラーゲン線維束をもつ．支帯が，深筋膜に作用している力によってその形状をなしていることは明白である．

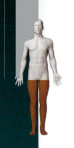

下肢の筋膜

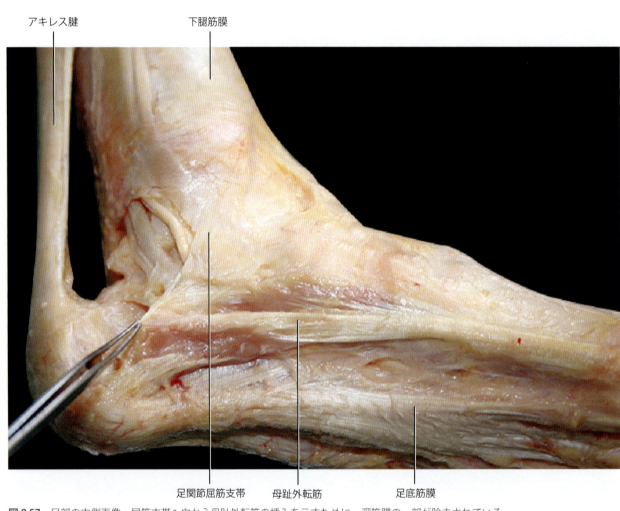

図8.57 足部の内側面像．屈筋支帯へ向かう母趾外転筋の挿入を示すために，深筋膜の一部が除去されている．

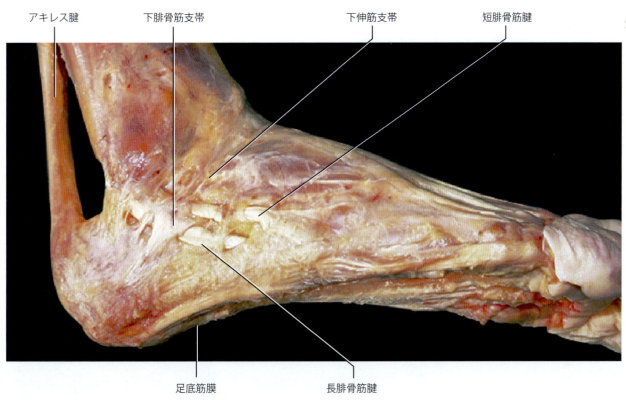

図 8.58 足関節と足部の外側面像．下腓骨筋支帯は腓骨筋（長腓骨筋と短腓骨筋）腱と足部の背側を覆い，下伸筋支帯に続く．足底筋膜とアキレス腱の連続性にも注目．

（画像ラベル：アキレス腱／下腓骨筋支帯／下伸筋支帯／短腓骨筋腱／足底筋膜／長腓骨筋腱）

足部の内在筋の多くの筋線維は，足関節支帯に挿入される．これらの筋線維は，足関節支帯と下腿筋膜のあいだの連結によって遠位方向に下腿筋膜を伸張する．下腿筋膜の前方部分は，短趾伸筋によって尾側に伸張される．そして足背筋膜と下伸筋支帯に挿入される（図 8.60）．下腿筋膜の内側部分は，足関節の屈筋支帯にしっかりと挿入している母趾外転筋によって伸張される（図 8.57）．外側で，小趾外転筋は，自身の筋を包む深筋膜に挿入する多くの筋線維によって伸張を生み出す．そして，この筋膜は，下腿筋膜とも連続している．したがって，小趾外転筋が収縮するたびに，それは縦方向で下腿筋膜の外側部分に張力をかけている深筋膜を伸張する．下腿筋膜の後方部分は，この筋膜と足底筋膜のあいだの連結によって遠位に伸張される．足底筋膜は多くの内在筋に挿入され，踵と下腿筋膜の後方領域のあいだに牽引が起こる．

最後に，足底筋についてもう少し述べる．足底筋は，力の筋というよりも，筋膜張筋として存在すると考えられる（図 8.61）．足底筋は，大腿骨の外側上顆線と，膝関節包から生じる．場合によっては，起始部は，骨挿入をもたない膝関節包と下腿筋膜のみということもある．遠位では，Nayak ら（2010）の調査で，足底筋腱は，症例の 29％で足部の屈筋支帯に挿入し，別の 29％では踵骨に挿入し，また 27％ではアキレス腱周囲の下腿筋膜に挿入することを発見した．これは，この筋の起始と停止が，筋膜構造のなかで生じることを意味する．症例の 8％においては，足底筋が完全に欠乏していたと考えられる．足底筋が収縮すると，そのたびに膝関節包の後方部分と膝窩筋膜が尾側方向に引っ張られる．そして，近位方向では，屈筋支帯または下腿筋膜の後内側部分が引っ張られる．そして，これによって膝と足の運動調整が行われる．

足部の筋膜

足部には，足背筋膜（外側で小趾外転筋筋膜，内側で母趾外転筋筋膜と続く），足底の足底筋膜および骨間筋の筋膜といった多くの筋膜結合が含まれる．もう 1 つの

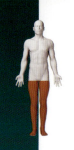

下肢の筋膜

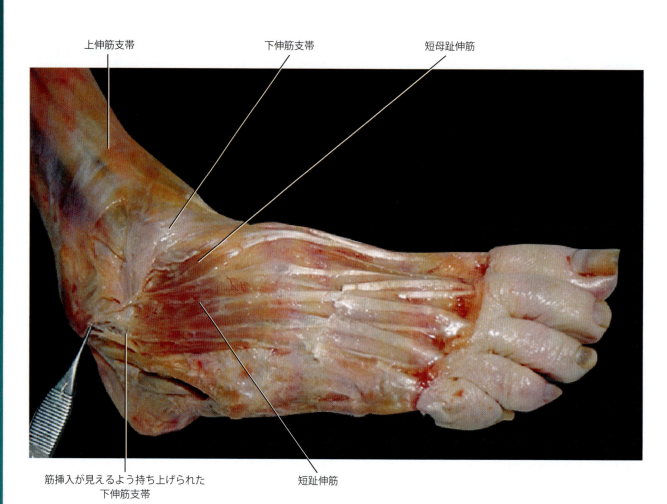

図 8.59　足部の背側領域．足部の内在筋を示すために，深筋膜が部分的に除去されている．短趾伸筋の筋膜挿入の様子もこの写真で確認できる．この筋の多くの筋線維は，下伸筋支帯の内側から生じる．支帯の線維配置と厚みは，この筋における筋膜へ生じる牽引の結果といえるだろう．

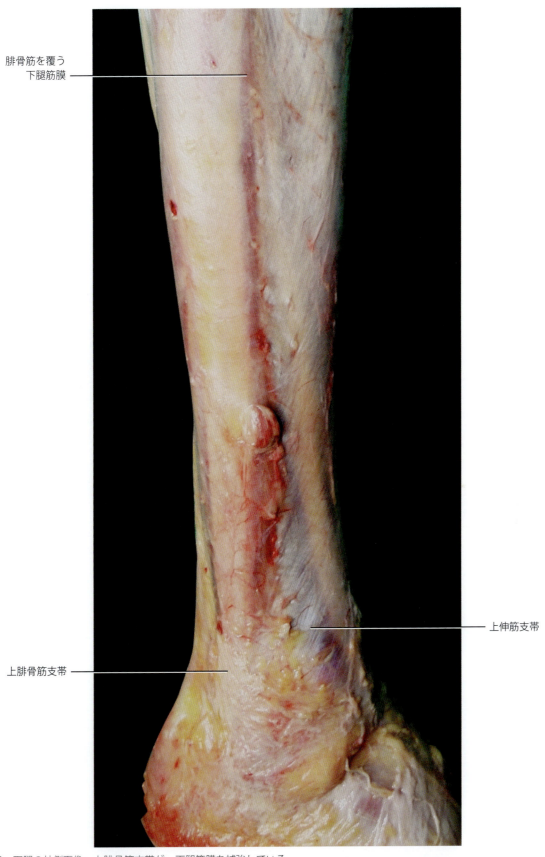

図 8.60　下腿の外側面像．上腓骨筋支帯が，下腿筋膜を補強している．

(ラベル: 腓骨筋を覆う下腿筋膜／上伸筋支帯／上腓骨筋支帯／下肢の筋膜)

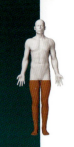

下肢の筋膜

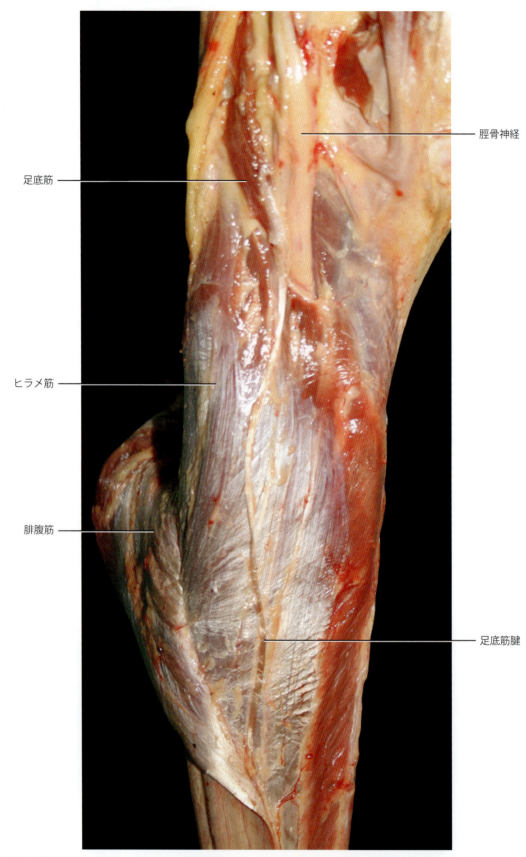

図 8.61　下腿の深部区画の後側面像．足底筋とヒラメ筋を示すために，腓腹筋が引き離されて持ち上げられている．

クリニカルパール 8.7　足根管症候群

足根管症候群とは，屈筋支帯の下を通る後脛骨神経の遠位分岐における圧迫症候群である（図 8.62）．最初の 3 本の足趾に達している足部の内側の足底の表面沿いに起きる疼痛および／または感覚異常が一般的な症状である．内果後方で生じる陽性ティネル徴候と，障害のある二点識別が存在することがある．中足趾節関節のすべてが最大背屈されると，足関節に受動的な最大外反・背屈が起こり，この姿勢が 5 〜 10 秒続くと，症状が誘発される場合がある．

足根管症候群は，外傷，自己免疫疾患，回内運動，腱炎およびガングリオン嚢胞や他の症状によって起こる可能性が高い．深筋膜と屈筋支帯の上昇した張力もまた，この症候群を引き起こす原因となるが，これは具体的には外傷や過用，または支帯に多くの線維を挿入する母趾外転筋の過剰な緊張による可能性もある．Hudes（2010）は，クロス摩擦マッサージを用いて，また同時に筋膜剥離術のための器具で足根管上の外側踵部上へ，そして前足部の足底と背側面上に処置を施し，足根管症候群の治療を行った．

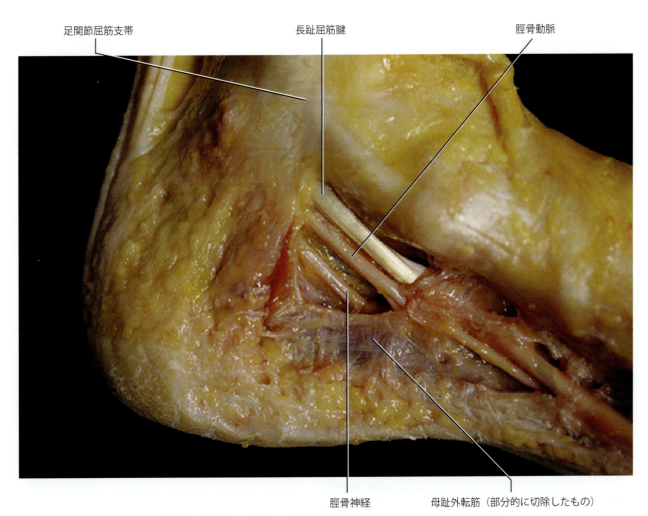

図 8.62　足関節の内側面像．足根管内の構造を示すために，深筋膜と母趾外転筋が部分的に除去されている．

より薄い筋膜層は，短趾屈筋の下に位置し，この屈筋は薄い筋膜層を足底方形筋から分離させる．この筋膜層は，長趾屈筋腱，外側の足底血管および神経がめぐる筋膜面を提供する．足底方形筋の下に，母趾の短母趾屈筋，小趾外転筋および母趾内転筋があり，これらはすべてより薄い筋膜層で包まれる．

筋膜区画については，いまだにその数や位置に合意がない．LingとKumar（2008）は足底の表面において，後足部から足部中央に及んだ3つの頑丈な垂直筋膜中隔を特定した．これらの中隔は，足部の後方半分を3つの区画に分けている．内側区画（母趾外転筋と長母趾屈筋を含む），短趾屈筋，足底方形筋および母指内転筋（より深層に位置する）を含んでいる中間区画（中心または踵骨区画），外側区画（小趾外転筋と短小趾屈筋を含む）である．最終的に，第1と第5中足骨のあいだに，4つの内在筋によって形成される固有区画が存在する．

足背筋膜

足背筋膜はより薄い線維層からなり，下足関節伸筋支帯の上へ続いている（図8.63）．足背筋膜は，足部の背側上で腱（長趾伸筋と長母趾伸筋）のための鞘を形成する（図8.64）．短趾伸筋と短母趾伸筋のわずかな筋線維は，この筋膜の内側に挿入される．これらの筋が収縮するとき，筋線維はこの筋膜と下伸筋支帯を尾側方向に引っ張る．足背筋膜は，前脛骨筋と第三腓骨筋の筋膜展開によって頭側方向にも引っ張られる（図8.65～68）．

足部の内側領域において，筋膜は母趾外転筋を包囲する母趾外転筋筋膜へと続く．この筋は，多くの筋膜挿入をもつ．そして一部の線維は，足関節の屈筋支帯から生じ，他の線維は，足底筋膜からと，足底筋膜と短趾屈筋のあいだの筋間中隔から生じる．このように，母趾外転筋は，足底筋膜が足背筋膜に，そして，これらの筋膜が下腿筋膜に接続するので，足部の筋膜緊張の鍵となる筋

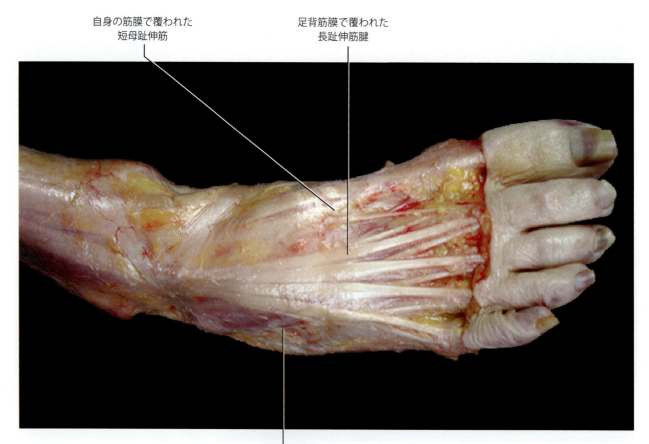

図8.63　足部の背側領域．深筋膜はすべての腱と筋を覆い，外側で小趾外転筋の筋膜に続く．近位では，足背筋膜は下腿筋膜に続く．

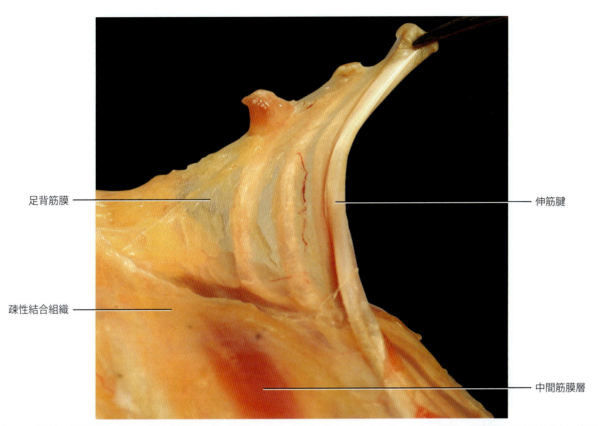

足背筋膜 ─── 伸筋腱

疎性結合組織 ─── 中間筋膜層

図 8.64 足部の背側領域．長趾伸筋と長母趾伸筋の腱はすべて，足背筋膜に包埋される．この深筋膜は各腱周囲で枝分かれし，個々の鞘を作る．この筋膜層の下には別の筋膜層が存在し，これは短趾伸筋と短母趾伸筋によって形成される．これら2つの筋膜層のあいだに，疎性結合組織が存在する．

クリニカルパール 8.8　モートン病（神経腫と中足骨痛）

　中足骨間の足底神経周囲の結合組織では，線維症と肥厚が起こることがある．これらは多くの場合で，第2および第3の中足骨間隙（第2～3と第3～4中足骨頭のあいだ）に影響を及ぼす．影響を受けた神経は，広範囲の求心性神経周囲の線維症で，著しくねじれた形状であることが顕微鏡によって確認できる．おもな症状は，体重支持および／またはしびれによる疼痛であり，履物を脱ぐことで和らぐこともある．中足骨頭のあいだで生じる直接的な圧迫は，足趾と母趾のあいだの前足部にも圧迫を与え，さらには足の横アーチにも圧迫が生じ（モルダー徴候），それによって症状が繰り返し起きる．神経腫形成のおもな誘因の1つは，深横中足靱帯だが，この機序は不明である．De Prado (2003) は，骨切り術による中足骨短縮を伴う深横中足靱帯のリリースを用いれば，神経を切除せずにモートン神経腫を治療できると提案した．この減圧によって神経における張力活動の減少が起こり，疼痛が和らぐ．また，Davis (2012) によって提案されたいくつかの徒手技術でも，類似した結果をもたらすことが可能である．

と考えられる．

　外側では，足背筋膜は，小趾外転筋の筋膜区画を形成する．小趾外転筋は足底筋膜から生じる若干の線維と，短趾屈筋と小趾外転筋のあいだの筋間中隔から生じる若干の線維をもつ．

骨間筋筋膜

　KalinとHirsch (1987) は，背側および底側骨間筋が，中足骨からだけでなく足根中足関節の近位に位置する靱帯組織と，隣接する筋の筋膜からも生じることを発見した．Oukouchiら (1992) は，底側および背側骨間筋が，足背筋膜まで続く補助的な小さい腱をいくつかもってい

クリニカルパール 8.9　踵痛

　踵痛は成人に共通し，相当な不快感や障害を引き起こす．さまざまな軟部組織，骨，および全身性障害が踵痛を生じうる．鑑別診断を絞っていくために，下肢の病歴と現症から始め，踵痛の解剖学的発生元を調べていく．成人における踵痛の最も多い原因は足底筋膜炎である．足底筋膜炎を抱える患者は，朝起きたあとの最初の第1歩や，長い着座のあとに立ち上がるとき，踵痛がひどくなると訴える．通常，診察で踵骨隆起の圧痛が明確に認められ，足趾の他動背屈で増加する．アキレス腱炎や腱症は，後部の踵痛と関係している場合がある．加えて，アキレス腱挿入に隣接した関節包が，炎症を起こして疼痛を起こす可能性もある．踵骨疲労骨折は，走行や跳躍等のスポーツ選手に起こりやすい．刺痛，灼熱感，またはしびれを伴う足底の踵痛を有する患者は，足根管症候群を有する可能性がある．足踵部の萎縮は，足底の踵痛の広がりとともに起こる可能性があり，これはとくに高齢者や肥満した人に多い．踵骨腱の傍腱組織と足底筋膜のあいだにはっきりとした筋膜連続が存在することから，踵痛は，足底筋膜と下腿三頭筋の両方，またはいずれかで生じる高まった張力が原因によっても起こると推測できる．Carlsonら（2000）は，アキレス腱の過剰なストレッチングおよび／または緊張が，足底筋膜炎の危険因子であることを証明した．踵痛の患者におけるあらゆる身体検査は，組織の緊張と筋膜制限を調べるために，足底筋膜と下腿三頭筋の評価を行うべきである（Stecco et al., 2013）．

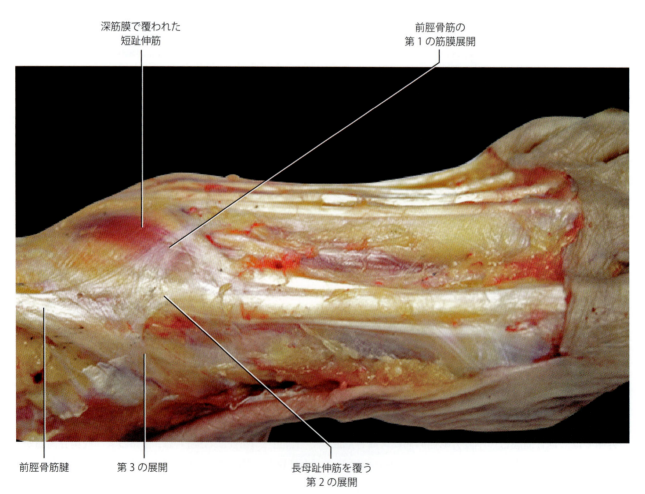

図 8.65　足部の背側領域の内側面像．前脛骨筋は，足背筋膜に必要な3つの筋膜展開をもつ．この筋が収縮するたび，足背筋膜が引っ張られる．第1の展開は，足背筋膜の内側で短趾伸筋の挿入が生じる場所で起こる．第2の展開は，長母趾伸筋を覆い，第3の展開は，母趾外転筋と結びつくために内側に走る．

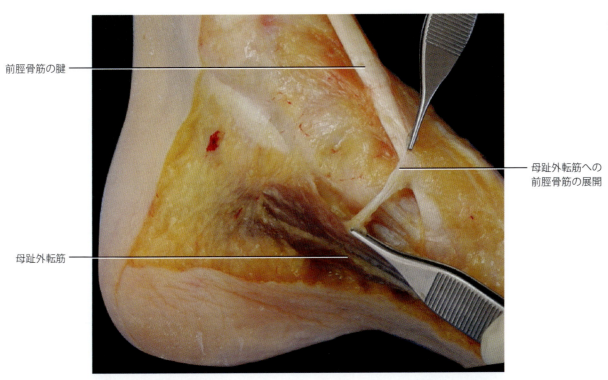

図 8.66　母趾外転筋の筋膜への前脛骨筋の腱展開.

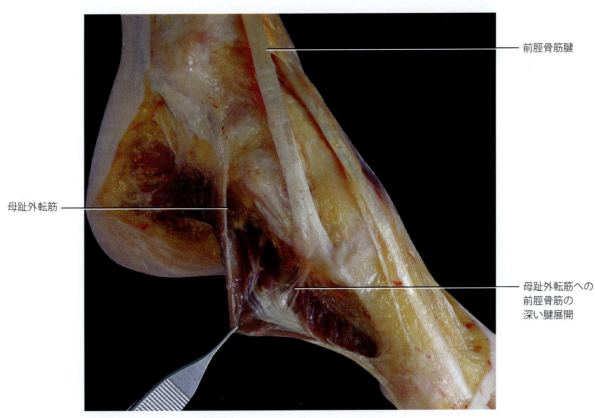

図 8.67　母趾外転筋の筋膜への前脛骨筋の深い腱展開.

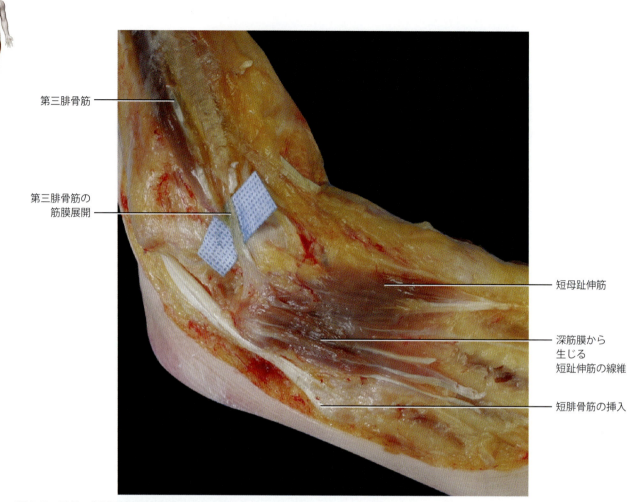

図 8.68 足部の背側領域の外側面像．より深層の面を示すために，深筋膜は長趾伸筋腱と一緒に除去されている．短趾伸筋と短母趾伸筋は自身の筋膜で包まれる．この筋膜は，第三腓骨筋の筋膜展開によって引っ張られる．また，これらの筋におけるより深層の面では，深背筋膜が骨間筋を覆っている．

ることを明らかにした．これらの筋膜結合から，1つの筋収縮によって生じる緊張が他の筋収縮を誘発し，結果として調整された1つの単位として機能していると考えられる．足は，平坦でない地形に適応するために，柔軟性と適合性をもっていなければならない．そしてときに，足は剛構造と骨間筋における広い結合として最適な役割を果たすことから，剛性が必要な際に足の重要な安定器として役割をもつと考えられる．

足底筋膜[2]

足底筋膜は，おそらくその他の筋膜より，最も盛んに研究が行われている筋膜だといえるだろう．これは，足底筋膜が足の生体力学とさまざまな病理にかかわりをもつためである．足底筋膜は，そのほとんどが縦方向に配向される，高密度に詰まったコラーゲン線維からなる（図 8.69）．この筋膜は，2つの線維層をもつ．浅層は，踵骨隆起の内側突起から生じて縦走線維によって形成され，5本の足趾の筋膜シートへ結合する5つの帯を形成するために遠位に分岐する．深層はより薄く，足底筋膜全体に存在するわけではない．それは，横走線維を伴うコラーゲン線維束で形成される．深層は，中足骨頭上にて容易に特定可能である．この点から，いくつかの垂直中隔が，足底筋膜の深層面を中足骨に定着させる．また

---

[2]：研究者のあいだで，この構造が深筋膜か腱膜であるかについて議論がある．『ドーランド医学辞典』では，腱膜は白くて平坦な腱展開で，筋とその動く部分を結合させると定義されている．また筋膜は，筋とさまざまな器官を覆う線維組織のシート，または帯だと定義されている．足底筋膜が足部の内在筋を覆い保護していることから，これを筋膜と考えることが妥当だろう．加えて，腱膜はおのおのと平行するすべてのコラーゲン線維をもつ．足底筋膜を形成しているのは，縦走と横走のコラーゲン束である（これは，腱膜筋膜の典型的構造に一致する）．

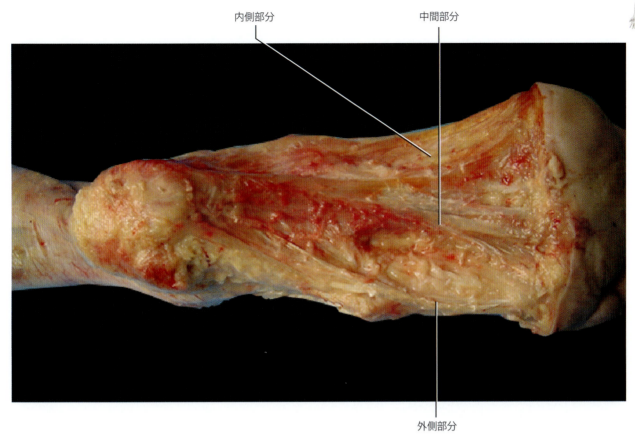

内側部分　　　中間部分

外側部分

図 8.69　足底．足底筋膜を示すために，皮下組織が除去されている．足底筋膜は中間部分と，2つのより薄い部分をもつ．内側部分は母趾外転筋筋膜に結合し，外側部分は小趾外転筋筋膜に結合する．足底筋膜のすべてのコラーゲン線維束が，踵骨に収束することに注目．

この組織は手掌腱膜[3]に対応するので，足底筋膜の浅層が浅筋膜に，そして深層が深筋膜に対応すると断言できる．足は，これら2つの層が足底筋膜を形成するために融合する．足底筋膜の浅い面から多くの垂直線維中隔（浅皮膚支帯）が生じ，足底筋膜と皮膚を強く接続させる．これらの中隔のあいだには，緩衝装置として働く脂肪小葉が存在する．

足底筋膜の平均的な厚みは 2.2 ～ 3.9mm と研究によって異なる．Pascual Huerta ら（2008）が行った超音波検査診における足底筋膜の評価では，平均的な厚みは，挿入の場所で 1.99 ± 0.65mm，3.33 ± 0.69mm，挿入から 1cm 遠位の場所で 2.70 ± 0.69mm，そして，挿入から 2cm 遠位の場所で 2.64 ± 0.69mm だった．また Moraes do Carmo ら（2008）は，解剖によって足底筋膜を評価し，平均的な厚みは，足底筋膜の中央部分で 4.4mm，外側部分で 2.7mm，そして内側部分では筋膜がより薄い，という結果を提示した．足底筋膜の厚みは，患者の性別，体重および病理の種類（足底筋膜炎，糖尿病など）によって異なるが，年齢によって一定であると考えられる．足底筋膜炎では，研究内容と評価された場所によって足底筋膜の厚さが 2.9 ～ 6.2mm と変化することが明らかである（**図 8.70**）．

足底筋膜は，3つの部分に分けられる．中央部分は最も頑丈で最も厚く，これに対して内側部分と外側部分は，母趾と第5趾の内在筋を相包囲している深筋膜に結合する．内側と外側における2つの筋間中隔は，足底筋膜の内側，中間，外側のあいだにおける斜方垂直面へと広がり，やがて骨に到達する．足底腱膜の中心部分は，足趾の長趾屈筋および短趾屈筋の両方を覆い，外側部分は小趾外転筋を覆う．そして，内側部分は母趾外転筋を覆う．

3：手掌腱膜は「手掌筋膜」とよばれるべきである．しかし，一般的な用語では，これは「手掌腱膜」として知られている．われわれはこの用語を採用するが，それでもこの構造は腱膜筋膜だと考える．

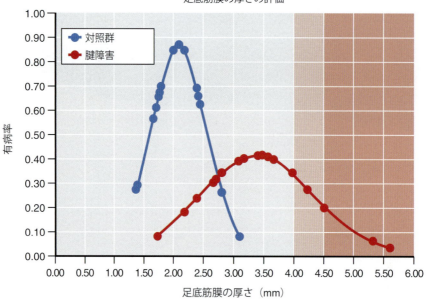

図8.70 健常者（青）と，アキレス腱障害の人（赤）における，足底筋膜の厚さの比較．アキレス腱障害の人の足底筋膜は，健常者に比べてより厚みをもつことが明白である．足底筋膜がアキレス傍腱組織と連続していることも踏まえて，このデータから，アキレス腱障害患者に対して常に足底筋膜の検査を行うべきだということが示される．

足底腱膜は内側において，屈筋支帯と結合し，外側では下腓骨筋支帯に続く．

何人かの研究者（Benjamin., 2009, Benninghoff & Goerttler., 1978, Erdemir et al., 2004, Shaw et al., 2008, Wood Jones., 1944）によって，足底筋膜がアキレス腱と連続的であることがわかった．このように，足底筋膜はアキレス腱負荷の均一分布を与え，後足部から前足部，またはその逆で伝えられる力伝達を可能にする．Snowら（1995）は，加齢によって，アキレス腱と足底筋膜を結合する線維数が連続的に減少することを示した．生後間もない新生児は厚い連続の線維をもち，これに対して高齢者の足では，腱から筋膜へつながる表面的な骨膜線維のみが存在する．さらに，高齢者においてはこれらの結合がまったくみられない．われわれが行った最近の研究（Stecco et al., 2013）では，踵骨の筋膜シートを経由する足底筋膜とアキレス腱の傍腱組織における結合が，すべての年齢において存在することを証明した（図8.71, 72）．

足底筋膜は，後足部から前足部への内側縦アーチを維持して，力の伝達を助ける（Erdemir et al., 2004）．また，この筋膜は，梁と束の両方としての働きをもつ（Hicks et al., 1954, Salathe et al., 1986）．中足骨が大きな曲げ力を受ける推進時には梁として，そして着地と歩行における立脚の際に，足部が衝撃力を吸収するときには束として働く．足部がつなぎ梁として働く機能についてはSarrafian（1987）によって明確に説明されている．彼は，後足部が矢状面に，そして前足部が水平面に位置する様子を，ねじられた板のようだとたとえた．このねじれは，後足部と前足部のあいだで起こり，特徴のあるアーチを作り上げる．足部が足関節を通して体重によって負荷をかけられるとき，足背は圧迫負荷を経験し，そして足底は張力負荷を受ける．したがって，足底筋膜は足底でつなぎ梁として作用し，この領域で受ける張力負荷を和らげる．足底筋膜は，足部の負荷全体の14%を伝達する．解剖用遺体における足底筋膜は，1,189 ± 244Nの平均負荷で動かなくなる．足底張力を低下させるために外科的リリースがしばしば用いられる．解剖用遺体モデルにリリースを施したところ，アーチにおいて平均7.4 ± 4.1mm低くなり，足部の水平延長は平均して15%伸びた．加えて，足底筋膜は衝撃と筋力の消散で役割を果たし，それによって足底の血管と神経を保護する．

通常，パチニ小体とルフィニ小体は，機械受容に役割があり，また足底筋膜の神経支配は，固有感覚，安定性および足の運動制御に役割があると考えられている．多

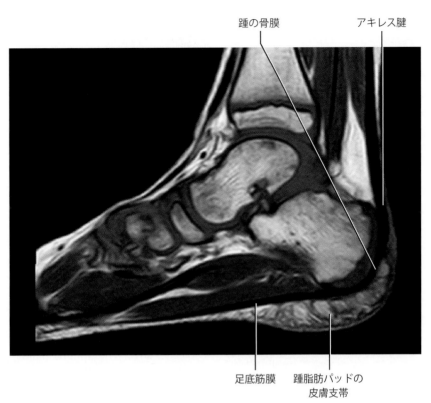

図 8.71 6歳の小児の足部の MRI．足底筋膜は，視覚可能な黒い線として現れ，踵骨の骨膜を経てアキレス腱へと確かに結合している．MRI によって，踵脂肪パッドの皮膚支帯を目で確認することが可能である．

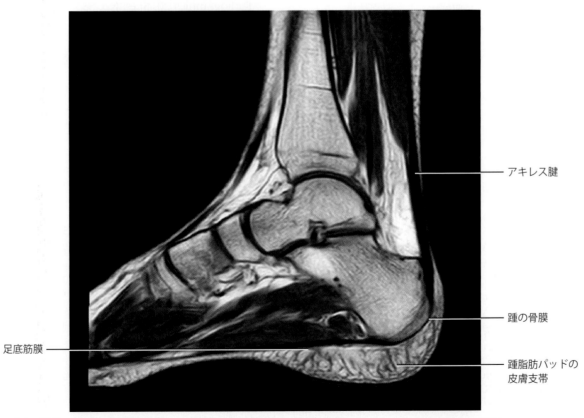

図 8.72 成人の足部の MRI．足底筋膜とアキレス腱のあいだの接続は，踵骨の骨膜を介して，常に存在するがより薄い．

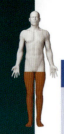

クリニカルパール 8.10　足底筋膜の病理

　足底筋膜炎は，足底筋膜，とりわけ踵骨挿入における炎症を指す．この病理は，とくにランナー（Warren., 1990），そして硬い表面を頻繁に歩く労働者に起こりやすい．また，体重負荷，アーチが少ない，またはまったくない靴，および足底支持の変更に関連して起こることも多い．通常この病理は，過剰伸張，反復負荷や異常負荷，足部の過回内運動，平坦または高いアーチをもった足構造，および硬いアキレス腱によって起きる過用症候群だとされている．足底筋膜張力の緩和には，ストレッチ運動と背屈の夜間副子がしばしば処方される．外傷性破裂は滅多に引き起こされない．足底筋膜は，異なる全身性病理において変異がもたらされる．たとえば，Ｉ型糖尿病において，足底筋膜は，糖化，酸化および肥厚に影響されやすい．一部の研究者によって，この肥厚は組織糖化における代行としての指標や，微小血管疾患の標識として使われる．足底筋膜は，乾癬症，強直性脊椎炎および線維腫症（リーダーホーゼ病）に関係している可能性もある．それは，石灰化や軟骨性化生などのような退行変性で現れる可能性もある．

くの筋挿入のため，足底筋膜は足の位置とさまざまな内在筋における収縮状態を知覚することが可能である．仮にこれらの筋が過剰に収縮すると，足底筋膜（それが含む神経終末も含めて）に過剰伸張が起こるかもしれない．足底筋膜におけるこれらの特徴は，この複合組織に新たな解明をもたらす．足底筋膜は足の裏における筋をガイドする御者のように，運動の際にこれらすべての構造を調整する．

引用文献

Andersen, H.L., Andersen, S.L., Tranum-Jensen, J., 2012. Injection inside the paraneural sheath of the sciatic nerve: Direct comparison among ultrasound imaging, macroscopic anatomy, and histologic analysis. Reg. Anesth. Pain Med. 37 (4), 410–414.

Benjamin, M., 2009. The fascia of the limbs and back: A review. J. Anat. 214 (1), 1–18.

Benninghoff, A., Goerttler, K., 1978. Lehrbuch der Anatomie des Menschen, vol. 1, second ed. Urban & Schwarzenberg, München, pp. 430–450.

Burnet, N.G., Bennett-Britton, T., Hoole, A.C., Jefferies, S.J., Parkin, I.G., 2004. The anatomy of sartorius muscle and its implications for sarcoma radiotherapy. Sarcoma 8 (1), 7–12.

Caggiati, A., 2000. Fascial relations and structure of the tributaries of the saphenous veins. Surg. Radiol. Anat. 22 (3–4), 191–196.

Canoso, J.J., Stack, M.T., Brandt, K.D., 1983. Hyaluronic acid content of deep and subcutaneous bursae of man. Ann. Rheum. Dis. 42 (2), 171–175.

Carlson, R.E., Fleming, L.L., Hutton, W.C., 2000. The biomechanical relationship between the tendoachilles, plantar fascia and metatarsophalangeal joint dorsiflexion angle. Foot Ankle Int. 21 (1), 18–25.

Chen, C.K., Yeh, L., Chang, W.N., Pan, H.B., Yang, C.F., 2006. MRI diagnosis of contracture of the gluteus maximus muscle. AJR Am. J. Roentgenol. 187 (2), W169–W174.

Cichowitz, A., Pan, W.R., Ashton, M., 2009. The heel: anatomy, blood supply, and the pathophysiology of pressure ulcers. Ann. Plast. Surg. 62 (40), 423–429.

Crum, J.A., La Prade, R.F., Wentorf, F.A., 2003. The anatomy of the posterolateral aspect of the rabbit knee. J. Orthop. Res. 21 (4), 723–729.

Davis, F., 2012. Therapeutic massage provides pain relief to a client with morton's neuroma: A case report. Int. J. Ther. Massage. Bodywork. 5 (2), 12–19.

De Maeseneer, M., Van Roy, F., Lenchik, L., Barbaix, E., De Ridder, F., Osteaux, M., 2000. Three layers of the medial capsular and supporting structures of the knee: MR imaging – anatomic correlation. Radiographics 20, Spec No, S83–S89.

De Prado, M., 2003. Cirugía percutánea del pie. Masson, Barcellona, pp. 213–220.

Dunn, T., Heller, C.A., McCarthy, S.W., Dos Remedios, C., 2003. Anatomical study of the "trochanteric bursa". Clin. Anat. 16 (3), 233–240.

Dye, S.F., Campagna-Pinto, D., Dye, C.C., Shifflett, S., Eiman, T., 2003. Soft-tissue anatomy anterior to the human patella. J. Bone Joint Surg. Am. 85-A (6), 1012–1017.

Erdemir, A., Hamel, A.J., Fauth, A.R., Piazza, S.J., Sharkey, N.A., 2004. Dynamic loading of the plantar aponeurosis in walking. J. Bone Joint Surg. Am. 86-A (3), 546–552.

Fairclough, J., Hayashi, K., Toumi, H., et al., 2007. Is iliotibial band syndrome really a friction syndrome? J. Sci. Med. Sport 10 (2), 74–76.

Halpin, R.J., Ganju, A., 2009. Piriformis syndrome: a real pain in the buttock? Neurosurgery 65 (4 Suppl.), A197–A202.

Hicks, J.H., 1954. The mechanics of the foot. II. The plantar aponeurosis and the arch. J. Anat. 88 (1), 25–30.

Hudes, K., 2010. Conservative management of a case of tarsal tunnel syndrome. J. Can. Chiropr. Assoc. 54 (2), 100–106.

Kalin, P.J., Hirsch, B.E., 1987. The origins and

function of the interosseous muscles of the foot. J. Anat. 152 (June), 83–91.

Kimani, J.K., 1984. The structural and functional organization of the connective tissue in the human foot with reference to the histomorphology of the elastic fibre system. Acta Morphol. Neerl. Scand. 22 (4), 313–323.

Leppilahti, J., Tervonen, O., Herva, R., Karinen, J., Puranen, J., 2002. Acute bilateral exercise-induced medial compartment syndrome of the thigh. Correlation of repeated MRI with clinicopathological findings. Int. J. Sports Med. 23 (8), 610–615.

Ling, Z.X., Kumar, V.P., 2008. The myofascial compartments of the foot: A cadaver study. J. Bone Joint Surg. Br. 90 (8), 1114–1118.

Miller, T.A., White, K.P., Ross, D.C., 2012. The diagnosis and management of piriformis syndrome: Myths and facts. Can. J. Neurol. Sci. 39 (5), 577–583.

Mochizuki, T., Akita, K., Muneta, T., Sato, T., 2004. Pes anserinus: layered supportive structure on the medial side of the knee. Clin. Anat. 17 (1), 50–54.

Moraes do Carmo, C.C., Fonseca de Almeida Melão, L.I., Valle de Lemos Weber, M.F., Trudell, D., Resnick, D., 2008. Anatomical features of plantar aponeurosis: cadaveric study using ultrasonography and magnetic resonance imaging. Skeletal Radiol. 37 (10), 929–935.

Nayak, S.R., Krishnamurthy, A., Ramanathan, L., et al., 2010. Anatomy of plantaris muscle: a study in adult Indians. Clin. Ter. 161 (3), 249–252.

Orava, S., Laakko, E., Mattila, K., Mäkinen, L., Rantanen, J., Kujala, U.M., 1998. Chronic compartment syndrome of the quadriceps femoris muscle in athletes. Diagnosis, imaging and treatment with fasciotomy. Ann. Chir. Gynaecol. 87 (1), 53–58.

Oukouchi, H., Murakami, T., Kikuta, A., 1992. Insertions of the lumbrical and interosseous muscles in the human foot. Okajimas Folia Anat. Jpn 69 (2–3), 77–83.

Pascual Huerta, J., García, J.M., Matamoros, E.C., Matamoros, J.C., Martínez, T.D., 2008. Relationship of body mass index, ankle dorsiflexion, and foot pronation on plantar fascia thickness in healthy, asymptomatic subjects. J. Am. Podiatr. Med. Assoc. 98 (5), 379–385.

Salathe, E.P., Jr., Arangio, G.A., Salathe, E.P., 1986. A biomechanical model of the foot. J. Biomech. 19 (12), 989–1001.

Sarrafian, S.K., 1987. Functional characteristics of the foot and plantar aponeurosis under tibiotalar loading. Foot Ankle 8 (1), 4–18.

Schweighofer, G., Mühlberger, D., Brenner, E., 2010. The anatomy of the small saphenous vein: fascial and neural relations, saphenofemoral junction, and valves. J. Vasc. Surg. 51 (4), 982–989.

Shaw, H.M., Vázquez, O.T., McGonagle, D., Bydder, G., Santer, R.M., Benjamin, M., 2008. Development of the human Achilles tendon enthesis organ. J. Anat. 213 (6), 718–724.

Silva, F., Adams, T., Feinstein, J., Arroyo, R.A., 2008. Trochanteric bursitis: refuting the myth of inflammation. J. Clin. Rheumatol. 14 (2), 82–86.

Snow, S.W., Bohne, W.H., 2006. Observations on the fibrous retinacula of the heel pad. Foot Ankle Int. 27 (8), 632–635.

Snow, S.W., Bohne, W.H., Di Carlo, E., Chang, V.K., 1995. Anatomy of the Achilles tendon and plantar fascia in relation to the calcaneus in various age groups. Foot Ankle Int. 16 (7), 418–421.

Stecco, C., Corradin, M., Macchi, V., et al., 2013. Plantar fascia anatomy and its relationship with Achilles tendon and paratenon. J. Anat. 223 (6), 665–676.

Stecco, C., Macchi, V., Porzionato, A., et al., 2010. The ankle retinacula: morphological evidence of the proprioceptive role of the fascial system. Cells Tissues Organs 192 (3), 200–210.

Terry, G.C., LaPrade, R.F., 1996. The posterolateral aspect of the knee. Anatomy and surgical approach. Am. J. Sports Med. 24 (6), 732–739.

Thawait, S.K., Soldatos, T., Thawait, G.K., Cosgarea, A.J., Carrino, J.A., Chhabra, A., 2012. High resolution magnetic resonance imaging of the patellar retinaculum: normal anatomy, common injury patterns, and pathologies. Skeletal Radiol. 41 (2), 137–148.

Tubbs, R.S., Caycedo, F.J., Oakes, W.J., Salter, E.G., 2006. Descriptive anatomy of the insertion of the biceps femoris muscle. Clin. Anat. 19 (6), 517–521.

Tubbs, R.S., Loukas, M., Shoja, M.M., Apaydin, N., Oakes, W.J., Salter, E.G., 2007. Anatomy and potential clinical significance of the vastoadductor membrane. Surg. Radiol. Anat. 29 (7), 569–573.

Van Dyke, J.A., Holley, H.C., Anderson, S.D., 1987. Review of iliopsoas anatomy and pathology. Radiographics 7 (1), 53–84.

Vieira, E.L., Vieira, E.A., da Silva, R.T., Berlfein, P.A., Abdalla, R.J., Cohen, M., 2007. An anatomic study of the iliotibial tract. Arthroscopy 23 (3), 269–274.

Vleeming, A., Pool-Goudzwaard, A.L., Stoeckart, R., van Wingerden, J.P., Snijders, C.J., 1995. The posterior layer of the thoracolumbar fascia. Its function in load transfer from spine to legs. Spine 20 (7), 753–758.

Wangwinyuvirat, M., Dirim, B., Pastore, D., et al., 2009. Prepatellar quadriceps continuation: MRI of cadavers with gross anatomic and histologic correlation. Am. J. Roentgenol. 192 (3), W111–W116.

Warren, B.L., 1990. Plantar fasciitis in runners: Treatment and prevention. Sports Med. 10 (5), 338–345.

Wood Jones, F., 1944. Structure and Function as Seen in the Foot. Baillière, Tindall and Cox, London, pp. 1–324.

Woodley, S.J., Mercer, S.R., Nicholson, H.D., 2008. Morphology of the bursae associated with the greater trochanter of the femur. J. Bone Joint Surg. Am. 90 (2), 284–294.

Wu, C.C., Shih, C.H., 2004. The influence of iliotibial tract on patellar tracking. Orthopedics 27 (2), 199–203.

参考文献

Aguiar, R.O., Viegas, F.C., Fernandez, R.Y., Trudell, D., Haghighi, P., Resnick, D., 2007. The prepatellar bursa: cadaveric investigation of regional anatomy with MRI after sonographically guided bursography. Am. J. Roentgenol. 188 (4), W355–W358.

Campanelli, V., Fantini, M., Faccioli, N., Cangemi, A., Pozzo, A., Sbarbati, A., 2011. Three-dimensional morphology of heel fat pad: an in vivo computed tomography study. J. Anat. 219 (5), 622–631.

Cardinal, E., Chhem, R.K., Beauregard, C.G., Aubin, B., Pelletier, M., 1996. Plantar fasciitis: sonographic evaluation. Radiology 201 (1), 257–259.

Cheng, H.Y., Lin, C.L., Wang, H.W., Chou, S.W., 2008. Finite element analysis of the plantar fascia under stretch: The relative contribution of windlass mechanism and Achilles tendon force. J. Biomech. 41 (9), 1937–1944.

Cheung, J.T., Zhang, M., An, K.N., 2006. Effect of Achilles tendon loading on plantar fascia tension in the standing foot. Clin. Biomech. 21 (2), 194–203.

Cheung, J.T.M., Zhang, M., An, K.N., 2004. Effects of plantar fascia stiffness on the biomechanical responses of the ankle–foot complex. Clin. Biomech. 19 (8), 839–846.

Evans, P., 1979. The postural function of the iliotibial tract. Ann. R. Coll. Surg. Engl. 61 (4), 271–280.

Gerlach, U.J., Lierse, W., 1990. Functional construction of the superficial and deep fascia system of the lower limb in man. Acta. Anat. 139 (1), 11–25.

Gibbon, W.W., Long, G., 1999. Ultrasound of the plantar aponeurosis (fascia). Skeletal Radiol. 28 (1), 21–26.

Jahss, M.H., Michelson, J.D., Desai, P., et al., 1992. Investigations into the fat pads of the sole of the foot: Anatomy and histology. Foot Ankle 13 (5), 233–242.

Kitaoka, H.B., Luo, Z.P., An, K.N., 1997. Effect of plantar fasciotomy on stability of arch of foot. Clin. Orthop. Relat. Res. (344), 307–312.

Kitaoka, H.B., Luo, Z.P., An, K.N., 1997. Mechanical behavior of the foot and ankle after plantar fascia release in the unstable foot. Foot Ankle Int. 18 (1), 8–15.

Marotel, M., Cluzan, R.V., Pascot, M., Alliot, F., Lasry, J.L., 2002. Lymphedema of the lower limbs: CT staging. Rev. Med. Interne 23 (Suppl. 3), 398s–402s.

Murphy, G.A., Pneumaticos, S.G., Kamaric, E., Noble, P.C., Trevino, S.G., Baxter, D.E., 1998. Biomechanical consequences of sequential plantar fascia release. Foot Ankle Int. 19 (3), 149–152.

Natali, A.N., Fontanella, C.G., Carniel, E.L., 2012. A numerical model for investigating the mechanics of calcaneal fat pad region. J. Mech. Behav. Biomed. Mater. 5 (1), 216–223.

Ozdemir, H., Yilmaz, E., Murat, A., Karakurt, L., Poyraz, A.K., Ogur, E., 2005. Sonographic evaluation of plantar fasciitis and relation to body mass index. Eur. J. Radiol. 54 (3), 443–447.

Reina, N., Abbo, O., Gomez-Brouchet, A., Chiron, P., Moscovici, J., Laffosse, J.M., 2013. Anatomy of the bands of the hamstring tendon: How can we improve harvest quality? Knee 20 (2), 90–95.

Sayegh, F., Potoupnis, M., Kapetanos, G., 2004. Greater trochanter bursitis pain syndrome in females with chronic low back pain and sciatica. Acta Orthop. Belg. 70 (5), 423–428.

Starok, M., Lenchik, L., Trudell, D., Resnick, D., 1997. Normal patellar retinaculum: MR and sonographic imaging with cadaveric correlation. AJR Am. J. Roentgenol. 168 (6), 1493–1499.

Stecco, A., Stecco, C., Macchi, V., et al., 2011. RMI study and clinical correlations of ankle retinacula damage and outcomes of ankle sprain. Surg. Radiol. Anat. 33 (10), 881–890.

Stecco, C., Pavan, P.G., Macchi, V., et al., 2009. Mechanics of crural fascia: from anatomy to constitutive modeling. Surg. Radiol. Anat. 31 (7), 523–529.

Tsai, W.C., Chiu, M.F., Wang, C.L., Tang, F.T., Wong, M.K., 2000. Ultrasound evaluation of plantar fasciitis. Scand. J. Rheumatol. 29 (4), 255–259.

Williams, B.S., Cohen, S.P., 2009. Greater trochanteric pain syndrome: A review of anatomy, diagnosis and treatment. Anesth. Analg. 108 (5), 1662–1670.

Wright, D.G., Rennels, D.C., 1964. A study of elastic properties of plantar fascia. J. Bone Joint Surg. Am. 46, 482–492.

索 引

あ

アキレス腱　18，62，86，358，359，371
アキレス腱障害　370
足首　43

い

異方性　89，90
陰茎　189
陰部大腿神経の絞扼　221

う

烏口腕筋　256，257
右側の背部の後外側面像　205
右側の腹壁の解剖　187
右殿部の後面像　212
運動制御　55

え

エーラス・ダンロス症候群　6
腋窩筋膜　240，244，255
腋窩網症候群　162
エラスチン　6
円回内筋　265
　　──の筋膜の挿入　265

お

横筋筋膜　187
横行顔面動脈　136
横手根靱帯　285，288
横掌側靱帯　288
横走付着　34，36，38
横突棘筋　215
大きな腹筋　188
オーバーテスト　335

か

外受容系　45
外側筋間中隔　75，242，253，259，262，326
外側広筋　337
　　──の外側筋間中隔への挿入　326
　　──の筋外膜　309
　　──の筋膜展開の斜走線維　336
　　──を覆う大腿筋膜　299
外側上顆　262
　　──から生じる筋上の前腕筋膜の線維強化　269
外側上顆炎　271
外側前腕皮神経　233
外側の腰部領域におけるDATの脂肪組織沈着物　193
外側部分　369
外側縫線　209
外側翼状靱帯　341
外腹斜筋　61，148，152，164，166，167，171，175，177，178，181，201，209，210，213，220，317
　　──の筋および腱膜部の接合部　175
　　──の筋膜　157，164
　　──の筋膜展開　176
　　──の筋膜と腱　177
　　──の牽引　208
　　──の腱膜　175
　　──の深筋膜　25，32，34，149，153，296
　　──の深筋膜と腹部の浅筋膜のあいだの疎性結合組織　154
外腹斜筋筋膜　173，210，315，321
外腹斜筋腱膜　178
外膜　5
外肋間筋　205，215
下顎骨　139
下顎骨上の広頸筋　110
踵脂肪パッドの皮膚支帯　371
踵痛　366
踵の骨膜　371
踵の脂肪パッドの肉眼的所見　14
顎　134
顎筋の筋筋膜疼痛　135

核磁気共鳴　50
角靱帯　139
顎二腹筋　139
　　──の後腹と前腹　141
下後鋸筋　203〜205，209
下行結腸　15
下肢の深筋膜　304
　　──の後面像　307
　　──の内側面像　308
下肢の浅筋膜　295
下伸筋支帯　81，342，355〜357，359，360
鵞足　337
　　──から生じる斜走線維　336
　　──の筋膜展開　343，344
　　──の腱　344
下腿筋膜　37，56，58，59，62，81，86，302，303，305〜308，333，340，342，347〜349，351〜355，358，361
　　──と筋間中隔のあいだの連続　354
　　──の斜走線維補強　331
　　──の切開　62
　　──の肉眼的所見　62
　　──へのITTの縦走展開　347
　　──への鵞足腱の展開　340
　　──への筋挿入　353
　　──への大腿筋膜の連続性　343
　　──への大腿二頭筋の筋膜展開　80，347，348
　　──への薄筋の筋膜展開　346
　　──への縫工筋の斜走筋膜展開　345
　　──への縫工筋の縦走筋膜展開　345
下腿と足関節の前外側面像　305
下腿と足部の前外側面像　355
下腿の外側面像　361
下腿の解剖　33
下腿の下腿筋膜　33
下腿の後方領域の深筋膜　352
下腿の後面像　350
下腿の深筋膜　37，302
下腿の伸筋を覆う下腿筋膜　299
下腿の深部区画の後側面像　362
下腿の前外側面像　349，353，354
下腿の浅筋膜　33，43，302

索引

下腿の前内方領域の深筋膜　351
下腿の内側領域の浅筋膜　301
下腿の内側領域の浅筋膜と深筋膜　302
肩前部のSAT　113
肩の後面像　237，238
肩の深筋膜　234
肩の前面像　229
肩領域の後面像　243，248，250
肩領域の前面像　256，257
褐色脂肪組織　8，16，48，196
滑走面を作る鋸筋筋膜　204
下腓骨筋支帯　359
下腹部の解剖　150
過用症候群　244，335
加齢による上腕の皮下組織の変化　223
眼窩の深筋膜　130
貫通血管　40
貫通動脈　40
顔面神経の枝　112
顔面の外側領域の解剖　122
顔面の深筋膜　133，135
顔面の皮下組織の組織化のさまざまなパターン　125
間葉性CT　3
眼輪筋　116，117，121，122，124

き

機械的行動　48，87，97
機械的負荷　8
基質　2
気象病　46
頬咽頭筋膜　135，136
胸郭の後面像　196，200
頬筋　125，136
胸筋筋膜　163，165，166
胸筋の筋外膜　169
頬筋の口角への挿入　136
胸骨　142，155，168〜170，174
　　──に向かう大胸筋の腱挿入　57
頬骨弓　133
頬骨筋　124
胸骨舌骨筋　141，142
胸最長筋　207
　　──と胸腸肋筋のあいだの筋間中隔　207
胸鎖乳突筋　134，141，161，166，167

胸内筋膜　173
胸部のSAT　159
胸部の解剖　161，171，172
胸部の浅筋膜　30，128，155，159，160
胸部の前部の解剖　155
胸部の前部領域の解剖　159
胸腰筋膜　51，55〜57，79，85，191，201，208，298
　　──と腹部筋膜のあいだの連続性を示した線図　209
　　──の後方層　194
　　──の後葉　210，217
　　──の後葉における肉眼的所見　208
　　──のコラーゲン線維　300
　　──の三次元超音波検査　103
胸腰筋膜上のDAT　194
鋸筋筋膜　200，205
棘下筋膜　238，243，247，248，250
　　──の線維強化　249
　　──への僧帽筋の展開　249
棘下筋の腱膜筋膜　202
棘下筋膜　201
棘間筋　215
棘上筋　104
　　──の深筋膜　104
棘上筋筋膜　247，250
棘上靱帯　197
　　──に浅筋膜を結合する中隔　197
棘突起　195，201，211
　　──に挿入された広背筋線維　211
筋　24，50，66，103，125
　　──の筋外膜　66
　　──の骨挿入　346
筋外膜　55，56，75，92〜96，99
　　──の高密度化　100
　　──の神経支配　98
筋間中隔　354
筋筋膜結合　72
筋筋膜層　165
筋膜挿入　134
筋筋膜連鎖　78
筋細胞　96
筋周膜　5，75，94〜96，99
筋線維　5，92，94〜96，99
　　──の筋外膜への挿入　93
筋線維束　93

筋内結合組織　97
筋内線維中隔　169
筋内中隔　212
筋内膜　5，75，95，96
筋紡錘の役割　98
筋紡錘の螺旋形神経終末　99
筋膜滑走　68，102
筋膜細胞　64，67
筋膜知覚帯　253
筋膜展開　20，60，71，76，77，100，188
筋膜の記憶　87
筋膜の内側の小さい神経　69
筋膜の力線　87
筋膜表面　66
筋膜への遠位挿入　60
筋膜補強　77
筋力伝達　97

く

クーパー靱帯　162
クリープ　90
グリコサミノグリカン　2

け

ケイガーズ脂肪パッド　18
脛骨神経　348，362，363
脛骨動脈　363
脛骨稜　349，351
頸静脈　143
頸部外側領域のSAT　113
頸部筋膜　143
頸部筋膜疼痛　144
頸部と胸郭の後方領域の解剖　203
頸部の外側領域の解剖　110
頸部の後外側面像　129
頸部の後面像　140
頸部の固有受容系　119
頸部の深筋膜　109，136，137，140，142
頸部の深筋膜の3つの層板　137
頸部の深筋膜の浅葉　30，138
頸部の前外側面像　113
頸部の前外側領域の解剖　139
頸部の浅筋膜　30，120，126

頸部の板状筋　203
頸部白線　142
血管　14, 18
結合組織　1
　──の分類　9
結合組織細胞　6
腱画　183
肩甲下筋筋膜　243, 246
肩甲下筋と前鋸筋のあいだの脂肪が豊富な疎
　性結合組織　246
肩甲下筋の役割　247
肩甲角　205
肩甲挙筋　140, 202, 203
肩甲骨　246
　──の後面像　249
肩甲骨下角　246, 249
肩甲骨頸部　246
肩甲舌骨筋　141
腱鞘　18
剣状突起　83, 161, 170, 183
剣状突起領域　169
腱挿入上における疎性結合組織　57
腱と腱膜筋膜のあいだの脂肪小葉による疎性
　結合組織　56
腱の組織学　18
腱膜筋膜　55, 56, 60, 61, 63, 66, 89, 352
　──と下部にある筋のあいだの疎性結合組
　　織　65
　──と筋外膜のあいだの疎性結合組織　339
　──と浅筋膜のあいだの疎性結合組織　65
　──の血管新生　68
　──の顕微解剖学　61
　──のさまざまな線維層のあいだの疎性結
　　合組織　65
　──の神経支配　68, 69
　──の線維コラーゲン束　65
　──の組織学　65
　──の外側副層　66
　──の内側の筋膜細胞　67

こ

口角下制筋　122
後鋸筋筋膜　203
後鋸筋の筋膜　202
咬筋　133, 134, 136, 139

咬筋筋膜　128, 129
広頸筋　30, 110, 117, 122, 126～128, 160
　──と頸部の浅筋膜　159
　──に達する顔面の表情筋　110
　──による浅筋膜　137
　──の線維筋性層　110
後耳介筋　120
後膝支帯　338, 339
甲状腺　143
項靱帯　109, 117, 140
剛性の依存　90
構造WAT　11
喉頭　143
後頭筋　115, 117, 120
広背筋　79, 193, 194, 198, 201, 209～211,
　238, 239, 243, 248, 249
　──からの牽引　208
　──の筋外膜　200
　──の筋膜展開による上腕筋膜の強化　237
　──の牽引　208
　──の腱への上腕三頭筋の筋腱間展開　240
　──の上腕腱　240
　──の深筋膜　237
　──を覆う浅筋膜　192
広背筋展開による上腕筋膜の線維強化　228
後腓側中隔　342
項部の浅筋膜　115, 129
高密度化　104
口輪筋　114, 117, 122, 124
股関節のMRI　101
股関節の外側領域　315
骨間筋　283
骨間筋筋膜　365
骨間膜　17
骨への遠位挿入　60
固有CTの分類　9
固有受容系　45
コラーゲン線維　4, 31, 65, 185
コラーゲン線維束　18, 19, 67, 83, 168
コンパートメント症候群　356
コンピュータ断層撮影　45

さ

臍帯の組織学　3
細胞　1

細胞外マトリックス　1, 2, 65
鎖骨　30, 138, 139, 142, 171, 172
鎖骨下筋　172
坐骨下肢筋　79
坐骨脚の筋群の筋外膜　339
鎖骨胸筋筋膜　165, 172, 173, 256, 257
坐骨神経　72, 320
　──の神経周膜　72
坐骨の筋群を覆う大腿筋膜　313
左側の顔面の外側領域の解剖　112
鞘を伴う坐骨神経　314
三角筋　75, 77, 161, 166, 226, 238, 242,
　243, 256, 258
　──における筋外膜の肉眼的所見　92
　──の上腕筋膜への挿入　242
三角筋筋膜　234, 237
　──の棘下筋筋膜への挿入　243
　──の上腕筋膜への挿入　243, 256
三頭筋　18

し

耳介筋　117
四角隙症候群　244
耳下腺　112, 125
耳下腺管　136
耳下腺筋膜　125
耳下腺咬筋筋膜　133, 134
耳下腺被膜　125
シクロオキシナーゼ酵素　7
支帯　77
支帯の組織学的写真　84
膝蓋下の腸脛靱帯の斜筋膜展開　58
膝蓋骨　7, 37
膝蓋前嚢　299
膝窩動脈　312
膝窩部の筋膜ネットワーク　312
膝関節前部の解剖　37
膝軟骨の肉眼的所見　7
脂肪吸引　34
脂肪細胞　8, 14, 95
脂肪小葉　11～14, 29, 226, 303
脂肪組織　10, 31, 32, 92, 94
　──の肉眼的所見　12, 13
脂肪パッド　303
斜角筋　141

尺側手根屈筋腱　17
尺側手根伸筋腱　280，281
尺側手根伸筋の深筋膜の展開　281
尺側手根伸筋の浅筋膜の展開　280
尺側手根伸筋の前腕筋膜への筋膜挿入　277
尺側手根伸筋の前腕筋膜への挿入　276
斜走線維束　350
尺骨　17
尺骨神経　255
　　――の絞扼性神経障害　278
十字靱帯　7
自由神経終末　70
縦走付着　33，34
皺眉筋　124
手関節　17
手根屈筋支帯　284，286
手根屈筋の展開　78
手根伸筋支帯　282，283，289
手根の屈筋支帯　85
手根の伸筋支帯　273
手根の伸筋支帯の上部　273
手掌筋膜複合体　279
手掌腱膜　231，284，286～288
　　――のための展開　286，287
手掌の深筋膜　279
手掌部領域　231
手背筋膜　82，289，290
手背の深筋膜の深葉　283
手背の深筋膜の浅葉　282
手背部領域　230
小胸筋　171，172，174，256，257
笑筋　122
上後鋸筋　204
上後腸骨棘　212
小指外転筋　288，289
小趾外転筋　364
小指球の筋膜　280
上肢帯の筋の筋膜面　234
小指対立筋　281
上肢における浅筋膜　223
小脂肪小葉　19
上唇挙筋　124
上伸筋支帯　81，342，355～357，360，361
小神経を中に含む浅皮膚支帯　46
上前腸骨棘　178，219
小腸　15
小殿筋　101，314

　　――の大転子への挿入　314
上殿動脈　318
小動脈　41
上腓骨筋支帯　361
静脈　42
小脈管　5
上腕筋膜　237
上腕筋の外側筋間中隔への挿入　259
上腕筋の内側への挿入　255
上腕筋膜　56，69，75～78，227～229，241，242，245，247，248，252，254，257，261，268
　　――に挿入される上腕二頭筋の筋線維　252
　　――の下の上腕二頭筋　73
　　――の前方部分への斜方展開　239
　　――の組織学　65
　　――の力線　258
　　――への広背筋展開　238
　　――への三角筋の挿入　75
　　――への浅筋膜の付着　229
　　――への大円筋展開　238
　　――への大胸筋の筋膜展開　241，244
　　――への大胸筋の展開　78
　　――への力線　235，236，268
　　――へ向かう腱挿入　76
上腕筋膜内側の縦走線維束　260
上腕骨　250
上腕三頭筋　56，267
　　――の筋外膜　228
　　――の深筋膜　47
　　――を覆う上腕筋膜　240
　　――を覆う上腕筋膜への展開　239
上腕三頭筋腱　56，276
上腕二頭筋　60，76，252，254，255，257
　　――の筋外膜　60
上腕二頭筋腱の筋膜挿入　73
上腕二頭筋腱の骨挿入　73
上腕二頭筋腱膜　73，261，264，265，272
　　――の組織学　19
上腕二頭筋上の上腕筋膜への大胸筋の筋膜展開　251
上腕の遠位の外面像　259
上腕の外面像　242，258
上腕の近位の後面像　240
上腕の後方領域　227，228
上腕の深筋膜　229，247
上腕の神経血管鞘　244，245

上腕の前内側面像　236，241，251
上腕の前面像　235，252，254
上腕の内側面像　239
伸筋腱　365
深筋膜　11，13，15，24，27，28，50，52，55，96，103，125，163，196，225，234，270，274，275
　　――から生じる短趾伸筋の線維　368
　　――の画像診断　100
　　――を交差する浅腓骨神経　305
深筋膜内側の力線　276
神経　46
深頸筋膜　136，137，140，143
神経腫　365
神経周膜　5，72
神経上膜　5
神経性維束　5
深在性の脂肪組織の疎性結合組織　15
深脂肪組織　23，31，101，103，110，119，147，194，223，298，301，304，338
　　――の疎性結合組織　131
腎臓　51
深層側頭筋膜　115
深足背筋膜　303
真皮　13，15，24，162
深皮膚支帯　39，125，157，195，349
　　――によるDAT　24
深部区画の深脂肪組織　152
深部マッサージ　49
深葉　137，142

す

錐体筋　186
錘内筋線維　99
スカルパ筋膜　147，150
スカルパ三角　321
ストレス緩和　90
スランプテスト　214

せ

成人の足部のMRI　371
正中線に沿った背部の浅筋膜　197
脊柱起立筋　79，206，207，209

脊椎のMRI 197
脊椎傍筋群 51
舌骨 139, 142, 143
線維 1, 4
線維WAT 11
線維芽細胞 6, 8, 67
線維症 104
線維弾性組織 295
線維中隔 13, 14, 28, 132, 303
浅腋窩筋膜 226
　——と上腕筋膜の接続 226
前鋸筋 148, 167, 205, 245
浅筋膜 15, 23, 24, 26～28, 32, 34, 37, 39, 40, 41, 44, 46, 47, 50～52, 101, 103, 104, 109, 110, 115, 125, 127, 140, 147, 153, 156, 161, 162, 191, 195, 196, 198, 225, 300, 303, 305
　——と深筋膜のあいだの膝蓋前囊 299
　——と深筋膜のあいだの線維中隔 155
　——と深筋膜のあいだの疎性結合組織 111, 228, 231, 300
　——と深筋膜のあいだの癒着 296, 302, 306
　——と深筋膜の図 49
　——と深筋膜を結合する深皮膚支帯 38
　——と深筋膜を結合する皮膚支帯 37
　——と皮膚を結合する浅皮膚支帯 114
　——における二層内部の脂肪組織 27
　——に付着したSATの一部 149
　——の画像診断 50
　——の下部の胸鎖乳突筋 110
　——の下の伸筋腱 230
　——の内側の広頸筋 30
　——の肉眼的所見 195
　——の発達 46
　——の範囲内の筋 123
　——を深筋膜から分離するDAT 195
　——を白線に沿って深筋膜に固定させる深皮膚支帯 154
浅筋膜内の脂肪小葉 41
浅筋膜内へ包埋された表在性の血管 297
前脛骨筋 353
　——の腱 367
　——の第1の筋膜展開 366
前脛骨筋腱 81, 366, 367
前脛骨粗面 33
仙結筋靱帯 79

仙骨滑液包の疎性結合組織 300
仙骨の浅筋膜 191
前膝支帯 340, 341
　——の深層 337, 340
浅脂肪組織 23, 27, 101, 103, 111, 118, 147, 191, 223, 295
前手根支帯からの短母指屈筋の起始 78
浅静脈 230
浅側頭筋膜 118, 121
前頭筋 116, 117, 124
前頭部 118
仙尾結合 300
前腓側中隔 342
浅皮膚支帯 26, 27, 52, 125, 162
　——によるSAT 24
浅葉 137, 139, 141
前腕筋膜 56, 73, 78, 82, 264, 265, 267, 271, 290
　——に挿入される上腕二頭筋腱膜 78
　——の下の橈側手根屈筋 73
　——の下を滑走できる尺側手根伸筋 277
　——の線維強化 262
　——の線維補強 74
　——の内側の線維補強 273
　——への力線 267
　——を強化する上腕二頭筋腱膜 263
前腕筋膜内側の斜走線維束 260
前腕前部の切開図 17
前腕と手背部領域の解剖 82
前腕の後面像 273, 276, 277
前腕の深筋膜 271, 282, 283
前腕の深層筋面 274
前腕の浅筋膜 229
前腕の前方領域 232
前腕の前面像 233, 272
前腕の背側領域 224, 225

そ

総筋膜 23
総頸動脈 143
総指伸筋 268
総指伸筋腱 283
痩身男性の胸部の浅筋膜の解剖 156
僧帽筋 104, 129, 138, 140, 141, 192, 193, 198, 201, 203, 205, 250

　——と棘下筋の筋膜のあいだの付着部分 250
　——の活動による棘下筋筋膜の線維強化 250
　——の筋外膜 200
　——の深筋膜 104, 196
僧帽腱膜 200
足関節屈筋支帯 358, 363
足関節と足部の外側面像 359
足関節捻挫 86
足関節の上伸筋支帯 354
足関節の深部屈筋支帯 86
足関節の前面像 357
足関節の外側領域の解剖 45
足関節の内側面像 363
足関節包への下伸筋支帯の挿入 81
足根管症候群 363
足底 369
足底筋 362
足底筋腱 362
足底筋膜 63, 69, 70, 86, 358, 359, 368, 371
　——の厚さの比較 370
　——の機械的行動 88
　——の表面に沿った疎性結合組織 69
　——の表面に沿った疎性結合組織の神経経路 69
　——の病理 372
足底表面の皮下脂肪組織 303
足底表面の皮下組織 303
側頭筋 134
側頭筋膜 128～131, 133, 134
側頭頭頂筋膜 118
側頭部の浅筋膜 121
足背筋膜 359, 364, 365
足部の筋膜 359
足部の深筋膜 357
足部の浅筋膜 305, 306
足部の内側面像 358
足部の背側領域 360, 364, 365
　——の外側面像 368
　——の内側面像 366
鼠径管の皮下鼠径輪 176
鼠径靱帯 32, 38, 44, 61, 149, 152, 157, 175, 179, 182, 183, 187, 189, 219, 220, 321
鼠径部における深皮膚支帯 154

379

鼠径部の前方領域　321
咀嚼と嚥下における筋膜の役割　135
疎性CT　11, 18, 19
　——の組織面　10
　——の肉眼的所見　11
疎性結合組織　5, 9, 66, 69, 70, 96, 164, 171, 180, 202, 206, 225, 365
　——の役割　64
ソノエラストグラフィ　102, 104

た

第2の展開　366
第3の展開　366
第5指の支帯　281
第12肋骨　213, 216
大円筋　238, 243, 248, 249
体幹筋群の進化の方式　218
体幹前部の解剖　34
体幹の深筋膜の3つの層板　164
体幹の前外側面像　167
大胸筋　57, 138, 139, 161, 166, 167, 169～172, 175, 182, 188, 229, 245
　——の筋外膜　57, 93, 169
　——の筋膜展開　76
　——の鎖骨部　76, 77, 251
　——の深筋膜　34, 168
　——の肋骨部　76, 77, 251
大胸筋腱のコラーゲン線維　166
大胸筋線維の牽引　235
大綱　15
第三腓骨筋　368
　——の筋膜展開　368
大腿筋膜　37, 44, 56, 58, 59, 66, 101, 179, 220, 296, 307～309, 315, 321～323, 325, 327, 332～334, 336, 337, 339～341
　——と筋外膜のあいだの疎性結合組織　309
　——と半膜様筋腱のあいだの疎性結合組織　313
　——の横走線維束　331, 334
　——の内側の線維補強　343
　——の肉眼的所見　19
　——への内側広筋の筋線維の筋膜挿入　327, 328
大腿筋膜張筋　315, 316, 322

大腿骨顆　7
大腿骨頭　101
大腿四頭筋　58, 309, 325
　——の筋外膜　59
　——の深筋膜　37
大腿鞘　329, 330
大腿前方領域の浅筋膜　297
大腿直筋　327
　——の近位腱　322
　——の筋外膜　322
　——の腱膜筋膜　220
大腿直筋鞘　321, 322
大腿二頭筋　80, 312, 326
大腿二頭筋腱　331, 347, 348
大腿のSAT　38, 152
大腿の外側面像　325, 326
大腿の外側領域　316
大腿の腱膜筋膜　58, 59
大腿の後方領域　313
大腿の脂肪組織の組織学　14
大腿の深筋膜　296, 307, 308
大腿の浅筋膜　298
大腿の前方領域　296, 322, 323
大腿の前面像　220
大腿の超音波画像　50
大腿の皮下組織における全層組織学　15
大腿の皮下組織の組織学　27
大腿の皮下組織部分　24
大殿筋　52, 79, 194, 207, 212, 310, 311, 314, 317, 318
　——の筋外膜　210, 212
　——の牽引　208
　——の下の疎性結合組織　318
　——の深筋膜　39, 40, 298, 310, 314
　——の深層線維　79, 80
　——の浅層線維　79, 80, 206
大殿筋筋膜　314～316
大転子前滑液包　310
大転子疼痛症候群　304
大転子皮下包　310
大菱形筋　249
唾液腺　139
ダグラスの弓状線　184
多軸負荷に対する引っ張り強さ　89
多層の機械的反応　91
多能性間質細胞　9
多胞性細胞　8

多裂筋　215, 216
短趾伸筋　360, 366
　——の筋膜挿入　81
弾性線維　6, 31, 65
短腓骨筋腱　359
短腓骨筋の挿入　368
単房性脂肪細胞　8
短母趾伸筋　360, 364, 368

ち

恥骨　186, 321
恥骨結合　178, 179, 182
　——の上の線維交差　176
恥骨結節　219
中間筋膜層　365
中間広筋の近位腱　220
中間副層　66
中間部分　369
肘筋　270
　——の上を滑走する深筋膜　269
肘正中皮静脈　232
中足骨痛　365
中殿筋　101, 314
　——の腱膜筋膜　210
　——の深筋膜　194, 211, 314
中殿筋筋膜　311, 314, 315, 317, 320
　——への大殿筋の挿入　318
　——を大殿筋と分けている疎性結合組織　314
肘頭　56, 269, 276
肘頭滑液包　47
中葉　137, 140, 141
腸脛靭帯　58, 80, 304, 311, 315, 316, 321, 323～326, 331, 335, 347
　——と外側広筋の筋外膜のあいだの脂肪組織　343
　——と外側の筋間中隔　79
　——の遠位挿入　299
　——の縦方向筋膜展開　58
腸脛靭帯症候群　311, 335
腸骨　101
腸骨筋外膜　219
腸骨恥骨筋膜　319
腸骨稜　181
長趾屈筋腱　363

つ

長趾伸筋　354
長趾伸筋腱　81, 364
長掌筋腱　85, 231, 232, 284～287
長掌筋の展開　78
長橈側手根伸筋腱の筋膜展開　291
長内転筋　179
長腓骨筋　354
長腓骨筋腱　359
長母趾屈筋　11
長母指伸筋腱　81, 290
腸腰筋　220, 322
腸腰筋筋膜　220

つ

椎前筋膜　142
椎体　51

て

提靠帯　189
テーピング　87
手首の屈筋支帯　285
手首の屈筋支帯への母指球筋の挿入　285
手首の前面像　284, 286
手首の背側支帯　82
手の後面像　282, 283, 290, 291
手の前外側面像　287
手の前内側面像　280, 281
手の前面像　288
手の背側面像　289
テノン筋膜　130
テノン被膜　130
デルマトーム　253
殿筋筋膜とTLFのあいだの連続　212
殿溝　298
殿部筋膜　311
殿部の解剖　39
殿部の後外側面像　317
殿部の後面像　318
殿部の浅筋膜の三次元超音波検査　52
殿部領域　298, 320
　　──の筋膜筋面　314

と

頭蓋　132
　　──の解剖　130
　　──の深筋膜　130, 131
　　──の皮膚　118
頭蓋骨　130
頭外被筋膜　111, 119, 120, 130～132, 134, 140
　　──と頭蓋を結合する強い線維中隔　130
頭頸部の筋膜　109
頭頸部の浅筋膜範囲内の筋　123
ドゥ・ケルヴァン症候群　278
橈骨　17
橈骨神経の絞扼性神経障害　266
橈骨神経の背枝　230
橈側手根屈筋　74, 265
　　──と腕橈骨筋のあいだの筋間中隔　272
　　──の起始と前腕筋膜からの長掌筋　78
　　──の筋膜の挿入　265
　　──の前腕筋膜への筋の挿入　74
橈側皮静脈　229
頭半棘筋　140
頭板状筋　140
頭部のSAT　118
頭部の解剖　111
頭部の深筋膜　111, 128, 129
　　──の構成要素　129
頭部の浅筋膜　111, 115
頭部の左側頭領域　121
頭部の帽状腱膜　109, 111, 115～117, 119, 120, 122, 129, 130, 133
　　──とSMASにおける連続　116
動脈　36

な

内腱鞘　18
内臓白色脂肪組織　11
内側筋間中隔　241, 251, 253, 255, 257, 263
　　──からの上腕筋の起始　78
　　──の牽引　236
　　──への展開　239
内側広筋　327, 329, 330, 344
　　──の大腿筋膜への筋挿入　59
内側上顆　261, 263, 264

内側前腕皮神経　233
内側直筋　132
内側頭と外側頭を接続する線維束　312
内側に持ち上げられたSMAS　112, 136
内側副層　66
内側部分　369
内転筋と恥骨筋　188
内腹斜筋　61, 164, 177～181, 209, 213
　　──の筋膜　164
　　──の腱膜と筋膜　180
内腹斜筋筋膜　176
内腹斜筋腱膜　178

に

二頭筋腱　60
乳癌手術後の腋窩網症候群　223
乳腺　159, 160
　　──の脂肪組織　162
乳頭　156
乳房下垂　162
乳房再建術　163
乳房部　158
　　──の皮下組織の組織学　162

ね

粘弾性　90

は

背側手根支帯　290
背部における深筋膜　199
背部の解剖　194, 201, 202, 204
背部の後面像　207, 211, 215
背部の深筋膜の深葉　205
背部の深筋膜の浅葉　198
背部の深筋膜の中葉　199
背部の浅筋膜　51, 192, 193, 213
　　──の肉眼的所見　29
薄筋　329
　　──の筋膜鞘　329
薄筋腱　346
薄筋鞘　321

白色脂肪組織　8，11
白線　148，154，175，176，186，188，189
パチニ小体　70
半月　7
半膜様筋腱　313
半膜様筋の筋膜挿入　313

ひ

ヒアルロン酸　3，57，64，93
皮下滑液包　46
皮下区画の役割　153
皮下血管　13，36
皮下脂肪組織　231，232，245，314，334，336
皮下神経　44
皮下組織　23
　　——の構成　24
皮下白色脂肪組織　11
皮下肥大性血管　12
皮下包　46
鼻筋　114，124，132
腓骨筋の下腿筋膜への挿入　80
腓骨頭　350
膝上のSAT　152
膝上の腱膜筋膜　59
膝痛　311
膝の内側面像　333
膝の外側面像　347
膝の外側領域　331
膝の後外側面像　334
膝の後方支帯　307
膝の後方領域　348
膝の後面像　338，339
膝の前内側面像　345，346
膝の前方支帯　299
膝の前面像　327，332，336，337，343
肘の解剖　47
肘の外面像　262
肘の後面像　260，267～270
肘の前内側面像　261，265
肘の前面像　73
肘の内側面像　263，264
ビシャー脂肪パッド　112
皮静脈　224
　　——の病理学　44
皮神経の圧迫　231

鼻唇溝　125
ヒステリシス　90
ヒステリシス曲線　91
非線形の機械的反応　87
左外腹斜筋　176
左前腕の解剖　74
左鼠径部と浅リンパ節の解剖　44
左大腿の前外側面像　309
左手　178
左耳　112
皮膚　14，24，27，28，40，43，50，52，103，104，125，130～132，156，347
腓腹筋　362
皮膚支帯　13，27，28
皮膚知覚帯　253
鼻部のSMAS　124
肥満した人の腹部の解剖　154
表在性の脂肪組織　15
　　——の線維中隔　15
表在マッサージ　49
表情筋　114，132
表層筋腱膜システム　28，110，122，125
表皮　15，24
ヒラメ筋　362
　　——の筋外膜　11

ふ

ファシアトーム　253
フィブリン-1遺伝子　7
腹横筋　164，180，182～184，187，209，213
　　——の筋膜　213
　　——の腱膜と筋膜　180
腹横筋筋膜　164，177
腹横筋腱膜　184
腹筋　15
腹腔内脂肪　15
伏在静脈　43，303，351
腹直筋　154，182～184
　　——と腹直筋鞘のあいだの疎性結合組織　183
　　——の後面像　183
腹直筋鞘　25，32，55，56，59，83，148，152，157，166，175～177，179～182，186～189，321
　　——の内層　183

　　——の肉眼的所見　185
　　——への大胸筋の筋膜展開　170，171
　　——へ向かう大胸筋の牽引方向　83
腹部のCTスキャン　51
腹部のSAT　151，152
腹部の解剖　32，148，157，219
腹部の深筋膜　38，173
腹部の浅筋膜　25，51，149，150，157，213
　　——における肉眼的所見　25
　　——の組織学　31
腹部の内臓白色脂肪組織の肉眼的所見　15
腹部の皮下脂肪組織　12
腹部の皮下組織の解剖　42
腹部の皮下組織の肉眼的所見　28
腹部領域の解剖　153
腹壁の解剖　149，180，182，184
腹壁の外科的切開　177
腹壁の層　164
腹壁の組織切片　10
腹膜　164
　　——の前脂肪組織　187
腹膜前筋膜　187
腹膜前の脂肪組織　184
付着WAT　11
付着線の図　35
腹筋群　51
プロスタグランジン-E2　7
プロテオグリカン　2

へ

閉鎖筋膜　319
壁側腹膜　184，187
臍　12，25，32，151，154，181，182

ほ

方形回内筋　17
傍肩甲骨皮弁　199
傍肩甲骨領域の浅筋膜　129，193
傍腱組織　18，62
縫工筋　323，329，345
　　——の鞘　308
縫工筋鞘　321
母趾外転筋　86，358，363，367

──への前脛骨筋の展開　367
　　──への前脛骨筋の深い腱展開　367
母指球筋　85
　　──の牽引による前腕筋膜の肥厚　85
母指球筋膜　284
　　──のための展開　286, 287
　　──への長掌筋の筋膜展開　284
母指球の深筋膜　231
頬のSAT　114

ま

末梢神経　5
マルファン症候群　7

み

右足首の前面図　81
右足関節の前外側面像　356
右大腿の前内側　59
右大腿の内側面像　329, 330
右頬の前外側面像　114
右耳　118, 129
密性規則性CT　17
密性結合組織　16
密性不規則性CT　17
耳　114
耳領域のSAT　113

め

眼の運動におけるテノン筋膜の役割　131

も

モートン病　365
持ち上げられた皮膚　113, 115
　　──と浅脂肪組織　121

ゆ

指の深筋膜　289

よ

腰筋　209, 219
腰筋筋膜　217
腰椎骨盤安定化における腹横筋の役割　218
腰部のMRI画像　213
腰部の核磁気共鳴　51
腰部の筋　207
腰部の後面像　206, 216
腰部の慢性区画症候群　218
腰方形筋　209, 216
翼突筋膜　133

ら

卵円孔　244

り

梨状筋　314
梨状筋筋膜　319, 320
梨状筋症候群　319
菱形筋　202, 203
履歴現象　90
リンク蛋白質　4
リンパ管　42
リンパ節　44
リンパ浮腫　45

る

涙嚢　132
ルフィニ小体　70

ろ

肋間筋膜　172～174
　　──へ向かう前鋸筋の挿入　172
肋骨弓　182

わ

腕橈骨筋　17, 275
　　──の中隔への挿入　259

外国語索引

数字

2つの斜筋筋膜のあいだの疎性結合組織　178
2つの斜筋のあいだの疎性結合組織　213
2層モデル　214
6歳の小児の足部のMRI　371
Ⅲ型コラーゲン　5

B

BAT　8, 16, 48, 196
brown adipose tissue　8, 16, 48, 196

C

Collagen fibres　4
computerized tomography　45
connective tissue　1
COX-1　7
COX-2　7

C

CT 1, 6, 45, 50
　——の構成　1

D

DAT 23 〜 25, 27, 28, 31, 32, 34, 38, 40, 46, 52, 110, 119, 125, 147, 148, 150, 152, 153, 157, 193, 194, 223, 301, 304,
　——による腹部の浅筋膜　148
　——の脂肪小葉と皮膚支帯　338
　——の疎性結合組織　132
　——の中隔　33
deep adipose tissue 23, 110, 147, 194, 223, 301, 304
deep compartment 152
dense connective tissue 16

E

ECM 1, 2
extracellular matrix 1

F

Fascia Superficialis 28
FBN1 7
fibres 4
fibrillin-1 gene 7

G

GAGs 2
glycosaminoglycans 2
ground substance 2

H

HA 3, 57, 64, 93

Hyaluronan 3, 57, 64, 93

I

iliotibial band syndrome 311, 335
iliotibial tract 304, 311, 324
ITBS 311, 335
ITT 304, 309, 311, 315, 316, 323 〜 326, 335, 347
　——から生じる斜走線維　336
　——から生じる縦走線維　336
　——の斜走線維　325
　——の縦走線維　325
　——の垂直線維膜　315

L

L1 の棘突起　197
link proteins 4

M

membrane muscolorum communis 23
motor control 55

N

NMR 50
nuclear magnetic resonance 50

O

Ober test 335
overuse syndrome 244, 335

P

proteoglycans 2

S

SAT 23 〜 25, 27, 28, 40, 46, 50, 52, 118, 125, 147, 150, 191, 192, 223, 227, 295, 301
　——の脂肪小葉　156
SCM 138, 139, 141
SMAS 28, 110, 116, 122, 125
　——と美容整形手術　126
Struthers のアーケード　255
subcutaneous white adipose tissue 11
superficial adipose tissue 23, 147, 191, 223, 295
superficial fascia 23, 28
superficial muscular aponeurotic system 28
superficial musculo aponeurotic system 110
SWAT 11

T

thoracolumbar fascia 57, 85, 191, 208
TLF 57, 79, 85, 191, 208
　——の構造　214
　——の後葉　206, 209, 213
　——の前葉　209, 215, 216
　——の役割　209, 217

V

visceral white adipose tissue 11
VWAT 11

W

WAT 8, 11
white adipose tissue 8, 11

【訳者略歴】
竹井　仁
　　　（たけい　ひとし）

1966年	愛媛県に生まれる
1987年	東京都立府中リハビリテーション専門学校理学療法学科卒業
同　年	東京都職員共済組合清瀬病院リハビリテーション科勤務
1993年	青山学院大学文学部第二部教育学科卒業
1995年	米国短期留学理学療法技術研修参加
1996年	東京都立医療技術短期大学理学療法学科講師
1997年	筑波大学大学院修士課程教育研究科カウンセリング専攻リハビリテーションコース（修士課程）修了　リハビリテーション修士
1998年	東京都立保健科学大学理学療法学科講師
2002年	博士（医学）取得（東邦大学大学院医学研究科）
2003年	米国理学療法技術研修参加
2005年	首都大学東京 健康福祉学部理学療法学科准教授 首都大学東京大学院 人間健康科学研究科理学療法科学域准教授
2008年	Kaltenborn-Evjenth International OMT-DIPLOMA取得
2012年	首都大学東京 健康福祉学部理学療法学科教授 首都大学東京大学院 人間健康科学研究科理学療法科学域教授
2014年	（公社）日本理学療法士協会徒手理学療法部門代表幹事（～現在）
2015年	日本徒手理学療法学会理事長（～現在）
同　年	日本運動器理学療法学会副代表（～現在）
同　年	Fascial Manipulation Level 1&2 国際インストラクター取得
2016年	Golf Physio Therapist Official Instructor取得

筋膜系の機能解剖アトラス　　　　ISBN978-4-263-26556-7

2018年2月20日　第1版第1刷発行（1st ed.）　　日本語版翻訳出版権所有

原著者　CARLA STECCO
訳　者　竹井　仁
発行者　白石泰夫

発行所　医歯薬出版株式会社

〒113-8612　東京都文京区本駒込1-7-10
TEL.（03）5395-7628（編集）・7616（販売）
FAX.（03）5395-7609（編集）・8563（販売）
https://www.ishiyaku.co.jp/
郵便振替番号 00190-5-13816

乱丁，落丁の際はお取り替えいたします　　印刷・木元省美堂／製本・皆川製本所
© Ishiyaku Publishers, Inc., 2018. Printed in Japan

本書の複製権・翻訳権・翻案権・上映権・譲渡権・貸与権・公衆送信権（送信可能化権を含む）・口述権は，医歯薬出版㈱が保有します．
本書を無断で複製する行為（コピー，スキャン，デジタルデータ化など）は，「私的使用のための複製」などの著作権法上の限られた例外を除き禁じられています．また私的使用に該当する場合であっても，請負業者等の第三者に依頼し上記の行為を行うことは違法となります．

JCOPY ＜㈳出版者著作権管理機構 委託出版物＞
本書をコピーやスキャン等により複製される場合は，そのつど事前に㈳出版者著作権管理機構（電話 03-3513-6969，FAX 03-3513-6979，e-mail：info@jcopy.or.jp）の許諾を得てください．

● 治療に対する考え方を大きく変える筋膜へのアプローチ

筋膜マニピュレーション

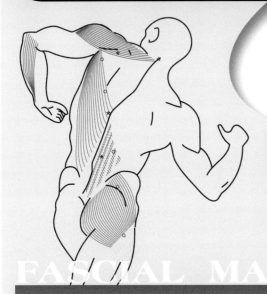

● 理学療法士 ●はり師 ●きゅう師
●あん摩マッサージ指圧師 ●柔道整復師
●アスレティックトレーナー
などの方々に必携の書．

筋膜マニピュレーションとは

摩擦法によって熱を生み出し，基質に正常な流動性を回復し（ゲル状態からゾル状態への移行），筋膜の順応性を活用することによって，コラーゲン線維間の癒着を除去することを目的とした徒手療法である．

FASCIAL MANIPULATION

筋膜マニピュレーション 理論編
筋骨格系疼痛治療

筋膜の解剖学的な構造，全身の筋膜の連結，および連結と機能異常との関係などについて解説

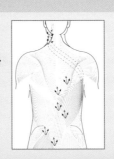
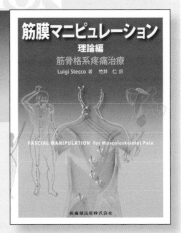

■ Luigi Stecco 著
■ 竹井　仁（首都大学東京大学院 人間健康科学研究科
　　　　　　　理学療法科学域教授）訳

◆ A4判変　2～4色刷　258頁
定価（本体9,000円＋税）
ISBN978-4-263-21384-1

筋膜マニピュレーション 実践編
筋骨格系疼痛治療

筋膜マニピュレーションと筋膜モビライゼーションの詳細についてオールカラーで解説

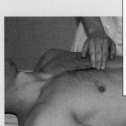
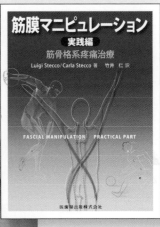

■ Luigi Stecco／Carla Stecco 著
■ 竹井　仁（首都大学東京大学院 人間健康科学研究科
　　　　　　　理学療法科学域教授）訳

◆ A4判変　オールカラー　396頁
定価（本体13,000円＋税）
ISBN978-4-263-21385-8

医歯薬出版株式会社　〒113-8612 東京都文京区本駒込1-7-10　TEL03-5395-7610　FAX03-5395-7611　https://www.ishiyaku.co.jp/